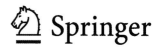

骨与关节创伤
Bone and Joint Injuries

〔德〕汉斯·约尔格·奥斯坦

主编　〔瑞士〕奥特马尔·坦兹

〔奥〕塞尔曼·尤安纽斯

主译　朱　伟　吴国兰　张传军

天津出版传媒集团

天津科技翻译出版有限公司

著作权合同登记号：图字：02-2015-87

图书在版编目(CIP)数据

骨与关节创伤/ (德)奥斯坦(Oestern，H.J.)，(瑞士)坦兹(Trentz，O.)，
(奥)尤安纽斯(Uranues，S.)主编；朱伟等译. —天津：天津科技翻译出版
有限公司，2015.8
　书名原文：Bone and Joint Injuries
　ISBN 978-7-5433-3530-1

　Ⅰ.①骨…　Ⅱ.①奥…　②坦…　③尤…　④朱…　Ⅲ.①骨损伤-诊
疗　②关节损伤-诊疗　Ⅳ.①R68

中国版本图书馆 CIP 数据核字 (2015) 第 170927 号

Translation from English edition:
Bone and Joint Injuries
by Hans-Jörg Oestern, Otmar Trentz and Selman Uranues
Copyright © 2014 Springer Berlin Heidelberg
Springer Berlin Heidelberg is a part of Springer Science+Business Media
All Rights Reserved.

中文简体字版权属天津科技翻译出版有限公司。

授权单位：Springer-Verlag GmbH
出　　版：天津科技翻译出版有限公司
出　版　人：刘　庆
地　　址：天津市南开区白堤路 244 号
邮政编码：300192
电　　话：022-87894896
传　　真：022-87895650
网　　址：www.tsttpc.com
印　　刷：山东鸿君杰文化发展有限公司
发　　行：全国新华书店
版本记录：787×1092　16 开本　29 印张　800 千字
　　　　　2015 年 8 月第 1 版　2015 年 8 月第 1 次印刷
　　　　　定价：198.00 元

（如发现印装问题，可与出版社调换）

编 者 名 单

主编	丛书系列编者

主编

Hans-Jörg Oestern,医学博士
名誉主任
创伤科
骨科及神经外科
策勒教学医学院
策勒
德国

Otmar Trentz,医学博士
名誉主任
创伤外科
苏黎世大学
苏黎世
瑞士

Selman Uranues,医学博士
美国外科医师学会会员
教授和学术带头人
外科研究室
格拉茨医科大学
格拉茨
奥地利

丛书系列编者

Wolfgang Arnold,医学博士
名誉主任
耳鼻喉科
头颈外科
临床教学中心
慕尼黑工业大学
慕尼黑
德国

Uwe Ganzer,医学博士
名誉主任
耳鼻喉科
头颈外科
杜塞尔多夫大学
杜塞尔多夫
德国

主 译 简 介

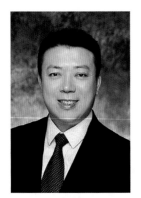

朱伟

朱伟，男，生于1968年12月。1992年7月毕业于华北煤炭医学院临床医学系，同年分配到煤炭总医院工作，外科学硕士。现任：国家安监总局矿山医疗救护中心煤矿创伤研究分中心副主任；煤炭总医院骨科主任；中国煤矿创伤学会第七届委员会常务委员兼秘书长；中华医学会创伤学分会煤炭创伤学组秘书长；国际矫形与创伤外科学会(SICOT)中国部创伤学会第一届委员会常务委员；中国医学救援协会矿山灾害救援分会第一届理事会常务理事；中国抗癌协会第六届肉瘤专业委员会保肢学组委员；北京医学会科技咨询与开发专家组成员；《中国骨与关节杂志》第一届编辑委员会编委；《中国煤炭工业医学杂志》编委。

从事骨科工作23年，在创伤、矫形、骨肿瘤等骨科领域具有丰富的临床经验。2000年6月，作为主要成员完成的"双臂外固定器的研制及生物力学研究"获得了部级科技进步三等奖；2014年12月，主持完成的"损伤控制骨科在矿山事故致骨盆损伤中的应用"项目通过了部级科技成果鉴定。在核心专业杂志上发表论文20余篇；参与翻译了《急诊与现场急救实用指南》《户外医学》等著作。1996—1997年在北京积水潭医院骨科进修学习，2001年后，先后到香港、德国等医院骨科学习交流。

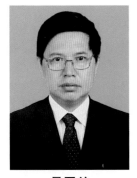

吴国兰

吴国兰，男，生于1961年3月。1984年9月毕业于兰州医学院医疗系，分配至靖远矿务局职工医院骨科工作，主任医师，硕士。现任：靖远煤业集团有限责任公司总医院院长；国家安监总局矿山医疗救护中心靖远分中心主任；中国煤矿创伤学会第七届委员会委员；中华医学会创伤学分会煤炭创伤学组委员；中国医学救援协会矿山灾害救援分会第一届理事会副会长；国际矫形与创伤外科学会(SICOT)中国部创伤学会第一届委员会委员；中华医学会甘肃分会骨科专业委员会委员；白银市医学会骨科专业委员会主任委员；白银市政府评为白银市卫生行业骨科首席专家；甘肃省中医药学会疼痛学专业委员会副主任委员。

1988年在第四军医大西京医院骨科进修学习。从事骨科工作30年，擅长创伤骨科、脊柱外科、显微外科、断肢再植、全髋人工关节置换、颈椎前后路手术、高位腰椎间盘摘除术、膝关节镜下交叉韧带修复、巨大软组织肿瘤切除等。撰写专业论文20余篇、医学专著5部，主持完成科研项目15项。

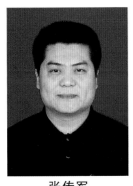

张传军

张传军，男，生于1966年8月。1989年7月毕业于南通医学院，分配到兖矿集团公司工作，硕士学位，主任医师。现任：兖矿集团总医院院长；中国煤矿创伤学会第七届委员会副会长；中华医学会创伤学分会煤炭创伤学组副组长。国际矫形与创伤外科学会(SICOT)中国部创伤学会第一届委员会委员；济宁医学院外科学兼职教授；华北煤炭医学院外科学兼职教授；山东康复医学会第四届、第五届修复重建骨关节外科专业委员会委员；山东康复医学会第一、二届脊柱脊髓损伤专业委员会委员。

先后在上海市第六人民医院骨科、北京大学人民医院骨关节外科中心进修学习。从事骨科工作26年，临床经验丰富。成功完成了兖矿集团首例多指(3指)完全离断再植手术，率先开展膝关节镜手术、全膝关节表面置换及小切口全髋关节置换术。参与完成的《肩袖损伤的关节镜下治疗》等科研项目，多次获兖矿集团公司科技进步奖。在核心期刊发表文章20余篇。出版专著有《现代外科疾病的诊断与治疗》《骨科疾病现代诊断与治疗》《创伤外科理论与实践》等。

译 者 名 单

主 译: 朱 伟　　　　　　煤炭总医院

　　　 吴国兰　　　　　　靖远煤业集团总医院

　　　 张传军　　　　　　兖矿集团总医院

主 审: 王明晓　　　　　　煤炭总医院

　　　 程爱国　　　　　　华北理工大学

　　　 张 柳　　　　　　华北理工大学

副主译: (以姓氏笔画为序)

　　　 王 强　　　　　　煤炭总医院

　　　 王云清　　　　　　徐州矿务集团总医院

　　　 元占玺　　　　　　阳泉煤业集团总医院

　　　 龙绍华　　　　　　湘雅萍矿合作医院

　　　 李学峰　　　　　　兖矿集团总医院

　　　 杨 敬　　　　　　煤炭总医院

　　　 杨荣华　　　　　　靖远煤业集团总医院

　　　 张 雄　　　　　　重庆南桐矿业总医院

　　　 高清元　　　　　　淄博矿业集团中心医院

译 者: (以姓氏笔画为序)

　　　 马 林　　　　　　晋城煤业集团总医院

　　　 王晓信　　　　　　煤炭总医院

　　　 尹晓明　　　　　　煤炭总医院

　　　 石光越　　　　　　河南能源集团鹤煤总医院

　　　 冯勇强　　　　　　汾西矿业(集团)职工总医院

　　　 安小刚　　　　　　冀中能源峰峰集团总医院

　　　 李 玮　　　　　　煤炭总医院

　　　 李喜柱　　　　　　大同煤矿集团总医院

　　　 何保华　　　　　　煤炭总医院

　　　 张文峰　　　　　　兖矿集团总医院

　　　 张秉文　　　　　　潞安煤业集团总医院

　　　 张胜国　　　　　　煤炭总医院

陈代全　　　　　　　　贵州盘江投资控股(集团)有限公司总医院
邵　楠　　　　　　　　煤炭总医院
苗卫东　　　　　　　　平煤神马医疗集团总医院
易明杰　　　　　　　　重庆永荣矿业有限公司总医院
周祖忠　　　　　　　　淄博矿业集团中心医院
赵小魁　　　　　　　　煤炭总医院
娄宏亮　　　　　　　　冀中能源峰峰集团总医院
祖洁琛　　　　　　　　煤炭总医院
秦卫兵　　　　　　　　新疆维吾尔自治区职业病医院
奚修全　　　　　　　　兖矿集团总医院
盛　伟　　　　　　　　湖北黄石煤炭矿务局职工医院
谭庆强　　　　　　　　靖远煤业集团总医院

中文版序言

　　随着社会的发展，创伤已成为导致我国人口伤亡最常见的原因之一。其中，骨与关节创伤的数量增长明显，日常生活中意外、交通事故、工矿企业的生产事故等都可能造成严重的创伤，常常导致不良的后果。为提高骨与关节创伤的疗效，许多学者与医疗人员进行了深入的研究与临床实践工作，取得了丰硕的成果。然而，与欧美国家相比，仍有一定的差距。翻译有关的权威新著，可以快速了解、掌握新的理论与技术，是提高医疗水平、改善疗效的有效途径。

　　国家安全生产监督管理总局矿山医疗救护中心是为适应我国安全生产新形势的需要成立的。以煤炭总医院为中心，在全国范围内，依托大型煤炭企业医院，建成了覆盖全国矿山的医疗救护网络，具有应对矿山事故反应迅速、救护队伍专业、救护体系完善等特点。煤炭企业医院除服务于矿山医疗救护工作外，还承担着属地医疗卫生工作，拥有许多优秀的医疗人才。特别是骨科专业，在各个地区都具有较高的知名度。

　　本书的译者是一批工作在我国矿山医疗救护工作临床与科研一线的中青年骨干。他们业务精湛、学识广博、勤于钻研、富于创新精神，他们与时俱进，关注国际骨科专业领域的进展，是我国煤矿医疗工作中优秀医务人员的代表。组织翻译的由欧洲创伤外科学术带头人 Hans-Jörg Oestern 教授、Otmar Trentz 教授和 Selman Uranues 教授主编，Springer 出版社出版的 *Bone and Joint Injuries*（《骨与关节创伤》），为读者提供了最新、最权威的骨与关节创伤诊断及治疗的标准。本书图文并茂，译文通顺，章节结构标准化，有利于读者轻松阅读与理解，非常适合骨科医师及创伤外科医师阅读和参考，是一本极有价值的专科参考书。

　　相信这部译著一定能够让读者开阔眼界，大有收获和启发。对于从事矿山医疗救护工作的临床医师，特别是骨科医师的成长大有裨益。特向译者及出版者致以敬意，感谢你们的辛勤劳动。

国家安全生产监督管理总局矿山医疗救护中心　主任
煤炭总医院　院长
中国煤矿创伤学会　会长
中华医学会创伤学分会煤炭创伤学组　组长

2015 年 7 月

译者前言

随着现代社会的快速发展,创伤的发生率,特别是高能量创伤呈现出明显的上升趋势。创伤亦被称为"发达社会疾病",是全球三大致死因素之一。骨与关节的创伤在创伤疾患中占有较大比例,如何提高其诊治技术至关重要。欧美国家在这一领域的研究及临床实践均处于国际领先地位,有许多成果值得我们学习和借鉴。本书是欧洲医学指南丛书第五卷中的第三部分,重点讲述骨与关节创伤。要想获得好的治疗效果,就需要对骨与关节创伤的病理生理学、诊断流程、治疗方法的选择等有一定程度的理解,本书简练概述了欧洲现行公认的骨与关节创伤规范的治疗实践。为专科医师提供了现今最新的、公认的、最佳的诊断方法和治疗原则,具有很高的学术标准性。

本书由欧洲创伤外科学术带头人 Hans-Jörg Oestern 教授,Otmar Trentz 教授和 Selman Uranues 教授这三位来自欧洲不同国家的编著者共同编写,保证了著作的质量,达到了编著的目的。

《骨与关节创伤》全书共 29 章。内容丰富,语言简练,条理清晰。全书按照上肢、脊柱、骨盆、下肢、足踝等各部位骨与关节创伤的顺序,从诊断、分型、治疗方法以及功能锻炼等方面,全面、系统、简炼地介绍了各部位创伤骨折的最新的规范化诊疗实践,并配有大量彩色图片和照片,非常便于阅读与理解。

承蒙天津科技翻译出版有限公司委托,作为本书中文版的译者,深感荣幸,同时也感到肩负责任之重大。国家矿山医疗救护中心组织全国各省级分中心 30 余位医师,团结协作,精益求精,最终完成译稿。在保持原著风格的前提下,力求使译文符合国内读者的习惯。但由于译者水平有限,书中难免有不足与错误之处,恳请读者批评指正,不胜谢忱!

翻译本书是辛苦的,但译者受益匪浅。衷心希望本书能够成为国内读者喜爱的专业书籍。

朱 伟 吴国兰 张传军
2015 年 7 月

序

　　《欧洲医学指南丛书》旨在为住院医师和专科医师提供目前（至2014年）欧洲最新的诊断和治疗信息。较之现有的教科书，《欧洲医学指南丛书》以欧洲医学协会联盟（UEMS）推荐的《工作日志》为基础，旨在寻找为广大医生共同认可的解决办法，以满足现代欧洲医学的发展需求。所以，每个专科中被普遍认为是最佳的诊断方法和治疗原则，都作为"欧洲推荐标准"被列出。

　　为达到这些要求，我们和 Springer 出版社一起，聘请了各领域具有相当建树和被认可的学者们。在编写每一分册时，邀请至少三位来自欧洲不同国家的编者进行编写，为本书贡献他们各自专科中的高水平临床经验及科学标准。

　　我们要求每一分册的编者遵从这一原则，即尽最大努力把每一章节的结构标准化，使读者能够快速、轻松地阅读和理解材料。书中高质量的插图和图表有助于提供有用的辅助信息，详细的参考文献可以方便读者在个人感兴趣的专科领域进行更加深入的研究。

　　丛书的编者们对 Springer 出版社致以真挚的感谢，特别感谢 Gabriele Schroeder 和 Sandra Lesny 为实现早期项目的规划所提供的支持和帮助。

　　《欧洲医学指南丛书：第五卷》致力于论述创伤外科，并分三个部分出版。本书是第三部分，为创伤外科卷，重点讲述骨与关节创伤；第一部分论述头、胸、腹和血管创伤；第二部分论述创伤的一般护理及相关知识。

　　本书编写的主要目的之一，是为实习医生们提供一本内容全面而精炼的指南，包含大外科领域的核心概念，使他们可以在欧盟国家中顺利开展工作。

　　本书的编者均为欧洲创伤外科学术带头人，他们是 Hans-Jörg Oestern 教授（德国策勒）、Otmar Trentz 教授（瑞士苏黎世）和 Selman Uranues 教授（奥地利格拉茨）。这三位从欧洲不同国家聘请的编著者，共同编写了这本教科书，实现了我们编写《欧洲医学指南丛书》的最初想法。

德国　慕尼黑　Wolfgang Arnold

德国　杜塞尔多夫　Uwe Ganzer

前　言

　　尽管在大多数欧洲国家,因机动车造成交通事故的伤害在减少,但在全球范围内,骨骼创伤却急速增加。运动型创伤和老年人外伤也在增加,其中,钝挫伤是造成肌肉骨骼创伤最常见的因素,须行手术。

　　顺利治疗骨骼创伤需要对潜在的病理生理学、诊断程序和治疗选择有一定的理解,编写这本欧洲医学指南创伤外科系列第三部分的目的就在于,为现行公认的临床治疗肌肉骨骼损伤的最佳方案做一简练的概述。

　　从事普通外科和创伤外科的医生中,有的希望能更新已有的知识,有的需要为国家资格考试或欧洲手术资格委员会(EBSQ)的资格考试做准备,所以本书对他们具有重要的意义。本书的作者们都在创伤外科领域具有相当丰富的经验,均为各自领域的专家,在创伤治疗方面拥有极高的认可度。

　　在此,我们向编写本书并分享他们专业知识和经验见解的所有编写者致以衷心的感谢。特别感谢 Springer 出版社,尤其感谢 Gabriele Schroeder 为该书的准备工作所付出的辛苦和 Martina Himberger 努力地使本书得以出版发行,最后,非常感谢 Sandra Lesny 为所有编者和作者提供的帮助和支持。

德国　策勒　Hans-Jörg Oestern

瑞士　苏黎世　Otmar Trentz

奥地利　格拉茨　Selman Uranus

目　录

第1章 肩袖撕裂

Martin Jaeger，Kaywan Izadpanah，
Norbert P.Südkamp

1.1 引言

1834年，G.A.Smith第一次报道了肩关节囊和冈上肌肌腱撕裂[1]。在100年以后的1934年，Codmann证明了这些损伤主要发生在肩胛带[2]。1939年，Meyer和Burman怀疑所有的肩袖撕裂是由于过劳或磨损导致的。在接下来的几年，我们对于病因、诊断和治疗的认识不断增强。治疗方案包括非手术治疗和小切口关节镜手术，后者则成为手术治疗的金标准。在大面积肩袖撕裂中，我们可以考虑应用肌腱移植。在肩袖撕裂的病例中，应用反向肩关节置换术对关节病的肩关节进行置换表现出不错的效果。

1.2 流行病学

肩袖撕裂是临床常见损伤，常被普通外科医生或专业肩关节外科医生所诊断。随着年龄的增加，退行性肩袖撕裂的患病率在增加[3]。然而，全层和部分肩袖撕裂的真正发病率仍然未知。通过尸体解剖，肩袖撕裂的百分比范围为17%~19%。全层撕裂在60岁以下的人群中占6%，在超过60岁的人群中占30%[4,5]。Yamamoto通过体格检查和超声检查估计肩袖撕裂在总人口中的患病率，在1366名有肩关节疾病的患者中，其中20.7%的患者有全层肩袖撕裂。逻辑回归分析显示，创伤的病史、优势臂和年龄是导致肩袖撕裂的危险因素[6]。肩袖撕裂的患病率在40岁到49岁的人群中是6.7%，在50岁到59岁的人群中是12.8%，在60岁到69岁的人群中是25.6%，在70岁到79岁的人群中是45.8%，在超过80岁的人群中是50%。

1.3 病因

许多因素可以导致肩袖撕裂。这些因素可分为两大类：内在因素和外在因素[7,8]。年龄、血管化和肌腱的退变被认为是内在因素。外在因素是肩峰下撞击综合征、肩关节不稳定（通常是前部）、钝挫伤和反复微小创伤。

1.4 分类

为了描述肩袖撕裂提出了几种分类系统。本章概述了与术前计划和决策相关的分类系统。

肩袖撕裂可以按以下方法来区分：

- 受累的肌腱
- 撕裂部位
- 撕裂大小
- 肌腱收缩
- 肌肉变性

对于部分撕裂，经常使用Ellman和Snyder的分类方法。一个特殊的例子是PASTA病变（部分关节侧冈上肌肌腱撕脱），它是一种包含冈上肌覆盖区的关节侧撕裂。根据Snyder的研究，这种病变可以定义为A-3和A-4型病变（表

1.1和表1.2）。

大多数全层撕裂涉及上部和后部肩袖。它们包括相关的肌腱，以及在矢状面和冠状面的撕裂大小。普遍使用Ellman、Bateman和Patte的分类方法（表1.3至表1.5）。

肌肉萎缩和脂肪变性的评估是非常重要的。这些信息可提供除撕裂大小和回缩以外的其他有价值的预后因素。Thomazaeu建议，冈上肌肌腹部表面(S1)和冈上肌窝表面(S2)的比率(R)是一个估算冈上肌肌肉萎缩程度的很好工具[13]。另外，根据Zanetti的研究[14]，切线征是一个快速、常用的诊断方法（表1.6和表1.7）。

根据Fox和Romeo的研究，肩胛下肌腱撕裂

表1.1　Ellman 部分撕裂的分类[9]

部分撕裂(P)：Ellman 分类	
分级	大小
Ⅰ	<3mm 深
Ⅱ	3~6mm 深
Ⅲ	>6mm 深
位置	
A	关节表面
B	滑囊表面
C	肌腱内

表1.2　Snyder 部分撕裂的分类[10]

部分撕裂(P)：Snyder分类	
类型	撕裂位置
A	关节表面
B	滑囊表面
类型	撕裂的严重性
0	有滑液和滑囊覆盖的正常肩袖
Ⅰ	在小的局部区域有小且表浅的滑膜损伤，通常<1cm
Ⅱ	除了滑膜损伤，还有肩袖纤维磨损，通常<2cm
Ⅲ	更严重的肩袖损伤，包括肌腱纤维的磨损和断裂，常常涉及整个肩袖肌腱表面（冈上肌最见见）；通常<3cm
Ⅳ	非常严重的部分肩袖撕裂，除了肌腱纤维的磨损和断裂以外，还有巨大的瓣撕裂，常常超过一个肌腱

表1.3　Ellman 全层撕裂的分类[9]

全层撕裂(F)：Ellman 分类		
分级	大小	描述
Ⅰ	<2cm	小
Ⅱ	2~4cm	大
Ⅲ	>4cm	巨大
Ⅳ		肩袖撕裂性关节病
位置		
A	冈上肌	
B	冈下肌	
C	小圆肌	
D	肩胛下肌	

在矢状面上估计撕裂大小。

表1.4　Bateman 全层撕裂的分类[11]

全层撕裂(F)：Bateman 分类		
分级	大小	描述
Ⅰ	<1cm	小
Ⅱ	1~3cm	中
Ⅲ	3~5cm	大
Ⅳ	>5cm	巨大

在矢状面上估计撕裂大小。

表1.5　Patte 关于肌腱回缩量的全层撕裂分类[12]

全层撕裂(F)：Patte 分类	
分级	描述
Ⅰ	肱骨大结节和肱骨顶点之间的肌腱
Ⅱ	肱骨顶点和关节窝的肌腱
Ⅲ	肌腱内侧到关节窝

在冠状面上估计撕裂大小。

也可以被分类（表1.8）。

1.5　诊断

1.5.1　病史

典型的病史包含夜间疼痛以及手臂超过平举的高度以后出现疼痛。另外，还可能会出现无力。在晚期或急性病例中，病变手臂完全不能上举；出现假性麻痹。许多患者主诉近期有中度创伤，但是大多数肩袖撕裂起源于退行

表1.6　Thomazeau 冈上肌萎缩的分类[13]

冈上肌萎缩:Thomazeau 分类		
分级	冈上肌肌肉/窝比例	描述
Ⅰ	1.00~0.60	正常或轻度萎缩
Ⅱ	0.60~0.40	中度萎缩
Ⅲ	<0.40	严重萎缩

表1.7　Zanetti 冈上肌萎缩的分类[14]

在MRI中冈上肌萎缩:Zanetti 分类	
阳性切线征	通过肩胛骨的脊柱边缘和喙突边缘画一条线("切线"),冈上肌肌肉位于切线以下
阴性切线征	通过肩胛骨的脊柱边缘和喙突边缘画一条线("切线"),冈上肌肌肉位于切线以上

表1.8　Fox和Romeo 肩胛下肌撕裂的分类[15]

肩胛下肌腱撕裂:Fox和Romeo分类	
类型	描述
Ⅰ	部分撕裂
Ⅱ	超过25%的肌腱完全撕裂
Ⅲ	超过50%的肌腱完全撕裂
Ⅳ	肌腱完全撕裂

性疾病。

1.5.2　临床检查

临床检查应从全面的肩胛带检查开始。冈上肌和冈下肌肌肉萎缩容易被发现。解剖标志的触诊对引发疼痛点是有帮助的。主动和被动的活动范围应根据中性零法和功能来记录。关节的僵硬程度是非常重要的。每个肩袖肌肉的功能等长测试对诊断很有帮助,但应考虑强大的三角肌可能会干扰肩袖肌肉的力量。在这些情况中,Hertel提出的滞后体征是有价值的检查[16]。另外,根据Neer、Hawkin和Kennedy的研究,冲击试验对诊断也有帮助。检测肱二头肌长头疾病的特定检测同样有用,因为它们常常与肩袖撕裂相关联,并且可能会影响以后的手术治疗。

最后,评估颈椎是很重要的,许多疼痛综合征来自这一区域。

1.5.3　X线片

应该对所有有症状的患者进行常规X线检查。如果不能查看肩袖撕裂的本身,X线片可提供非常重要的信息。它可以显示鉴别诊断(例如钙化性肌腱炎,严重的肩锁关节和盂肱的关节炎)。此外,它还可显示肱骨头的中心。肱骨头的上移是一个对于肩袖撕裂的有价值的诊断和预后因素。肩肱距离(AHD)定义是肩峰与肱骨头顶部之间的距离。如果AHD<1cm,表明肩袖撕裂的存在。AHD>7mm意味着肩袖撕裂修复预后良好[17]。AHD<5mm表明预后不良。肩袖撕裂的修复应该仔细考虑(图1.1)。

1.5.4　超声

超声对于肩袖撕裂的检查是一种非侵入性的和容易操作的方法。在最近的Meta分析中,超声波检查法对于部分肩袖撕裂的评估显示良好的敏感性和特异性(敏感性:0.84。特异性:0.89)。在全层肩袖撕裂的探查上可达到更

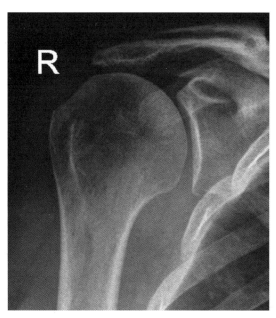

图1.1　正位X线片显示肱骨头上移位。肩峰与肱骨头的距离显著缩小(4mm)。

高的敏感性和特异性（敏感性：0.96。特异性：0.93）[18]。该方法的局限性是由于技术上的限制，对于脂肪肌肉萎缩和肩峰下的肌腱回缩的探查则比较困难。

1.5.5　磁共振成像(MRI)

MRI已经成为肩部受损检查及其他关节检查的标准检查手段。在最近对2710名患者的44项研究的Meta分析中，探查部分肩袖撕裂的敏感性和特异性分别为0.80［95%的可信区间(CI)：0.79~0.84］和0.95(95%CI：0.94~0.97)。探查全层肩袖撕裂的敏感性和特异性分别为0.91(95%CI：0.86~0.94)和0.97(95%CI：0.96~0.98)[19]。除了对肩袖撕裂的探查，它还可以提供其他信息，例如撕裂的大小、形态、韧带回缩、肌肉萎缩、脂肪变性、肌腱的厚度和特性[14]（图1.2）。

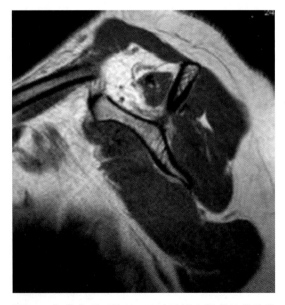

图1.2　矢状序列面的MRI显示了冈上肌明显的脂肪变性。

1.6　治疗

1.6.1　非手术治疗

1.6.1.1　适应证

- 所有无症状的慢性肩袖撕裂
- 所有慢性肩袖撕裂，症状<6周

1.6.1.2　治疗

肩袖撕裂的非手术治疗应该包括抗炎药物治疗以及肩峰下注射局部麻醉剂和类固醇药物治疗，但不宜超过两次。这种治疗应该辅助物理治疗。物理治疗的目标应为维护或恢复主动和被动自由活动范围以及加强肩带。

1.6.1.3　结果

只有少数研究报道了肩袖撕裂的非手术治疗的结果。另外，这其中的大多数存在选择性偏差，因为研究人群在做出治疗决定时并没有症状或者不想接受手术治疗。Bokor等对接受非手术治疗的53名肩袖撕裂进行了报道[20]。7年以后，其中74%的患者有轻微疼痛或者没有疼痛，86%的患者报道的结果令人满意。2/3的患者主诉疼痛小于3个月，至随访时持续无症状。只有56%的患者症状缓解超过6个月。有中度症状的患者可以行非手术治疗而不会伴有关节的退行性改变。但是在4年内存在从可修复的肩袖撕裂发展为不可修复的肩袖撕裂的风险[21]。

1.6.2　手术治疗

1.6.2.1　总则

Christian Gerber曾称，理想的肌腱修复应该在最初就达到高强度的固定，允许小间隙的形成并且需要维持稳定性，直到形成牢固的愈合[22]。今天，有很多固定技术都满足这些需要。

然而,肩袖撕裂的复发率为11%~94%[3],这取决于肩袖撕裂的形状和大小或者肌腱退行性改变的阶段。

幸运的是,即使肩袖再次撕裂后,绝大部分患者也不会感到肩部不适,这主要是由于疼痛的减少。

许多研究表明,经过关节镜或微创手术重建冈上肌和肩胛下肌后,临床成果和再次撕裂数量相当[23-25]。因此,手术方法的选择取决于外科医生的水平。此外,没有证据表明肩袖撕裂重建时实施肩峰下减压更有优势[26]。在关节镜下肩袖撕裂的修复中可以看到固定技术的进步。单排修复随后是双排修复和双排缝合桥修复技术的发展。在生物力学测试中,双排缝合技术的稳定性在与单排固定比较中似乎更加优越。它具有更大的负重能力和自我强化的特点(在负重下更加强壮),以及更好的抗剪切和旋转力量。在临床研究中,双排缝合桥修复与单排重建在小或中等撕裂中相比有更好的结果和更低的再次撕裂复发率[27-29]。然而,在巨大的肩袖撕裂中,肌腱的双排固定提供了显著优越的临床和影像结果[30]。

1.6.2.2　手术指征和时机

肩袖撕裂重建的手术治疗应该在保守治疗6~12周或更长时间后仍没有效果的情况下进行。然而,保守治疗不应超过1年,因为可能会发生功能明显恶化的结果[31]。这可能是因为肌肉的脂肪变性。肌肉脂肪萎缩可能在损伤的最初几周就已开始。因此,在外伤性肩袖撕裂的年轻患者中,早期重建是手术治疗的目标。

然而,最近的研究却没有发现冈上肌和肩胛下肌在创伤后的最初12周内发生脂肪变性[32,33]。在有慢性肩袖撕裂的患者中,不必急于行手术治疗。

1.6.2.3　患者体位

对于肩袖撕裂的关节镜下手术和开放性手术,经常使用两种体位,这取决于手术方式:沙滩椅体位和侧卧位。

在大多数情况下可以使用沙滩椅体位。它可以用于肩袖撕裂的关节镜下和开放手术。侧卧位只有在肩袖撕裂的关节镜下治疗中使用(图1.3)。

1.6.3　(后部)上部肩袖全层撕裂

1.6.3.1　适应证

- 创伤性肩袖撕裂
- 物理治疗后超过3个月的肩部持续性损伤

1.6.3.2　禁忌证

- 肩关节僵硬/冻结肩
- AHD<5mm
- 肩袖撕裂关节病

1.6.3.3　体位

- 沙滩椅体位(关节镜、小切口和开放修复)
- 侧卧位(关节镜修复)

1.6.4　关节镜下肩袖修复

1.6.4.1　关节镜下肩袖修复常采用的入路

- 后入路
- 后外侧入路
- 前外侧入路
- 为了锚钉放置和(或)缝合的其他入路(图1.4)

1.6.4.2　手术分段技术

- 在侧卧位或者沙滩椅体位定位
- 解剖标志和入路的标记
- 后入路的定位
- 标准的盂肱关节检查
- 在肱二头肌长头异常的病例中,关节镜下肌腱切断术和(或)后期肌腱固定术

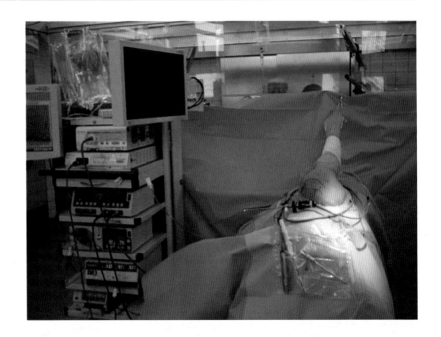

图1.3 侧卧位的位置。

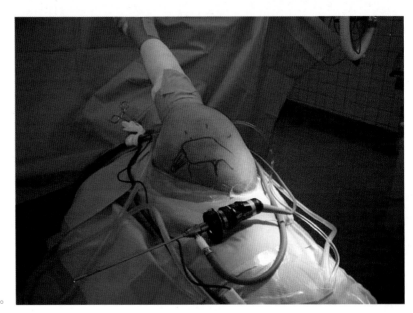

图1.4 术前的解剖标志和入路。

- 关节镜变换方向进入肩峰下间隙
- 肩峰下滑囊切除术
- 肩峰下间隙、肩袖撕裂、肩峰和肩锁关节的评估
  - 实施前下肩峰成形术
  - 彻底的肩袖松解
  - 确认肩袖的移动性
  - 使用刨刀足印区清创

- 后外侧入路的定位//视野的切换
- 切换进入后外侧入路
- 肩袖撕裂的修复使用单排或双排缝合桥技术。根据撕裂的不同形态,使用以下技术:

新月型	外侧牵引
L 型	侧–侧缝合;外侧固定
U 型	侧–侧缝合;外侧固定
巨大撕裂	侧–侧缝合;外侧固定(图 1.5 和图 1.6)

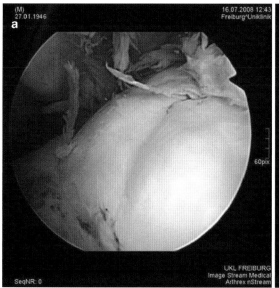
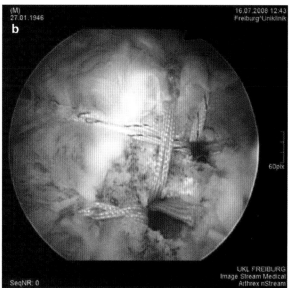
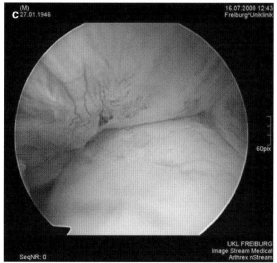

图1.5　全层冈上肌撕裂的关节镜下肩袖修复。(**a**)新月形撕裂的后面视图。(**b**)双排缝合桥修复的最终操作。肩峰下视图。(**c**)最终操作的关节内视图。

1.6.5　小切口修复

小切口修复始于肩关节的关节镜诊断,随后是肩峰下减压(见上)。

1.6.5.1　手术分段技术

- 前外侧三角肌纤维分离
- 彻底的肩袖松解
- 为了以后操作在肩袖内留置缝线以定位
- 足印区的清创
- 预计经骨固定的病例中制造一个骨槽

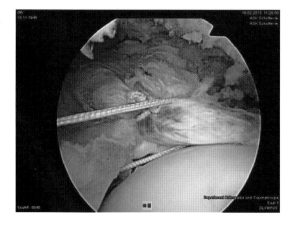

图1.6　U 型撕裂的关节镜下肩袖撕裂修复。使用侧侧吻合和外侧固定关闭。

● 利用单排、双排缝合桥或经骨技术的肩袖撕裂的重建

1.6.5.2　康复

一个清楚的术后计划对于良好的临床预后是至关重要的。通常情况下，受影响的手臂在手术后立即放于外展架上6周。在这个时期可以做持续的被动运动，但不能强行做动作[34]。康复训练应该适应固定的肌腱。最近一个前瞻性随机的研究表明，在最初的6~8周激进的康复计划比起温和的康复计划有更高的再次撕裂率[35]。在后者中肩关节主要被固定在支架上。只有在训练有素的理疗师的引导下做动作才可以被允许(表1.9)。

1.6.5.3　结果

小切口和关节镜下肩袖撕裂的修复是一种可靠的治疗选择。最近DeHaan 等的Meta分析表明，在随访两年后可以看到肩关节功能明显的改善[27]。最新的随访表明，在关节镜下单排或双排肩袖撕裂修复后，Constant-Murley分数增长了30分。完全再次撕裂率在单排修复中为19%，在双排修复中为14%。部分撕裂的再次撕裂率在单排修复后为43%，在双排修复后为27%。这些结果可以与小切口手术相比[24,36]。再

次撕裂受患者的年龄、伤口大小、撕裂的范围、肩袖肌肉的脂肪变性和骨密度的明显影响[37]。

1.6.6　肩胛下肌腱的全层撕裂

1.6.6.1　适应证

● 所有的肩胛下肌腱撕裂

1.6.6.2　禁忌证

● 肩关节僵硬/冻结肩
● 伴有脂肪变性和明显的喙突下间隙缩小的慢性撕裂

1.6.6.3　体位

● 沙滩椅体位(关节镜、小切口和开放修复)
● 侧卧体位(关节镜修复)

1.6.7　关节镜下修复

1.6.7.1　关节镜下肩袖撕裂修复的常用入路

● 后入路
● 前外侧入路
● 前外侧联合入路
● 为了锚钉放置和(或)缝合的其他入路

表1.9　肩袖撕裂术后建议康复计划

	术后1天,1~3周	4~6周	6周后	8周后
支撑物	15°肩外展架		无	无
物理疗法/CPM	肩部肌肉紧张 Maitland 振动 松解关节囊 以盂肱关节为中心			
运动范围	无主动的盂肱关节运动	主动且温和的弯曲/伸展 轻微内旋和外旋	自由 无限制的外展内收	自由 加强外展内收
训练	前臂的训练 对侧手臂的训练		外展90° 内收90° 外旋0° 内旋°	协调运动,3D 运动的训练 力量的增加 内旋和外旋的等活动度训练

1.6.7.2　手术分段技术

- 沙滩椅体位
- 解剖标志和入路的标记
- 后入路的位置
- 盂肱关节评估诊断
- 辨认关节内病变
- 肱二头肌长头的切断术/固定术
- 转换视野进入前外侧入路
- 附加的前路的定位
- 滑囊切除术
- 彻底的肩袖松解
- 小结节骨床的准备
- 利用单排或双排缝合桥技术的肩袖撕裂重建

1.6.8　开放手术修复

- 沙滩椅体位
- 前部三角肌胸大肌入路
- 锁骨胸部的筋膜切开
- 滑囊切除术
- 识别冈上肌和肩胛下肌肌腱,留置缝线以定位
- 肱二头肌肌腱的切断术
- 肩胛下肌腱的彻底松解
- 小结节的骨床准备
- 利用单排或双排缝合桥技术的肩袖撕裂重建。可运用经骨技术

1.6.8.1　康复

康复计划旨在固定肩胛下肌腱。在开始的6周内,任何在固定处的负重都要避免,可以有外展90°的运动范围以及外旋0°(表1.10)。

1.6.8.2　结果

肩胛下肌腱的关节镜修复可以在大多数病例中有好的结果。然而,多年以来通常使用的开放的肩胛下肌修复被证明是有效的[38]。最近Mall等的Meta分析展示了关节镜和开放的肩胛下肌修复后结果的比较。术后Constant评分是88.1分[33]。在两种治疗措施中,常常使用像肱二头肌肌腱固定术的伴随治疗。肱二头肌肌腱固定术使用率为54.8%,其次是肱二头肌肌腱切断术和肱二头肌修复术。报道称,所有患者中90%~95%恢复了健康。

1.6.9　巨大肩袖撕裂

1.6.9.1　适应证

- 有症状的撕裂

1.6.9.2　禁忌证

- 肩关节僵硬/冻结肩
- 脂肪变性

表1.10　肩胛下肌修复术后建议康复计划

	术后 1~2 天	术后 3 天至 1~3 周	3 周后	6 周后
支撑物	吊带/Gilchrist	白天:Omomed® 夜间:吊带/Armfix® 无		
物理疗法/CPM	辅助外展 90° 保持肩胛运动 盂肱关节稳定 等长收缩		自由运动 肩胛下肌紧张	主动和被动运动
运动范围	被动外展至 90° 外旋 0° 无抗阻力的内旋		在无痛范围运动	自由

● 肩峰肱骨的距离<5mm

1.6.9.3　体位

● 沙滩椅体位(关节镜,小切口和开放修复)

● 侧卧体位(关节镜修复)

1.6.9.4　手术分段技术

开放性,小切口和关节镜下肩袖修复能够与上述所提及的技术相比。

在关节镜手术的情况下,建议切换视野即在侧面入路,目的是进入肩袖撕裂的前视野。评估正确的闭合方法是至关重要的,只有少部分肩袖撕裂能够直接地外侧牵拉移动闭合(图1.7)。

1.6.9.5　结果

Denard 等发表的一篇研究指出对这一患者群尽可能实行双排固定的重要性。他指出在这一患者群中优良结果为78%。双排修复与单排修复相比,他们发现双排修复以后,UCLA评分的增长是很大的, 这个组有4.9倍的可能性获得好的结果[30]。在巨大撕裂的情况下,边缘会聚的部分闭合是合理的选择。甚至在过多组织切除后如果修复伤口仍然高张力,也应该考虑这种方法。在缓解疼痛、患者满意度和肩关节功能方面,力量的功能修复能够带来好的结果[35]。据Iagulli 等报道,伴有巨大肩袖撕裂的患者在部分闭合后有与应用双排重建的完全闭合相媲美的结果[34],他们强调力量的重建至关重要。在部分修复的人群中,力量重建可以带来好的结果[39,40]。

1.6.9.6　康复

见冈上肌肌腱修复的康复计划（见表1.9和1.6.5.2节）

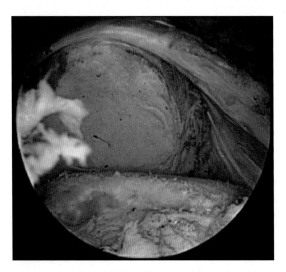

图1.7 巨大的后上撕裂。外侧入路的关节镜下观。

参考文献

1. Smith JG （2010） The classic：pathological appearances of seven cases of injury of the shoulder-joint：with remarks. 1834. Clin Orthop Relat Res 468（6）：1471–1475.

2. Codman EA （1934） Rupture of the supraspinatus tendon and other lesions in or about the subacromial bursa. Todd T, Boston.

3. Cheung EV, Silverio L, Sperling JW （2010） Strategies in biologic augmentation of rotator cuff repair：a review. Clin Orthop Relat Res 468（6）：1476–1484.

4. Lehman C et al （1995） The incidence of full thickness rotator cuff tears in a large cadaveric population. Bull Hosp Jt Dis 54（1）：30–31.

5. Keyes EL （1933） Observations on Rupture of the Supraspinatus Tendon：Based Upon a Study of Seventy-Three Cadavers. Ann Surg 97（6）：849–856.

6. Yamamoto A et al （2010） Prevalence and risk factors of a rotator cuff tear in the general population. J Shoulder Elbow Surg 19（1）：116–120.

7. Neviaser A, Andarawis-Puri N, Flatow E （2012） Basic mechanisms of tendon fatigue damage. J Shoulder Elbow Surg 21（2）：158–163.

8. Neer CS 2nd （1983） Impingement lesions. Clin Orthop Relat Res 173：70–77.

9. Ellman H （1990） Diagnosis and treatment of incomplete rotator cuff tears. Clin Orthop Relat Res 254：64–74.

10. Snyder SJ （1991） Rotator cuff lesions. Acute and chronic. Clin Sports Med 10（3）：595–614.

11. Bateman JE （1963）The diagnosis and treatment of ruptures of the rotator cuff. Surg Clin North Am 43：1523–1530.

12. Patte D （1990）Classifi cation of rotator cuff lesions. Clin Orthop Relat Res 254：81–86.

13. Thomazeau H et al（1996）Atrophy of the supraspinatus belly. Assessment by MRI in 55 patients with rotator cuff pathology. Acta Orthop Scand 67（3）：264–268.

14. Zanetti M，Gerber C，Hodler J （1998）Quantitative assessment of the muscles of the rotator cuff with magnetic resonance imaging. Invest Radiol 33（3）：163–170.

15. Fox AJ，Romeo AA （2003）In：Annual meeting of AAOS. New Orleans.

16. Hertel R （2005）Lag signs. J Shoulder Elbow Surg 14（3）：343，Author reply 343–4.

17. Weiner DS，Macnab I （1970）Superior migration of the humeral head. A radiological aid in the diagnosis of tears of the rotator cuff. J Bone Joint Surg Br 52（3）：524–527.

18. Smith TO et al （2011）Diagnostic accuracy of ultrasound for rotator cuff tears in adults：a systematic review and meta-analysis. Clin Radiol 66（11）：1036–1048.

19. Smith TO et al （2012）The diagnostic accuracy of MRI for the detection of partial- and full-thickness rotator cuff tears in adults. Magn Reson Imaging 30（3）：336–346.

20. Bokor DJ et al （1993）Results of nonoperative management of full-thickness tears of the rotator cuff. Clin Orthop Relat Res 294：103–110.

21. Zingg PO et al （2007）Clinical and structural outcomes of nonoperative management of massive rotator cuff tears. J Bone Joint Surg Am 89（9）：1928–1934.

22. Gerber C et al （1994）Mechanical strength of repairs of the rotator cuff. J Bone Joint Surg Br 76（3）：371–380.

23. Kasten P et al （2011）Prospective randomised comparison of arthroscopic versus mini-open rotator cuff repair of the supraspinatus tendon. Int Orthop 35（11）：1663–1670.

24. Morse K et al （2008）Arthroscopic versus mini-open rotator cuff repair：a compre hensive review and meta-analysis. Am J Sports Med 36（9）：1824–1828.

25. Verma NN et al （2006）All-arthroscopic versus mini-open rotator cuff repair：a retrospective review with minimum 2-year follow-up. Arthroscopy 22（6）：587–594.

26. Chahal J et al （2012）The role of subacromial decompression in patients undergoing arthroscopic repair of full-thickness tears of the rotator cuff：a systematic review and meta-analysis. Arthroscopy 28（5）：720–727.

27. DeHaan AM et al （2012）Does double-row rotator cuff repair improve functional outcome of patients compared with single-row technique? A systematic review. Am J Sports Med 40（5）：1176–1185.

28. Mihata T et al （2011）Functional and structural outcomes of single-row versus double-row versus combined double-row and suture-bridge repair for rotator cuff tears. Am J Sports Med 39（10）：2091–2098.

29. Koh KH et al （2011）Clinical and magnetic resonance imaging results of arthroscopic full-layer repair of bursal-side partial-thickness rotator cuff tears. Am J Sports Med 39（8）：1660–1667.

30. Denard PJ et al （2012）Long-term outcome of arthroscopic massive rotator cuff repair：the importance of double-row fixation. Arthroscopy 28（7）：909–915.

31. Wolf BR，Dunn WR，Wright RW （2007）Indications for repair of full-thickness rotator cuff tears. Am J Sports Med 35（6）：1007–1016.

32. Denard PJ，Ladermann A，Burkhart SS （2011）Arthroscopic management of subscapu laris tears. Sports Med Arthrosc 19（4）：333–341.

33. Mall NA et al （2012）Outcomes of arthroscopic and open surgical repair of isolated subscapularis tendon tears. Arthroscopy 28（9）：1306–1314.

34. Iagulli ND et al （2012）Comparison of partial versus complete arthroscopic repair of massive rotator cuff tears. Am J Sports Med 40（5）：1022–1026.

35. Porcellini G et al （2011）Partial repair of irreparable supra-spinatus tendon tears：clinical and radiographic evaluations at long-term follow-up. J Shoulder Elbow Surg 20（7）：1170–1177.

36. Fealy S, Kingham TP, Altchek DW (2002) Mini-open rotator cuff repair using a two-row fixation technique: outcomes analysis in patients with small, moderate, and large rotator cuff tears. Arthroscopy 18(6):665-670.

37. Chung SW et al (2011) Factors affecting rotator cuff healing after arthroscopic repair: osteoporosis as one of the independent risk factors. Am J Sports Med 39(10):2099-2107.

38. Bartl C et al (2012) Combined tears of the sub-scapularis and supraspinatus tendon: clinical outcome, rotator cuff strength and structural integrity following open repair. Arch Orthop Trauma Surg 132(1):41-50.

39. Burkhart SS, Lo IK (2006) Arthroscopic rotator cuff repair. J Am Acad Orthop Surg 14(6):333-346.

40. Denard PJ, Burkhart SS (2011) Techniques for managing poor quality tissue and bone during arthroscopic rotator cuff repair. Arthroscopy 27(10):1409-1421.

第2章 创伤性肩关节不稳

Martin Jaeger, Kaywan Izadpanah,
Norbert P.Südkamp

2.1 流行病学

创伤性肩关节脱位很常见,估计年发病率为(11~24)/100 000[1-3]。在挪威Olso,Liavaag发表的相关文献显示肩关节脱位的发病率更高[4]。该文献报道的发病率约为56.3/100 000。其中男性的发病率约为女性的2.6倍 (82.2/100 000比30.9/100 000)。

2.2 损伤类型

损伤类型的不同取决于患者的年龄。对于年轻患者,肩关节囊盂唇复合体前部的损伤最为常见。可分为以下几种类型:

- Bankart 损伤
- Perthes 损伤
- ALPSA 损伤
- SLAP 损伤
- GLAD损伤
- 骨性 Bankart 损伤
- HAGL 损伤 (图 2.1)

Hill-Sachs 损伤是另外一种较为常见的肱骨头损伤。肱骨头的后上方发生骨折,提示有肩关节前脱位的创伤史。相比之下,反向的Hill-Sachs 损伤多见于肩关节后脱位,尤其是在肩部肌紧张的情况下。反向的 Hill-Sachs 损伤多位于肱骨头的前部,恰好在肱骨小结的前面。

对于老年患者,损伤方式则不同。他们更可能造成肩袖撕裂伴或不伴有盂唇部的病理改变。

参照Boss等的研究[6],可以评估与创伤性肩关节脱位相关损伤的发病率。数据显示,关节盂前唇的损伤占88%,Hill-Sachs 损伤占54%,肩袖上部撕裂占22%,肩胛下肌肌腱撕裂占16%,肱二头肌长头损伤占10%,SLAP 损伤占 11%,肱骨大结节骨折占4%。如果在手术中没有发现 Bankart 损伤的证据或创伤性肩关节脱位后的相关症状,这时就应该考虑为HAGL 损伤。参照 Bui-Mansfield的研究[7],HAGL损伤的发病率达到了9%(图2.2和图2.3)。

2.3 诊断过程

明确的病史和临床检查可以提供有用的诊断信息,但最重要的是神经和血管状态的检查。特别指出的是,必须检查和记录腋神经和臂丛神经的状态。

为了探查肩关节移位,拍摄肩胛骨正位X线片至关重要。拍摄这种视图,必须使X射线束倾斜投射到盂肱关节的间隙内。关节盂处的任意双重影均提示有肩关节脱位。出口位和(或)腋位X线片均可证实肩关节脱位。

这种情况下,一般不需要额外的影像学检查。如果有任何骨折脱位或者隐匿脱位信号时,推荐加行CT扫描,尤其是在可能需要进行手术的情况下。

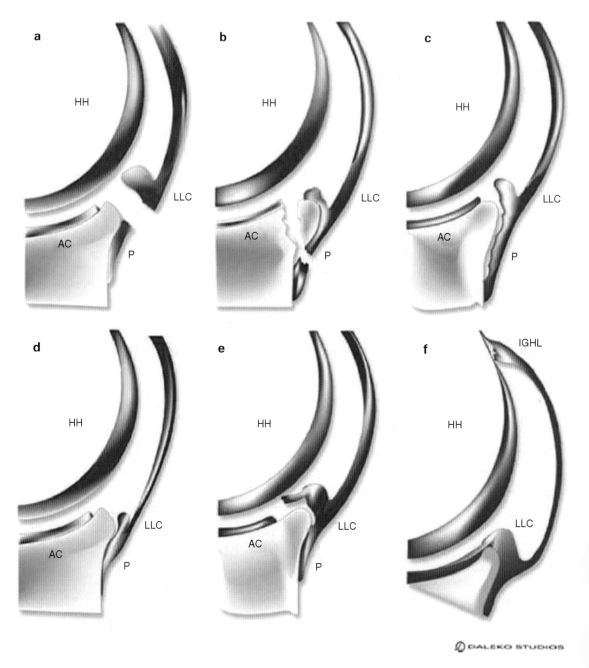

图2.1 Bankart 分类和参照 Woertler 的 Bankart 的变异损伤[5]。(**a**)Bankart 损伤。(**b**)骨性 Bankart 损伤。(**c**)Perthes 损伤。(**d**)ALPSA(前盂唇韧带骨膜套状撕脱)损伤。(**e**)GLAD(关节盂唇破裂)损伤。(**f**)HAGL(盂肱韧带的肱骨端撕裂)损伤。LLC:前下唇–韧带复合体。P:肩胛骨骨膜。HH:肱骨头。AC:关节盂的关节软骨。IGHL:下部盂肱韧带。

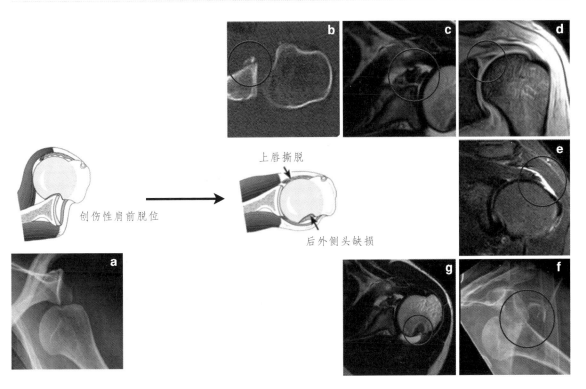

图2.2　创伤性肩前脱位后的损伤模式。(**a**)肩关节前脱位。(**b**)骨性 Bankart 损伤。(**c**)前 Bankart 损伤。(**d**)SLAP 损伤。(**e**)肩袖上部撕裂。(**f**)肱骨大结节骨折。(**g**)Hill-Sachs 损伤。

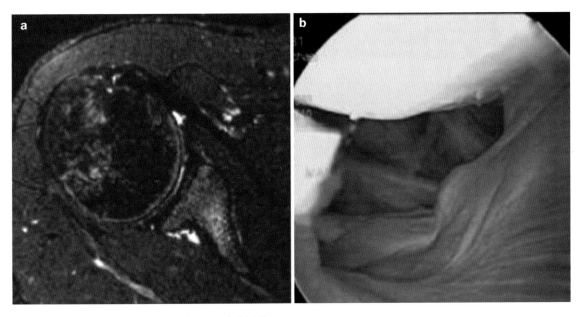

图2.3　HAGL 损伤。(**a**)MRI 冠状位。(**b**)术中图像。

骨折复位后,需要用其他的临床检查和影像学检查来证实已复位和排除其他并发症。

还需要进一步评估肩关节不稳的程度,尤其是完全损伤类型。金标准是行肩关节的MRI检查。MRI对于诊断盂唇部损伤、肱二头肌长头损伤,包括它的附着部位或者肩袖的损伤都是非常有用的。MRI对骨与软骨损伤的评估也是有价值的。通常,肩关节急性损伤时不需要行MRI,因为关节内积血能够为关节内的结构提供足够的参照对比。在迁延或慢性肩关节损伤的情况下,对于评估肩关节盂唇部损伤、肱二头肌长头肌腱附着处损伤(SLAP损伤)和肩袖的完整性,肩关节MRI非常有价值。如果确定有Hill-Sachs损伤、骨性Bankart损伤和(或)肩关节盂骨丢失的状况,加行CT扫描可以提供更加有价值的诊断信息。肩关节盂的发育不良和旋转畸形也可以通过CT扫描来检测。至少在一些以德语为母语的国家,关节CT扫描并不是常规检查。

2.4　初期肩关节复位

已知有很多方法用于肩关节脱位复位。迄今为止,痛苦且粗暴的Arlt和Hippokrates复位法仍然普遍在应用。这些方法都有相对较高的并发症发生率。因此,这些方法不再适用于临床。在这种情况下,轻柔和无痛复位技术已经成熟,例如,Stimson法伴(或不伴有)肩胛骨操作。应用这种操作技术时,患者呈俯卧位,患肢适当悬挂。Pishbin发表的前瞻性群体研究中,描述了111位患者的112例肩关节前脱位的治疗结果。在不服用任何药物的情况下,一次成功率达到了87.5%[8]。使用药物反复尝试后,总的成功率达到了97.3%。

2.5　非手术治疗

非手术治疗依然是普遍被接受的疗法。治疗效果与损伤类型、患者的年龄和性别有关[9-11]。

对于年龄小于30岁的患者,非手术治疗的效果明显不佳,尤其是复发率较高。年轻的男性比同龄女性明显有更高的患病风险。如果发生了复发性肩关节脱位,在创伤性关节脱位后的前两年内,估计复发风险可达85%[10]。Hovelius发表了对小于40岁的创伤性肩关节脱位的患者在非手术治疗后的长期研究结果[12]。保守治疗后,43%的患者没有发生肩关节再脱位。值得强调的是,这与患者的年龄密切相关。对于超过30岁的患者,73%没有发生肩关节再脱位。仅有14%的患者需要进行外科固定手术。另一方面,年龄在12~22岁之间的患者,仅有28%没有复发,20%的患者随着时间的推移而肩关节变得很稳定,12%的患者复发肩关节脱位,40%的患者需要行外科固定术。

固定时间的长短对于肩关节不稳定的复发没有明显的影响[9,13-15]。对于小于30岁的非手术治疗的患者,Hovelius和Kiviluoto均没有证实固定上肢内旋位不到1周或者超过3周,能使这些患者明显受益。因此,目前推荐固定肩关节不超过3周,仅仅为了减轻疼痛,避免出现创伤后肩关节僵硬。

是否将肩关节固定于内旋位或外展位/外旋位仍然颇有争议。Itoi首次描述了外旋位和外展位的益处。这可以通过生物力学、MRI和关节镜下观察证实[16-18]。在外旋位/外展位,肩关节盂唇复合体更加靠近关节盂的前部。因此,最佳体位是外展30°和外旋60°。此外,一些前瞻性的临床研究表明,在此体位下治疗之后有较低的复发率。然而,患者的配合度也是至关重要的,因为患者要穿上厚重的支具。这可能就是其他前瞻性随机研究得到不同结果的原因。Itoi和Liavaag首次报道外旋位固定有明显的治疗效果[11,19],然而之后的研究却未见报道[20]。

2.6　手术治疗

手术治疗的目的是达到稳定肩关节并且重建肩关节的原始功能。要达到这些,关键是

处理潜在的病变。正如上面所述,这与年龄密切相关。必要的因素包括:

- 伴发病变[例如:关节内和(或)关节周骨折,SLAP损伤,肩袖撕裂,肩袖间隙损伤]
- 关节盂和(或)肱骨的骨缺损的大小
- 关节囊损伤的部位(HAGL损伤)

这些疾病将导致更高的复发率和(或)损伤肩关节的功能,所以建议手术治疗。如果缺乏这些病症,那么也就成了手术的相对适应证。手术适应证取决于非手术治疗的结果,而非手术治疗则有赖于患者的年龄和性别。为了将复发率从大约80%降至5%左右,对于年轻的男性患者,不管他们的活动水平,均推荐应用手术治疗。然而,对于超过40岁的女性患者,手术治疗的效果尚不能肯定。

甚至手术的绝对禁忌证也会随着时间减少。必须慎重考虑与患者相关的危险因素,因为会有较高的发生围术期和(或)术后并发症的风险,包括:

- 患有多种疾病的患者(例如:生命体征不稳定的患者)
- 依从性差的患者(例如:慢性酒精中毒,精神疾病,癫痫控制不佳)
- 结缔组织病(例如:Ehler-Danlos综合征,Marfan综合征)
- 再次脱位或者习惯性半脱位

2.7　盂前软组织固定术

盂前软组织固定术用于解决肩关节盂唇前部的病变。如果骨丢失的数量没有超过特定的数值则为手术适应证。现在普遍认为,约25%的关节盂侧骨缺损和约30%的肱骨侧骨缺损将导致更高的复发率,所以这种情况必须处理。然而,Bankart修复是典型的要在关节镜下进行的手术方法。据循证医学所示,关节镜下的Bankart修复可能被认为是新的金标准[21]。Bankart修复可在有或没有额外的关节囊移位的情况下完成。要使用一些方法来固定肩关节

囊盂唇复合体,包括U形钉、大头钉以及经骨缝合,但是这些都会带来较高且令人无法接受的复发率。目前,缝合锚钉或无结锚钉均能得到较高的认可度[22]。现代的关节镜下Bankart修复有以下三个标准[21,23]:

- 至少应用三个锚钉系统
- 通过关节囊褶皱的前移来处理关节囊松弛
- 治疗合并的关节内病变(例如:肩袖间隙损伤,SLAP损伤)

2.8　关节镜下Bankart修复

2.8.1　定位

- 侧卧位
- 沙滩椅位

2.8.2　主要的操作步骤

- 诊断性的关节镜检查
- 制造一个视野(后侧)和两个操作通路(前侧和前上侧)
- 松解前关节囊盂唇复合体直至可以看到肩胛下肌
- 必要的话,关节囊下部切口以备之后的关节囊移位
- 软骨前缘的打磨
- 使用穿线装置和缝合锚钉进行关节囊盂唇复合体前部固定术

2.8.3　提示和技巧

- 改变镜头进入前上入口可以使前关节盂有更好的可视性。这对于松解关节囊盂唇复合体非常有用,尤其是ALPSA损伤。
- 一个前侧的经肩胛下肌入口可能对下部关节囊盂唇复合体的固定有用。
- 改良的关节内Caspari技术可能对完成充足的关节囊下部移位有用。
- 关节镜下Bankart修复术对于处理骨

性Bankart 碎片亦有效。

2.8.4 结果

按照现代关节镜下Bankart 修复术的标准，与开放性 Bankart修复相比，在复发率相等的情况下，肩关节功能恢复更好，以及发病率更低[21,24]。复发率可以降低至0%~6%[21,25-27]。与开放性 Bankart修复相比，有些优点十分明显[28-31]：

- 较低的围术期发病率
- 术后对肩关节功能损伤较小（例如，较小程度的外旋障碍）
- 不伴有肩胛下肌肌腱损伤
- 能够处理关节内病变
- 术后疼痛较轻（图2.4和图2.5）

2.9 骨移植

在关节盂和(或)肱骨，如果有相关性的骨丢失就应该考虑做骨移植。为了判断关节盂的骨丢失，评估关节盂的CT扫描或MRI的矢状位图像很有用。圆形可以代表下关节盂的表面。在骨丢失的情况下，图像上显示为圆形的一部分缺失。可用一些方法估算缺损区域的大小——缺失部分基底部的长度、高度或所包括的角度。利用数字化的影像视图可以精确计算缺损的大小[32,33]。

众所周知，如果对关节前部骨丢失仅仅进行了软组织修复，那么复发率将会明显增高。这种情况下建议进行骨移植。现用的有几种操作方法。骨缺损的解剖结构内手术不同于解剖结构外手术。解剖结构内手术可概括为自体骨块移植，通常取自髂嵴。根据 Resch技术，骨块可用螺丝钉、可吸收钉固定，或者无植入（压配）。这些操作也可以在关节镜下完成[34]。解剖结构外手术主要是根据 Latarjet技术，通过肩胛下肌水平裂将喙突的尖端转移至前关节盂处。这个也可在关节镜下完成。相比于解剖结构内手术，Latarjet 技术可以提供有益的悬吊效应。短屈肌可以拮抗肩关节前下脱位。

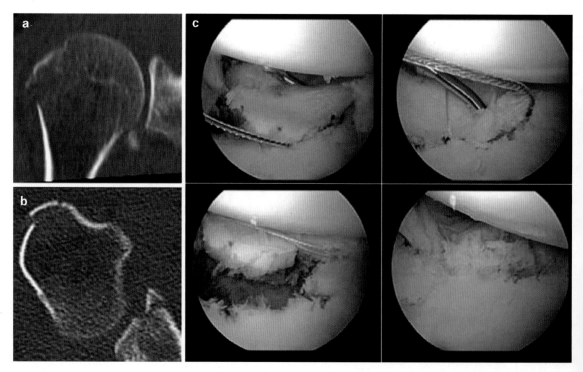

图2.4 关节镜下骨性 Bankart 损伤修复。(**a, b**)术前 CT 扫描提示盂前骨性 Bankart 损伤。(**c**)应用缝合锚钉在关节镜下逐步进行骨性 Bankart 损伤固定。

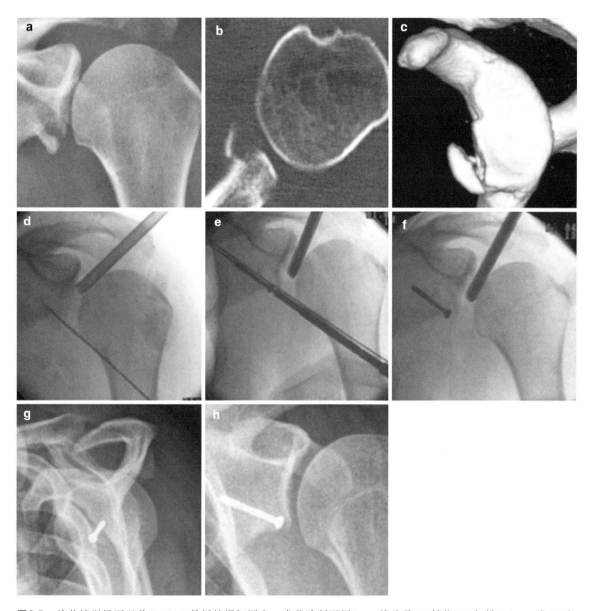

图2.5 关节镜引导下盂前 Bankart 骨折的螺钉固定。术前诊断可用(**a**)X 线片及(**b**)轴位 CT 扫描。(**c**)三维 CT 扫描。(**d–f**)术中 X 线片所示关节镜引导下螺钉固定。(**g,h**)术后 6 个月 X 线片显示盂前 Bankart 骨折已达到解剖愈合。

2.10 Hill-Sachs 损伤

Hill-Sachs 损伤通常提示创伤性肩关节脱位。也可见于复发性肩关节脱位。这是关节盂前缘与肱骨头后侧部直接撞击的结果。Hill-Sachs损伤的大小因骨损伤而不同,在MRI中可以看到巨大的、明显的缺损。根据Calandra 进行分类[35]。Ⅰ级损伤时,单纯的软骨病变,局限于软骨下骨板,并没有穿透软骨下骨板。Ⅱ级损伤穿透了软骨下骨板。Ⅲ级损伤有巨大的骨软骨缺损。Hill-Sachs 损伤是否为咬合性取决于它们的大小和部位。中央的Ⅲ级损伤通常为咬合性。它们也能造成单独的Bankart 修复后持续性的肩关节不稳定。

X线片、CT扫描、MRI可以评估Hill-Sachs损伤的大小。在轴位片上能够将缺损的周长与肱骨头的总周长相对比。缺损的大小也可用肱骨头的半径来估算。生物力学研究表明，一个大小约为肱骨头半径5/8的缺损明显降低了外展外旋位(ABER)盂肱关节的稳定性[36]。Hill-Sachs 损伤的部位对于复发性关节不稳也是很重要的。中心缺损，尤其是与关节盂前缘平行的部位，与关节不稳的高复发率相关。

治疗方案主要与缺损的大小有关[37,38]：

● Hill-Sachs 缺损达到 20%：主要采用非手术治疗。通过软组织固定术伴或不伴下关节囊移位，足以解决前盂唇部病变。另外，也可以考虑骨移植。

● Hill-Sachs 缺损达到20%~40%：建议处理Hill-Sachs缺损。可以考虑Remplissage术。这包括解剖结构外手术，将关节后囊和冈下肌转移至 Hill-Sachs 缺损处。之前关节内缺损就此变成了关节外缺损。Remplissage术也可以在关节镜下完成[38-43]。术后出现外旋障碍并不多见。联合应用关节镜下Remplissage术和关节镜下Bankart修补术可使复发率达到7%，而且不伴有明显的并发症和任何外旋障碍[38]。Nourissat 提出了类似的结论。他发表的前瞻性随机对照试验表明，与单独应用Bankart修补术相比，Remplissage术不会改变肩关节的活动度。然而，1/3的患者会出现肩关节后上部疼痛[42]。

对照试验的两组患者的复发率均为6.25%。

另外，也可以清除 Hill-Sachs 损伤，然后再用松质骨或其他骨性替代物来植入，尤其当 Hill-Sachs 损伤还新鲜时。这项操作可通过开放性手术或关节镜下手术完成，在处理反向 Hill-Sachs损伤时这种操作更为常见[44]。当缺损面积超过40%时，手术的效果也很有限[45]。

● 慢性Hill-Sachs 损伤达到30%时，可以考虑做自体骨移植，它可以减少肱骨头的变形，然后用迷你型的Herbert螺钉或可吸收性钉(例如PolyPins)来固定[46,47]。

● Hill-Sachs损伤超过40%：Hill-Sachs损伤超过40%时，可以考虑骨移植或半关节置换术。半关节置换术更适用于老年人[48,49](图 2.6和图2.7)。

2.11　肩袖撕裂

肩袖撕裂常见于年龄超过40岁且伴有创伤性肩关节脱位的患者。这种肩袖撕裂通常是巨大的撕裂，不仅疼痛，而且会影响肩关节的功能和盂肱关节的稳定性。因此，应该手术处理。大多数情况下，肩袖修补术可在关节镜下完成，做或不做前部Bankart 修补术。更多内容将在相关章节内讲解。

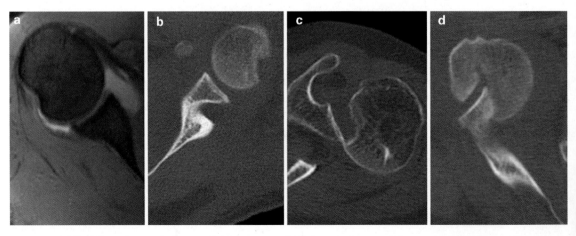

图2.6　不同类型的 Hill-Sachs 损伤。(**a**)前部 Hill-Sachs 损伤小于 20%。(**b**)反向 Hill-Sachs 损伤。(**c**)咬合型 Hill-Sachs 损伤。(**d**)绞锁的 Hill-Sachs 损伤。

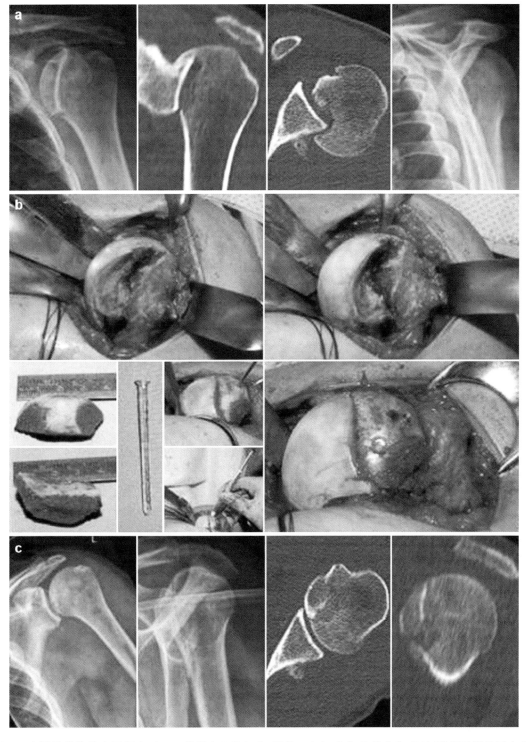

图 2.7 应用骨移植治疗面积大于 40% 的反向 Hill-Sachs 损伤。(**a**) 术前 X 线片和 CT 扫描提示慢性反向 Hill-Sachs 损伤。(**b**) 术中图像所示进行骨移植。移植物取自髂嵴,然后用可吸收钉(PolyPin®)固定。(**c**) 术后 2 天和术后 6 个月的图像。(见彩插)

参考文献

1. Zacchilli MA, Owens BD (2010) Epidemiology of shoulder dislocations presenting to emergency departments in the United States. J Bone Joint Surg Am 92 (3):542–549

2. Kroner K, Lind T, Jensen J (1989) The epidemiology of shoulder dislocations. Arch Orthop Trauma Surg 108(5):288–290

3. Nordqvist A, Petersson CJ (1995) Incidence and causes of shoulder girdle injuries in an urban population. J Shoulder Elbow Surg 4(2):107–112

4. Liavaag S et al (2011) The epidemiology of shoulder dislocations in Oslo. Scand J Med Sci Sports 21(6): e334–e340

5. Woertler K, Waldt S (2006) MR imaging in sports-related glenohumeral instability. Eur Radiol 16(12): 2622–2636

6. Boss A, Pellegrini L, Hintermann B (2000) Prognostically relevant factors in treatment of the post-traumatic unstable shoulder joint. Unfallchirurg 103(4): 289–294

7. Bui-Mansfield LT, Banks KP, Taylor DC (2007) Humeral avulsion of the glenohumeral ligaments: the HAGL lesion. Am J Sports Med 35(11):1960–1966

8. Pishbin E, Bolvardi E, Ahmadi K (2011) Scapular manipulation for reduction of anterior shoulder dislocation without analgesia: results of a prospective study. Emerg Med Australas 23(1):54–58

9. Paterson WH et al (2010) Position and duration of immobilization after primary anterior shoulder dislocation: a systematic review and meta-analysis of the literature. J Bone Joint Surg Am 92(18):2924–2933

10. Robinson CM et al (2006) Functional outcome and risk of recurrent instability after primary traumatic anterior shoulder dislocation in young patients. J Bone Joint Surg Am 88(11):2326–2336

11. Itoi E et al (2007) Immobilization in external rotation after shoulder dislocation reduces the risk of recurrence. A randomized controlled trial. J Bone Joint Surg Am 89(10):2124–2131

12. Hovelius L et al (2008) Nonoperative treatment of primary anterior shoulder dislocation in patients forty years of age and younger. A prospective twenty-five-year follow-up. J Bone Joint Surg Am 90 (5):945–952

13. Kralinger FS et al (2002) Predicting recurrence after primary anterior shoulder dislocation. Am J Sports Med 30(1):116–120

14. Hovelius L et al (1983) Recurrences after initial dislocation of the shoulder. Results of a prospective study of treatment. J Bone Joint Surg Am 65(3): 343–349

15. Kiviluoto O et al (1980) Immobilization after primary dislocation of the shoulder. Acta Orthop Scand 51 (6):915–919

16. Ito H, Takayama A, Shirai Y (2001) Abduction-and-horizontal-adduction technique for reduction of acute anterior shoulder dislocations: a simple technique evaluated with radiographs. Am J Orthop (Belle Mead NJ) 30(3):201–204

17. Miller BS et al (2004) Should acute anterior dislocations of the shoulder be immobilized in external rotation? A cadaveric study. J Shoulder Elbow Surg 13(6):589–592

18. Hart WJ, Kelly CP (2005) Arthroscopic observation of capsulolabral reduction after shoulder dislocation. J Shoulder Elbow Surg 14(2):134–137

19. Liavaag S et al (2009) Do Bankart lesions heal better in shoulders immobilized in external rotation? Acta Orthop 80(5):579–584

20. Liavaag S et al (2011) Capsular lesions with glenohumeral ligament injuries in patients with primary shoulder dislocation: magnetic resonance imaging and magnetic resonance arthrography evaluation. Scand J Med Sci Sports 21(6):e291–e297

21. Tjoumakaris FP, Bradley JP (2011) The rationale for an arthroscopic approach to shoulder stabilization. Arthroscopy 27(10):1422–1433

22. Hobby J et al (2007) Is arthroscopic surgery for stabilisation of chronic shoulder instability as effective as open surgery? A systematic review and meta-analysis of 62 studies including 3044 arthroscopic operations. J Bone Joint Surg Br 89(9):1188–1196

23. Boileau P et al (2006) Risk factors for recurrence of shoulder instability after arthroscopic Bankart repair. J Bone Joint Surg Am 88(8):1755–1763

24. Lenters TR et al (2007) Arthroscopic compared with open repairs for recurrent anterior shoulder instability. A systematic review and meta-analysis of the literature. J Bone Joint Surg Am 89(2):244–254

25. Petrera M et al (2010) A meta-analysis of open versus arthroscopic Bankart repair using suture anchors. Knee Surg Sports Traumatol Arthrosc 18(12):1742–1747

26. Pulavarti RS, Symes TH, Rangan A (2009) Surgical interventions for anterior shoulder instability in adults. Cochrane Database Syst Rev (4):CD005077

27. Fabbriciani C et al (2004) Arthroscopic versus open treatment of Bankart lesion of the shoulder: a prospective randomized study. Arthroscopy 20(5):456–462

28. Sachs RA et al (2005) Open Bankart repair: correlation of results with postoperative subscapularis function. Am J Sports Med 33(10):1458–1462

29. Scheibel M et al (2007) Structural integrity and clinical function of the subscapularis musculotendinous unit after arthroscopic and open shoulder stabilization. Am J Sports Med 35(7):1153–1161

30. Wang C et al (2005) Arthroscopic versus open Bankart repair: analysis of patient subjective outcome and cost. Arthroscopy 21(10):1219–1222

31. Barber FA, Click SD, Weideman CA (1998) Arthroscopic or open Bankart procedures: what are the costs? Arthroscopy 14(7):671–674

32. Magarelli N et al (2009) Intra-observer and interobserver reliability of the 'Pico' computed tomography method for quantifi cation of glenoid bone defect in anterior shoulder instability. Skeletal Radiol 38(11):1071–1075

33. Magarelli N et al (2012) Comparison between 2D and 3D computed tomography evaluation of glenoid bone defect in unilateral anterior gleno-humeral instability. Radiol Med 117(1):102–111

34. Scheibel M, Kraus N (2011) Arthroscopic reconstruction of the glenoid concavity with an autologous bone block procedure. Orthopade 40(1):52–60

35. Calandra JJ, Baker CL, Uribe J (1989) The incidence of Hill-Sachs lesions in initial anterior shoulder dislocations. Arthroscopy 5(4):254–257

36. Kaar SG et al (2010) Effect of humeral head defect size on glenohumeral stability: a cadaveric study of simulated Hill-Sachs defects. Am J Sports Med 38(3):594–599

37. Chen AL et al (2005) Management of bone loss associated with recurrent anterior glenohumeral instability. Am J Sports Med 33(6):912–925

38. Purchase RJ et al (2008) Hill-Sachs "remplissage": an arthroscopic solution for the engaging Hill-Sachs lesion. Arthroscopy 24(6):723–726

39. Haviv B, Mayo L, Biggs D (2011) Outcomes of arthroscopic "remplissage": capsulotenodesis of the engaging large Hill-achs lesion. J Orthop Surg Res 6:29

40. Koo SS, Burkhart SS, Ochoa E (2009) Arthroscopic double-pulley remplissage technique for engaging Hill-Sachs lesions in anterior shoulder instability repairs. Arthroscopy 25(11):1343–1348

41. Wolf EM, Pollack ME (2004) Hill-Sachs "remplissage": an arthroscopic solution for the engaging Hill-Sachs lesion (SS-32). Arthroscopy 20:e14–e15

42. Nourissat G et al (2011) A prospective, comparative, radiological, and clinical study of the influence of the "remplissage" procedure on shoulder range of motion after stabilization by arthroscopic Bankart repair. Am J Sports Med 39(10):2147–2152

43. Park MJ et al (2011) Arthroscopic remplissage with Bankart repair for the treatment of glenohumeral instability with Hill-Sachs defects. Arthroscopy 27(9):1187–1194

44. Engel T et al (2009) Arthroscopic reduction and subchondral support of reverse Hill-Sachs lesions with a bioabsorbable interference screw. Arch Orthop Trauma Surg 129(8):1103–1107

45. Moroder P, Resch H, Tauber M (2012) Failed arthroscopic repair of a large reverse Hill-Sachs lesion using bone allograft and cannulated screws: a case report. Arthroscopy 28(1):138–144

46. Gerber C, Lambert SM (1996) Allograft reconstruction of segmental defects of the humeral head for the treatment of chronic locked posterior dislocation of the shoulder. J Bone Joint Surg Am 78(3):376–382

47. Diklic ID et al (2010) Treatment of locked chronic

posterior dislocation of the shoulder by reconstruction of the defect in the humeral head with an allograft. J Bone Joint Surg Br 92(1):71–76

48. Hawkins RJ et al （1987）Locked posterior dislocation of the shoulder. J Bone Joint Surg Am 69(1):9–18

49. Gavriilidis I et al （2010）Chronic locked posterior shoulder dislocation with severe head involvement. Int Orthop 34(1):79–84

第 3 章　肱骨近端骨折

Martin Jaeger、Kaywan Izadpanah、
Norbert P.Südkamp

3.1　前言

　　肱骨近端骨折很常见,特别是在骨质减少的老年女性中。通过对骨折的准确诊断和分类,使得个体化治疗方案的制定成为可能。在做这项工作时, 我们了解患者的骨折分型、相关受伤机制是有好处的。即使今天,肱骨近端骨折大部分以非手术方式治疗。手术治疗具有挑战性。为了治疗各种类型的骨折,目前有多种骨折固定术,包括克氏针、髓内钉、钢板,以及人工关节假体。

3.2　流行病学

　　肱骨近端骨折是最常见的骨折部位之一,是除髋部和腕部骨折外居第三位易发生的老年人常见骨折。在欧洲发生率预计在63/105 000和342/100 000之间[1-3]。这取决于年龄和性别,并且经常和骨质疏松相关。超过80岁的老年女性发生率最高, 大约为1150/100 000[2]。根据Palvanen的计算可以得出这样一个结论: 未来30年的发病率将会增加3倍[3]。

3.3　病因学

　　肱骨近端骨折可以单独发生或者同时合并其他外伤。在较年轻患者中最常见为高能创伤,低能创伤主要发生于老年人。高能创伤常导致严重的软组织损伤和肱骨近端严重粉碎性骨折,常见于从高处跌落后手臂外展或内收着地。手臂的位置决定了肱骨头骨折碎片的移位方向。骨折时对肩袖的牵拉不仅使肱骨结节相分离,而且会导致肱骨头骨折片的旋转移位。

3.4　分类

　　肱骨近端骨折常见分类:

- Codman分类
- Neer分类
- AO/ASIF分类
- 根据Hertel的LEGO-Codman分类

　　至今,尚没有一种通用的分类系统。一个好的分类应该是直观的、综合的,并具有临床联系。分类系统越复杂,观察者之间和观察者自身的可靠性就越低[4]。

　　上述四种分类系统可用来区分四种主要的骨折:肱骨头骨折,肱骨小结节骨折,肱骨大结节骨折,肱骨干骨折。移位的标准是骨折分离大于1cm或者成角大于45°。75年前, Codman提出上述描述性的分类方法。之后,Neer提供了一种分类概念,它用来描述肩袖肌肉对于四种主要骨折的牵拉力。前脱位、后脱位和肱骨劈裂骨折也被提到。AO/ASIF分类在世界上广泛接受。近端肱骨骨折用数字编码"11"描述,下列字母编码表明:关节外的单病灶=a,关节外双病灶=b,关节内骨折=c。LEGO-Codman分类标准是根据Hertel[5]提供的与临床高度相关

的综合系统制定的,它的特征如下:

- 5个基本问题来定义主要骨折线
- 7个额外问题定义附加标准用来描述骨折,包括:
  - 干骺端后中位牵引长度
  - 肱骨干相对于肱骨头的移位
  - 肱骨结节相对于肱骨头的移位
  - 肱骨头的成角移位
  - 肩关节脱位
  - 肱骨头压缩性骨折
  - 肱骨头劈裂性骨折

由Majed提供的研究表明,全部观察者之间的整体可信度显示了轻到中度的一致性。然而,和其他分类比较,LEGO-Codman分类标准有最可信的观察者之间评分。

3.5 诊断

诊断依靠多方位X线片,至少2个方位(比如:真正的前后位和肩胛骨侧位)。腋窝侧位有时很难做到,因为患肢外展是痛苦的。在这些情况下,推荐使用改良腋位。另外,CT扫描有助于获得更多的骨折信息。结合X线片,明确以下情况:

- 准确的骨折类型,包括肱骨头和肱骨结节的位置
  - 肱骨头劈裂
  - 骨质情况
  - 有无粉碎
  - 肱骨头缺血的征象
  - 其他损伤(比如:关节盂骨折,喙突骨折,肩峰骨折)

即使有CT可利用,X线片仍是必需的,因为它们能够提供非常重要的信息。一般来说,超声和磁共振不是必须的,除非为了排除其他的损伤。

准确的神经和血管评估是必需的,特别是肱盂关节脱位时可能出现腋神经和臂丛神经的损伤。

3.6 肱骨头坏死风险

通过最初的影像照片可以预测肱骨头坏死的风险。肱骨解剖颈骨折,骨折近端内侧干骺端长度<8mm,内侧软组织铰链的移位都是强有力的预测因素。上述三项综合起来能够预测肱骨头缺血的发生,其准确率达97%。然而,并不是每个最初有缺血症状的骨折都发展为肱骨头坏死。根据Gerber描述,并不是每个创伤后缺血性坏死的骨折都是有症状的,其中有些可以被耐受多年而不用做肱骨头置换手术。如果需要的话,当肱骨结节在解剖学位置上愈合后再行手术可以取得好的效果。

3.7 治疗

3.7.1 非手术治疗

3.7.1.1 适应证

几乎每个肱骨近端骨折都可以采取保守治疗。因为肱骨近端骨折内固定术会导致较高的并发症发生率,不论植入物的种类、骨折类型和骨量多少。骨折越严重,预后结果越差。

3.7.1.2 康复

受伤的肩关节可以用颈腕吊带固定3周,接下来的3周采用积极的辅助物理疗法和钟摆式运动锻炼,6周之后再进行主动物理疗法。

3.7.1.3 结果

直到今天非手术治疗依旧是最主要和最常用的治疗选择。对于所有类型的骨折,骨不愈合的发生率很低。根据Court-Brown统计,骨不愈合发生率总计大约1.1%[11]。肱骨干骺端粉碎性骨折和肱骨干和头端的相对移位是骨折畸形愈合和骨不愈合的危险因素,发生率为33%~100%。在这些病例中,骨不愈合的发生

率分别增加到8%和10%。根据AO/ASIF，少数复杂的骨折类型预后较好，比如11A2,11A3,11B1,平均Constant评分分别是64/100,65/100,72/100。Lyengar发表了一份Meta分析，涉及12项研究中650例肱骨近端骨折，所有的病例都采用非手术治疗。他们当中涉及317例一部分骨折,165例二部分骨折,137例三部分骨折,31例四部分骨折。平均随访期限是45个月,98%的骨折愈合,平均Constant评分明显增高,为72/100。并发症的发生率是13%,主要为肱骨内翻畸形愈合。

最近的两个前瞻性随机试验提供了可供利用的I级证据：在更加复杂的骨折中，保守治疗效果并不差于手术治疗。例如,对于三部分和四部分的移位性骨折和所有类型的三部分骨折,Constant评分比较起来并没有显著差别(非手术治疗是58/100，用Philo氏钢板治疗是61/100)。然而,手术组常导致更高的并发症发生率,需要二次手术的总计达30%,成本消耗更高。Sanders发表了一篇配对研究，强调非手术治疗的获益，这项研究涉及36例近端肱骨骨折,患者平均年龄61岁,平均随访时间1年。在这项研究中,非手术组与钢板内固定组比较运动幅度明显提高,术后功能明显好转,ASES评分82.5/100比71.6/100。

3.7.2 手术治疗

3.7.2.1 一般考虑

为了更早和/或更好地恢复肩关节功能，手术治疗应该纠正骨折移位，取得更高的稳定性。在大多数时候取得解剖学复位很重要。最关键的是肱骨头，它必须要轻柔、精确地复位，目标是将肱骨头恢复到正确的角度和力线[17]，必须重建肱骨结节。如果肱骨头没有复位，将导致骨结构稳定性降低和(或)肩峰下撞击问题[7,17]。所有操作必须轻柔地进行。老年女性肱骨头骨量减少和肱骨结节特别容易损伤，因而不能耐受镊子和骨膜剥离子的粗暴操作。

3.7.2.2 时机

近端肱骨骨折很少需要急诊手术。手术通常在创伤后7~10天实行。在以下情况下推荐急诊手术：
- 开放性骨折
- 肱盂关节脱臼
- 肱骨头缺血
- 神经血管合并伤

3.7.2.3 体位

在近端肱骨骨折的外科手术治疗中，经常使用两种体位：
- 沙滩椅式
- 仰卧位

在几乎所有病例中都采用沙滩椅式体位。它主要适用于前外侧或者外侧入路。与仰卧位相比，它能够很好地显露整个肩关节，当然也可以显露外侧部或者某些后侧部分。不利之处是这个体位耗时，存在臂丛神经牵拉伤的潜在危险。重力迫使肱骨干向后部移位，必须注意对抗这个移位。

仰卧位是较少使用的体位。肩关节处于外展位，放置在一个支架上。这个体位的好处是容易摆放，而且有利于避免肱骨干出现严重向后移位。此外，它容易取得两个相互垂直的X线平面，特别是经腋路透视，术中不用移动手臂。为了使内固定物进入关节的风险发生率最小化，强烈推荐这种体位。如果术中需要由内固定术改为关节置换术，采用此种方法时不用将体位改变成沙滩椅式体位。

3.7.3 克氏针

3.7.3.1 适应证

克氏针广泛用于青少年肱骨近端骨折，而在成年人中不常见。在治疗骨质疏松的近端肱骨骨折时Resch提出了半钢性概念，介绍了"Resch-Block"。它是一个额外的固定两根克氏针的髓内固定装置。这个技术的主要好处是减轻在骨和金属界面处的负荷,也能让肱骨头在可控的范围内加压[18]。这很重要,因为肱骨头骨折后有强烈的压缩塌陷的趋向。克式针固定更进一步的好处是根据Bergmann原则它们固定的方向与峰值力的方向一致。

3.7.3.2　体位

仰卧位和沙滩椅式体位都可以使用。

3.7.3.3　手术入路

常用闭合复位术。也可以选择通过前侧或者前外侧入路的切开复位术。应准确核实术中应用X线的可能性。

3.7.3.4　植入物相关风险

- 肱骨头处的克氏针穿出很常见,它们可以导致内固定物的早期松动。
- 腋神经的损伤,特别是位于肱骨外侧的内固定物。
- 当克氏针从前面穿入时损伤肱二头肌腱。

3.7.3.5　术后康复

受伤的肩关节通常需要被吊带固定3周,之后开始缓慢地康复。随后的3周应该积极辅助以物理疗法,6周之后通常才允许主动运动。

这个康复计划是保守的,只要采用闭合复位术同时肩峰下间隙没有破坏,肩关节僵硬很少见。

3.7.3.6　结果

至今,只有几个出版的文献报道了克氏针骨折固定术的效果[18,20,21]。在有经验的外科医生手中,对于三部分骨折可以取得更好的结果,平均Constant评分是91%(84%~100%),并且在24个月的最后一次随访中未见骨折坏死的迹象。即使是四部分骨折的患者,平均Constant评分是87%(75%~100%),而不需再次手术[21-22]。

3.7.4　髓内钉

3.7.4.1　适应证

主要和推荐的适应证是二部分骨折和轻微的三部分和四部分骨折。在此类病例,应由有经验的外科医生实施。

3.7.4.2　体位

沙滩椅式。

3.7.4.3　手术入路

- 前外侧入路
- 外侧入路

3.7.4.4　内固定物相关风险

- 错误的进钉点而导致复位不良
- 肱二头肌长头腱医源性的损伤
- 内固定物进入关节内
- 臂丛神经的损伤
- 冈上肌的损伤和(或)进钉点位置不正确而导致的肩袖功能不全

3.7.4.5　结果

在许多试验中,和钢板比较,髓内钉在生物力学上具有优越性,特别是在骨量减少的患者中更具说服力,因为近端的髓内钉很好地被固定在肱骨头骨储存最好的部位。选择合适的髓内钉进入点也是很重要的。使用直的髓内钉,这个穿刺点应在肱骨头的顶点。特别是在内翻移位的骨折中,特别要强调复位肱骨头的重要性。必要时可使用克氏针临时固定,作为控制杆调整肱骨头的位置,有助于取得满意的复位。

最近由AO实行的前瞻性多中心试验揭示了使用顺行髓内钉的较好临床结果。在1年的随访期后,术后绝对Constant评分是75.3/100,相对Constant评分是83.8/100。在所有患者中骨折不愈合仅占1%，用Constant和DASH评分测量的并发症数量和不满意的临床结果更常见于相对复杂的骨折类型，比如C型骨折[23]。这些结果也被其他作者证实[24]（图3.1）。

3.7.5 钢板

3.7.5.1 适应证

钢板的适应证范围很广，包括骨质疏松、复杂骨折、稳定骨折的内固定术。目前，解剖型锁定性钢板是最先进的固定材料。少数复杂性骨折可以用闭合复位的手法治疗，也可以用MIPO技术的微创非侵入性钢板固定术。更复杂的骨折可以用切开复位外侧放置钢板内固定术，适用条件是：较低的骨量，肱骨头分离骨折和内侧粉碎性骨折，特别是在内收型骨折中。建议使用张力带技术，可减少继发性肱骨结节移位。

3.7.5.2 体位

- 沙滩椅式
- 仰卧位

3.7.5.3 手术入路

- 前方三角肌入路
- 前外侧入路
- 外侧入路
- 微创非侵入性入路

3.7.5.4 内固定物相关风险

- 继发性复位失败（特别是在内翻移位性骨折）
- 术中和术后关节内螺钉移位
- 内固定失败
- 如果采用外侧或者前外侧入路时臂丛神经的损伤
- 肱二头肌长头腱的医源性损伤

3.7.5.5 结果

用锁定钢板可以成功治愈肱骨近端骨折，即使是骨质疏松的四部分骨折（图3.2）。然而，必须注意以下事项：

- 解剖学复位
- 钢板应该放置在肱骨大结节的下面，与

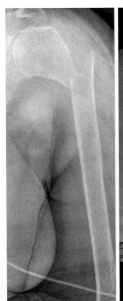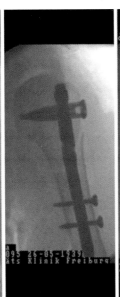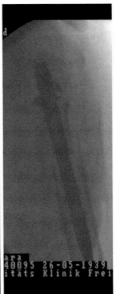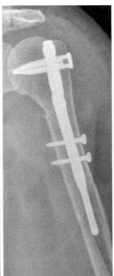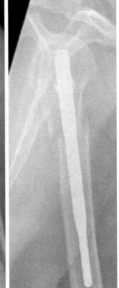

图3.1 68岁老年男性患者，车祸后肱骨近端内翻移位，外科颈两部分骨折，使用肱骨近端髓内钉治疗（Synthes®）。

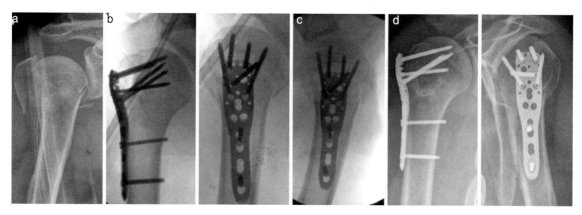

图3.2 72岁老年男性患者。四部分骨折,肱骨头外翻移位。Philos 钢板治疗。(**a**)术前骨折情况。(**b**)术中结果。(**c**)术后两天结果和(**d**)术后 1 年的结果。

肱骨干轴线方向一致

● 调整主要的螺钉位置尽量使其位于肱骨头关节软骨下骨

● 在内翻型骨折中需从肱骨外下侧到内侧的结构性螺钉支持

● 将肩袖缝合到钢板

最近一个由 AO 指导的前瞻性多中心试验显示,在346名患者中使用钢板可以获得一个整体上比较好的临床结果。在1年的随访期后[22,25],个人Constant评分可达到的价值在85%~87%之间,不容忽视的是较高的并发症发生率,达到45%。根据对791名用固定钢板治疗的患者的系统回顾,Thanasas证实了高的并发症发生率,发生骨折坏死占7.9%,螺钉断裂占11.6%,二次手术占13.7%[26]。对这些并发症的分析表明,大多数起源于手术失误,因此可以避免。钢板的错误放置,特别是放置在较高的位置将导致撞击和螺钉穿入关节内。为了减少这些失误,推荐使用仰卧体位,可以将肩膀放在一个支架上从而能够在术中从两个垂直视图下采用精确的X线透视而不用移动患肢。

然而,在2008年Lanting发表了一篇Meta分析,它包括66项研究和2155例骨折,结果表明,在三部分和四部分骨折中使用有角度的稳定型钢板比髓内钉更好[24]。

即使今天,内翻移位肱骨头的四部分骨折仍具有挑战性,特别是合并有内侧粉碎性骨折。在这些病例中,建议解剖学复位近端肱骨头,尽可能精确地修复骨矩。已证明内翻成角120°畸形是继发性螺钉断裂及继发性骨折内翻塌陷的一个主要的预测因素[27]。此外,一般普遍认可用向上的支撑螺钉支持中间柱和/或肱骨头的轻微嵌插。在内侧粉碎性骨折的病例中,髓内腓骨植骨是有益处的。用骨替代品的移植效果是令人失望的,因为它们不能融合,也不能预防继发性的内翻塌陷。

Krappinger和同事们选取了一些预后因素来预测钢板骨折内固定术的失败,包括患者年龄达63岁、老年人、骨密度差(小于95mg/ccm)、近端肱骨非解剖性复位、没有重建内侧骨矩。存在两个或者更多危险因素,失败的风险明显增加[28]。Südkamp和同事们在对于影响463名近端肱骨骨折的患者1年功能的因素进行分析,路径分析相似的失败因素。

3.7.6 关节置换术

3.7.6.1 适应证

关节置换术的主要适应证是由于严重的骨质疏松和(或)近端肱骨严重粉碎性骨折导致无法实行可靠的骨折内固定术的病例。测量、预测较低的骨量可以通过术前CT扫描[30],

和(或)是依赖于X线平片上干骺端皮质的厚度。如果中间和外侧部的皮质在厚度上小于4mm,很显然存在严重的骨质疏松。超过肱骨头表面40%的肱骨头分离骨折和压缩性也考虑采用骨折关节置换术。然而,在年轻患者中,应该尝试骨折固定术,因为在这些骨折后遗症中二次关节置换术可以获得较好的效果。肱骨头缺血也应该认真考虑,因为根据Hertel预测法只有肱骨头缺血是可以预料的[7],而不是缺血性坏死的进一步发展[32]。这也通过事实强调,并不是每个肱骨头缺血性坏死都会有症状。

在先前存在肩袖撕裂伤的关节置换术或者大范围的肩袖撕裂的病例,反向肩关节置换术是一个适应证。一些作者建议在年龄75岁及以上的患者使用反向肩关节置换术。这个建议是基于发现很多骨折患者在关节置换术后继发肩袖功能不全,其原因是大结节移位和(或)再吸收。

3.7.6.2 体位

- 沙滩椅式
- 如果先前尝试骨折固定术时选择仰卧位,也有可能在仰卧体位下转换成关节置换术。

3.7.6.3 手术入路

前方,胸三角肌入路(标准)。

3.7.6.4 特殊风险

- 复位失败和(或)肱骨结节的再吸收
- 假体不正确的植入(比如:旋转,高度)
- 假体不正确的尺寸(比如:过度填充)
- 神经损害(臂丛)
- 感染

3.7.6.5 结果

应用关节置换术,在疼痛缓解和功能方面可以取得好的临床效果。Hertel提出了一个主要的Constant评分为70/100[32](图3.3),其他作者报告的阳性结果较少,包括主要的Constant评分为41/100~64/100[33]。结论强烈依赖于肱骨结节的愈合情况,这一点广为熟知。特别是在老年人当中,肱骨结节的继发性移位和/或再吸收很常见[34-36]。为了降低这种风险,将假体放置在解剖学位置上很重要,应避免任何过度填充和恰当地将肱骨结节复位。也推荐使用自体骨移植,为了增加初期固定可以从肱骨头中取出松质骨并使用钢缆代替缝合。为了预防肱

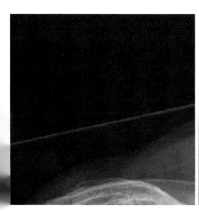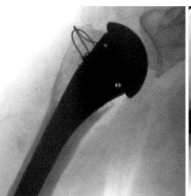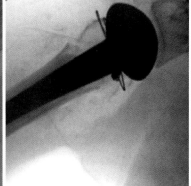

图3.3 86岁老年女性,由于室内跌倒而导致的严重移位的肱骨头四部分骨折。使用解剖学肱骨假体(Epoca®)治疗。

骨结节的偏心效应,应该使用内侧环抱固定技术。

反向关节置换术似乎不依赖于肱骨结节的愈合,因为增加了三角肌的有效力矩。事实上,为了获得对于所有日常活动必需的有效内外侧运动,取得肱骨结节的稳定依旧是重要的。直到现在,用Constant评分来测定,与解剖学上骨折关节置换术相比,反向骨折关节置换术的优越性尚不明确。用反向骨折关节置换术,取得的平均Constant评分在53/100和68/100之间[37-38]。2009年Gallinet在一个配对研究中进行了系统比较[39],在肱骨外展前屈方向逆向假体显示了较好的结果和Constant评分(分别为53/100比39/100)。然而,用解剖学假体旋转运动会更好,两组DASH评分是相等的,典型的并发症明显不同。主要并发症是在解剖学关节置换术组17.6%的不正确的结节固定和在反向关节置换术组93.7%的关节盂过浅。根据Favard发表的研究,采用反向骨折关节置换术需要慎重,特别是年龄小于75岁的患者[40-42]。尽管Favard描述了10年后反向假体存活率是89%,他将半关节置换术的取出或翻修作为终点。值得注意的是,72%的患者显示了Constant评分是30/100或者术后存活小于10年[43]。这可以用继发性三角肌薄弱和(或)聚乙烯病来说明。

参考文献

1. Court-Brown C, Caesar B (2006) Epidemiology of adult fractures: a review. Injury 37(8):691–697

2. Péntek M, Horváth C, Boncz I, Falusi Z, Tóth E, Sebestyén A et al (2008) Epidemiology of osteoporosis related fractures in Hungary from the nationwide health insurance database, 1999–2003. Osteoporos Int 19(2):243–249

3. Palvanen M, Kannus P, Niemi S, Parkkari J (2006) Update in the epidemiology of proximal humeral fractures. Clin Orthop Relat Res 442(1):87–92

4. Bahrs C, Schmal H, Lingenfelter E, Rolauffs B, Weise K, Dietz K et al (2008) Inter- and intraobserver reliability of the MTM-classification for proximal humeral fractures: a prospective study. BMC Musculoskelet Disord 9:21

5. Hertel R, Hempfing A, Stiehler M, Leunig M (2004) Predictors of humeral head ischemia after intracapsular fracture of the proximal humerus. J Shoulder Elbow Surg 13(4):427–433

6. Majed A, Macleod I, Bull AMJ, Zyto K, Resch H, Hertel R et al (2011) Proximal humeral fracture classification systems revisited. J Shoulder Elbow Surg 20(7):1125–1132

7. Hertel R (2005) Fractures of the proximal humerus in osteoporotic bone. Osteoporos Int 16 (Suppl 2):S65–S72

8. Bastian J, Hertel R (2008) Initial post-fracture humeral head ischemia does not predict development of necrosis. J Shoulder Elbow Surg 17(1):2–8

9. Boileau P, Trojani C, Walch G, Krishnan S, Romeo A, Sinnerton R (2001) Shoulder arthroplasty for the treatment of the sequelae of fractures of the proximal humerus. J Shoulder Elbow Surg 10(4):299–308

10. Boileau P, Chuinard C, Le Huec J-C, Walch G, Trojani C (2006) Proximal humerus fracture sequelae: impact of a new radiographic classification on arthroplasty. Clin Orthop Relat Res 442:121–130

11. Court-Brown CM, McQueen MM (2008) Nonunions of the proximal humerus: their prevalence and functional outcome. J Trauma 64(6):1517–1521

12. Court-Brown CM, McQueen M (2009) Open reduction and internal fixation of proximal humeral fractures with use of the locking proximal humerus plate. J Bone Joint Surg Am 91 (11):2771; author reply 2771–2772

13. Iyengar JJ, Devcic Z, Sproul RC, Feeley BT (2011) Nonoperative treatment of proximal humerus fractures: a systematic review. J Orthop Trauma 25(10):612–617

14. Fjalestad T, Hole M., J.rgensen JJ, Strmse K, Kristiansen IS (2010) Health and cost consequences of surgical versus conservative treatment for a comminuted proximal humeral fracture in elderly patients. Injury 41(6):599–605

15. Olerud P, Ahrengart L, Ponzer S, Saving J, Tidermark J (2011) Internal fixation versus nonoperative

treatment of displaced 3-part proximal humeral fractures in elderly patients: a randomized controlled trial. J Shoulder Elbow Surg 20(5):747–755

16. Sanders RJ, Thissen LG, Teepen JC, van Kampen A, Jaarsma RL (2011) Locking plate versus nonsurgical treatment for proximal humeral fractures: better midterm outcome with nonsurgical treatment. J Shoulder Elbow Surg 20(7):1118–1124

17. Jakob R, Miniaci A, Anson P, Jaberg H, Osterwalder A, Ganz R (1991) Four-part valgus impacted fractures of the proximal humerus. J Bone Joint Surg Br 73(2):295–298

18. Resch H (2011) Proximal humeral fractures: current controversies. J Shoulder Elbow Surg 20 (5):827–832

19. Bergmann G, Graichen F, Rohlmann A, Westerhoff P, Bender A, Gabel U et al (2007) Loads acting on orthopaedic implants: measurements and practical applications. Orthopade 36(3):195–204

20. Ogawa K, Kobayashi S, Ikegami H (2011) Retrograde intramedullary multiple pinning through the deltoid "V" for valgus-impacted four-part fractures of the proximal humerus. J Trauma 71(1):238–244

21. Resch H, Povacz P, Frohlich R, Wambacher M (1997) Percutaneous fi xation of three- and four-part fractures of the proximal humerus. J Bone Joint Surg Br 79(2):295–300

22. Brunner F, Sommer C, Bahrs C, Heuwinkel R, Hafner C, Rillmann P et al (2009) Open reduction and internal fixation of proximal humerus fractures using a proximal humeral locked plate: a prospective multicenter analysis. J Orthop Trauma 23 (3):163–172

23. Blum J, Hansen M, Rommens PM (2009) Angle-stable intramedullary nailing of proximal humerus fractures with the PHN (proximal humeral nail). Oper Orthop Traumatol 21(3):296–311

24. Lanting B, Macdermid J, Drosdowech D, Faber K (2008) Proximal humeral fractures: a systematic review of treatment modalities. J Shoulder Elbow Surg 17(1):42–54

25. Sudkamp N, Bayer J, Hepp P, Voigt C, Oestern H, Kaab M et al (2009) Open reduction and internal fixation of proximal humeral fractures with use of the locking proximal humerus plate. Results of a prospective, multicenter, observational study. J Bone Joint Surg Am 91(6):1320–1328

26. Thanasas C, Kontakis G, Angoules A, Limb D, Giannoudis P (2009) Treatment of proximal humerus fractures with locking plates: a systematic review. J Shoulder Elbow Surg 18(6):837–844

27. Fjalestad T, Stromsoe K, Blucher J, Tennoe B (2005) Fractures in the proximal humerus: functional outcome and evaluation of 70 patients treated in hospital. Arch Orthop Trauma Surg 125 (5):310–316

28. Krappinger D, Bizzotto N, Riedmann S, Kammerlander C, Hengg C, Kralinger FS (2011) Predicting failure after surgical fixation of proximal humerus fractures. Injury 42(11):1283–1288

29. Sudkamp NP, Audige L, Lambert S, Hertel R, Konrad G (2011) Path analysis of factors for functional outcome at one year in 463 proximal humeral fractures. J Shoulder Elbow Surg 20(8):1207–1216

30. Krappinger D, Roth T, Gschwentner M, Suckert A, Blauth M, Hengg C et al (2012) Preoperative assessment of the cancellous bone mineral density of the proximal humerus using CT data. Skeletal Radiol 41(3):299–304

31. Tingart M, Apreleva M, von Stechow D, Zurakowski D, Warner J (2003) The cortical thickness of the proximal humeral diaphysis predicts bone mineral density of the proximal humerus. J Bone Joint Surg Br 85(4):611–617

32. Bastian J, Hertel R (2009) Osteosyn thesis and hemiarthroplasty of fractures of the proximal humerus: outcomes in a consecutive case series. J Shoulder Elbow Surg 18(2):216–219

33. Dietrich M, Meier C, Lattmann T, Zingg U, Gruninger P, Platz A (2008) Complex fracture of the proximal humerus in the elderly. Locking plate osteosynthesis vs hemiarthroplasty. Chirurg 79(3):231–240

34. Fialka C, Stampfl P, Arbes S, Reuter P, Oberleitner G, Vécsei V (2008) Primary hemiarthroplasty in four-part fractures of the proximal humerus: random-

ized trial of two different implant systems. J Shoulder Elbow Surg 17(2):210-215

35. Kralinger F, Schwaiger R, Wambacher M, Farrell E, MenthChiari W, Lajtai G et al (2004) Outcome after primary hemiarthroplasty for fracture of the head of the humerus. A retrospective multicentre study of 167 patients. J Bone Joint Surg Br 86(2):217-219

36. Amirfeyz R, Sarangi P (2008) Shoulder hemiarthroplasty for fracture with a conservative rehabilitation regime. Arch Orthop Trauma Surg 128(9):985-988

37. Cazeneuve JF, Cristofari D-J (2010) The reverse shoulder prosthesis in the treatment of fractures of the proximal humerus in the elderly. J Bone Joint Surg Br 92(4):535-539

38. Klein M, Juschka M, Hinkenjann B, Scherger B, Ostermann PA (2008) Treatment of comminuted fractures of the proximal humerus in elderly patients with the Delta III reverse shoulder prosthesis. J Orthop Trauma 22(10):698-704

39. Gallinet D, Clappaz P, Garbuio P, Tropet Y, Obert L (2009) Three or four parts complex proximal humerus fractures: hemiarthroplasty versus reverse prosthesis: a comparative study of 40 cases. Orthop Traumatol Surg Res 95(1):48-55

40. Werner C, Steinmann P, Gilbart M, Gerber C (2005) Treatment of painful pseudoparesis due to irreparable rotator cuff dysfunction with the Delta III reverse-ball- and- socket total shoulder prosthesis. J Bone Joint Surg Am 87(7):1476-1486

41. Rockwood C (2007) The reverse total shoulder prosthesis. The new kid on the block. J Bone Joint Surg Am 89(2):233-235

42. Boileau P, Watkinson D, Hatzidakis A, Hovorka I (2006) Neer Award 2005: the Grammont reverse shoulder prosthesis: results in cuff tear arthritis, fracture sequelae, and revision arthroplasty. J Shoulder Elbow Surg 15(5):527-540

43. Favard L, Levigne C, Nerot C, Gerber C, Wilde L, Mole D (2011) Reverse prostheses in arthropathies with cuff tear: are survivorship and function maintained over time? Clin Orthop Relat Res 469(9):2469-2475

第4章 肩锁关节脱位

Klemens Horst, Thomas Dienstknecht,
Hans-Christoph Pape

4.1 流行病学

肩锁关节脱位见于急性创伤性事件。患者大多是年轻人或积极参与体育活动者。肩锁关节脱位的发生率因运动类型而不同,在滑雪中发生率可达到20%。总之,肩锁关节脱位占全部节关脱位的4%~6%[1]。肩部损伤的复杂性与关节活动度降低有关,而且诊断延迟或者诊断错误会造成严重的结果。

4.2 解剖学

4.2.1 骨骼

肩锁关节是一个活动性关节,由肩胛骨肩峰关节面与锁骨肩峰端关节面构成,关节盘的纤维软骨位于骨骼部分的中间。

4.2.2 韧带和筋膜

肩锁关节的稳定性由肩锁韧带和喙锁韧带维持。肩锁韧带提供横向的稳定性,由上部、下部、前部和后部组成。上部韧带是最坚硬的,其次是后部韧带。喙锁韧带(锥状韧带和斜方韧带)提供纵向的稳定性,斜方韧带到锁骨外侧端的距离为 3cm,锥状韧带则位于斜方韧带内侧,距离锁骨外侧端为 4.5cm。此外,关节囊、三角肌和斜方肌筋膜作为额外的稳定装置[8-9]。

4.2.3 运动性

肩锁关节占肩胛运动的40%[2]。锁骨旋转近40°~50°时,只有8%的旋转是通过肩锁关节的。大部分的运动是由锁骨完成的,而不是关节本身。肩锁关节解剖学上存在不同,可以用De Palma分类法进行分类。

4.3 分类(表4.1)

表4.1 Rockwood 分类法

类型	描述
Ⅰ型	肩锁韧带或喙锁韧带扭伤
Ⅱ型	肩锁关节半脱位伴有肩锁韧带的撕裂;喙锁韧带是完整的
Ⅲ型	肩锁关节脱位伴肩锁韧带和喙锁韧带均损伤
Ⅳ型	肩锁关节脱位伴肩锁韧带和喙锁韧带均损伤。锁骨向后移位穿过斜方肌
Ⅴ型	喙锁间隙明显分离
Ⅵ型	锁骨外侧端脱位于喙突下

4.4 诊断

当患者遭受创伤性事件时,内旋的上肢经常会遭到直接的外力。可以发现局部挫伤和锁骨向头侧移位。末梢神经血管的检查是重要的,固定锁骨同时通过肘关节向上施加压力可以实现肩锁关节的复位(需要注意的是肩部向下拉,锁骨不动)。

诊断需要肩关节的X线片以及肩胛侧位或者经腋窝侧位。为了直接评估肩锁关节,使用Zanca位时应该倾斜其中心轴30°~45°,对准肩锁关节(Zanca 1971)。Alexander位(肩胛侧位下最大限度的上臂内收)有助于证实肩锁关节半脱位(Alexander 1954)。如果考虑为全脱位,应使双上肢负重5~10kg,用正位片进行双侧对比。腋窝侧位推荐用于判断水平方向的稳定性。超声对于诊断退行性变以及轻微的肩锁关节脱位(Rockwood Ⅰ-Ⅱ)是很好的工具。在严重的病变(Rockwood Ⅳ-Ⅵ)中,肌肉血肿和断裂的肌肉嵌入可被发现。测量喙突与锁骨之间的距离,并与健侧相对比。其结果与X线表现成正比[10,11]。可用CT扫描和显像(关节炎),但是与MRI相比重要性稍低。早期骨质溶解(重度创伤)或者类风湿性关节炎可通过MRI诊断。急性肩锁关节脱位时,很多隐匿的损伤——15%的SLAP损伤(盂唇前后向损伤),5%的骨折,4%的肩袖撕裂,均能被发现[12]。Tossy(1963)和Rockwood(1984)对肩锁关节的脱位进行了分类。对于肩锁关节的稳定性,Krausetal于2010年发表了一种新的测量方法,肩锁关节不稳定评分(ACJI)。

4.5　治疗

治疗策略各不相同,对于最佳的治疗措施仍存在争议。有超过150种不同的保守治疗和手术治疗的方法来稳定关节[2]。很少有关于长期治疗结果的文献,甚至是行之有效的治疗措施也很少。同样,也没有关于新发展的手术方法的长期效果可以参考[3-7]。从这点看来,对于肩锁关节脱位没有治疗的金标准。通常,严重的肩锁关节脱位是手术适应证。Rockwood Ⅲ级的损伤必须单独评估。

4.5.1　保守治疗

对于Rockwood Ⅰ型和Ⅱ型病变的非手术

治疗方法有广泛的共识。最受欢迎的保守治疗方法是一种短期的吊带悬吊制动,以支持上肢的重量并且限制关节韧带上的压力。固定期要进行冰敷和口服止痛药物。鼓励患者在受伤的第1周内进行适度运动以减轻疼痛和炎症,从而努力降低相关的发病率。之后针对肩关节的稳定性加强特定的训练。

4.5.2　手术治疗

适应证(Ⅳ型,Ⅴ型,Ⅵ型)进行手术治疗后,断裂的韧带无法被重建,需要被移除。同时,关节内盘也需要检查。锁骨必须复位和固定。锁骨需要达到良好的复位和固定,韧带主要通过瘢痕愈合。如果肌肉筋膜部分嵌入或者完全断裂,必须进行外科干预。此外,其他受损的解剖结构也必须解决。至于水平方向的稳定性,外科治疗断裂的肌肉筋膜嵌入最为重要。

4.5.2.1　体位

患者于沙滩椅体位,外科医生应该确认没有物体干扰透视检查。通常,患者会偏向患侧,而手术台倾斜于健侧以防止患者从手术台上滑下来。手臂放置在托板上,肘部自由放置(图4.1)。消毒范围包括肩关节的腹侧和背侧以及胸锁关节,然后准备手术操作。手臂可以自由活动,铺巾遮盖住肱二头肌。

4.5.2.2　手术技术

关于手术方式,可有不同的选择。桥接肩锁关节是可行的;也可用处理喙突的方法。这些术式的联合使用同样也是可行的。

跨关节克氏针固定术

这种技术由Murray和Phemister首次提出。无论是使用平行于锁骨的外侧入路还是弧形切口,均可用手术处理喙锁韧带和肩锁韧带以及肌肉嵌入。选择克氏针的插入点。重建和切除韧带以及关节盘清理后,复位锁骨。透视下用两根克氏针(2mm直径)从肩峰侧面钻入,使其从锁骨头侧的骨皮质穿出。两根克氏针应该

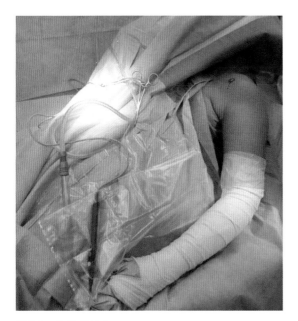

图4.1　上肢的体位。

平行放置(图4.2a)。有些专家更倾向于仅仅使用一根克氏针以减少对软骨的损伤。必须明确表明的是,如达不到旋转稳定性,就会增加内固定松动甚至断裂的风险。

　　除了使用克氏针之外,还可以用钢丝环扎。这有助于达到更好的稳定性,而且也可以调整肩锁关节的间隙。当对关节组成部分的压缩过强时,软骨损伤和随之而来的退行性变发生的风险就会加大。肌肉适应了最初准备的用于韧带的缝线和(或)缝合了被嵌入的肌肉筋膜如已断裂便可结束手术。上述的这项技术也可用于横行锁骨骨折。克氏针也可用于喙突骨折但不能用解决肩锁关节的稳定性 (钢索,韧带增强)时(图4.2b)。不使用上述植入物的最显著争议是移除植入物需要行二次手术。也可发生骨折复位的部分缺失(图4.2c)。

钩钢板

　　骨折区域定位在喙锁韧带区或者更居中时,不应该使用克氏针。锁骨的形状阻碍了克氏针的固定,骨折将很难治愈。这种情况下我们使用钩钢板,而不用于单独的肩锁关节脱位。尽管现代的钩钢板(例如:Dreithaler)看似没有了早期植入时的缺点,但是长期的结果并

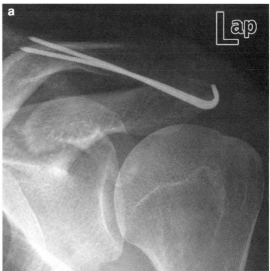

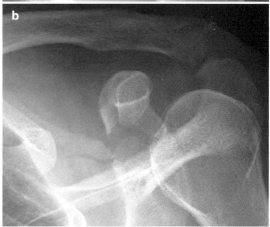

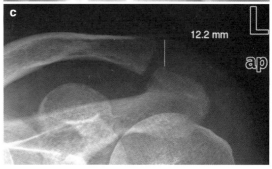

图 4.2　(a)术后结果。(b)喙突骨折(侧位片)。(c)内固定取出后(6 周),可以看到骨折复位后部分缺失。

不令人信服。

钢索系统

　　钢索系统(Arthrex,Naples/美国)提供了另一种技术来稳定肩锁关节。相比其他增强稳定性的术式,它可以表现出相似复位的结果,并

没有显著的优势[13]。虽然可以在关节镜下完成，我们还是更喜欢用微创的方法处理锁骨的上面和喙突的腹侧。通过使用这些切口，解决处理肌肉损伤或断裂的肌肉筋膜嵌入。从肱二头肌肌腱向上方向可以触及喙突的顶端。准备好之后，现在瞄准器的尾端定位于喙突之下，而头侧定位于锁骨的头侧(图4.3)。用克氏针向锁骨钻孔。第一个钻孔应该贴着位于喙突底部中心的锥状韧带钻入。控制克氏针的位置并扩大钻孔(直径4mm)。保护克氏针的尖端以避免克氏针移动穿透带来的损伤(图4.4)。通过空心钻引导缝合(图4.5)。去除钻头后，调整瞄准器完成另一个钻孔，克氏针沿着斜方韧带并贯穿喙突韧带进入的部位。目前尚不清楚锁骨的两条钻孔呈平行或V形是否有意义。Kraus等认为，术后效果与术中操作有直接关系[14]。通过使用引导缝线来下拉钢索本身(图4.6)。现在内置纽扣钢板换到反向位置位于喙突下(图4.7)，同时将固定纽扣钢板固定于锁骨之上（图4.8）。通过透视检查进行并控制复位(图4.9)。达到良好对位时，向下拉锁骨上方的纽扣钢板，然后打结。纽扣钢板需要贴着锁骨(图4.8和图4.12)。剪掉缝合线的两端使其一定不能损伤软组织的覆盖物，否则可能会影响伤口愈

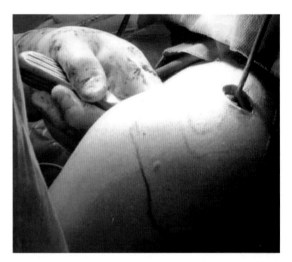

图4.4　超钻克氏针并且保护克氏针的尖端。

合。在打下一个结之前，引导缝线位于锁骨的腹侧和钢索本身周围。在我们这里，我们经常改变钢索进入时的方向。特别是对于锁骨上软组织较少的消瘦患者，钢索要从锁骨尾端进入。这样较小的纽扣钢板就被定位在锁骨上(图4.10)，同时纽扣钢板也被固定在了喙突之下。通过打结，可以很容易完成固定(图4.11)，对软组织的刺激也达到了最小化。认真缝合切口，手术结束。

4.6　肩锁关节关节炎

4.6.1　保守治疗

肩锁关节的退行性变可由不同的原因引起。原因之一就是前述的关节损伤。通常，保守治疗为首选，然而手术治疗也可用来解决持续存在的问题。

4.6.2　手术方法

4.6.2.1　开放性锁骨远端切除术

1941年，Gurd和Mumford描述了开放性的锁骨远端切除术。关节囊切开之后，暴露关节，用摆动锯将锁骨远端切除，去除关节盘。有关

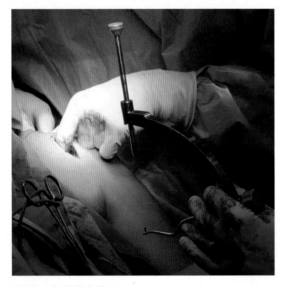

图4.3　定位器定位。

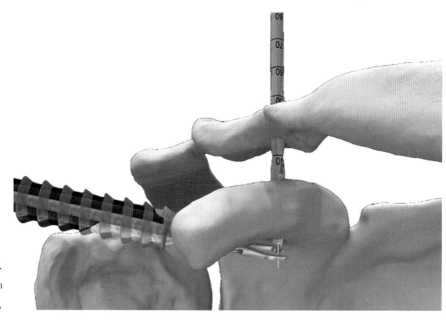

图4.5 把引导缝线穿入钻头（By kind permission of the publisher Arthrex, Naples/USA）。

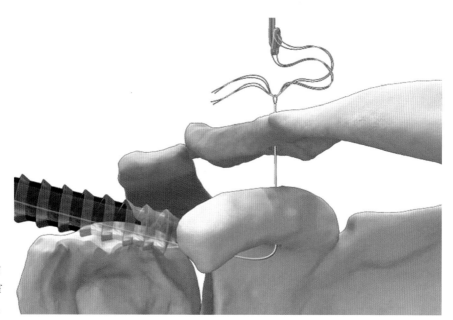

图4.6 把钢索插入钻孔（By kind permission of the publisher Arthrex, Naples/USA）。

文献对于准确的切除长度各不相同。现有的参考数据有2.5cm-1.8cm-1cm。切除长度超过1cm可能会造成不好的结果。可能与肩锁韧带的部位有关。切除长度超过1cm会影响肩锁韧带的嵌入，这样就会降低韧带的功能[15,16]。

4.6.2.2 关节镜下锁骨远端切除术

锁骨远端切除术也可在关节镜下使用切除器完成。该技术的一个副作用就是韧带将被部分切除。此外，使用迷你切除器也可能完成

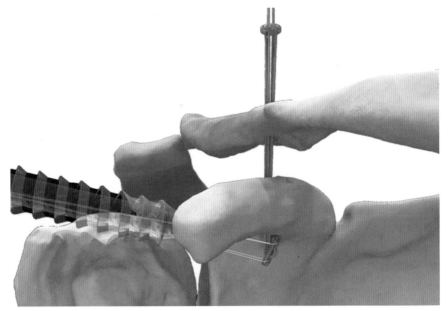

图4.7　纽扣钢板换到反向位置位于喙突之下 (By kind permission of the publisher Arthrex, Naples/USA)。

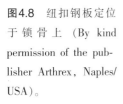

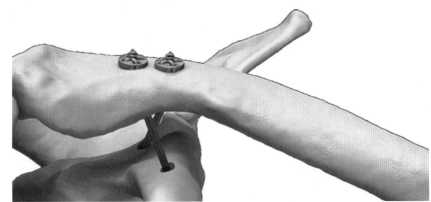

图4.8　纽扣钢板定位于锁骨上 (By kind permission of the publisher Arthrex, Naples/USA)。

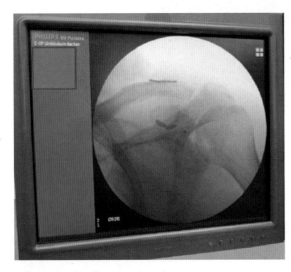

图4.9　术中X线透视。

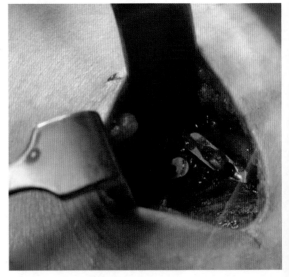

图4.10　反向的纽扣钢板位于锁骨之上。

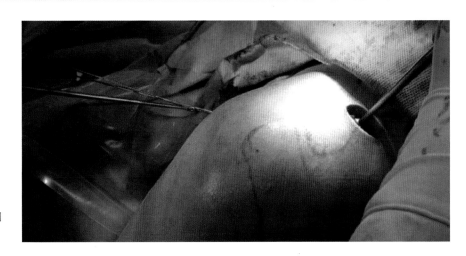

图4.11 复位法和钢索固定术。

表4.2 后续治疗

术后周数	克氏针	钢索
1~2	被动运动 内/外旋 90-0-0 外展/屈曲最大活动度为 30°	
3~4	主动辅助训练 内/外旋 90-0-0 外展最大活动度为 70° 屈曲最大活动度为 90°	主动辅助训练 内/外旋 90-0-0 外展/屈曲最大活动度为 45°
5~6	主动运动 随意内/外旋 外展/屈曲最大活动度为 60°	
7~8	取出克氏针	任意范围
12~16	完全负重	
16~24	专业运动员训练期,完全负重	

关节内的关节切除术。这种技术要求很高,需要高水平的操作和特殊的仪器,手术成本也会增加,而且经验不足的外科医生将很难完成。为了减轻关节活动度减小的痛苦,术后关节组件不能相接触。不损伤喙锁韧带非常重要。因为韧带重建很困难。

4.6.2.3 Weaver 和 Dunn 术式

Weaver 和Dunn [19] 改进了上述的操作技术。从喙突尾部将喙肩韧带切掉,然后固定在切除的锁骨残端,进行经骨固定术。从技术上讲,该操作比较简单,在受伤区域内进行治疗也是可能的。上述操作过程不适用于肩锁关节分离且垂直方向不稳定的老年患者。同时,应用Weaver-Dunn技术也不能达到水平方向的稳定。在水平方向不稳定的情况下,额外地加强缝合是必须的,最重要的是恢复肩锁关节的基本解剖结构。生物力学的第一项结果显示,使用自体韧带重建术看似非常有前景[17-18]。肩关节做过手术的患者其解剖结构也会发生改变(例如:Weaver-Dunn手术),因此,有经验的外科医生必须询问患者是否做过肩关节的手术。必

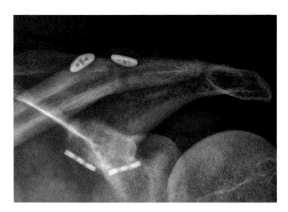

图4.12　长期的结果(超过4个月)。

须认真规划手术过程,慎重选择提供移植韧带的部位,后续治疗也需要患者有较高的依从性。

4.7　后续治疗

患者要使用Gilchrist绷带。我们建议这种绷带使用3周。如果手术部位过早负重,这样就可能导致受损的肌肉嵌入愈合不佳。术后第1周可以考虑进行被动的辅助训练性理疗。屈曲和外展的活动度要小于30°。严格避免外旋活动。术后第3周,患者能够开始进行积极的辅助训练。屈曲和外展的活动度要小于45°,术后4周内应该避免进行外旋活动。如果使用了克氏针,为了避免材料受损,屈曲和外展的活动度上限为90°。如果使用了钢索,可以在术后第5周开始进行外旋活动,然后可以进行小于60°的屈曲和外旋活动,术后第7周开始可以进行任意范围的活动。这个时候需要取出克氏针,之后不再限制任意范围的活动。术后3~4个月患者可以完全负重(表4.2)。可通过射线检查观察随访(图 4.12)。

参考文献

1. Graupe F, Dauer U, Eyssel M (1995) Late results of surgical treatment of Tossy III acromioclavicular joint separation with the Balser plate. Unfallchirurg 98(8): 422–426

2. Rockwood CA, Williams GR, Young DC (1998) The shoulder, vol 1. Saunders, Philadelphia/Matsen F.A., Rockwood

3. Lizaur A, Sanz-Reig J, Gonzalez-Parreno S (2011) Longterm results of the surgical treatment of type Ⅲ acromioclavicular dislocations: an update of a previous report. J Bone Joint Surg Br 93(8): 1088–1092

4. Dumrongwanich P, Piyapittayanum P (2009) Outcomes of percutaneous K-wire fixation for AC joint separation type III. J Med Assoc Thai 92 (Suppl 6): S211–S216

5. Chen SK, Chou PP, Cheng YM, Lin SY (1997) Surgical treatment of complete acromioclavicular separations. Kaohsiung J Med Sci 13(3): 175–181

6. Petersen W, Wellmann M, Rosslenbroich S, Zantop T (2010) Minimally Invasive Acromioclavicular Joint Reconstruction (MINAR). Oper Orthop Traumatol 22 (1): 52–61

7. Bektaser B, Bozkurt M, Ocguder A, Solak S, Oguz T (2004) Surgical treatment of type III acromioclavicular joint dislocations by a modified Bosworth technique. Ulus Travma Acil Cerrahi Derg 10(4): 245–249

8. Fukuda K, Craig EV, An KN, Cofield RH, Chao EY (1986) Biomechanical study of the ligamentous system of the acromioclavicular joint. J Bone Joint Surg Am 68(3): 434–440

9. Debski RE, Parsons IM 3rd, Fenwick J, Vangura A (2000) Ligament mechanics during three degree-of-freedom motion at the acromioclavicular joint. Ann Biomed Eng 28(6): 612–618

10. Kock HJ, Jurgens C, Hanke J, Schmit-Neuerburg KP (1994) Standardized ultrasound examination for classification of instability of the acromioclavicular joint. Unfallchirurgie 20(2): 66–71

11. Matter HP, Gruber G, Harland U (1995) Possibilities of ultrasound diagnosis in Tossy type Ⅲ acromioclavicular joint injuries in comparison with loaded roentgen images. Sportverletz Sportschaden 9 (1): 14–20

12. Tischer T, Salzmann GM, El-Azab H, Vogt S, Imhoff AB (2009) Incidence of associated injuries with acute acromioclavicular joint dislocations types III through V. Am J Sports Med 37(1): 136–139

13. Horst K, Dienstknecht T, Pishnamaz M, Sellei RM,

Pape HC (2012) Radiologisches follow-up nach minimal invasiver ACG-Stabilisierung mittels TightRope®-System.http://www.egms.de/static/en/meetings/dkou 2012/12dkou282.shtml

14. Kraus NG, Gerhardt C, Haas NP, Scheibel M (2012) Arthroskopisch-assistierte Schultereckgelenksstabilisierung in korakoklavikulärer Doppel-Tight-Rope Technik-Vergleich V-färmige versus parallele Bohrkanalorientierung. http://www.egms.de/static/en/meetings/dkou2012/12dkou281.shtml

15. Boehm TD, Kirschner S, Fischer A, Gohlke F (2003) The relation of the coracoclavicular ligament insertion to the acromioclavicular joint: a cadaver study of relevance to lateral clavicle resection. Acta Orthop Scand 74(6):718–721

16. Eskola A, Santavirta S, Viljakka HT, Wirta J, Partio TE, Hoikka V (1996) The results of operative resection of the lateral end of the clavicle. J Bone Joint Surg Am 78(4):584–587

17. Costic RS, Labriola JE, Rodosky MW, Debski RE (2004) Biomechanical rationale for development of anatomical reconstructions of coracoclavicular ligaments after complete acromioclavicular joint dislocations. Am J Sports Med 32(8):1929–1936

18. Mazzocca AD, Santangelo SA, Johnson ST, Rios CG, Dumonski ML, Arciero RA (2006) A biomechanical evaluation of an anatomical coracoclavicular ligament reconstruction. Am J Sports Med 34(2): 236–246

19. Weaver JK, Dunn HK (1972) Treatment of acromioclavicular injuries, especially complete acromioclavicular separation. J Bone Joint Surg Am 54:1187–1194

第5章 锁骨骨折

Hans-Jörg Oestern

5.1 解剖学

在形态学上,锁骨位于皮下,呈"S"形,具有内侧端和外侧端的长骨。附着于锁骨内1/3的胸锁乳突肌,在锁骨近端移位型骨折时,可将骨折近端向上后牵拉,远端由于上肢的重力作用及胸大肌的牵拉向前下移位。分布在锁骨的神经为锁骨上神经分支,附着在锁骨上的肌肉为颈阔肌。进行锁骨的显露时,必须离断开颈阔肌。紧贴颈阔肌深层,在锁骨的内侧和中间2/3交界区域可见锁骨上神经的分支。

5.2 生物力学

功能方面,锁骨作为支撑结构,将中轴骨及肩周带相连接。临床和生物力学研究证实,锁骨正常长度及其所附肌肉单位正常长度的恢复及维持,在促进锁骨骨折后肩胛带的功能恢复方面具有重要作用[1,2]。

5.3 流行病学

锁骨骨折占成年骨折的5%,肩胛带骨折中其发生率高达44%。损伤的总体发生率估计在每年(29~64)/100 000。

5.4 分类

最常用的分类方法将锁骨分为相等的三部分,即内1/3骨折,中1/3骨折,外1/3骨折。

至于不同骨折类型的发生率,锁骨中1/3骨折是迄今为止最常见的骨折类型,占所有锁骨骨折的69%~81%;第二种最常见的类型是锁骨外侧段或远端1/3骨折,占所有骨折的16%~30%;小于3%的骨折是锁骨内1/3骨折[3]。

5.5 损伤机制

跌倒或肘部至肩部的直接暴力,是造成大多数锁骨骨折的原因。作用于锁骨上的暴力,被认为与超过85%锁骨骨折的发生有关。锁骨中1/3是锁骨最细的部分,没有任何肌肉及韧带的附着,使之成为全段锁骨最薄弱的点。因此,锁骨骨折最常见的类型是锁骨中1/3骨折[4,5]。

5.6 临床评估

行体格检查时,损伤的锁骨处常可发现皮肤下新鲜的骨性隆起,断端处可见瘀斑、肿胀。长时间的皮肤隆起可能导致皮肤坏死及继发的开放性骨折。同侧肩部出现典型的下垂,或者由于锁骨缩短、肩胛前旋转或摆动造成的下垂症状。骨折部位周围较大或者活动的血肿,可能提示锁骨下血管损伤,对于有局部血管杂音、远端脉搏下降或缺失及手臂不对称血压需要进行检查。对神经功能进行全面检查是有必要的。

5.7   影像学评价

对于单纯的锁骨损伤,常规X线应可见锁骨全长前后位,包括胸锁关节、肩锁关节及肩胛带。锁骨头端45°斜位片有助于了解骨折部位的移位、粉碎程度,有助于判断锁骨与胸部的关系。

5.8   治疗

5.8.1   锁骨内1/3骨折

高能量直接暴力是造成锁骨内1/3骨折的主要原因。常规X线片常难识别,CT扫描为识别这类骨折最好的检查方法。同时经常伴发胸廓内损伤,如气胸/血胸、肺挫伤及头、颈损伤[8]。

尤其在儿童以及青少年患者中,胸骨后胸锁关节脱位或内侧骨骺分离导致上纵隔内容物受压的,通常都需要手术治疗(图5.1)。

5.8.2   锁骨中1/3骨折

用于锁骨移位型骨折的非手术治疗方法,大约有200种方法,均以固定、支撑、悬吊为主。大量的病例证明想要维持骨折复位是十分困难的。建议固定期限为2~6周,并结合患者的舒适度进行个性化。通过观察发现,典型移位伴随的外侧骨折段向内下移位及旋前,可能继发肩部无力、易疲劳及胸廓出口综合征。锁骨显著缩短(>15~20mm)与有症状的畸形愈合亦存在相互关联。

5.8.2.1   手术治疗

手术指征

适应证:开放性骨折,皮肤压迫,骨折导致血管损伤需要外科修复。相对适应证是严重的

移位及长度短缩。

锁骨中1/3骨折的手术治疗最常用的两种固定方法为钢板固定及髓内钉固定。

钢板固定

手术入路经过锁骨上或在矢状面上。微创手术时,钢板的两端分别切两个切口,切开颈阔肌后可辨认出锁骨上神经。

对于钢板固定,已经被应用的有动态加压板、骨盆重建钢板和解剖型钢板。半管状板和微型板虽然薄,很少导致皮肤激惹,但已发现由于力学结构太弱,不能维持足够强度的内固定,故不推荐使用。钢板固定具有较好的生物力学强度,借此提供良好的旋转及长度控制,并可承受肢体早期的负重。主要缺点是较长的皮肤切口及骨折处组织剥离,钢板突出锁骨表面,所以需要移除钢板,钢板取出后可能再次继发骨折。随着预塑形解剖型钢板及手术技术经验的增加,软组织破坏逐渐减少,切口尺寸显著减小。髓内固定的优势在于对软组织破坏少,对外观的影响较少。这种固定方法(所有常见的"非锁定"髓内钉)的主要缺点为对于非横行骨折和粉碎性骨折,轴向稳定性及旋转稳定性较差。钢板通常是放在锁骨上方,因为这种放置方式从生物力学角度被证实是最有利的。放置于前方也是可行的。只要有可能,锁骨上神经分支应被辨别、移动位置和保护。骨折的远端和近端至少需要三个双皮质螺钉;如果需要拉力螺钉也可以使用。较小的骨折碎片(包括锁骨前方皮质骨碎片)放置到骨折端,不要剥离其软组织(图5.2)。

具有弹性稳定的髓内钉

髓内钉的优势在于微创或术中较少损伤软组织。与保守治疗相比,患者承受较少的疼痛,能够更快地恢复和获得更好的功能恢复,以及锁骨较少的长度缩短,主要缺点为对非横行骨折和粉碎性骨折的轴向稳定性及旋转稳定性固定较差。多达30%~40%患者锁骨直径太小,不能闭合复位。必要时还须切开复位[6,7]。

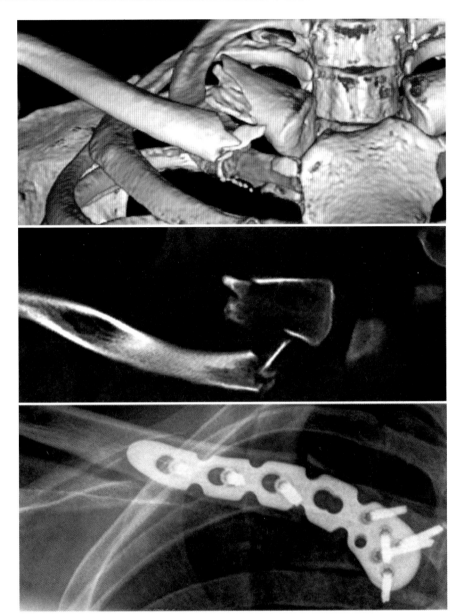

图5.1 锁骨中段移位型骨折,通过专用的锁骨钢板固定。

手术过程

患者以仰卧位躺在射线可以透过的手术台上。把一卷毛巾放在肩胛骨的下面来充分延长锁骨。锁骨扩展后,透视检查重叠的断裂部分。胸锁关节外侧1cm做皮肤切口(1~2cm)。前皮质用扩孔钻打开,男性使用2.5mm钛钉,女性使用2mm钛钉。不扩髓的髓内钉较先进,髓内钉通过一个通用接口固定在T形手柄上,利用手部摇摆运动,髓内钉到达骨折部位。在荧光镜监视下,通过骨折闭合复位操作髓钉进入外侧段。如果闭合复位失败,在骨折处表面做一个3~4cm的切口辅助复位骨折。在不影响被覆皮肤的前提下切断髓内钉的末端,折弯和埋入软组织下[6,7](图5.3)。

5.8.3 锁骨外1/3骨折

大多数锁骨外1/3骨折(特别是无移位或较少程度的移位)都可以通过一定时间的制动而治愈。

对于这类损伤,目前缺少更高水平的治疗

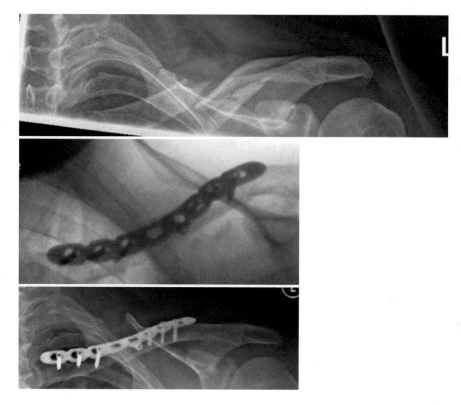

图5.2　移位明显的锁骨干中段骨折由 LCP 固定。

方法。手术治疗应该个性化,并且对于锁骨远端移位性骨折患者应考虑手术治疗,尤其是那些年轻的、运动较多或者从事投掷运动的患者。

如果用解剖型钢板固定,适合用于锁骨中段骨折。解剖型锁骨钢板如果用于远端锁骨的松质骨处,需要使用松质骨螺钉来加强远端固定(图5.4)。

术后患肢悬吊固定2周后积极进行肩胛骨平面上的功能锻炼。

5.9　漂浮肩

漂浮肩是一种很罕见的损伤,由同侧锁骨折和肩胛颈骨折组成。上肢的重量、韧带断裂、肩胛带周围的肌肉持续牵拉致使肩关节脱位加重。

治疗必须是个性化的,通常依据脱位的程度:较严重的畸形及更灵活的活动度是积极础治疗的适应证,包括稳定锁骨和/或关节盂(图5.5和图5.6)。

5.10　锁骨骨折的并发症

锁骨骨折的并发症包括:保守治疗严重移位的骨折所导致的骨折不愈合,血管损伤(锁骨下动静脉),臂丛神经的刺激,锁骨长度的缩减以及胸廓出口综合征。

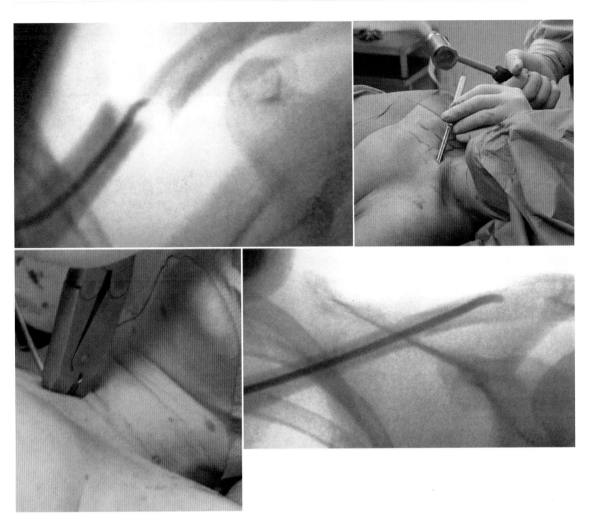

图5.3　锁骨干中段横行骨折,内侧弹性髓内钉固定。

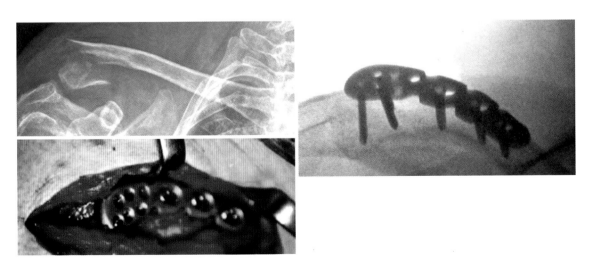

图5.4　特殊的锁骨板固定锁骨横行外侧骨折。

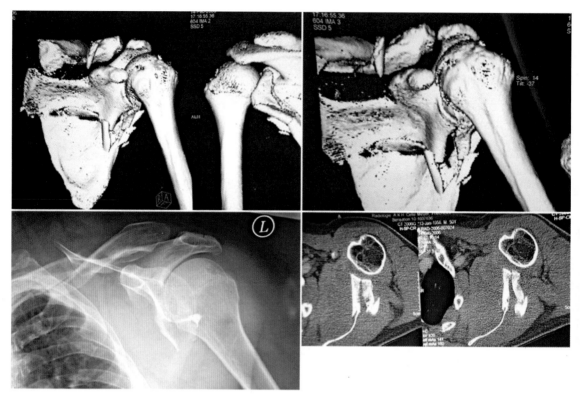

图5.5 漂浮肩。

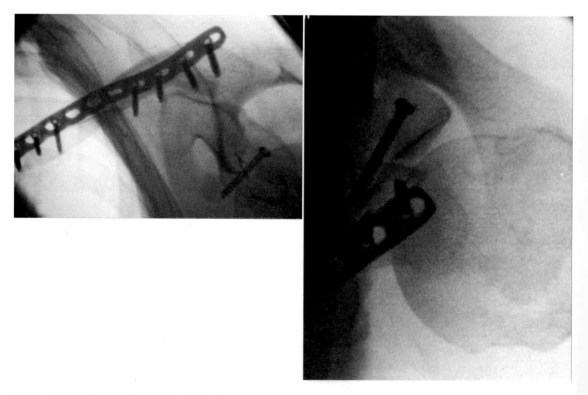

图5.6 关节盂移位骨折的关节镜下固定术。

参考文献

1. Bosch U, Skutek M, Peters G et al (1998) Extension osteotomy in malunited clavicular fractures. J Shoulder Elbow Surg 7(4):402-405

2. Chan KY, Jupiter JB, Leffert RD et al (1999) Clavicle malunion. J Shoulder Elbow Surg 8(4):287-290

3. Kim W, McKee MD (2008) Management of acute clavicle fractures. Orthop Clin North Am 19:491-505

4. McKee MD, Wild LM, Schemitsch EH (2003) Midshaft malunions of the clavicle. J Bone Joint Surg Am 85:790-797

5. Oestern H-J (2007) Klavikulafrakturen. Trauma und Berufskrankheit 9:309-314

6. Smekal V, Irenberger A, Struve P, Wambacher M, Krappinger D, Kralinger FS (2009) Elastic stable intramedullary nailing versus nonoperative treatment of displaced midshaft clavicular fractures – a randomized, controlled, clinical trial. J Orthop Trauma 23(2):106-112

7. Tarng YW, Yang SW, Fang YP, Hsu CJ (2012) Surgical management of uncomplicated midshaft clavicle fractures: a comparison between titanium elastic nails and small reconstruction plates. J Shoulder Elbow Surg 21:732-740

8. Throckmorton T, Kuhn JE, Nashville TN (2007) Fractures of the medial end of the clavicle. J Shoulder Elbow Surg 16:49-54

第 6 章　肩胛骨骨折

Jan Friederichs，Volker Bühren

6.1　流行病学

由于肩胛骨被强壮的肌肉和软组织保护且周围关节具有移动性，肩胛骨骨折相对少见，仅占所有骨折0.4%~1%和肩胛带区骨折的3%~5%。据报道，肩胛骨骨折的患者平均年龄在25~42岁之间，而且大多数患者是男性。肩胛骨损伤主要发生在高能量创伤中。直接钝力通常是肩胛骨体部骨折的原因，而间接创伤则可引起关节盂骨折、突起部位骨折或肩胛骨颈部骨折。最大的间接牵引力可能通过同侧臂导致肩胛带内血管和神经丛结构离断的肩胸骨分离。

在欧洲，道路交通事故导致的肩胛骨骨折约占50%，其次是摩托车事故(25%)以及包括自行车、行人和高处坠落导致的肩胛骨骨折。肩胛骨骨折是高能量创伤的有力指标并且可以预测合并伤。文献报道伴随合并伤的情况高达90%，其中胸部损伤占80%，同侧上肢损伤占50%，与头部相关的损伤占48%，以及脊柱骨折占26%。多发伤患者在我们自己的研究整体中达到40%；仅15%患者没有伴随的损伤。因为重点是关注危及生命的合并损伤，所以肩胛骨骨折的诊断经常错误或延迟以及治疗不及时。而在1579年，Amroise Paré表示，"当骨折涉及肩胛骨颈部骨折时，预后总是极其不佳"[1-2]。

6.2　解剖学

要想理解复杂的肩胛骨骨折和肩胛带的损伤需要清楚肩胛部完整的解剖知识。特别是外科手术的操作，对于多部位骨折（身体、颈部、脊椎、喙突和肩峰)的认识，附着的肌肉、肌腱、血管结构和邻近的神经(肩胛上神经、腋神经、臂丛神经)是特别重要的。不同的手术方法根据不同的骨折类型，描述了不同种类的切口、路径和肌肉恢复力量周期，这些对手术的成功是非常重要的。

为了更好地理解复杂的肩部损伤，如肩胛骨骨折同时发生同侧锁骨骨折及突起部骨折或韧带损伤，1993年Goss和同事描述了肩上方悬吊复合体(SSSC)[3]。在这个模型中，肩胛带的稳定性取决于两个支柱和一个环结构，包含锁骨中段的上部支撑，以及肩胛骨体部和脊椎组成的下方支撑。如图6.1所示，该环是由锁骨侧面、肩锁关节、肩峰、肩峰喙突和喙锁韧带及突起喙突组成[4]。一个单纯的断环不会引起不稳定，而双重损害则与肩关节不稳有关。虽然这一理论是通过尸体研究得出的[4]，但仍有关于"浮肩"这一术语的模糊使用。

6.3　临床和放射学评价

病史及其损伤机制有助于理解肩胛骨骨折合并损伤。体格检查是必须的，它可能会检

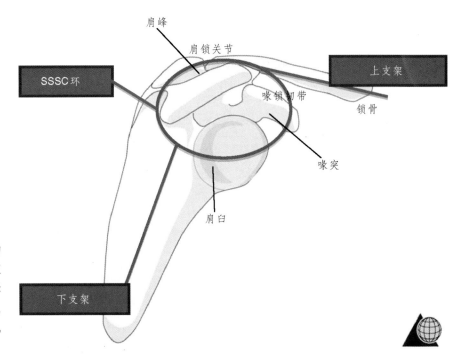

图6.1 Goss 所描述的 (1993) 肩上方悬吊复合体(SSSC)。黑色表示骨性结构的 SSSC 环，红色表示韧带结构。(见彩插)

查出皮肤的擦伤、割伤、瘀斑、水肿或肩带呈扁平状等。患者会抱怨肩部疼痛而且肩关节活动度也会减小。然而，有时症状的不特异或许会导致过分强调了严重受伤的头部、胸部或脊柱等威胁生命的损伤，而忽略了肩胛骨骨折或治疗不充分。伴随的血管损伤或神经结构(丛)的损伤较常见，将大大影响整体效果，详细的神经系统检查和评价血管的状况是体格检查的重要部分。

基于标准的三种预测性影像学检查系列(X线正侧位片、腋下和Y视图)可以得到肩胛骨骨折移位的诊断。然而，如果显示骨折处有较大的移位并且需要外科干预时，三维CT是其金标准。三维重建可旋转到最佳的角度去观察肩胛骨损伤和精确地测量移位，特别是当涉及肩胛盂或肩胛颈时。因为CT容易操作，扫描速度快，而且可对大多数的重症胸外伤患者进行完整的创伤扫描，因此不建议把常规影像学检查作为一种标准的肩胛骨骨折的诊断工具。在合并伤中，如血管损伤或神经缺损，需要增加诊断方法，必须添加MRI或血管造影检查(图 6.2)。

6.4 分类

肩胛骨骨折可分为关节外或关节内骨折、体部、颈部或关节窝骨折，移位或无移位的骨折以及稳定或不稳定的肩关节损伤。然而，在临床应用和科学研究中，更具体的分类是必要的。在欧洲，Euler和Rüedi分类法是常用的可行方法[5]。关节外骨折的三种分类(A型：肩胛骨体部骨折。B型：肩胛骨突起骨折。C型：肩胛颈骨折)。D型骨折描述了关节内骨折，肩胛骨骨折合并肱骨骨折归类为E型。完整的Euler和Rüedi分类法如表6.1所示。

根据1995年Ideberg[6]描述的关节盂边缘骨折和关节窝骨折的分类方法，可将关节盂骨折细分(关节内骨折，D型)如下：Ⅰ型—关节盂边缘骨折，ⅠA型为前部和ⅠB型为后部；Ⅱ型—通过关节窝的横向骨折伴下部碎片；Ⅲ型—肩胛骨中上部的横向骨折；Ⅳ型—延伸至肩胛骨内缘的横行骨折；Ⅴ型和Ⅵ型—继发性

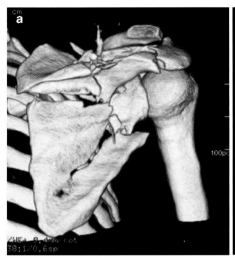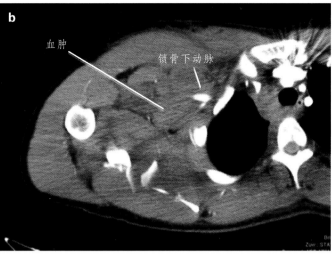

图6.2　3D 计算机三维重建错位和肩胛骨不稳定的骨折断层。(**a**)这是肩胛骨骨折诊断的金标准。(**b**)在合并血管损伤的情况下,血管造影成像显示的破裂的锁骨下动脉与周围血肿。(见彩插)

表6.1　根据 Euler 和 Rüedi 分类法(1993)[5]肩胛骨骨折的分类:

A		肩胛骨体部的骨折
B		突起部骨折
	B1	脊柱
	B2	喙突
	B3	肩峰
C		颈部的骨折
	C1	解剖颈
	C2	外科颈
	C3	外科颈
		(a)锁骨骨折
		(b)喙肩部骨折和喙肩韧带撕裂
D		内部浅关节窝骨折
	D1	关节盂边缘骨折
	D2	浅关节窝的骨折
		(a)伴有下关节盂碎裂片段
		(b)通过关节窝的横行骨折
		(c)粉碎性骨折
	D3	关节盂骨折合并肩胛骨颈部或体部骨折
E		肩胛骨骨折合并肱骨近端骨折

骨折线延伸至肩胛骨外缘的骨折。

复杂的肩伤常被称为肩关节悬吊复合体双重损伤或"浮肩",代表了一种特殊的肩胛骨骨

折。在大多数情况下,这些不稳定的肩胛带损伤是由肩胛骨颈部骨折与同侧锁骨骨折和同侧肩锁关节骨折引起的。然而,也有其他可能导致肩胛带不稳的损伤模式,其分类还没有被描述。

6.5　非手术治疗

许多不同的出版物和作者提出的关于肩胛骨骨折的手术和非手术治疗的标准,如移位、稳定性、成角或缩短[1,7]。虽然大多数骨折类型缺乏手术干预获益的明确证据, 当代定义了两个手术指征:关节移位和不稳定。稳定的、无移位或轻度移位的肩胛骨骨折应保守治疗。

保守治疗包括Gilchrist绷带固定或牵引约两周,直到骨折开始巩固和疼痛减轻。在这期间,必须进行止痛药物治疗、并发症的治疗和物理治疗。2周后,X线检测有无继发性移位,可以逐步进行被动运动,应该由经验丰富的理疗师完成操作。伤后6周,可进一步扩大关节活动度,之后可进行4周的力量训练和耐力训练。伤后3个月,可以恢复正常的无痛肩部活动。

非手术治疗肩胛骨骨折的第一个阶段,患者通常会感到受伤的肩部出现假性瘫痪或者失去控制。在这期间应该进行连续的X线摄片,

以排除继发性移位和进一步畸形。

6.6　手术治疗

　　手术治疗的适应证可概括为脱位和不稳定。对于关节盂骨折,关节内移位超过2mm,通常被视为手术指征(图6.3a)。当喙突和肩峰之间出现超过5mm的明显移位时,单独的肩胛骨突起骨折应该手术治疗(图6.3b),以防出现骨折不愈合的痛苦,虽然这些建议并没有有力证据的支持。有关肩胛骨体部和颈部骨折的手术

治疗指征仍存在争议。几乎所有的稳定性骨折都可达到愈合,然而,严重的脱位性骨折也可能达到更好的愈合。因此,对于骨折脱位超过10mm,盂极角超过20°或肩胛骨体部骨折成角超过30°应视为手术治疗的指征(图6.4a)。

　　肩胛骨骨折伴同侧肩部的骨骼和韧带损伤通常被称为肩关节悬吊复合体双重损伤,"浮肩"或复合性的肩部损伤。全面的诊断对理解这些复杂的骨折类型是必要的,它可以确定肩胛带的稳定性并为患者提供适当的手术治疗或保守治疗的方法。在这一点上,没有研究

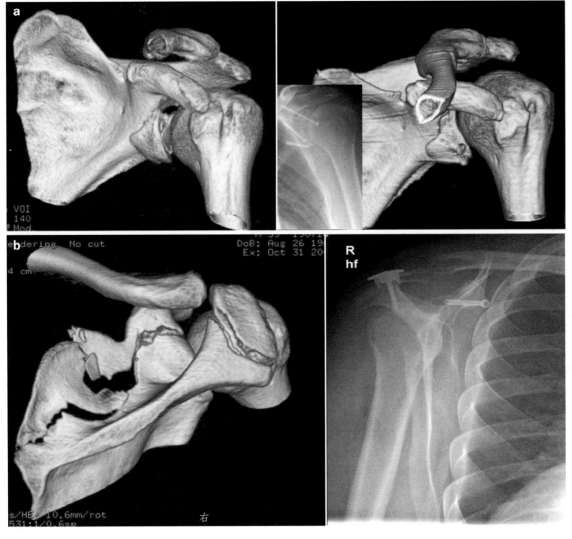

图6.3 切开复位并用 3 个螺钉固定移位的肩胛盂骨折。术前和术后的三维 CT 如(**a**)以及术后正侧位影像学检查结果。(**b**)切开固定患者的脱位骨折的肩峰和喙突,钢板固定肩峰及空心螺钉固定喙突。(见彩插)

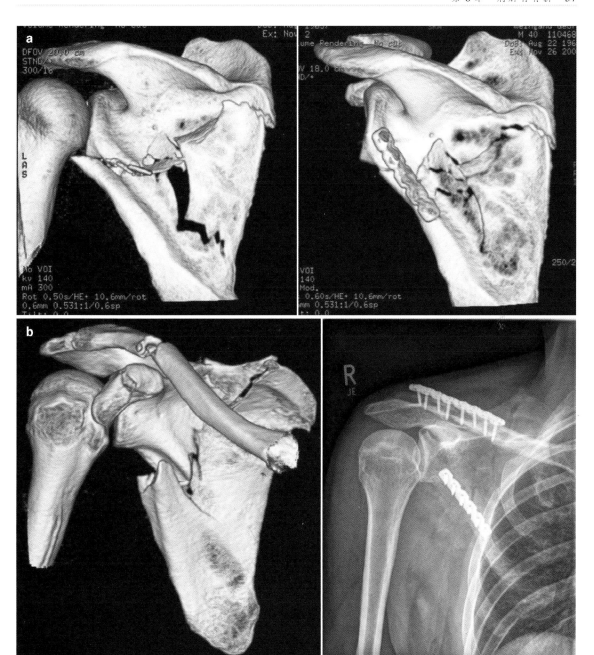

图6.4　肩胛骨体部脱位骨折切开复位和骨接合术的手术指征,如图(**a**)。肩胛带不稳定的脱位复合伤("浮肩")是手术指征且肩胛骨应采用背侧入路处理。如图(**b**)所示,锁骨的脱位骨折也行开放复位和钢板内固定骨接合术。(见彩插)

提供适当的手术治疗指征,除此之外,理论上SSSC的双重损伤是不稳定的,应该手术治疗。然而,Williams和其同事[8]报道的生物力学方面的数据显示,不是所有的双重损伤都是不稳定的,因此,并不是所有的肩胛骨颈部骨折伴锁骨骨折都被视为浮肩。此外,是否可通过单

纯的复位和固定锁骨来稳定肩胛带仍存在争议,为了达到良好的预后效果是否有必要通过开放性的手术同时复位和固定肩胛骨和锁骨也存在分歧(图6.4b)。

在作者看来,移位和稳定性是手术治疗的关键指征。复杂的肩部损伤移位应该根据骨

折脱位进行手术治疗并且同时处理肩胛骨与锁骨。为判定损伤是否稳定,三维CT和解剖对损伤模式的理解是必要的。MRI诊断的作用仍然不清楚,SSSC韧带结构的其他信息可能有助于诊断无移位但不稳定的损伤。如果损伤为不稳定性骨折,切开复位和内固定肩胛骨骨折是合适的治疗方法;当肩峰、喙突和锁骨骨折发生移位时也需要被处理。

6.6.1　手术入路和技巧

在整个手术的成功中,正确的手术入路对于处理明确的骨折模式起着重要的作用。已经提出众多入路和固定技术,常用的标准也将在下文中描述。对于特殊的指征,可用微创的方法在损伤部位(肩胛骨、肩胛盂、喙突、肩峰)直接切开。需要说明的是正确复位的可能性是有限的。

对于肩胛骨关节盂骨折并累及关节盂的前部和下部的治疗,前部和三角肌部切开是标准的手术入路。通过局限的结合性前部切口,可以处理喙突和肩锁关节。肩胛骨的骨折模式大部分为关节盂后部骨折、肩胛骨颈部和体部骨折,这些骨折可以通过肩胛骨后部入路加以处理。现已提出了一些后部入路的方法,位居第一的是Judet法[9],这个方法几乎可以解决肩胛骨所有的区域和边界。对于复杂的和不稳定性的肩胛骨损伤,作者建议使用这种方法,就是从肩峰开始,沿着脊柱,只要有必要就尽可能牵拉拉钩(图6.5)。然后通过具体的肌间隔可达到肩胛骨的不同区域。根据所要处理的肩

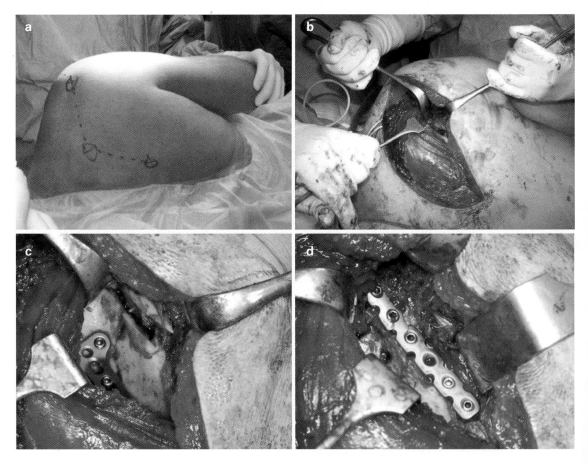

图6.5　肩胛骨的后入路手术(Judet 法)。图(**a**)所示为侧卧位,切口从肩峰沿椎体肩胛骨边界线进行。图(**b**)所示为冈下肌和小圆肌之间的肌间隔,显示处理肩胛骨区域的入路。骨折复位和双钢板固定如(**c**)和(**d**)所示。(见彩插)

胛骨区域,已经提出了一些改进的后部入路手术方法[1],如垂直的、局限的切开或沿肩胛骨外侧缘切开[10]。

前部入路时,患者应该在沙滩椅体位下进行手术。后部入路时,作者更倾向于患者呈侧卧位,虽然其他体位如俯卧位也很常见。一般用钢板和单独用钢钉进行固定。作者建议用2.7mm或3.5mm的钢板经后部入路固定肩胛骨体部和颈部骨折;固定钢板的使用似乎是对大多数损伤模式都是有益的,如图6.6所示。单纯使用钢钉就可以充分固定关节盂骨折。

6.6.2　术后康复

术后护理包括彻底地清洗伤口和引流。术后固定时间不应超过术后早期阶段(2~3天),理疗师进行的被动复原治疗也应遵循类似的

标准。如果外科医生能证实手术固定术使关节达到了较高的稳定性,那么可快速增加被动运动的活动度,以便加强后续的主动性辅助训练。然而,力量训练和耐力训练的开始不应早于术后6周,并且需要外科医生提供准确的影像学随访结果。3个月后,患者应该能够回到他们的日常活动中,并且没有严格的限制,也可以参加体育活动。

6.7　结果

有大量的研究报道了关于肩胛骨骨折的保守治疗与手术治疗的并发症和结果。据报道,并发症的发生率在1%~4%,手术治疗最常见的问题是感染、肩部僵硬、神经损伤、异位骨化和植入失败。正如综述中[11]提到的12项研究

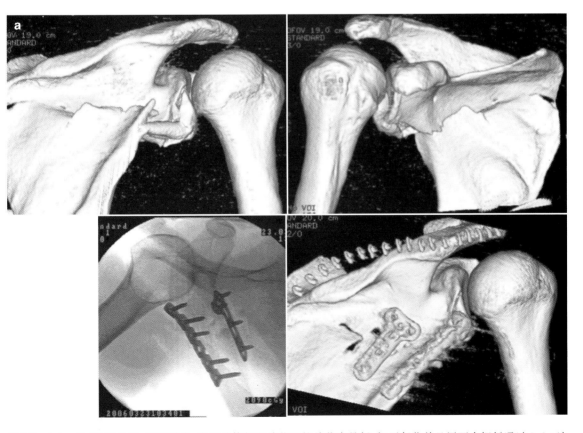

图6.6　(a)一位 29 岁患者,关节脱位,肩胛骨体部和关节盂的关节内骨折,切开复位并且用两个钢板通过 Judet 法固定,术后影像学结果如上面两个图片所示。

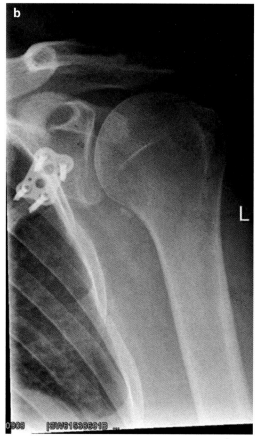
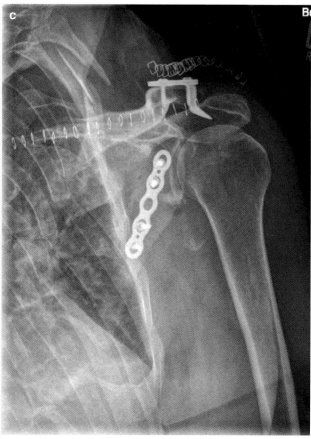

图6.6　(续)(**b**)一位66岁患者,肩胛骨颈部的不稳定性骨折,切开复位并且用联锁钢板(VARIAX-foot, Stryker)进行骨接合术。(**c**)一位60岁患者,患有不稳定的复合性肩部损伤,涉及肩胛骨颈部以及肩锁关节的损伤,进行切开复位并用小片钢板和钩钢板完成骨接合术。

中的163例外科治疗肩胛骨骨折的病例,约85%的患者可得到较好的效果。与肩胛盂骨折移位相比,关节外骨折可以有更好的疗效。对肩胛骨骨折的保守治疗也报道了相当好的效果。

　　总之,肩胛骨损伤的复杂性、稳定性、移位和关节内骨折似乎对整体功能的恢复有负面影响,虽然没有研究提供关于最佳治疗方法的明确证据,并且大多数的研究不能相互对比,因为各种研究是根据不同的损伤模式而分组的。

参考文献

1. Cole PA, Gauger EM, Schroder LK (2012) Management of scapular fractures. J Am Acad Orthop Surg 20:130–141

2. Wiedemann E (2004) Frakturen der Skapula. Unfallchirurg 107:1124–1133

3. Goss TP (1993) Double disruptions of the superior shoulder complex. J Orthop Trauma 7:99–106

4. Lapner PC, Uhthoff HK, Papp S (2008) Scapula fractures. Orthop Clin North Am 39:459–474

5. Euler E, Rüedi T (1996) Skapulafraktur. In: Habermeyer P, Schweiberer L (eds) Schulterchirurgie, 2. Aufl. Urban & Schwarzenberg, München, pp 261–272

6. Ideberg R, Grevsten S, Larsson S (1995) Epidemiology of scapular fractures. Incidence and classification of 338 fractures. Acta Orthop Scand 66:395–397

7. Romero J, Schai P, Imhoff AB (2001) Scapular neck

fracture: the influence of permanent malalignment of the glenoid neck on clinical outcome. Arch Orthop Trauma Surg 121:313–316

8. Williams GR, Naranja J, Klimkiewicz J, Karduna A, Iannotti JP, Ramsey M (2001) The floating shoulder: a biomechanical basis for classification and management. J Bone Joint Surg Am 83:1182–1187

9. Judet R (1964) Surgical treatment of scapular frac-tures. Acta Orthop Belg 30:673–678

10. Brodsky JW, Tullos HS, Gartsman GM (1987) Sim-plified posterior approach to the shoulder joint:a technical note. J Bone Joint Surg Am 69:773–774

11. Lantry JM, Roberts CS, Giannoudis PV (2008) Op-erative treatment of scapular fractures:a systematic review. Injury 39:271–283

第7章　肱骨干骨折

Pol M. Rommens

7.1　引言

肱骨干骨折在所有成人骨折中占大约7%。常见于直接暴力如交通事故，或间接暴力如体育运动、旋转创伤或在家里跌倒。年轻男性和老年女性为高发人群。前者主要由多处高能创伤引起并有更严重的肱骨骨折并伴发软组织损伤。后者则通常为单发病变，主要是低能量损伤，比如从站立位或坐位突然跌倒。其骨折类型比较简单，没有或很少有软组织损伤。由于疼痛比较严重，无法用力，所以稳定受损上臂迫在眉睫。随着手术技术和植入的提高以及人们对改变功能的需求越来越高，治疗方法和治疗原则在过去的几十年里已经发生了明显改变。

7.2　诊断

患者表现为上肢沉重感和急性疼痛。有骨折造成的轴向偏移和旋转变形。上臂可能会短缩。在骨折处或整个上臂可见局部肿胀和血肿。软组织一般表现为轻度或中度闭合性损伤。严重的开放或闭合性软组织损伤不到10%。

相关的神经血管损伤是一种常见的并发症，在征求患者同意后应当仔细检查。10%的患者可见桡神经麻痹，特别是合并中下1/3骨折。孤立性正中神经和尺神经麻痹很少见，它们更多是臂丛神经损伤的一部分。肱动脉损伤或断裂则例外，它们是高能量创伤的标志（如穿透性损伤，枪伤）。由于肱动脉是上肢的唯一血管，桡动脉或尺动脉无搏动或者远端缺血时须高度怀疑。紧急修复肱动脉的同时，须考虑稳定肱骨干的骨折。

诊断是由传统的X射线（来自两个互相垂直的平面）完成的，包括肩关节和肘关节。X线片须仔细阅读以识别或排除继发性骨折或延伸到邻近关节的骨折裂缝。进一步的检查是没有必要的。在急性期，CT检查、三维视图和MRI帮助不大。但在延迟愈合、假关节或深部感染的病例中却很有诊断价值。

传统X射线不是唯一的方法；在任何治疗开始之前，只有经过X线片的仔细阅读分析，再加上周围软组织和神经血管状态的全面检查，才能形成一个完整的诊断。

7.3　分类

按照国际内固定研究学会（AO-ASIF），肱骨干骨折可分为三类：A型、B型和C型。从A型到C型，骨折结构越来越复杂，骨折碎片数目和不稳定性依次增加。A型为简单骨折，复位之后，主要骨折片段之间有一个完整的连接。A1型是螺旋骨折，A2型是斜行骨折（倾斜角度不到45°），A3型是横行骨折。在B型中，复位之后，主要骨折碎片之间的连接是不完整的。B1为螺旋楔形骨折，B2为斜行或者横行骨折，B3型为斜行或者横行骨折。C型是最复杂的骨折类型，因其复位之后，主要断裂片段之间没有连接。C1型是一个双螺旋骨折，C2型为节段性骨折，C3型为多片段或粉碎性骨折。

闭合性软组织损伤按照Tscherne软组织损伤进行分类，开放性软组织损伤按照Gustilo分型。

7.4　治疗方式

由于肱骨干骨折主观感受比较疼痛，是一种不稳定性骨折，且妨碍整个上肢的正常功能，所以需要及时稳定。可以用连于胸部的内收绷带使上肢处于休息位，根据骨折的形态、患者的特征、功能的要求、患者的配合程度的不同，可以使用不同的治疗。每个方案都有优缺点。肱骨干骨折有几种治疗选择方案，包括保守治疗、闭合复位外固定、闭合复位内固定和切开复位内固定，以下将会逐一介绍。

7.4.1　保守治疗

考虑到手术治疗的优势，Lorenz Bohler[1]认为肱骨干骨折应该保守治疗。由于肱骨四周有肌肉附着且供血良好，因此肱骨干骨折往往预后良好。肱骨是非承重骨骼，因此不需要完全对接。骨折的旋转移位和分离移位所致的上肢缩短2cm从美观上来讲是可以接受的，而且可以通过相邻的肩关节和肘关节进行功能性代偿。上肢可以通过不同的方法进行固定。在急性期，可以用围绕胸壁的环形绷带（包括受损的手臂）或者Gilchrist绷带（上臂处于内收和内旋位置）。也可以用石膏夹板（从背侧连接腋窝到手腕）使上臂对齐，如果骨折位于肩袖和胸大肌之间，肱骨头会外展和内旋。如果骨折位于胸大肌和三角肌之间，近骨折端会内收，远骨折端会横向移位。如果骨折线位于三角肌远端，近骨折端就会外展。如果骨折靠近肱桡肌和伸肌群，骨折远端就会横向旋转。复位和固定之后，整个上肢就会处于内收和内旋位置，悬挂在领口和袖口之间。有时，骨折复发时会出现轴向畸形，上肢就不能内收，这时需要保持轻微的外展固定。悬垂石膏是用重力牵引下臂，但是它会使骨折点应力分散且不利于自然愈合，因此不推荐使用，只有在骨折部分不完全对接时可以短暂使用。

1~2周后，当肿胀和疼痛消失时，可以用功能支架代替石膏管型和内收绷带直至痊愈[2]。肩关节和肘关节的辅助主动运动和被动运动之后可以进行主动运动来预防关节僵硬。只有在骨折部位形成桥式骨痂时才能进行上肢旋转运动。

文献资料报道了很多保守治疗的自然愈合病例，未愈合率在5%以下，平均愈合时间不超过3周，然而并没有关于治疗结束后肩关节、肘关节功能和肌力的数据报道[3]。

在肱骨干骨折急性期，保守治疗仍然不失为一种有效的治疗方法，即使患者被告知其可能会有带来弊端，例如长时间无活动，轴向移位和肢体缩短，暂时性肌肉萎缩和邻近关节僵硬等。

7.4.2　手术治疗

高度怀疑有并发症或者不遵从保守治疗要求的患者，若无法预期伤口愈合情况，那么保守治疗是禁忌的。我们区分手术治疗的绝对和相对适应证。绝对禁忌证适用于和血管损伤有关的骨折，严重的开放性骨折、多处创伤患者和闭合复位后较小骨折碎片不可固定者。相对禁忌证适用于横行、短斜行、螺旋骨折，双边病变，不稳定型胸腔患者的肱骨骨折，延伸到肩关节或肘关节且需要手术治疗的骨折，合并在上下肢的骨折（漂浮肘），肱骨骨折伴随主要桡神经麻痹，极度肥胖患者，不合作的患者（如药物或酒精成瘾者）。

在这些情况下，手术治疗的原因是显而易见的。骨折伴随动脉损伤需要紧急手术修复血管。骨折的固定须在同一时间进行。开放性骨折需要清创，软组织需要清洗，以避免伤口感染。由于伤口愈合是在一个稳定的环境中进行的，骨折的固定也就成为必需。多发创伤患者受益于不稳定骨折的早期稳定，比如长骨骨折。一般在条件允许的情况下，稳定四肢使得床上移动成为可能。在近端和骨干末端的骨折易出现不可接受的短缩或轴偏。如果闭合性骨折之后再发轴偏，则应进行手术治疗。在横型骨折或短斜骨折的情况下，骨接触的面积可能太小而不利于良好的愈合。在螺旋骨折，骨的接触可能由于肌腹的插入而被阻断。在双边骨折中，保守治疗使得双上肢无法进行正常日常活动。不稳定胸腔的患者由于绷带的使用使得正常呼吸受限。如果肱骨头骨折或肱骨远端的关节内骨折联合肱骨干骨折，并且需要手术治疗时，须进行双侧固定。这同样适用于悬浮肘的治疗：肱骨骨折的固定和下肢固定要同时进行。在肥胖或不合作的患者，保守治疗就会出现一系列的问题。由于软组织的存在，夹板的稳定性就会降低；其他患者可能拆除绷带或扔掉。而骨折的早期固定就可以避免这些问题。

肱骨干骨折合并桡神经麻痹比较特殊，这在以后会单独讨论。关于神经的手术修复和骨折的稳定是否需要同时进行，文献数据并没有具有说服力的解决方案。

不同的固定方法和技术对于肱骨干骨折的固定都是可行的[5]。其优缺点和可能的并发症接下来都将一一呈现。

7.4.2.1　钢板接骨术

适应证表示可以进行肱骨干骨折固定时，用钢板和螺丝钉进行切开复位内固定一直是几十年以来的选择[6-8]。用这种方法可以进行骨折片的解剖复位和骨折的稳固，这使得术后可以尽早活动。由于肱骨干的横截面圆且小，用多根螺钉在一排钢板孔上平行钻孔会增加出现裂缝的风险，并且可能会在钻孔的位置出现二次骨折。当钢板螺丝钉穿出钢板时会出现新的骨折，尤其是在上臂做旋转运动的时候。

因此，至少要6~8孔加压钢板螺钉固定，并且螺丝钉一定要穿出对侧骨皮质。钢板可以作为支撑，或者钢板打入偏心螺钉获得动力加压从而完成加压作用。在特殊骨折类型(螺旋骨折、斜行骨折和楔形骨折)时，可以单独应用拉力螺钉固定或者联合应用钢板和拉力螺钉。合并骨质疏松的患者，推荐使用具有内固定器的钢板(具有角度稳定装置)。肱骨干骨折的手术入路方式取决于骨折的部位，在术前一定要明确靠近肱骨干的神经血管受损情况，以防在术中造成医源性的二次损伤。

肱骨干近端1/3骨折

患者取半坐卧位或者仰卧位，上肢放置在可透X线的手术床上，在影像增强仪上可以更清晰地显露骨折的位置，手术可经胸大肌三角肌间隙入路，在喙突下缘做皮肤切口，沿胸大肌三角肌间隙的远端和侧面做S形切口，从侧面分离三角肌，依次暴露胸大肌、肱二头肌长头和喙肱肌，在做三角肌切口的时候注意不要伤及头静脉，由于其他的神经血管结构离手术区域较远，一般不会伤及。为了更好地暴露骨折区域，三角肌远端的附着部位通常需要固定。预弯钢板，以肩前外侧进入肱骨头(图7.1a-c)，固定和冲洗钢板后，放置多侧孔硬质硅塑引流管(redon drain)，用单线缝合肌肉，分别缝合皮下组织和皮肤，术后第二天可拔除引流管，尽快恢复主动运动。

肱骨中1/3骨折

患者取仰卧位，将患肢放置于可透X线的手术床上，在影像增强仪上可以更清晰地显露骨折的位置，手术可经胸大肌三角肌间隙入路，皮肤切口在上方是弯曲的，在远端变直，在骨折近端，通过三角肌暴露肱骨干，依次分离胸大肌、肱二头肌长头和喙肱肌。在骨折远端，沿肱肌纤维走行分离以暴露肱骨干的前外侧皮质，在分离的过程中应特别注意勿伤及肱二头肌和桡神经。第一个螺丝钉沿肱肌的背侧植入，最后一个螺丝钉穿过背侧的膈膜到达肌间隔的前面和后面。固定和冲洗钢板后，放置引

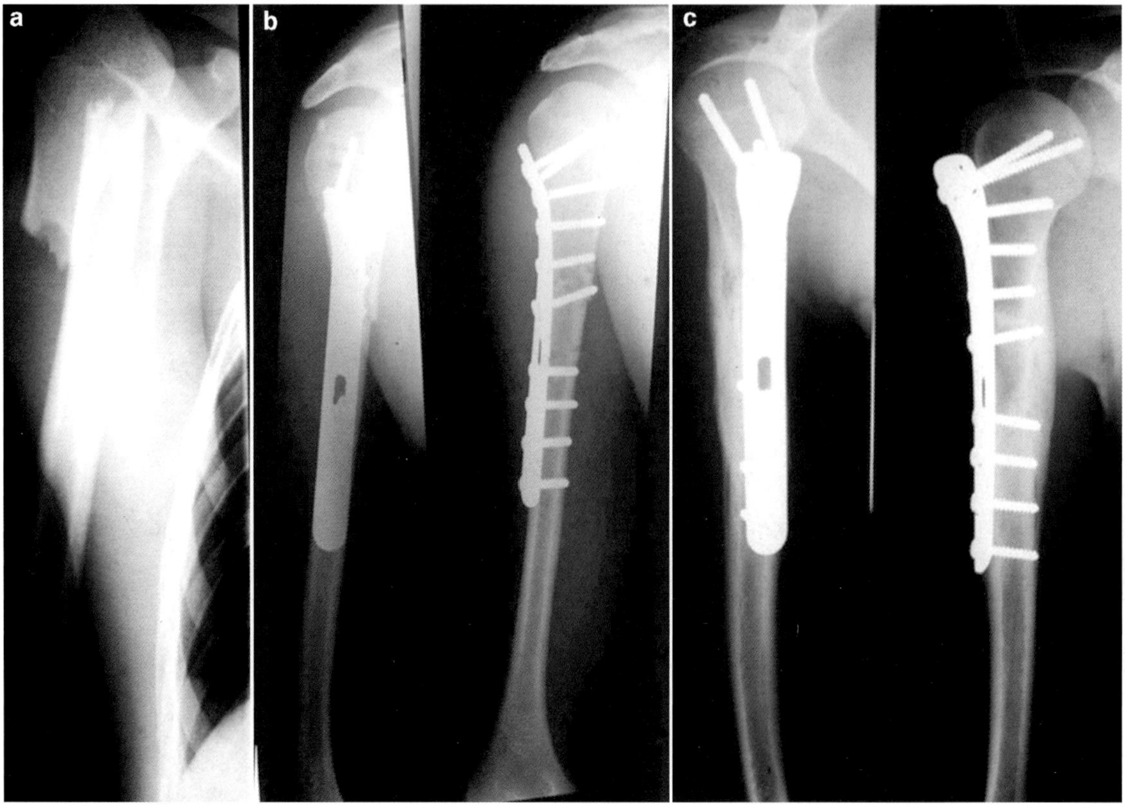

图7.1 （**a**）15 岁男孩自行车碰撞后肱骨干近端横行骨折合并严重的短缩。（**b**）前外侧钢板植入术,术后前视图和侧视图。（**c**）6 周后 X 线片对比肩关节和肘关节无功能受限。

流管,用单线缝合肌肉,分别缝合皮下组织和皮肤,术后第二天可拔除多侧孔硬质硅塑引流管（redon drain）,并尽快恢复主动运动。

肱骨下1/3骨折

患者取俯卧位,患肢呈外展90°置于可透X线的手术床上,下臂自然下垂,在影像增强仪上可以更清晰地显露骨折的位置,皮肤切口沿背侧平行于肱骨干长轴,在鹰嘴的远端向上直至骨折点。根据骨折点的确切位置,可选择做深部切口。位于鹰嘴窝上部的骨折,可以纵向切开肱三头肌暴露肱骨干的背侧皮层,对于更远端的骨折,可以将肱三头肌的内侧和外侧固定（图7.2a-c）,如果是延伸到末端的骨折,可以考虑尺骨鹰嘴截骨术。由于桡神经环绕肱骨干的中下1/3的背侧皮层, 因此要特别注意暴露和固定桡神经,很多情况下在桡神经和桡骨表

面之间放置夹板是个很好的选择。在骨折的暴露、复位以及钢板放置过程中,要避免牵拉神经。放置和冲洗钢板后,单线缝合肱三头肌,放置两个引流管（一个放在肱三头肌中,另一个放在皮下）,依次缝合皮下组织和皮肤,术后第二天移除引流管,并尽快恢复主动运动。

并发症

钢板内固定的具体问题在肱骨固定后也可见。手术区域的并发症都是比较典型的。延迟愈合、假关节在5%~10%的病例中可见。主要原因是由于粗心操作导致的骨折碎片血供不足。其他原因是骨折碎片的牵引或粉碎性骨折类型中的骨片缺损。由严重创伤所造成的骨坏死不常见。螺钉松动、钢板断裂导致具有骨折的轴向偏差和假关节的骨折部位不稳定。这可能来源于严重的骨质疏松症或者不稳固的

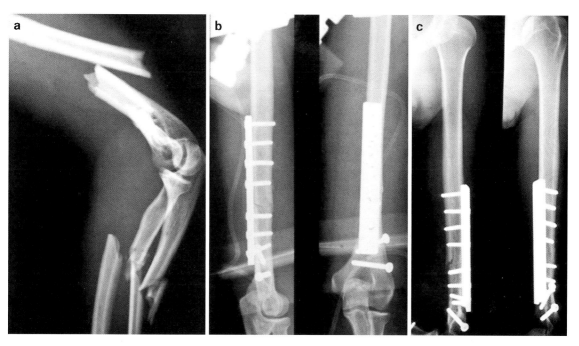

图7.2　(**a**)21 岁成年男性车祸后左侧漂浮肘(肱骨末端骨折和前臂完全性近端骨折),术前侧面观。(**b**)用动力加压钢板(DC 钢板)进行背侧肱骨骨缝术,用拉力螺钉对延伸到关节内的骨折进行稳定,术后前后位和侧位视图。(**c**)16 周后 X 线片对比,肩关节和肘关节无功能受限。

骨植入结构(由一个短钢板和少许数量的螺丝钉所造成)。在大多数松质骨移植的病例中,多次接骨术是必要的[9]。由于肱骨干良好的软组织覆盖,深部感染是罕见的。它是原发性、严重创伤性软组织污染或外科手术粗心操作的结果。肱骨远端1/3骨折时进行钢板内固定操作易致继发性桡神经麻痹。神经必须暴露,使得钢板位于背侧皮层。神经失用症的预后比较好,但是功能的恢复可能需要几个月的时间[10]。由此而导致的尺神经和桡神经损伤,或者肱动脉的损伤是一种罕见的并发症。手术后对手术肢体的血管神经检查是必要的,用来排除或确定是否对这部分结构造成损伤。

7.4.2.2　髓内钉术

这种稳定的技术已经成为股骨、胫腓骨骨折治疗的标准。疗效通常是稳定的,功能恢复快,并发症发生率低。虽然髓内钉术使用了50多年,但髓内钉术治疗肱骨干骨折仅在过去的十年中被广泛接受。过去的髓内植入物使用的是它们发明者的名字,如Rush钉,Ender钉,Hackethal钉,Prévot钉。因为它们的直径小、非联锁植入,所以它们共同的特点是灵活。非联锁植入物通过干骺端一个小的入口以顺行或逆行的方式引入。当整个髓腔被填满,组织结构就具有足够的稳定性。一个常见的问题是,当杆部没有被固定到骨端,它们会向肩关节肘关节近端或远端穿孔迁移,以及骨折碎片的伸缩导致的松动和缩短,进而导致不稳定。弹性钉在维持儿童和青少年肱骨干骨折的稳定性上被广泛应用。

成人使用的钉不同,它们更厚更有刚性,可以通过静态或动态交锁髓内钉进行固定。钉子可以是固体的、楔形的,或者是中空的植入物。厚的钉子在扩孔之后插入,薄的钉子无需扩孔就可以插入。钉子可以逆行或顺行的方式进入。这两种途径的适应证有少许不同,也都有各自的优缺点[11,12]。

顺行穿钉

中段和远端骨折都是顺行穿钉的最佳适应证[13-14]。对于近端骨折，只有通过肱骨头绞锁髓内钉固定才能确保顺行穿钉后有足够的稳定性。患者保持"沙滩椅"体位(是上半身高于手术台平面的一种仰卧体位，便于手术操作、复位等)，上肢放在一个臂架上。破碎的肱骨干与肩关节必须在增强图像上才可见。皮肤切口从肩峰外侧边缘开始，长度只有2cm。分离三角肌的肌纤维，打开肩峰下滑囊，确认冈上肌腱。肌腱顺着肌纤维的走向仔细分离，以显露肱骨头软骨。钉子以旋转的方式插入直至到达骨折线。在增强图像下可见骨折碎片减少，

远端片段被钉子尖端连接在一起。钉子是逐渐进入的，直至到达其终点。如果钉子是空心的，其准确的长度可以在插入的导丝上读到；如果是实心的，其长度需要在操作之前在相反的一端或者在缩短骨折的上肢上测量。在插入点，钉子不能凸出肱骨头关节面。建议在骨折每一面进行双侧端联锁固定骨折(图7.3a-e)。骨折部位避免牵拉。对于一些类型的钉子，通过使用加压装置，可以达到骨折间隙闭合或者骨折片之间加压。钉子和螺丝的正确位置可以通过两个平面增强图像控制。冈上肌腱单独缝合。在冈上肌腱和三角肌之间放置引流管。依次缝合三角肌、皮下组织、皮肤。手术侧肢体被一个

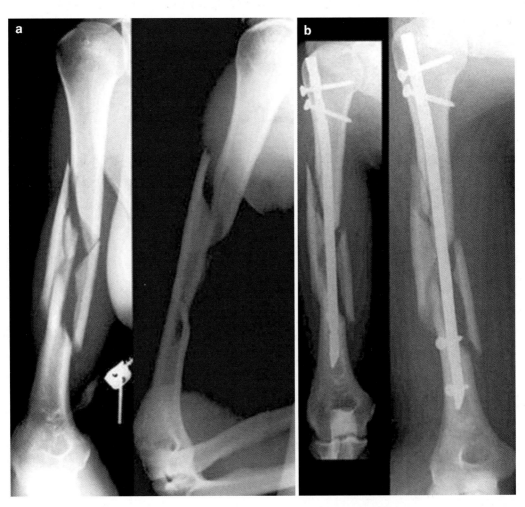

图7.3 (a)27岁成年男性摩托车祸后右侧肱骨闭合性粉碎性骨折，前后位和侧位视图。(b)顺行穿钉对近端骨折和远端骨折进行双侧板联锁固定。术后前后位和侧位视图。

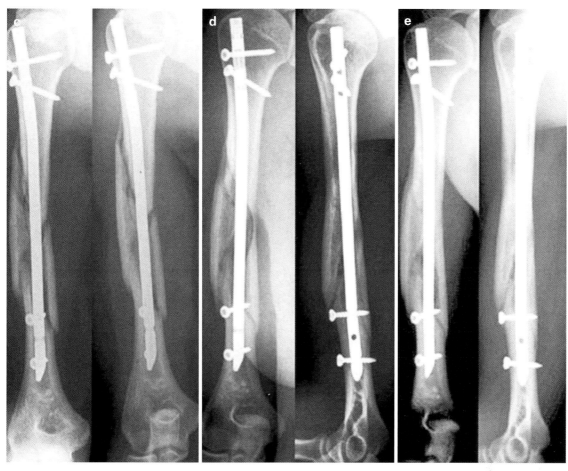

图7.3　(续)(c)4 周后 X 线对比,前后位和侧位视图。(d)16 周后 X 线对比,前后位和侧位视图。(e)骨折部位取出钉子前后对比,前后位和侧位视图。肩关节和肘关节无功能受限。

一体式的绷带固定。引流管在第二天移除,肩、肘关节应该尽早进行主动运动。因为带钉结构的肢体比较僵直而且处于旋转平面最低处,所以禁止做手臂旋转动作,直到桥接愈合组织在随访的X线下可见。

逆行穿钉

这种方法比顺行的要求更高,但它有完全位于关节外的优势[11,15-18]。最佳适应证是中间和远端骨折。股骨远端骨折用顺行穿钉的方式更好。患者俯卧位,伤侧手臂被安置在透亮边桌上,下臂悬吊。在开始操作之前,必须确保带有肘关节和肩关节的肱骨干在两个增强图像的平面可见。背部正中皮肤切口从尺骨鹰嘴尖开始,向近端走行10cm。肱三头肌肌腱纵行分离。鹰嘴窝上的背侧皮层暴露。10mm×20mm的一个入口是在内侧和外侧髁上嵴及鹰嘴窝顶之间的三角形的中心。用增加直径的手用铰刀在肱骨远端为钉子的进入做好扩孔准备。仔细旋转插入钉子。在增强图像上,近段骨折片段被钉子尖部连在一起。用手的力量和进一步的旋转运动,钉插入到达近侧干骺端区域。至少两个绞锁螺栓放在每侧骨折处(图7.4a-d)。在不同层面进行冲洗并关闭伤口。一个Redon引流装置放在入口处,24~48h后移除。在顺行穿钉,直到桥接愈合组织在随访X线可见才可以做旋转动作。如果严格遵守上述方法,肘关节和肩关节将不被损伤。最终,肩、肘关节功能可达到良好的预期效果。

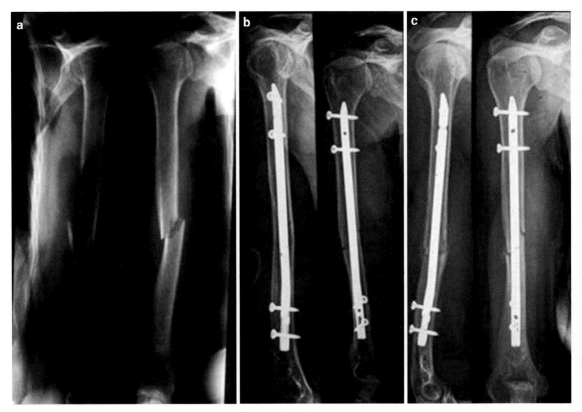

图7.4 （a)67 岁老年女性跌倒后闭合性左侧肱骨中段斜行骨折,前后位和侧位视图。(b)对肱骨近端和末端进行逆行交锁髓内穿钉,未进行骨折加压内固定,术后前后位和侧位视图。(c)4 周后 X 线片对比,前后位和侧位视图。

并发症

对肩袖和肩峰下撞击所致损伤是顺行穿钉最严重的并发症[19-20]。通过仔细准备以及在关节软骨水平面以下锥型扩孔可以防止这些并发症的发生。这些并发症可以导致慢性肩部疼痛和肩关节功能丧失。腋神经的损伤与近端绞锁相关。在穿钉和穿孔时,可以仔细分离皮肤和骨之间的解剖结构以避免这些并发症。手术中牵拉神经或者钉子插入位置错误可导致桡神经的损伤。术后如果有桡神经损伤,应尽早修复,确保其连续性,不被骨折碎片插入。逆行穿钉过程中的肱骨髁上骨折是一种严重的并发症,可导致不正常的连接固定。不理想的骨折线或低稳定性可导致骨折不愈合及延迟愈合。在严重的骨折不愈合情况下,必须增强稳定性。这可以通过更换更粗的髓内钉与钢板加压内固定获得;在营养不良的假关节,其稳定性最好通过加压钢板获得[9,21]。松质骨移植也可以。深部感染、血管并发症在髓内钉操作中是罕见的。

7.4.2.3 外固定

目前,外固定的适应证范围窄。被广泛接受的适应证是严重的开放骨折、污染性骨折和治疗前感染性骨折[22]。在选定的多发病灶患者,可以进行极不稳定肱骨骨折患者的主要的和暂时内固定[23]。为了避免桡神经损伤,外固定支架的针应放置在肱骨近端和远端的1/3。为避免桡神经损伤,针不插在中间1/3。在近端1/3,针从外侧到内侧通过三角肌。在远端1/3,针从后到前通过肱三头肌。三个针放置在每侧骨折面,和一个或两个桥接点相连。对齐是通过闭

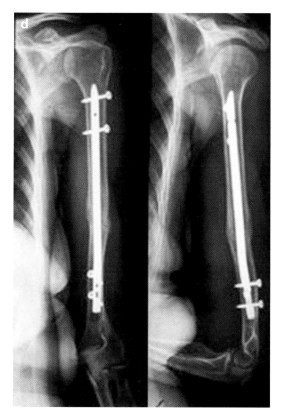

图7.4　(续)(**d**)16 周后 X 线片对比,前后位和侧位视图。肩关节和肘关节无功能受限。

合方式实现的。要定期对伤口进行清创、冲洗、缝合,或用外固定架固定皮片。固定器可以留在原处,直到伤口愈合。无急性感染的迹象存在时,该固定器还可以被移除,通过钢板或钉获得稳定性。对三角肌和肱三头肌进行固定导致的穿孔会使肩关节和肘关节的运动受限,而且活动时会有疼痛。

并发症

外部连接固定器穿过皮肤和肌腹,可能导致创伤和钉道感染。针松动时,总的结构稳定性就会减弱。在骨折部位,可能会导致延迟愈合或骨连接及排列不齐。固定器的针头可穿过肱动脉、尺神经、正中神经和腋神经。必须考虑针放置的安全区域。在非常近端或远端放置,针可以穿透肩关节、肘关节,会有关节内感染的危险。

7.4.3　肱骨干骨折合并桡神经麻痹

这种情况成为几年来一直争论的话题。主要桡神经麻痹在以前不认为是手术治疗的适应证,主要是因为其超过90%的可能是由神经失用症引起,并可通过数月或数周的保守治疗而康复。有人倾向于早期手术治疗。神经暴露于骨折部位,所以应紧急缝合以防轴突断裂。同时需固定骨折。这种方法的成功率和保守治疗相比差别不大。如果3个月后,通过肌电图或者临床观察没有好转迹象,推荐对神经进行早期复位以恢复其连续性。

在继发性桡神经麻痹中,大家各持己见,尚无定论。继发性桡神经麻痹可以发生于闭合性骨折手术后、钢板接骨术、髓内穿钉术或者外固定术后。在所有患者中推荐早期进行神经修复以恢复神经的连续性。

总结

肱骨骨折可保守治疗和手术。有绝对的和推荐的手术治疗指征。更倾向于手术治疗,是因为手术治疗更舒适,缓解疼痛和早期功能恢复效果更好。钢板内固定是大多数骨折类型基本的治疗途径。绞锁髓内钉越来越受欢迎,因为它是一种以顺行和逆行方式进行的微创、安全的操作程序。外固定仅有除此之外的适应证。仔细的软组织处理和正确的手术操作,如桡神经或腋神经麻痹、肩峰下撞击综合征、医源性肱骨髁上骨折等并发症可被避免。当通过手术或非手术手段实现良好的骨折线愈合及足够的稳定性,良好愈合预计在90%以上的患者可以实现。

参考文献

1. Böhler L (1964) Gegen die operative Behandlung von Oberarmschaftbrüchen. Langenbecks Arch Chir 308: 465–470

2. Sarmiento A, Kinman PB, Galvin EG et al (1977)

Functional bracing of fractures of the shaft of the humerus. J Bone Joint Surg Am 70:607–610

3. Wallny T, Westermann K, Sagebiel C et al (1997) Functional treatment of humeral shaft fractures: indications and results. J Orthop Trauma 11:283–287

4. Bell MJ, Beauchamp CG, Kellam JK et al (1985) The results of plating humeral shaft fractures in patients with multiple injuries: the Sunnybrook experience. J Bone Joint Surg Br 67:293–296

5. Blum J, Rommens PM (1997) Surgical approaches to the humeral shaft. Acta Chir Belg 97:237–296

6. Heim D, Herkert F, Hess P et al (1993) Surgical treatment of humeral shaft fractures. The Basel experience. J Trauma 35:226–232

7. Mc Cormack RG, Brien D, Buckley RE et al (2000) Fixation of fractures of the shaft of the humerus by dynamic compression plate or intramedullary nail. A prospective, randomised trial. J Bone Joint Surg Br 82:336–339

8. Chapman JR, Henley MB, Agel J et al (2000) Randomised prospective study of humeral shaft fracture fixation: nails versus plates. J Orthop Trauma 14:162–166

9. Marti RK, Verheyen CC, Besselaar PP (2002) Humeral shaft non-union: evaluation of uniform surgical repair in fifty-one patients. J Orthop Trauma 16:108–115

10. Rommens PM, Vansteenkiste F, Stap paerts KH, Broos PL (1989) Indications, dangers and results of operative treatment of humerus fractures. Unfallchirurg 92:565–570

11. Blum J, Janzing H, Gahr R, Langendorff HS, Rommens PM (2001) Clinical performance of a new medullary humeral nail: antegrade versus retrograde insertion. J Orthop Trauma 15:342–349

12. Scheerlinck T, Handelberg F (2002) Functional outcome after intramedullary nailing of humeral shaft fractures. Comparison between retrograde Marchetti-Vincenzi and antegrade unreamed AO nail. J Trauma 52:60–71

13. Demirel M, Turhan E, Dereboy F, Ozturk A (2005) Interlocking nailing of humeral shaft fractures. A retrospective study of 114 patients. Indian J Med Sci 59:436–442

14. Lin J, Hou SM (1999) Antegrade locked nailing for humeral shaft fractures. Clin Orthop 365:201–210

15. Blum J, Machemer H, Baumgart F et al (1999) Biomechanical comparison of bending and torsional properties in retrograde intramedullary nailing of humeral shaft fractures. J Orthop Trauma 13:342–352

16. Rommens PM, Blum J (1998) Retrograde nailing of humeral shaft fractures with the unreamed humeral nail (UHN). Tech Orthop 13:51–60

17. Rommens PM, Blum J, Runkel M (1998) Retrograde nailing of humeral shaft fractures. Clin Orthop 350:26–39

18. Rommens PM, Blum J (1999) Retrograde locked nailing of humeral shaft fractures using the unreamed humeral nail (UHN). Orthop Traumatol 7:251–259

19. Bhandari M, Devereaux PJ, McKee MD, Schemitz EH (2006) Compression plating versus intramedullary nailing of humeral shaft fractures. A meta-analysis. Acta Orthop 72:279–284

20. Dimakopoulos P, Papadopoulos AX, Papas M, Panagopoulos A, Lambiris E (2005) Modified extra rotator-cuff entry point in antegrade humeral nailing. Arch Orthop Trauma Surg 125:27–32

21. Lin J, Hou SM, Hang JS (2000) Treatment of humeral shaft delayed unions and nonunions with humeral locked nails. J Trauma 48:695–703

22. Zinman C, Norman D, Hamoud K et al (1997) External fixation for severe open fractures of the humerus caused by missiles. J Orthop Trauma 11:536–539

23. Dougherty PJ, Silverton C, Yeni Y, Tashman S, Weir R (2006) Conversion from temporary external fixation to definitive fixation: shaft fractures. J Am Acad Orthop Surg 14:S124–S127

第8章 肱骨远端骨折

Klaus J. Burkhart、Pol M. Rommens、
Lars PeteMüller

8.1 前言

由于肱骨远端复杂的解剖结构及常发粉碎性骨折这一特点,肱骨远端骨折往往损伤严重但缺乏外在表现。肱骨远端骨折占所有骨折的2%~3%及肘部骨折的17%~30%。在年轻患者中,男性所占的比例较为显著,其发病机理主要是强大的暴力作用。而在老年患者中,肱骨远端骨折易发生于骨质疏松的女性患者。这些骨折由轻微创伤引起,如肘关节伸展或轻度屈曲时手掌着地致伤,且常呈粉碎性骨折。由于肘部软组织较为薄弱,肱骨远端骨折多为开放性。形态学上,肱骨远端主要有三条神经和肱动脉经过,一旦发生骨折,这些神经和血管就可能发生损伤。

8.2 诊断

肘部出现剧烈疼痛且可能伴有肘部畸形。在诊断中,应检查肘部有无开放性损伤及有无神经和血管损伤,且必须要有受伤部位正、侧位X线片。肱骨小头片可能对冠状剪切骨折有所帮助。对于关节内骨折,计算机断层扫描(CT)可提高对裂缝形态的了解和术前计划的完善。当一条动脉损伤时,可以执行双功能超声和血管造影,也可以执行CT血管造影术。

8.3 分类

虽然肱骨远端骨折已经发表了多种不同的分类,但是AO分类仍然是最常用的分类系统。关节外骨折为A型,部分关节内骨折为B型,完全关节内骨折为C型。每种类型细分为三个亚型(图8.1)。

冠状剪切骨折是一种特殊的肱骨远端骨折。Dubberly在2006年基于三种骨折类型引入了新的分类系统,旨在给出治疗指南:

Ⅰ型:合并滑车侧脊的肱骨小头骨折。

Ⅱ型:肱骨小头和滑车骨折断裂成块。

Ⅲ型:肱骨小头骨折和滑车骨折作为两个单独的粉碎性部分。

这些骨折根据肱骨髁上的碎片缺乏(A)或存在(B)被进一步细分。

8.4 治疗

8.4.1 保守治疗

几乎所有成人的肱骨远端骨折都会发生位移,所以很少有机会能够保守治疗。因为这些骨折处关节相互接近,使用功能支具是不可能的,并且在关节僵硬结束6周以后才能使用关节固定。因此,保守治疗的适应证局限于一般的手术禁忌证,例如严重的合并症或伴有上肢活动障碍的神经疾病。在很少情况下,非移

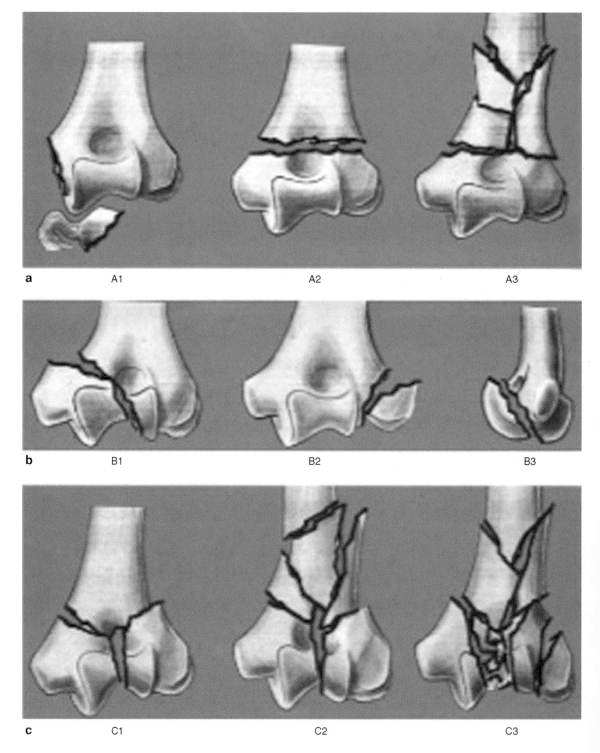

a   A1   A2   A3

b   B1   B2   B3

c   C1   C2   C3

图8.1 肱骨远端骨折的 AO 分类。

位的冠状面剪切骨折采用保守治疗是有可能的。早期功能治疗后应该进行短时间的固定。然而,使用密孔型放射线调控对排除骨折二次位移是有必要的。由于肱骨远端冠状面剪切骨折代表关节骨折,切开复位内固定的指征应该被制定,以获一个解剖学上和稳定的肘部。

8.4.2 手术治疗

外科手术的目的是恢复肘关节的无痛和功能稳定,以确保患者能进行独立的日常生活。通常,这些目标可以通过切开复位内固定术及重建肘部关节表面的解剖学来实现的。为了实现这些目标并能进行早期物理治疗,应该实施切开复位内固定术及双层钢板骨缝合术。克氏针固定不能提供足够的稳定性,外固定被用于多发性创伤患者和严重的软组织损伤,这就排除了使用早期内固定。应尽早改变为实施切开复位内固定来预防由于固定产生的肘部僵硬,在充分地切开复位内固定但稳定性不足的情况下,铰链式外固定可能是有益的。

8.4.2.1 切开复位内固定

肱骨远端骨折应在1~2周内尽快固定。开放性骨折代表紧急情况,应立即做手术。外科手术方法和植入物的选用取决于骨折的类型:

A类型1:这些关节外上髁的骨折主要代表侧副韧带或前臂肌肉的撕脱性骨折。这些骨折经常发生移位,即使没有发生移位,也需要在保守治疗时长期固定。因此,用防护螺钉进行切开复位内固定时建议使用外侧或内侧的手术入路。使用内侧入路时,为避免神经损伤,应该暴露尺神经。

A类型2+3:这些关节外干髁端骨折应该使用双层钢板技术通过背侧方法固定,这将在后面详细描述。发生在两个板层的骨折至少需要在近端安放三个双皮质螺钉和远端安放两个螺钉来提供足够的稳定性。单皮质螺钉可以和固定板一块使用。鹰嘴截骨术不是必需的,对选定的病例,如果远端骨折片段足够大可

以使用顺行植入非扩髓肱骨钉。

B型1+2:这些关节内单髁骨折如果骨质量好的话,可能通过内侧或外侧入路与防护螺钉来稳定。对骨质疏松性的病例,应使用单钢板骨缝合术,可选择一个固定性钢板。

B型3:几个手术治疗方法已经被用来描述肱骨远端的冠状面剪切骨折。在早些时候,碎片切除术已有报道可以获得好的效果。然而只要有可能恢复肘部外侧柱,当前文献支持切开复位内固定。分段切除应该仅使用于非常小的骨碎片或薄的软骨碗。切除较大的肱骨小头碎片可能导致外翻不稳定,特别是在肘部内侧副韧带不足时。

切开复位内固定是选择性治疗,旨在重建一个解剖学上和稳定的肘部。根据杜博尔利分类 I 类骨折可以通过外侧肌肉分离的方法。II 型骨折为了暴露侧面滑车,需要更广泛的侧韧带的外侧入路方法。III 型骨折需要使用具有鹰嘴截骨术性能的背侧入路,以确保整个肱骨远端关节面有有效的视野。在后方粉碎的自体骨移植的病例中,可考虑使用骨缝合术。几种植入物已经用来描述可以用于肱骨小头和滑车骨折的修复,如克氏针、皮质和各种各样直径的骨松质螺钉,用方头螺钉技术,可吸收螺丝和大头针、无头压力螺钉。生物力学研究支持在后前位方向一部分可使用4.0mm螺纹松质骨螺丝,因为与第一代无头压力螺钉相比,它可以提供更高的稳定性。然而,较新的生物力学的体外研究报道显示:传统的螺丝与新一代无头螺丝相比,后者具有同等或更高的压缩力和稳定,同时无头压力螺钉可引起更少的软骨损伤。螺纹克氏针可能用来固定经不起螺丝骨缝合术的小骨折片段。由于移行的高风险不应使用非螺纹克氏针。钢板骨缝合术一般应用于不同的后方粉碎性骨折的病例中。为获得冠状面剪切性骨折的稳定性,可以在关节镜下由有经验的肘部关节镜师进行。在那些骨质量较差或粉碎性骨折的老年患者中,可能需要手肘关节成形术。

C类型1-3：关节内骨折可通过了一个背侧入路来处理。暴露尺神经，并且可以将其转置在前面。建议使用鹰嘴截骨术来确保肱骨远端关节面有充分的视野。首先关节面应该被重建，然后用两个钢板把关节面固定在肱骨轴线上。在具有良好骨质的年轻患者中，可以使用非固定性的3.5mm重建或3.5mm的有限接触动态压力（LC-DC）钢板。固定性钢板可提供更高的稳定性并且具有优势，特别是在骨质量差的老年人。许多植入物和技术已经被描述。今天，主要应用两种双层电镀技术，首先是由德里斯科尔介绍的带有垂直板及平行板的瑞士骨折内固定技术（AO）。AO技术建议使用一个一般放置在尺侧的板和一个放置在后外侧的辐射状板，这项技术已具有长期的操作经验并且已有系列性的出版物展示出优秀的临床效果。另外，基于生物力学研究，现在一些作者推荐平行板的概念，并报道了平行板有更高的稳定性。这个技术的问题之一是尚不清楚是否在临床设置上优于其他，因为不存在与这两个研究相比的其他研究。

8.4.2.2 关节成形术

在骨质量差的老年患者中，粉碎性肱骨远端骨折对外科医生仍然是挑战，如骨折不愈合及二次固定的并发症经常发生。因此，全肘关节置换术（TEA）正在日益增加人们对肱骨远端骨折的初级处理的兴趣。初期TEA植入术的比率在上升及短期的结果是令人鼓舞的。肘部关节成形术并不是一个普遍的技术并且仍然缺乏经验，它必须被视为一个打捞作业并局限于专门的创伤中心。当不能重建上髁和提供稳定的韧带时，TEA（全肘关节成形术）与相关组件被用于TEA。许多假体已经被引入市场并且它们所有好的结果已经被报告，长期的结果尚未公布。最新一代的TEA如今作为一种模块化系统被提供，并在一个链接或未链接的植入术中可决定是否使用，不管有或没有桡骨头的替换。在关节面近端尺骨和桡骨头韧带稳定和

状态良好的情况下，甚至可以实施半关节成形术（图8.2和图8.3）。

Frankle 等[1]报道，在具有骨质疏松的肱骨远端骨折的老年女性中，与切开复位内固定相比，TEA显示了较好的功能结果，手术时间比较短。此外，McKee[2]的前瞻性研究显示出更好的临床结果，使用TEA具有较低的患者二次手术率。Mighel 等[3]重新审视了28个患者，切开复位内固定失败后可转为行TEA。TEA术后他们报道了临床结果的一项重要进展。

8.4.2.3 术后康复

肱骨远端骨折内固定的目的必须要保证手肘稳定性的前提，这样才能允许早期积极的物理疗法。在伤口愈合期间一个背部夹板可能是有用的。在复杂骨折或骨质量差的情况下，一个长时间的夹板固定可能是需要的，这取决于医师对于稳定性的印象。然而，无夹板的被动理疗应该尽早开始，以防止关节僵硬。

8.4.2.4 并发症

根据当前的文献，肱骨远端骨折切开复位内固定后的不良结果发生率在20%~47%。固定时间超过10天、二次重建、延迟理疗的启动，以及伴随的创伤性脑损伤是影响不良结果的因素。最常见的并发症包括感染（尤其是开放性骨折后）、异位性骨化、骨关节病、骨折不愈合、不稳定性以及二次固定的失败。

8.4.3 结果

外科手术的目标是恢复肘关节无痛和功能稳定，以确保患者能进行独立的日常生活。功能100°的弧，是由Morrey等[4]描述的。它描述了手肘活动的范围（ROM），即患者使用手肘完成日常生活活动的范围。通常这个活动范围（ROM）的目标可以用关节面解剖面重建和断裂区域的稳定固定，通过切开复位内固定术获得。在年轻患者中，预期在80%~90%患者中有良好的临床结果。一定数量的关节僵硬很常

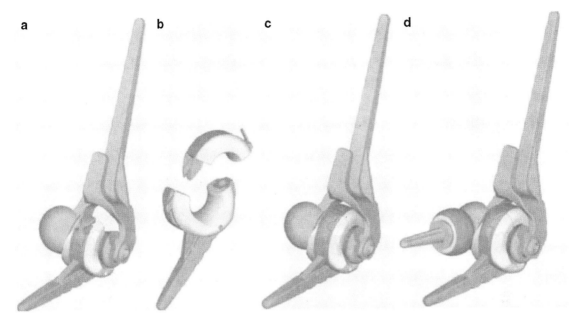

图8.2　纬度全肘关节系统(尼尔,法国)是一个模块化的、可改变的植入物。它可以承受未连接的植入物(**a**)——通过用尺骨帽来固定锁尺组件(**b**)——连接的(**c**)TEA,并且能够提供桡骨头更换的机会(**d**)。此外,这个系统仅能使肱骨远端重现并且可以被当作关节成形术那样植入。这个假体系统的目的是用肘部运动学的重构来复制和模仿肘部解剖。因为它是可改变的植入物,这个维度 HA 可以在稍后时间点转换为连接或未连接的 TEA,而不需要将很好固定的组件完全移出(With kind permission of Tornier)。

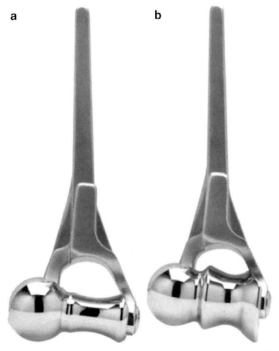

图8.3　(**a**)TEA 轴允许连接或非连接的全肘关节置换术。(**b**) 半关节成形术缠绕可模仿肱骨远端的关节面(With kind permission of Tornier)。

见,但100°的功能弧伸展/屈曲以及旋转通常是可以实现的。

结论

　　成人的肱骨远端骨折目前仍是一项难题,这是由于其表面解剖结构较复杂、呈粉碎性骨折形态,及远端骨折碎片短小。对于年轻患者,通过解剖重建关节面进行ORIF复位内固定可达到受体无痛、稳定和功能正常的肘部。对于骨质量差的老年患者,肱骨远端骨折仍是个难题且存在争议。尽管骨接合植入物有所改进,单继发性复位丧失、异位骨化和不愈合仍是常见的并发症。肘关节成形术现已证实能达到良好的临床效果,因此目前得到重视。因为肘关节成形术应用尚不普遍,仍缺乏临床检验,因此在专科创伤中心仅能用于做挽救性手术。目前尚没有长期效果的报道。

病例1

一位从高处跌落而 A.2 型骨折的 85 岁女性（**a**），根据 AO 技术使用 2.7/3.5mm 的前波形固定钢板（Syn-thes，Switzerland）（**b**）骨折处用双层钢板骨折缝术固定。鹰嘴截骨术并不是必需的（ⓒKlaus Burkhart，Lars Müller，Köln；Pol Rommens，Mainz）。

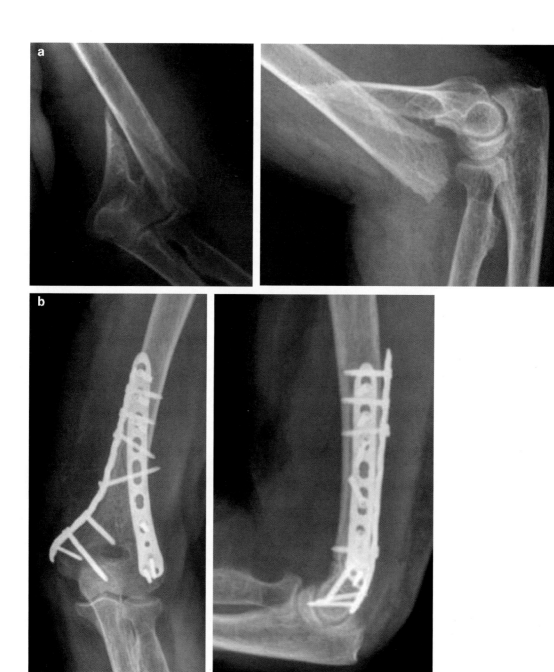

病例2

　　一个从梯子上跌落后 AO C3 型骨折 47 岁的男性
（**a**），实施了鹰嘴截骨术，并且骨折用双层钢板骨折缝

术固定，依据 AO 技术使用 2.7/3.5mm 的前波形钢板
（Synthes，Switzerland）（**b**）（ⓒ Klaus　Burkhart，Lars
Müller，Köln；Pol Rommens，Mainz）。

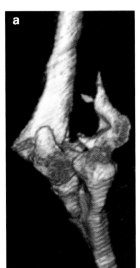
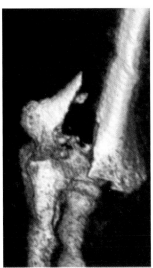
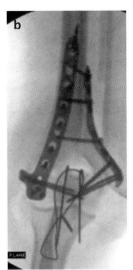
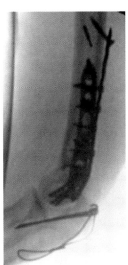

案例3

　　70 岁老年女性,AO 分型 C3 型骨折(**a,b**)通过 AO 技术应用 3.5mm 锁定钢板双钢板固定(Synthes, Switzerland)(**c**)。患者遭受了二次固定损伤。平片显示克氏针错位,CT 发现关节内无肱骨小头,螺钉裸露(环形)(**d**)。术中照片显示这些裸露的螺钉(2 个箭头)是由肱骨小头脱位和滑车坏死区(粗箭头)引起(**e**)。 通过应用 Coonrad-Morrey 型假体 (Zimmer,USA)施行 TEA治疗(**f**)(ⓒKlaus Burkhart, Lars Müller, Köln;Pol Rommens, Mainz)。(见彩插)

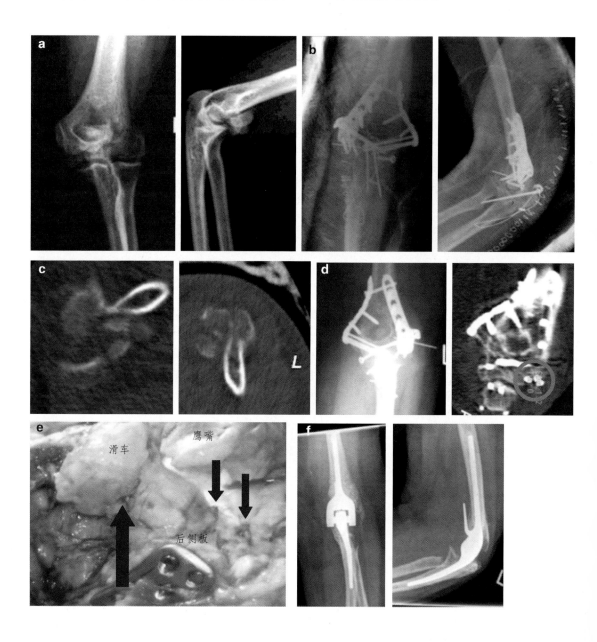

病例4

80 岁女性，伴一级开放式 AO 分型 C3 型肱骨远端骨折(**a,b**)，采用 TEA 联合桡骨头置换治疗。肱骨干裂缝通过环扎术固定（ⓒKlaus Burkhart, Lars Müller, Köln;Pol Rommens, Mainz）。

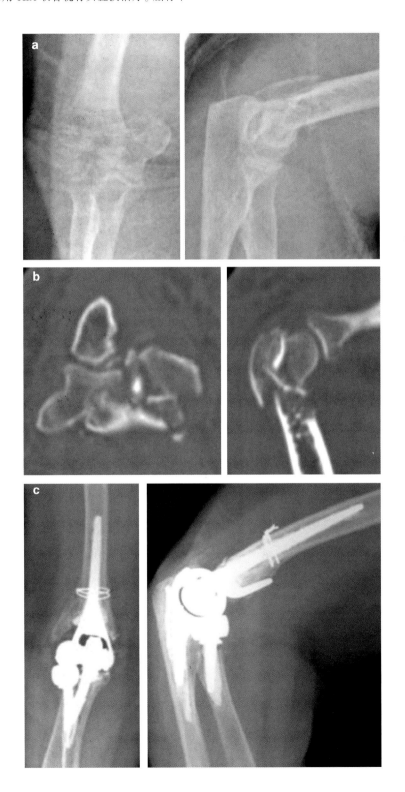

病例5

70 岁女性，肱骨远端 C 型骨折，初始治疗选用方头钉加克氏针内固定术（**a**）。没有进行尺骨鹰嘴截骨。克氏针不能提供足够的稳定性，患者出现由于骨错位导致的骨折不愈合引起的疼痛（**b**）。患者就诊于我院时，关节面再次稳定性骨折内固定术已经无法实施。可以应用 Latitude 系统行半关节成形术。应用两个方头螺钉重建及固定内上髁，以确保韧带稳定性（**c**）（© Klaus Burkhart，Lars Müller，Köln；Pol Rommens，Mainz）。

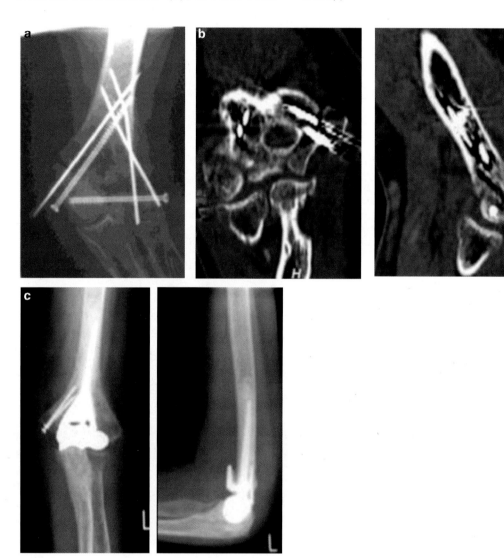

参考文献

1. Frankle MA et al（2003）A comparison of open reduction and internal fixation and primary total elbow arthroplasty in the treatment of intraarticular distal humerus fractures in women older than age 65. J Orthop Trauma 17(7):473–80

2. McKee MD et al（2009）A multicenter, prospective, randomized, controlled trial of open reduction-internal fixation versus total elbow arthroplasty for displaced intra-articular distal humeral fractures in elderly patients. J Shoulder Elbow Surg 18(1):3–12

3. Mighel MA, Virani NA, Frankle MA et al (2007) Failed open reduction and internal fixation for elbow fractures converted to total elbow arthroplasty. J Shoulder Elbow Surg. 16:e52

4. Morrey BF, Askew LJ, Chao EY（1981）A biomechanical study of normal functional elbow motion. J Bone Joint Surg Am 63(6):872–7

第9章 喙突骨折

Klaus J. Burkhart，Pol M.Rommens，
Lars Pete Müller

9.1 引言

肘外展20°时，后外侧向外的力或者后中侧向内的力作用于外展的手上，常常导致尺骨喙突骨折。尺骨喙突骨折常不是孤立发生的。它们常伴有肘脱位、桡骨头和鹰嘴骨折。根据当前文献，12%~39%的肘脱位患者伴有尺骨喙突骨折。除了伴随的骨折，软组织损伤对喙突骨折的病理生理学影响很大。喙突骨折与桡骨头骨折和中间附属韧带（MCL）撕裂被称为"严重的肘部三联损伤"，若一味强调损伤的严重性而没有恰当的治疗会导致整体的不稳定。

喙突在维持肘关节平衡中起重要作用是由于以下原因：喙突作为支撑物维持轴向的稳定，众所周知40%的轴向力通过尺肱关节传导，前面的关节囊附着在尺骨远端几毫米处，肱肌附着在尺骨表面，外侧附属韧带（LCL）附着在喙突的外侧，中间附属韧带附着在前内侧面、尖端结节，这些在对抗向外侧的力方面起主要作用。因此前内侧骨折很容易诊断，被划入喙突骨折的O'Driscoll分级中。

9.2 诊断

患者表现为患侧肘部的肿胀和疼痛。当脱位未复位时，肘部畸形。复位前必须排除神经血管损伤并评估关节稳定性。侧位和正位片是诊断学基础。前内侧面骨折在正位片和侧位片上表现为尖端骨折或者双侧呈新月样。有时前内侧骨折会被误解为危害很小的尖端骨折，因为斜的骨折不能在标准X线片上显现出来。由于喙突骨折在平片上很容易被误诊或者被低估，因此推荐进行CT平扫对骨折进行正确分级。

9.3 分级

1989年喙突骨折第一次被Regan和Morrey分级：

Ⅰ型	尖端骨折
Ⅱ型	范围<50%的骨折
Ⅲ型	范围>50%的骨折

每一型又被分为两个亚型。伴有脱位的骨折被称为A型，不伴有脱位的骨折被称为B型（图9.1）。

2003年，O'Driscoll等[1]出于对前内侧面的考虑，提出了一种新的分级系统（表9.1）。Ⅰ型骨折涉及骨的尖端，Ⅱ型骨折涉及骨的前内面，Ⅲ型骨折涉及骨的基底部。每一型都可以分为两个亚型。可以根据分级选择治疗方案。

9.4 治疗

大多数小的喙突骨折都是Ⅰ型尖端骨折，这种类型骨折能得到适当的治疗。尽管平片显示骨折的危害性可能很小，但是大的喙突骨折的治疗常常需要手术。因为在大多数情况下这

些骨折被误认为脱位，所以即使平片显示危害不大的骨折也可能有严重的损伤。进行正确的分级需要CT平扫。在手术中，骨和软组织都必须定位。

保守治疗用于维持孤立的喙突骨折的稳定。必须暴露尺神经但不一定要移动。别的损伤需要用不同的方法进行治疗。在尺骨头骨折中，尺骨头被固定前要通过Kocher法固定喙突。如果肘关节非常不稳定，可以通过一个皮肤切口到达损伤部位。

9.4.1　Ⅰ型

只有孤立的小的Ⅰ型1亚型的喙突尖端骨折可以在早期功能复位后通过短期固定进行保守治疗。如果小的骨折片移位到关节内，应

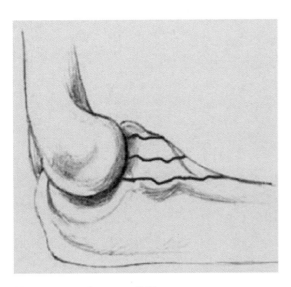

图9.1　Regan 和 Morrey 分级。

表9.1　O'Driscoll等关于喙突骨折分级的新进展

分型	骨折	亚型	描述
Ⅰ型	尖端骨折	1	≤2mm 的尖端骨折
		2	>2mm 的尖端骨折
Ⅱ型	前内侧面骨折	1	前内侧边
		2	前内侧边+尖端
		3	前内侧边+尖端结节+尖端
Ⅲ型	基部骨折	1	鹰嘴基底喙突骨折
		2	经鹰嘴肘关节基线喙突骨折

当在关节镜下移动松散的关节主体。因为这些骨折在标准的X线片上看起来很小，包括关节囊的嵌入，骨折大小平均只是喙突高度的39%，因此应行CT扫描以确保正确评估骨折。此外，骨折可能也涉及前内侧关节面，由于骨折后骨的不稳定性，因此要通过手术定位。如果骨折片够大，就可以通过螺钉固定。更小的骨折片可以经骨的缝合重新连接。Ⅰ型骨折是严重的三联损伤(桡骨头骨折+喙突骨折+中间附属韧带破裂)的典型部分。如果桡骨头的修补或替代治疗能使关节保持稳定，那么小的喙突骨折就不必定位。高度涉及喙突20%~30%的骨折应当进行固定。为防止骨折后骨关节长期的不稳定，很有必要行骨折的解剖学复位。不能牢固固定时，推荐在早期的功能治疗后进行铰链式的外固定。

9.4.2　Ⅱ型

由于Ⅱ型骨折涉及中间附属韧带束的起点，因此Ⅱ型骨折很不稳定，很有必要进行固定。更小的骨折可以通过缝合固定。大的骨折可以通过普通方法用螺钉或者起支撑作用的金属板固定。

9.4.3　Ⅲ型

Ⅲ型骨折意味着很严重的损伤，经常伴随其他的骨折和广泛的韧带损伤。在恢复肘关节稳定时喙突的解剖学重建十分必要。Ⅲ型的1亚型骨折伴有一个或两个大的骨折片，可以进行很牢固的固定。在伴随粉碎性骨折，特别是经鹰嘴肘关节骨折脱位的复杂情况下，不太可能只通过骨缝合就获得牢固的固定。如果肘关节稳定性的维持有问题，就要进行铰链式的外固定。如果喙突骨折不能修复，可以用鹰嘴尖端或者不规则重建的桡骨头取代。

9.5　术后康复

应当尽早开始运动或者辅助的物理疗法。

夹板疗法的时间不应该超过两周。并且应当在术后很早就开始锻炼。术后6周内喙突不应受到向外的力和向内的力,不能进行有抵抗性的锻炼。

9.6　并发症

这种类型的骨折并发症很多,特别是严重的三联损伤和经鹰嘴的骨折脱位。严重的骨折类型,常伴有临床检查结果不够准确或者检查不够充分。肘僵直和异位成骨是最常见的并发症,也可以见到尺神经受刺激、关节长期不稳定和关节不协调等并发症。异位成骨导致的肘僵硬和尺神经病以及关节的不稳定和不协调可以在早期的修正手术中得到治疗。关节挛缩导致的肘僵硬在术后6个月内不应当解除。几乎所有严重的骨关节病都能被发现,但是不一定有症状。解剖学的关节重建和牢固的关节重建是避免并发症的最好方法。

结论

尺骨喙突骨折很少孤立发生,常伴随肘关

节脱位。对骨折进行正确的诊断和分级不太容易。特别是小的喙突骨折在标准X线片上很容易被低估或者误诊,骨折分级可以根据Regan和Morrey的分级方法,根据O'Driscoll的分级结果可以更准确地确定治疗策略。因为喙突在维持肘关节稳定、轴向稳定、内侧稳定和旋转稳定方面起着重要的作用,因此最初的正确的治疗对维持肘关节功能和稳定时很关键。近来喙突在维持肘关节稳定方面得到广泛的认可。新的治疗指南主要是通过手术的方法治疗喙突骨折。当前的方法是将导致肘关节不稳定的所有骨折固定。只有与肘关节不稳定无关的小的尖端骨折可以保守治疗。但是因为小的喙突骨折常意味着重要的软组织附属物的损伤,因此也会导致肘关节的不稳定。早期诊断和正确的骨折分级常需要CT扫描,早期诊断和正确的分级对恢复正常的肘关节功能和稳定很有必要。

病例1

　　前内侧面+冠突尖+高耸的结节骨折　（Ⅲ.3）（a–c）分别通过钢板（Acumed, USA）、一个自由螺钉和一个

缝合锚钉固定（**d** 和 **e**）（ⓒKlaus Burkhart，Lars Müller，Köln；Pol Rommens，Mainz）。

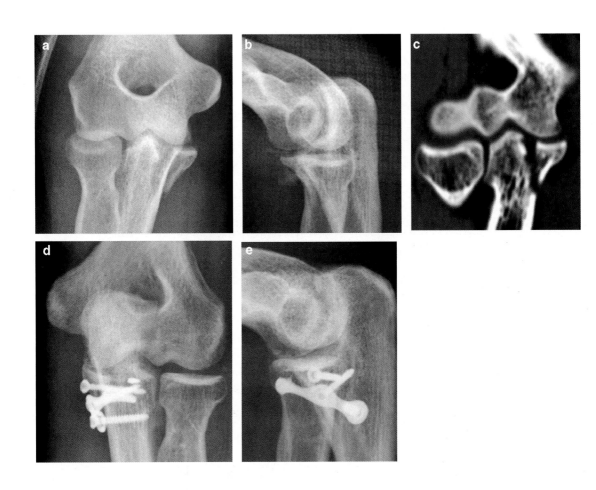

病例2

  III.1 型骨折患者(**a-c**)通过一个空心钉和一个支撑板固定 (**d** 和 **e**)(ⓒKlaus Burkhart, Lars Müller, Köln;Pol Rommens, Mainz)。

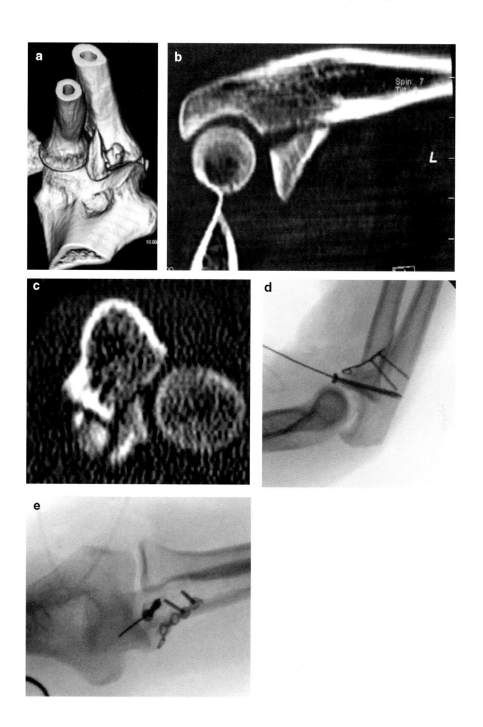

病例3

I.1–I.2 型冠突骨折患者采用保守治疗。CT 扫描及 3D 重建能够很好地显示尖端骨折及完整的高耸结节（ⓒKlaus Burkhart, Lars Müller, Köln；Pol Rommens, Mainz）。

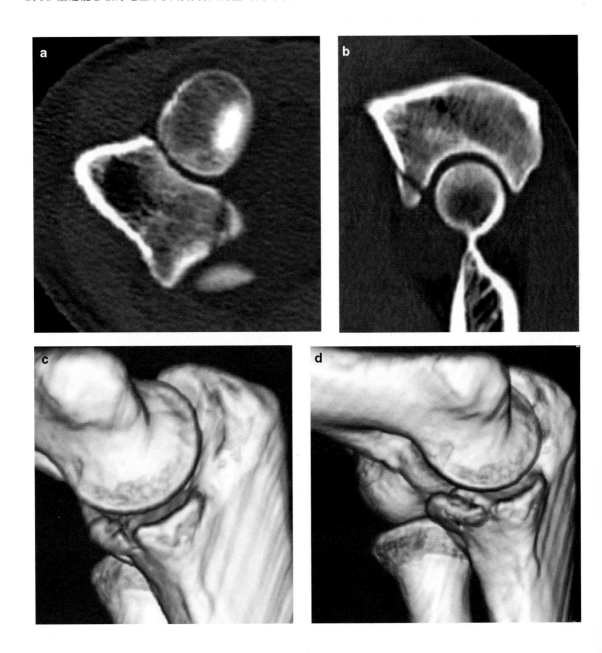

参考文献

1. O'Driscoll SW, Jupiter JB, Cohen MS, Ring D, McKee MD（2003）Difficult elbow fractures：pearls and pitfalls. Instr Course Lect 52：113–134

第 10 章 尺骨鹰嘴骨折

Tobias E. Nowak, Pol M. Rommens

10.1 引言

尺骨鹰嘴位于皮下,因此该部位易发生创伤。鹰嘴骨折是一种常见的损伤,占所有上肢末端骨折的10%。损伤的机制包括直接损伤、肱三头肌负荷过重、张力过大。经治疗大多数尺骨鹰嘴骨折预后较好。

10.2 解剖学因素

鹰嘴是尺骨近端后方突起的部分,位于肘关节背侧皮下缘,后方广被肱三头肌腱膜。前方鹰嘴和冠状突形成了较大的C字形或半月形尺骨切迹,此切迹与滑车以关节相连接。这一缺乏软骨的"裸露"横切面位于喙突和鹰嘴顶端的中点。

10.3 诊断

患者常感到肘关节疼痛,不能主动伸肘对抗重力。由于鹰嘴与尺神经很近,因此检查时要评估尺神经的功能。根据损伤肘关节的前后位及标准侧位,常规X线片能做出诊断。通过与肘关节的标准侧位片对比可以确定骨折的范围及类型,同时要排除伴有桡骨头骨折脱位、冠状突骨折及肱骨远端的骨折的损伤。近端关节骨折片所占的比例、粉碎的数量、骨折的角度、移位的程度对于评估损伤及选择合适的治

疗方式都十分重要。

10.4 分类

尺骨鹰嘴骨折的Schatzker分型是依据骨折的形态、移位的程度(图10.1)来确定的。A型为单纯的横行骨折。B型为伴有尺骨鹰嘴窝中1/3压缩的横行骨折。C型为伴有鹰嘴窝下1/3的关节内斜行骨折。D型是粉碎性骨折。E型为尺骨鹰嘴末梢的斜行关节外骨折。F型为肘关节不稳定型骨折和移位型骨折。

其他类型的分类方法有AO组织根据有无近端尺桡骨骨折来分类。这些骨折分类属于"21"部位,"2"代表尺桡骨,"1"代表近端。A型是关节外骨折,B型是合并尺骨或桡骨损伤的关节内骨折,C型是同时伴有尺桡骨均损伤关节内骨折。

第3种分类是Morrey的Mayo分类(图10.2)。他把尺骨鹰嘴骨折分为三种类型,每一型又根据骨折粉碎程度分为不同的亚型。Mayo Ⅰ型,无移位的骨折;可再细分为 ⅠA,非粉碎性骨折;ⅠB,粉碎性骨折。Ⅱ型,移位稳定型骨折;可分为ⅡA,非粉碎性骨折;ⅡB粉碎性骨折。Ⅲ型,移位不稳定型骨折。

10.5 治疗

10.5.1 保守治疗

非移位型尺骨鹰嘴骨折可用石膏固定,肘

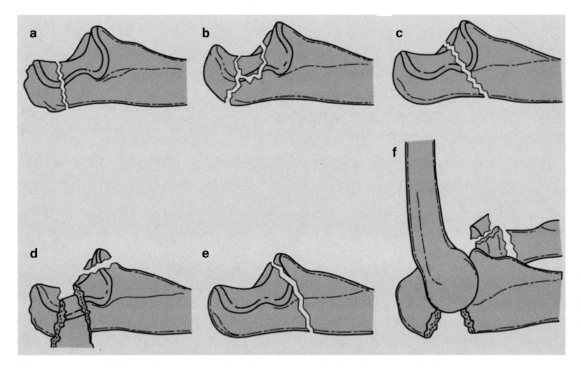

图10.1　Schatzker 分型。(Hölzl, Verheyden(2008) Diagnostik und Klassifikation Er Ellenbogenverletzungen, Isolierte Olecranonfrakturen. Der Unfallchirurg 111:727–734)

关节保持半屈曲位(屈曲90°),固定7~10天。骨折后1、2、4周分别行X线拍片来评估是否发生移位。固定1周后,可以做保护性的功能锻炼,6~8周之内应限制主动伸肘及抗重力活动。

10.5.2　手术治疗

移位性骨折须外科干预,下面叙述几种不同的内固定方式。骨折的类型决定内固定的方式。有张力带钢丝内固定、髓内钉固定、皮下钢板固定、碎片切除等方式。内固定目的是永久性恢复关节面解剖结构,尽快恢复肘关节活动功能,预防创伤性骨关节炎。

10.5.2.1　张力带钢丝固定

在大部分尺骨鹰嘴骨折类型中,张力带钢丝固定应用广泛。张力带钢丝固定的适应证有单纯横形骨折,非粉碎性斜形骨折(Schatzker A、B型及Mayo Ⅱ A型)。张力带钢丝内固定原理是将肱三头肌的张力转化为促进骨折愈合的动态压应力。复位后,用2枚直径1.6mm的克氏针从

尺骨鹰嘴顶端平行钻孔进入,经过喙突基底部的前皮质,将骨折片暂时固定起来。第一步要在斜形骨折部位插入一枚额外的拉力螺钉以获得均匀一致的压力。为了插入环形钢丝,在骨折的末端钻一个横形骨孔。在肱三头肌和两枚克氏针下面用一个直径1.0mm的钢丝穿过该横形骨孔的末梢。将两个张力环同时扎紧,在骨头上扭平。稍向外退出一点克氏针,斜着切断,弯成一个锐角钩。通过张力带将钩嵌入鹰嘴。也可用带有张力带结构的髓内钉代替克氏针(图10.3)。

10.5.2.2　钢板内固定

尺骨鹰嘴粉碎性骨折(SchatzkerB,D,E,F型和Mayo Ⅱ B,Ⅲ型),特别是涉及冠状突和有横贯尺骨鹰嘴骨折移位有关的需要钢板内固定。在这些骨折类型中,张力带钢丝固定不能为术后早期活动提供足够的稳定性。张力带钢丝固定也可导致关节面缩短和关节不平整的粉碎性骨折的治疗失败。内固定可用多种钢板固定。用钢板的近端等高地贴着尺骨鹰嘴尖

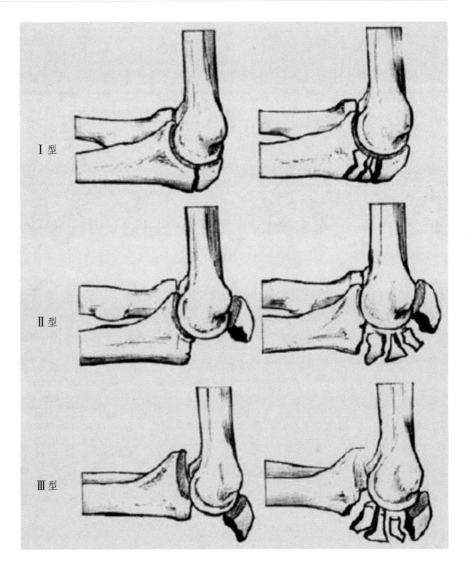

图10.2 Mayo 分型。

端,然后用较长的髓内钉通过最端孔钻入做直角固定。目前,有专门为尺骨鹰嘴而设计的解剖预塑形锁定钢板的介绍。这些钢板有利于长髓内钉的固定。锁定钢板对松质骨部位能很好地锚定。钢板内固定接合术时,行尺骨鹰嘴背侧纵行入路可使尺骨鹰嘴结构得到充分暴露。复位时要用到骨钳或克氏针。首先用锁定钢板固定已用2mm的克氏针通过尺骨到冠状突固定的这块骨头。接着将3.5mm的双皮质螺钉置于缝槽里以加强原有的固定。稍微松开槽缝里的螺钉以防止骨折部位压缩。注意避免压力过大,否则会使尺骨鹰嘴和冠状沟的距离变窄。做好压缩后,槽里螺丝须重新固定。余下的

螺钉须钉在锁骨钢板的孔中。

10.5.3 并发症

尺骨鹰嘴骨折最常报道的并发症的表现与内固定物有关。在所有病例里克氏针移动占15%,其中高达66%的内固定物需要去除。其他并发症包括运动功能丧失、尺神经症状、感染、假关节形成。伸展运动丧失10°很常见,这一并发症与内固定物有关(图10.4)。

结论

尺骨鹰嘴骨折是常见的损伤。尺骨鹰嘴骨

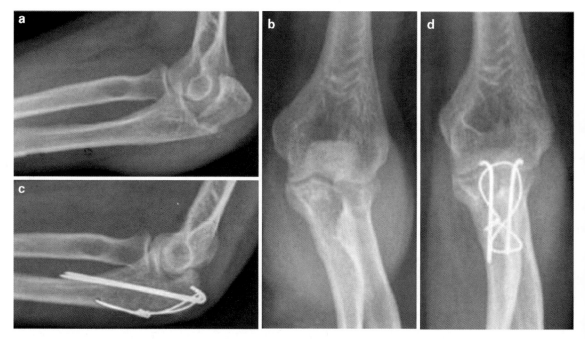

图10.3 张力带钢丝固定 X 线片。(**a**)术前标准侧位。(**b**)术前前后位。(**c**)术后标准侧位。(**d**)术后前后位。

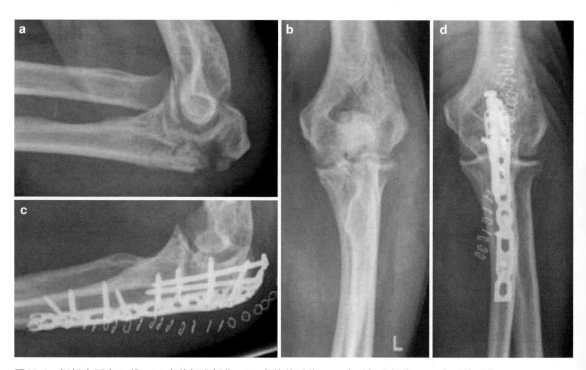

图10.4 钢板内固定 X 线。(**a**)术前标准侧位。(**b**)术前前后位。(**c**)术后标准侧位。(**d**)术后前后位。

折的固定是为了牢固固定后能早期活动,预防关节僵硬,避免关节面的不平整。通过合适的治疗,大多数患者的预后良好,极少有不良的症状。单纯的尺骨鹰嘴骨折可以用张力钢丝带固定。钢板骨接合术特别适用于粉碎性骨折和移位型骨折。

第11章 桡骨头骨折

Klaus J. Burkhart, Pol M. Rommens,
Lars Peter Müller

11.1 介绍

桡骨头骨折为最常见的肘关节骨折,约占20%~30%。骨折常见于跌倒时肘关节伸直、肩关节外展时手掌着地,使肘关节高度外翻,以致桡骨头猛烈地撞击肱骨小头,引起桡骨头骨折。桡骨头作为肘关节的重要稳定装置,其作用于近十年逐步被认识到。由肘关节传递的60%的轴向载荷通过桡骨头传导。此外,桡骨头是抵抗外翻应力的一个重要稳定装置之一。内侧副韧带是抵抗外翻应力的主要稳定装置,当内侧副韧带损伤时桡骨头的作用即显现出来。这些发现导致了推荐诊疗方案的改进。

11.2 诊断

典型的外伤史。触诊桡骨头时肘关节外侧面疼痛、肿胀。须仔细检查桡尺远端关节以排除骨间膜撕裂即Essex-Lopresti损伤的可能。由于关节积血,屈伸功能可能会受限。前臂旋转功能常保留,但因移位的桡骨头碎片的机械阻碍,前臂其余活动形式受限。肘关节内侧关节间隙需要仔细触诊以排除内侧副韧带的损伤。另须检查肘关节的稳定性。评估韧带的损伤至关重要,这将直接影响治疗。粉碎性桡骨头骨折易导致关节囊韧带损伤。

须拍摄侧位和正位X线片。为避免由于关节积血导致的伸展功能严重丧失,须摄取两张正位片:一张为肱骨,另一张为前臂近端。肱桡关节摄片有助于评估桡骨头骨折。X线片常易低估碎骨片数和移位程度,而CT则有助于评估碎骨片大小、数量和移位。如有证据表明有骨间膜损伤可能,须摄双侧手腕正位片以确定尺骨变异可能。

11.3 分类

最常见的分类是Mason分类,后来又经Johnston改进(图11.1):

Ⅰ型	骨块(边缘)无移位的骨折(<2mm)
Ⅱ型	骨块有移位的骨折(>2mm)
Ⅲ型	粉碎性骨折
Ⅳ型	骨折伴肘关节后脱位

另一种分类是由Hotchkiss创立的,以期依据此分类直接给出治疗建议:

Ⅰ型	头部/颈部没有或极小移位的骨折(<2mm) 无机械障碍 移位<2mm 或是边缘唇骨折
Ⅱ型	头部或颈部移位的骨折(>2mm) 有机械障碍 无严重的粉碎(须给予切开复位内固定)
Ⅲ型	重度粉碎性骨折 基于影像学结果或术中所见无法进行切开 　复位内固定术修复 常须行切除术以保留运动功能

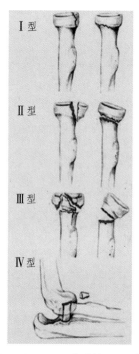

Ⅰ型

Ⅱ型

Ⅲ型

Ⅳ型

图11.1 经Johnson改进的Mason分类。

Hotchkiss分类的关键在于Ⅱ型和Ⅲ型的鉴别。由于外科医生的经验不同、骨折的形态学和骨质不同、可利用的植入物不同及患者预期的不同，Ⅱ型和Ⅲ型的界限设定也极不相同。故此分类法于当前文献中并不常见。而AO分型因其复杂性及缺乏治疗指导意义也未得到认可。

除上文提及的桡骨头骨折的特征,治疗方案亦受相关损伤影响。最常见的类型由Ring等汇总如下:

1. 桡骨头骨折伴肘关节后脱位

2. 桡骨头骨折并内侧副韧带撕裂或肱骨小头骨折

3. 严重的三种复合损伤(桡骨头和冠状骨折伴内侧副韧带撕裂)

4. 经尺骨鹰嘴后骨折脱位 (后类孟氏损伤)

5. 桡骨头骨折伴骨间韧带撕裂(Essex-Lopresti)

11.4　治疗

11.4.1　保守治疗

Mason Ⅰ型骨折须保守治疗。伤侧上肢须悬带或石膏固定几日，并应尽早开始功能锻炼。Mason Ⅰ型骨折85%~95%预后良好。若正常范围内的运动未使骨折再发,须排除机械受阻可能。移位的骨碎片导致机械受阻是关节镜切除术的指征。延迟切除碎骨片并不影响预后。可于肘关节局部浸润麻醉下行前臂的被动旋转。

11.4.2　手术治疗

11.4.2.1　Mason Ⅱ

Mason Ⅱ型骨折应给予切开复位内固定。桡骨头骨折应以皮质螺钉(1.2~2.0mm)或可吸收针固定。须注意安全区。安全区是桡骨头的非关节部分,此部分在前臂旋转过程中并不接触尺骨近端的乙状切迹。当前臂自然位,安全区居中于桡骨头一侧10°前。当螺钉需要放置在安全区以外时，则需要在关节表面下钻孔。或利用无头加压螺钉以避免前臂旋转过程中造成的对软组织的刺激、干扰。桡骨颈骨折时既可用十字螺钉固定也可用钢板固定(尤其是为避免形态学异常时)。钢板也应置于安全区。使用低位钢板以避免软组织刺激,尤其是环状韧带。嵌入桡骨头的螺钉不应穿透对侧软骨,因螺钉会嵌入桡尺近侧关节而损坏软骨。由于桡骨头大部分血供由骨膜供应,切开复位内固定时应避免广泛剥离骨膜。若骨碎片不可修复，可切除<25%桡骨头关节面的碎骨片。Mason Ⅱ型骨折经切开复位内固定治疗预后良好。

11.4.2.2　Mason Ⅲ+Ⅳ

粉碎性桡骨头骨折的最佳治疗方案仍在

讨论。可选择的方案如下：

切开复位内固定术

因桡骨头的肘关节稳定作用逐渐被认识到，人们保护和修复桡骨头的意识也在逐渐提高。当须解剖复位和稳定固定时，建议行桡骨头骨折切开复位内固定术。暴露术野后，循骨膜小心复位碎骨片。完整的桡骨头碎片可作为移位碎片的支架。若有额外的颈部骨折，应先把头部的碎片复位和修复。此后，重塑的桡骨

头和桡骨颈以钢板和螺钉正确修复。形态学异常通常由来自于肱骨小头或尺骨鹰嘴的松质骨造成。桡骨头部和颈部的畸形愈合可导致关节活动度受限。

并非所有的桡骨头骨折均可切开复位内固定。无证据表明哪种桡骨头骨折适用于切开复位内固定术，而哪种不适用。Ring 建议不要修复有三个以上骨碎片的桡骨头骨折，因为他观察到这些患者有较高的并发症发病率和较

病例 1

一个 59 岁的男性患 Mason Ⅲ 型骨折伴有一个严重移位的碎骨片（**a,b**）。用两个游离的螺钉重建桡骨头后，头部和颈部以一个锁式的桡骨头支撑钢板连接

（Medartis，Switzerland）（**c,d**）。这个锁式钢板放置在桡骨头关节表面下。术中情况见（**e**）（©Klaus Burkhart，Lars Müller，Köln；Pol Rommens，Mainz）。（见彩插）

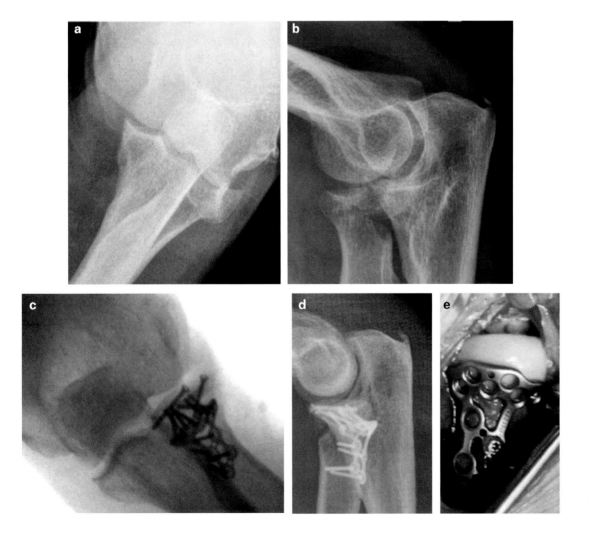

差的临床预后。或因不稳定骨折在切开复位内固定术后易导致桡骨头坏死、骨折不愈合、固定时的二次损伤。由于特殊锁式钢板的研发（这些钢板尤其适用于修复桡骨头骨折），切开复位内固定术的可能性大大提高。生物力学研究发现低位锁式钢板可以提供比传统钢板更强大的稳定性。因此，这些植入物将扩大桡骨头骨折行切开复位内固定术的指征。

桡骨头切除术

在严重的桡骨头粉碎性骨折中，切开复位内固定术在技术上并不可行，须行桡骨头切除术，而此种治疗方式仅在桡骨头分离性粉碎性骨折时才考虑。但是粉碎性桡骨头骨折通常伴有关节囊韧带损伤。这些关节囊韧带损伤并不只完全适用桡骨头切除术。桡骨头切除术的结果将会是肘关节不稳定，最终导致肘部和腕部疼痛。在桡骨头切除术后，X线下内翻、外翻、轴向应力检查操作时应小心。如稳定性有损伤可能，应行金属桡骨头置换术。

桡骨头置换术可能比桡骨头切除术更有优越性，即使是在分离性粉碎性桡骨头骨折的病例中。由于60%的轴向负荷经不活动的肘部的肱桡关节传递，所以在桡骨头切除术后尺肱关节需要承担所有的负荷。结果使得相当比例的患者在影像学检查上显示骨关节病的可能。此发现同各类生物力学研究相符，这些研究揭

病例2

一个35岁的男性右肘部骨折移位(**a**,**b**)。虽然尺骨愈合，但桡骨近端由于稳定性不足没能接合(**c**–**e**)。当患者被收入本科时，他饱受由于关节内穿透关节的Prévot钉引起的运动疼痛的困扰。钉子被移除并且放

置了一个接骨钢板，这个钢板有一个锁式的桡骨头边缘板(Medartis)和一段从肱骨小头移植来的松质骨(**f**,**g**)（ⓒ Klaus Burkhart，Lars Müller，Köln；Pol Rommens，Mainz）。

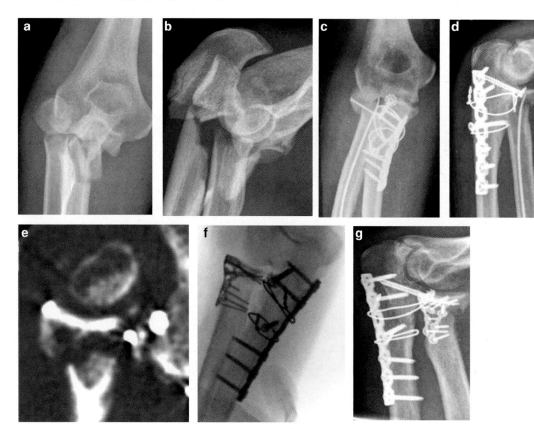

病例3

一位不可重建的桡骨骨折(**a**)患者被施以桡骨头

关节成形术(Tornier,法国)(**b**)(ⒸKlaus Burkhart, Lars Müller, Köln;Pol Rommens, Mainz)。

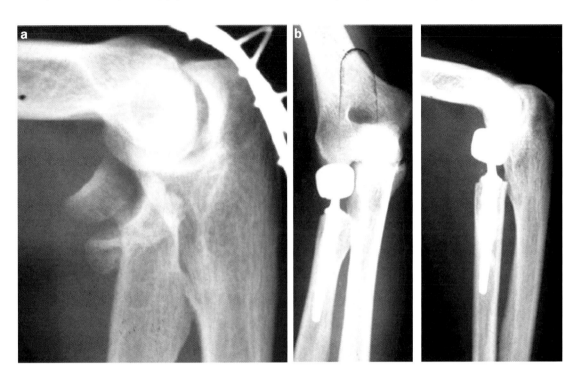

案例4

过度充填桡骨头假体导致的肱骨小头侵蚀(Tornier)(ⒸKlaus Burkhart, Lars Müller, Köln;Pol Rommens, Mainz)。

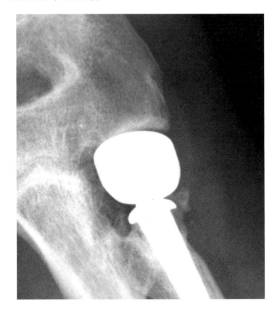

露了桡骨头切除术后与完整的、修复的及置换的桡骨头在运动学改变和肘关节稳定性减少方面的比较。因此在分离性粉碎性桡骨头骨折中,桡骨头置换术或比桡骨头切除术更具优越性。

假体置换术

金属假体置换术是不可重建的桡骨头骨折的唯一选择。有不同类型的金属移植物可选择。常用者包含单极与双极,以及骨水泥与非骨水泥的设计。桡骨头关节成形术已经证实可以利用单极与双极的金属移植物恢复肘关节稳定性。假体置换术因而取代了桡骨头切除术成为不可重建的桡骨头骨折的治疗选择。在许多研究中,移植物都已经报道了令人鼓舞的短期结果,但相关长期效果的研究仍然缺乏。尚无研究比较以上两种设计的差异。

移植是必要的,一方面须仔细处理以确保好的临床结果。关键之处在于选对移植物的型号。部分生物力学研究已深入研究此问题。不同大小及方向的桡骨头假体被研发出来从而从本质上改变了肘关节和腕关节的运动学和负荷传输。选择正确的移植物难度较大,且由于内侧副韧带或骨间膜撕裂造成的不稳定使其更为复杂。另一方面就是桡骨头的形态学复杂性,并且目前尚无可利用的移植物以完美地模拟桡骨头。乙状切迹已确认可作为桡骨头假体正确植入的参考点。充填过度的肘关节可能会导致假体移位和不成熟的肱骨小头变性。移植后,须评估全范围的运动及判断肱桡连接情况。此外,应于X线下检查内侧尺肱关节腔、末梢桡尺尺及尺骨的异常。

人工肱桡关节置换术适用于伴有肱骨小头软骨损伤时的骨折。人工肱桡关节置换术也适用于在桡骨头假体植入后引起的不成熟的肱桡骨关节病。

复合伤的治疗

桡骨头骨折伴内侧副韧带撕裂和/或桡骨小头骨折

桡骨头须给予修复/替换,外侧副韧带亦然。内侧副韧带常不须修复,仅在切开复位内固定术后或置换术后存在持续的不稳定时才需要。部分情况下,须另外给予铰链式外固定。

严重的三种复合损伤(桡骨头和冠状骨折伴内侧副韧带撕裂)

桡骨头的稳定修复或置换是有必要的。桡骨冠骨折>10%~30%冠高时应予以修复。

经尺骨鹰嘴骨折脱位和类孟氏损伤

尺骨骨折须先予修复。须准确复位,因其可避免桡尺近端和肱桡关节交替,而这种交替可导致慢性不稳定的发生。

桡骨头骨折伴骨间韧带撕裂(Essex-Lopresti)

如允许应行桡骨头切开复位内固定术。如果不能稳定重建,须置换桡骨头。如前文所述,关键在于注意移植物大小及位置的选择。

11.4.3　术后恢复

应尽早开始主动性和主动辅助性物理治疗。夹板固定时间<2周。锻炼应于术后尽早开始。内翻和外翻应力以及抗阻力训练停做6周。前臂旋转时应保持在肘关节90°弯曲以保护副韧带。在伸展训练时,外侧副韧带旋前,内侧副韧带旋后以保护韧带。

11.4.4　并发症

粉碎性桡骨头骨折发生并发症的概率极

病例5

桡骨头置换术后因骨关节炎引起疼痛加重的患者(**a**)改施肱桡关节置换术(Tornier,法国)(**b**)(ⒸKlaus

Burkhart, Lars Müller, Köln;Pol Rommens, Mainz)。

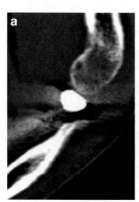
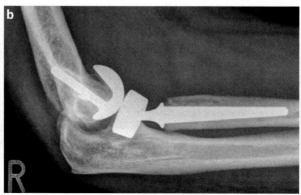
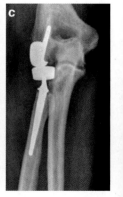

高。除了上文提到的切开复位内固定术、桡骨头切除术和置换术的特定并发症外,不论何种治疗均有并发症发生。最常见的是肘关节僵硬。此外,骨关节炎、异位骨化及后骨间神经刺激也时有发生。

结论

桡骨头骨折是最常见的肘关节骨折。无移位的骨折常发生脱位;移位的骨折伴多存在韧带损伤和肘关节骨折,例如冠状骨折、肱骨小头骨折及近端尺骨骨折。

Mason Ⅰ型骨折应保守治疗,Mason Ⅱ型骨折须切开复位内固定,二者均预后良好。粉碎性桡骨头骨折的治疗仍较麻烦。需要强调的是由于粉碎性骨折多伴随关节囊韧带损伤,因此须给予简明的肘关节临床评估。对于桡骨头骨折,无论是用切开复位内固定术还是用金属假体置换术,都要重建一个稳定的肘关节。因为桡骨头是肘关节重要的稳定装置(尤其在伴发韧带损伤时),桡骨头切除会导致疼痛、活动受限及关节不稳定。桡骨头切除术不应在急性骨折时进行。治疗应选择用锁式桡骨头钢板行切开复位内固定术,无论碎骨片数,只要骨折稳定即可实施。如以上方法不可行,可选择假体置换术。伴随伤须充分处理以期获得良好的临床预后。单纯性Mason Ⅰ型和Mason Ⅱ型骨折均预后良好,预后随着骨折类型、桡骨头粉碎情况及伴随损伤的增加而恶化。

第12章　前臂骨干骨折

Hans-Jörg Oestern

12.1　流行病学

尺、桡骨干骨折占所有前臂骨折发生率的5%，其中尺桡骨近端（桡骨头和鹰嘴）骨折占19%，而桡骨远端骨折占76%。其年平均发病率为男性91/100 000，女性196/100 000。

12.2　病因

尺、桡骨干骨折最常见的病因是不慎跌倒（35%），其次是直接暴力打击（30%）、运动损伤（8%）、交通事故中的乘车人员（4%），交通事故累及的行人（2%），一小部分是由高处跌落及其他因素引起。大部分（60%）的骨折AO分型A型骨折，即单纯性尺骨骨折、单纯桡骨骨折或尺桡骨双骨折；39%是B型，约2%为更复杂的C型[1]。

12.3　解剖学

前臂位于肘关节和手之间，有关节旋转和作为骨性支撑结构的双重作用。桡骨具有两个生理弯曲，使其不受内旋的限制围绕尺骨旋转。活跃的前臂旋转主要依靠四组肌肉，其中两组起自前臂并深入于前臂（旋后肌和旋前方肌），另外两组在肘关节处交叉（旋前圆肌和二头肌）。前臂的肌肉系统基于筋膜分层和神经分布一般分为三个独立的隔间：受正中神经和

尺神经支配的掌侧或屈肌，受骨间后神经支配的背侧和伸肌，以及受桡神经支配的Henry入路肌群（肱桡肌和桡侧腕长伸肌和桡侧腕短伸肌）。这些肌间隔为手术的暴露区域的安全范围。解剖学研究表明这些隔室间相互影响，某一肌间隔的释放常会使其余两个减压。

12.4　手术入路

12.4.1　尺骨（图12.1）

皮肤切口从尺骨鹰嘴顶端入路，沿直线行至尺骨茎突。切口落在前臂后内侧皮神经和前臂后外侧皮神经之间。尺神经的手背支于尺骨末端从掌侧转行至背侧，须注意避免损伤其分支。尺骨干后侧顶端为受桡神经支配的尺侧腕伸肌和受尺神经支配的尺侧腕屈肌的交界面。

尺骨在近关节处分离肘肌后显露。如果尺侧腕屈肌高度接近尺骨并且不偏离主干，因尺神经伴随尺动脉在尺侧腕伸肌和指深屈肌之间下行，较易避免损伤[2]。

12.4.2　桡骨

12.4.2.1　Thompson入路（图12.2a–d）

桡骨干可以通过掌侧入路或背侧入路来显露。背侧入路通常涉及到Thompson入路[2]。

沿肱骨外上踝和桡骨背侧中心（Lister结节）间的连线做皮肤切口。前臂旋前时，该切口

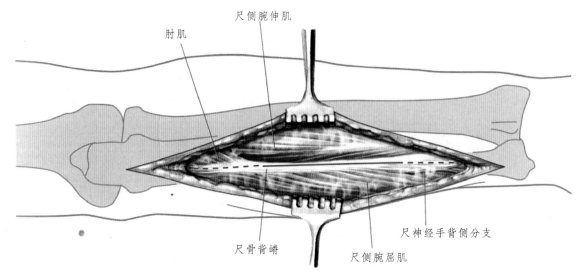

图12.1 尺骨的途径。以尺骨鹰嘴和茎突连线,皮肤切开处位于距离连线5mm处,尺骨掌侧或背侧可扪及的边缘。尺侧腕屈肌和伸肌之间直接作用于骨。近端的肘肌必须分开。必须注意尺神经的手背侧分支。

近乎直线。在指伸肌的桡侧边缘处分离筋膜,在指伸肌和桡侧腕短伸肌间隙做深层次的分离。在桡骨远侧端,拇长展肌和拇短伸肌从前臂末梢背侧肌肉中显露出来。在近关节处和这些肌肉的末梢边缘切开筋膜。桡骨经由两侧交叉肌肉的分离和收缩显露出来。桡骨的近端显露需要先分离出骨间后神经,因为骨间后神经在该处几乎和骨干毗邻且可能位于板下。骨间后神经从旋后肌表面和深处的接头出现,距旋后肌的背侧界限大约1cm。在该处它可以被识别然后从肌肉中自由分离,并保留它的肌支。在近端完全将神经牵开后,桡骨干的显露可以通过旋转桡骨使其充分地旋后以及从桡骨的前方剥离旋后肌。

12.4.3 前侧入路或Henry入路

桡骨的前侧暴露相对于背侧暴露更安全且更具延展性(图12.3a-d)[3]。在肘部肱二头肌腱侧缘和腕部桡侧茎突连线之间的纵向切口通向前臂屈肌群间隙之间。该切口落于手臂皮神经间。切开肱桡肌的内侧缘的深筋膜,将桡神经支配的肌肉和正中神经支配的桡侧腕屈肌和旋前圆肌牵开。该入路从远端开始跟随桡动脉走行向近端关节处切开。肱桡肌的动脉分支和反复出现的桡动脉在近肘部处结扎,桡动脉随着桡侧腕屈肌游离并向内侧牵开。桡神经浅支行经肱桡肌深层。

深部解剖开始于近端,从肱二头肌腱止点延至桡骨粗隆。前臂的充分旋后将骨间后神经转至侧面,使旋后肌止于前方。旋后肌的止点可通过增加肱二头肌腱侧面的作用力来识别。在此,在肱二头肌腱和旋后肌间形成囊性结构使得此处解剖结构更加清晰。在剥离旋后肌期间不应过度牵引,骨间后神经(图12.4)就能够得到旋后肌的较好保护。

旋前圆肌的止点必须分离,抬起指浅屈肌的肌体是为了显露桡骨的中部。将手臂旋前是为了使得这些结构的侧面界限可见。

12.5 手术技巧

前臂骨干骨折的保守治疗结果是功能恢复低下,除了极少数的病例无明显移位骨折的情况。因此,几乎所有的前臂骨干骨折均为钢板内固定和早期功能治疗的指征(图12.5)。前臂组织倾向于瘢痕愈合。因此,须给予软组织特殊的护理:适当的皮肤切口,必要时间接复位,仅2~3mm的骨膜剥离,不给予直接压力,并通过Hohmann牵引器来剥离。大多数情况下,复位用于完全性前臂骨干骨折以及最严重的骨折即尺骨骨折。

12.5.1　复位技术

桡骨或尺骨的横形或短斜形骨折是最容易且须优先复位的。复位常可用尖头镊子将碎片手工拼接。另一种选择是松散的固定金属板

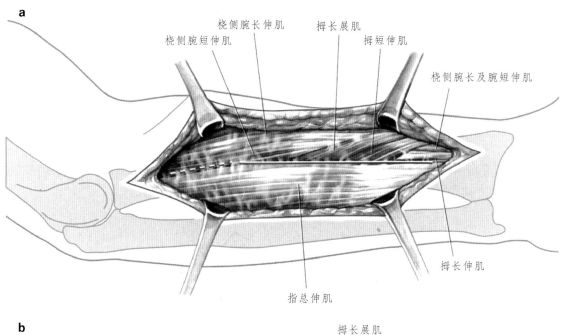

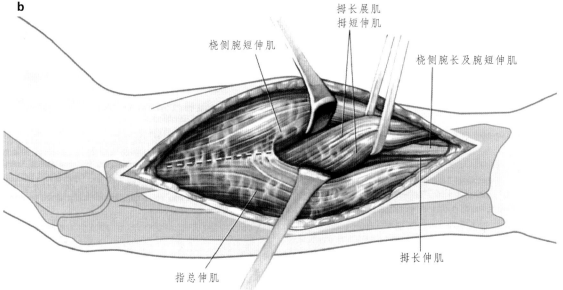

图12.2　桡骨中段及背部背侧途径。皮肤切开路径是桡侧外上髁与Lister结节的连线。筋膜切口在指总伸肌桡侧边界,是桡骨沿指总伸肌与桡侧腕短伸肌的直接途径(**a**)。在这些肌肉分离过程中,需要注意拇长展肌和拇短伸肌。筋膜在近端和远端边界切开。移动这些肌肉并用环系紧(**b**)。近端骨折需要识别旋后肌(**c**)。通过分开旋后肌,远离桡骨头3个横指的距离可以感觉到桡神经(**d**)。

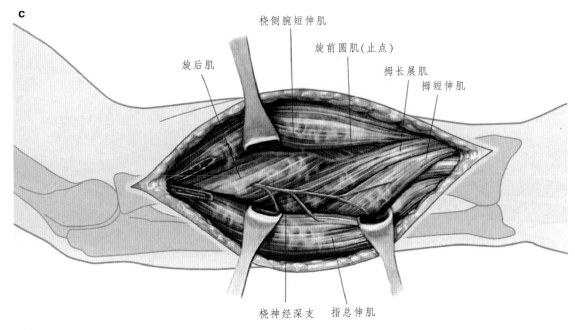

c
桡侧腕短伸肌
旋前圆肌(止点)
旋后肌
拇长展肌
拇短伸肌

桡神经深支　指总伸肌

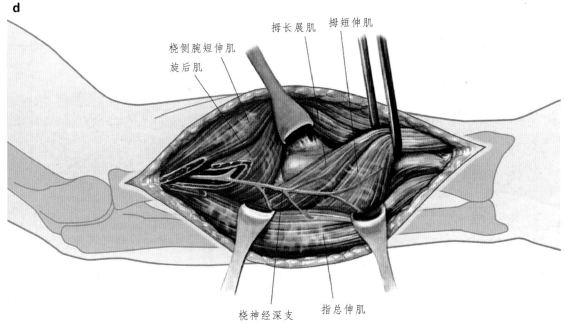

d
拇长展肌　拇短伸肌
桡侧腕短伸肌
旋后肌

桡神经深支　指总伸肌

图12.2 （续）

[最少七孔, 3.5mm有限接触加压钢板（LC-DCP）或者LCP（较少接触钢板）], 一个螺钉固定主要的碎片, 随后切除相应骨碎片, 须注意避免任何排列不齐的旋转。更简单骨折的固定最初是用一个金属板和两个螺钉, 随后逐渐用于其它骨及更加复杂的骨折类型。只要两骨干均稳定, 旋前和旋后即可控制。存在一个及其以上的中间碎片, 即应采用间接复位。再者, 通常一个长8孔~10孔的金属板只能用一个螺钉来固定一个主要的碎片。接近板的另一端, 一个3.5mm皮质骨螺钉引进用于其他主要碎片。在放置于螺钉头和自由端的钢板之间的小板摊开器的帮助下, 骨折的分散可见, 从而使碎片依序排列或是轻轻地处理不剥离的软组织

附件。然后钢板可以固定于骨作为一个桥梁板,而完全不干扰粉碎的区域。另一方面,如果一些较大的碎片如能解剖学复位,即须用小的折块间碎片和拉力螺钉固定,且多从主要的碎片上入手,然而通过偏心螺钉的放置轴向挤压

有可能会增加。目前尺桡骨植入物的选择是3.5mmLC–DCP或LCP(图12.6)。

只有在大量骨缺损或者骨折断裂部分骨组织活力异常(即太广泛的破坏和游离)的情况下,才建议自体移植骨,且移植骨不应置于

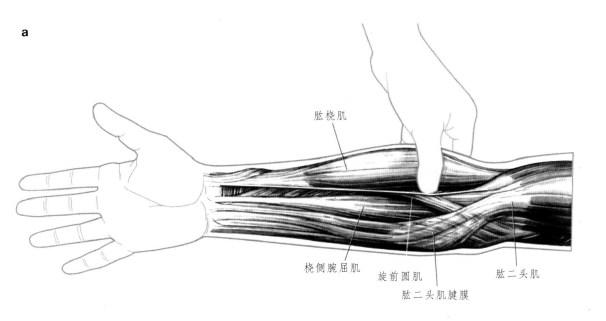

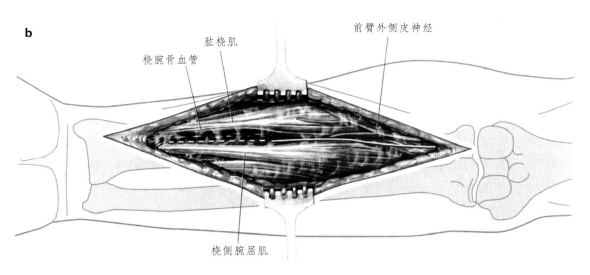

图12.3 桡骨掌侧路径。皮肤切口位于肱二头肌肌腱与桡骨茎突连线之间(**a**)。 因此,切口沿肱桡肌尺骨边界和桡侧腕屈肌。必须注意肱桡肌上的前臂皮神经(**b**)。桡动脉分支结扎后将肱桡肌移动到桡侧。在肱桡肌下方可以看到桡神经浅支。从肱二头肌肌腱外侧边界切开筋膜。分别在肱二头肌肌腱和桡侧腕屈肌一侧及另一侧肱桡肌做好准备。结扎桡动脉返支。完全后旋时,桡骨路径为沿着肱二头肌肌腱外侧边界。桡侧插入分离旋后肌(**c**)。手掌向下,桡骨近端做好准备。桡神经深支分别为背支和侧枝。对于桡骨中段及远端路径,旋前圆肌和指屈肌浅表肌肉完全后旋分离开(**d**)。

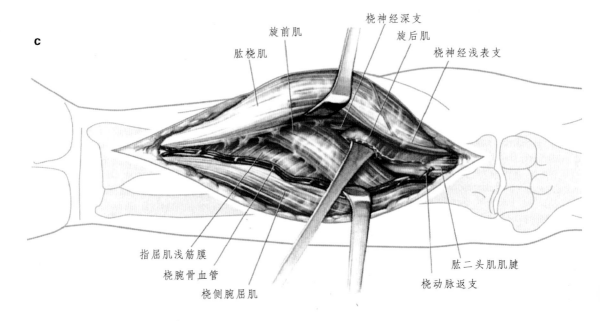

c

肱桡肌　旋前肌　桡神经深支　旋后肌　桡神经浅表支

指屈肌浅筋膜
桡腕骨血管
桡侧腕屈肌

肱二头肌肌腱
桡动脉返支

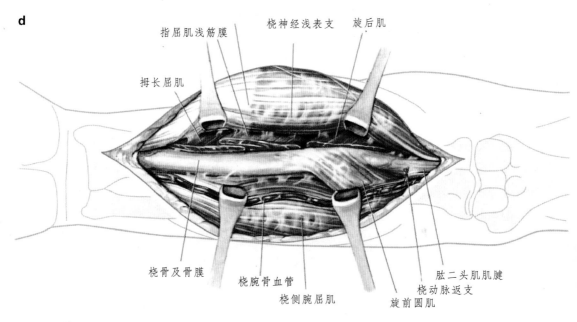

d

指屈肌浅筋膜　桡神经浅表支　旋后肌

拇长屈肌

桡骨及骨膜
桡腕骨血管
桡侧腕屈肌
旋前圆肌

肱二头肌肌腱
桡动脉返支

图12.3　（续）

临近骨间膜的位置。

12.6　盖氏骨折

12.6.1　定义

此种少见损伤包括桡骨干中部及下1/3骨

折并末端桡尺关节脱位[4]。

12.6.2　生物力学

目前，多数学者认为随着前臂内旋的轴向力加大及畸形的持续存在，这种力会通过骨间膜传导到尺骨，引起尺骨小头的移位和三角纤维软骨复合体的撕裂，从而造成末端桡尺关节

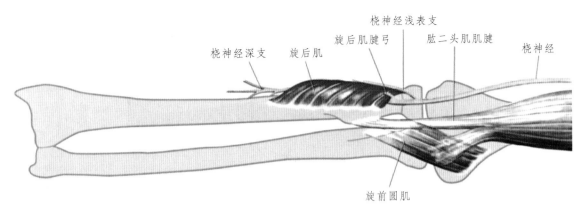

桡神经深支　旋后肌　旋后肌腱弓　桡神经浅表支　肱二头肌肌腱　桡神经

旋前圆肌

图12.4　桡神经位置。

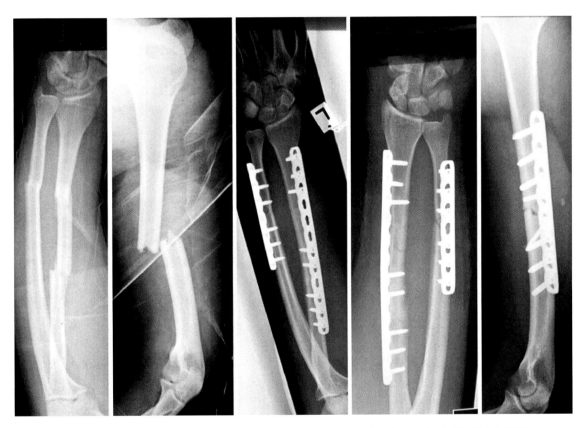

图12.5　肱骨、桡骨和尺骨连续骨折。一次手术将所有骨折部位钢板固定。术前及术后6周X线片如图所示。

稳定性下降[5]。

12.6.3　X线片表现

包括：

1. 侧位片可见桡骨短斜形骨折并向后侧成角畸形。

2. 正位片可见桡骨和尺骨远端短缩畸形。

3. 尺骨茎突背部骨折。

4. 正位片可见桡尺远侧关节间距离增加。

5. 侧位片为准确观察尺骨和桡骨背向靠拢的最佳体位。

存在以上后三项指标并合并桡骨缩短超

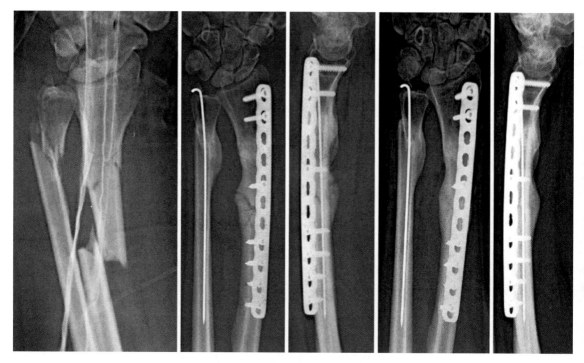

图12.6　患者多处损伤。桡骨及尺骨远端部分骨折。创伤后6周及1年X线片如图所示。

过5mm，则称为远端桡尺关节的外伤性破裂[6]。

12.6.4　治疗

起初学者们认为出现无法复位桡尺远侧关节及再脱位的情况少见。如桡尺远侧关节短缩合并旋前，有几种方案可供选择。在这些方案中，根据尺骨茎突背部骨折情况，可推荐使用切开复位，茎突骨折的内固定，或联合应用克氏针和压力带或微型螺钉固定。

未合并尺骨茎突骨折时，前臂旋后40°后尺骨远端用克氏针横穿固定在桡骨上。然后推荐继续用肘上石膏模具固定6周，并于6周后拆除克氏针[7]。

至今报道的几乎所有不可复位的桡尺远侧关节脱位均由肌肉嵌入引起。相关的肌肉包括：尺侧腕伸肌[8]、小指伸肌或者两者同时嵌入[9]。在这些病例中，推荐外科暴露桡尺远侧关节。通过背侧入路，抬起嵌入的肌肉，关节便可复原，且如必要须修复三角软骨。前臂应用

肘上管形石膏以旋后40°固定6周[6]。

12.6.5　并发症

骨畸形愈合多由以下合并症引起：①复位的桡骨弧度不稳定；②桡骨最大弧度位置的改变。既往资料显示桡骨骨连接不正的患者合并桡骨弧度和位置的巨大改变。Schemitsch和Richards[10]指出，这常常造成低于80%正常人的前臂旋转角度有统计学差异。

12.7　孟氏骨折

12.7.1　定义

在1814年，Giovanni Battista Monteggia描述了尺骨近端骨折和桡骨小头脱位的前臂损伤，并以此命名[11-12]。

12.7.2　分型

国际上普遍接受由Jose Luis Bado[13]制订的孟氏骨折分型。将孟氏骨折分为四型(所占比例摘自其数据)。

Ⅰ型：占60%，尺骨任何水平的骨折，向前侧成角合并桡骨头前脱位。

Ⅱ型：占15%，尺骨干骨折，向背侧成角合并桡骨头后方或后侧方脱位。

Ⅲ型：占20%，尺骨近侧干骺断骨折，合并桡骨头的外侧或前侧脱位，仅见于儿童。

Ⅳ型：占5%，桡骨头前脱位，桡骨近1/3骨折，尺骨任何水平的骨折。

12.7.3　损伤机制

孟氏骨折的不同类型有着不同的损伤机制。

12.7.4　临床特征

孟氏骨折的共同特征是不同程度的手肘疼痛和前臂机械旋转运动的阻碍。患者神经状态评估至关重要。前臂骨间后神经是最常累及的神经。

12.7.5　影像学特征

任何体位的手肘摄片均可见桡骨干和桡骨头的骨折线相交于肱骨小头[14]。

12.7.6　治疗方法

小儿盖氏骨折目前接受的是仅需要手法复位和石膏固定，成人骨折处理方法依手法复位的结果满意程度而完全不同。备选方法是用钢板仔细复位和修复尺骨。如果尺骨长度正常，尺骨头在大部分情况下也会复位。少数情况下，桡骨头必须切开复位固定。

12.7.7　治疗后处理

石膏固定不是必需的，复位后应尽早开始康复训练。

12.8　Essex-Lopresti损伤

12.8.1　定义

桡骨头骨折合并前臂骨间膜损伤及桡尺远侧关节破坏的三联损伤[15]。

12.8.2　损伤机制

大部分此种类型的损伤是由高处坠落的外力作用于上肢伸直位的腕关节上，在这种情况下，可能造成桡尺远侧关节和骨间膜的破坏。而且，肱桡接触面旋前[16]。轴向力因此传导至紧邻肱骨小头的桡骨头，导致桡骨头的骨折[15,17-19]。巨大的压力使破碎的骨片移位，加之桡尺远侧关节和骨间膜附属结构的破坏，桡骨有向近端移动的趋势。

12.8.3　临床表现

肘部的症状和体征与桡骨头骨折相似。任何显示尺骨头不稳定和尺骨头不对称突出的证据都暗示桡尺远侧关节急性骨折。而且，桡骨和尺骨茎突正常解剖关系的改变(从标准侧比较)，腕部尺侧偏移的限制或者前臂的肿胀进一步证实桡尺远侧关节损伤并暗示不稳定的前臂有向近端桡侧偏移的可能。

12.8.4　影像学检查

腕部影像学检查中所有桡骨头碎片的情况都必须了解。

Epner[20]描述的正位摄片和0°横向摄片有助于任何近端桡骨移位的精确检查。对侧手腕相应的相同部位的影像提供了有关患者健侧和患侧尺骨差异的信息，有助于增加诊断的准确性。Morrey及其同事[21]描述正常旋转的情况下桡骨向近端移动的上限为2mm。

12.8.5　治疗

治疗的目标包括恢复桡骨长度及桡尺远

端关节的稳定性,这在很大的程度上取决于桡骨头骨折的类型。须检查桡尺远侧关节的稳定性。如果稳定,则保持旋后位的外部固定应延长至4周。如果复位后尺骨头不稳定,可前臂旋后40°固定于桡骨约4周,随后拆除克氏针并开始前臂旋转等康复运动。

12.8.6　并发症

与Essex-Lopresti损伤相关的并发症可分为由严重的桡骨头骨折单独引起和由前臂关节的切除和不稳定性引起[22]。近端桡骨移位、前臂旋转受限、腕部疼痛合并握力的严重损失是严重的并发症。此外,桡骨头的切除可能合并手腕外翻不稳和异位骨的形成[19]。无法准确复位固定的桡骨头骨折或桡骨头骨折的延迟治疗均可导致创伤后关节炎和手肘僵硬。

12.9　并发症[23]

12.9.1　筋膜室综合征

12.9.1.1　发生率

前臂的枪伤骨折尤其易于造成筋膜室综合征。Moed和Fakouri[24]记录了60例前臂的枪伤骨折,筋膜室综合征发生率为15%。粉碎性骨折和严重的移位性骨折也常伴发筋膜室综合征。

12.9.1.2　治疗

做经前臂近端至肱骨内上髁的切口以减轻侧方筋膜室内的压力,斜切开肘前窝,解除腱膜纤维化所造成的压力,然后做前臂尺侧直线切口（例如Henry描述的暴露包膜动脉和尺神经和正中神经[3]）亦或外侧曲线间断小切口。通过这两种途径,切口经中线穿过手腕皱褶,终止于掌中央释放腕管和Guyon管的压力[3,25]。筋膜切开术可在切开复位内固定时作为前侧亨利手术入路的一部分[3]。如果筋膜室综合征

发展为正中神经弱化,Gelberman及其同事[25-26]认为应暴露旋前圆肌和浅屈肌下方富含的神经以减轻其周围压力。随着筋膜室内压力的释放,测量其背部压力,如压力仍高于正常值,背部筋膜室内压力可通过中部纵向切口释放。

12.9.2　感染

机体发生感染治疗时不一定要取出植入物。之前的治疗中,只要骨片和软组织有良好的血供,稳固的内固定有助于伤口的护理并保持骨的长度和对齐骨的断端及运动幅度及整体功能的恢复,且不影响感染的治疗。随着感染的有效治疗（给予相应抗生素、清创术及冲洗）,排出伤口脓液并关闭。

某些晚期治疗的病例,若骨清创术导致巨大空隙,可用抗生素袋作为临时充填。负压封闭可用于某些严重的感染。取自髂骨和其他部位的自体松质骨应在伤口二期缝合时移植。骨质疏松在枪伤骨折也很常见;早期松质骨移植并用夹板固定是有效的治疗方式。另一方面,在严重的感染或炮击伤中,外置入器械也可作为备选方案,在1~2周后根据软组织和骨的愈合情况用夹板固定。

12.9.3　骨折不愈合

12.9.3.1　肥厚性

推荐应用3.5mm厚的动态压缩板或压缩状态下的LCP治疗那些符合治疗指征的横形骨折和斜形骨折。一般来说,在大多数病例中,必须在骨折的两端将八层骨皮质压缩至最薄（用4个双皮质螺钉)[27]。

12.9.3.2　萎缩性

在萎缩性骨折不愈合、粉碎性骨折或骨质疏松的病例中,自体髂骨松质骨移植的连接应用10孔板或12孔板。当前,患者依从性好且给予适当治疗方法时其发生率<2%[28]。应用钢板和螺钉固定的患者术后即可活动。骨折不愈合

的主要原因是操作不当例如钢板长度不足、不恰当的复位和粉碎性骨折骨移植的失败。

12.9.4　骨折畸形愈合

与桡骨关节面的位置或强度同健侧的差异>4%~5%和前臂旋转角度减少20%有密切相关。愈合不良可引起握力降低。依据患者病情可行截骨矫正术。

12.9.5　骨性结合

最近有关骨性结合进展的地方性和系统性危险因素的文献(包括高能量暴力性损伤合并软组织损伤,粉碎性骨折,相邻关节移位和/或骨折碎片的广泛移位,长期制动和合并头部伤,多发性伤或烧伤)阐明了骨折修复和异位骨化的许多相似点。创伤后桡尺骨的骨性结合常见于尺骨和桡骨在同一水平面[29-30]的骨折和延迟内固定[31]的情况。相比前臂远端,更常见于近段、中段[32-33]。

12.9.5.1　治疗

推荐的治疗方法包括切除骨性结合并在其间填充不同的物质阻止其再次融合（硅胶、肌肉或者脂肪)[33-35]。切除术有可能损伤神经血管,尤其是前臂近端1/3[33]。切除后总体复发率约为30%[33]。须注意创伤后桡尺骨的骨性结合和异位骨化的相似点,术后患者放射治疗可在一定程度上阻止其复发[36-37]。非甾体类抗炎药(如消炎痛)和频繁早期的恢复运动也有助于阻止其复发[22]。

手术时机的选择十分重要。关于髋部和肘部的异位骨化,建议延期手术以助于新骨的成熟,进而减少复发率。但当前骨成熟度指标(血清碱性磷酸酶水平、放射学和骨扫描)的可靠性有限,然而过度的延迟治疗会导致因软组织萎缩而继发运动受限和降低最大修复程度。

骨性结合成功治疗的关键在于强调预防这一并发症的重要性。手术相关危险因素包括手术暴露[33,38]和过长的螺钉[33,39]所造成的骨间

隙的阻碍[33]。正确、稳定的内固定与早期的运动锻炼有助于减少有高危因素的患者(如脑损伤患者)骨性结合的发生率。

12.10　再次骨折

钢板拆除后的再次骨折风险多源自于不完全愈合和骨质疏松的共同作用,而不完全愈合和骨质疏松是发生在钢板之下由于骨的血流供给中断和应力遮蔽的共同作用。动物实验表明再次骨折的发生可能是因为螺钉孔使能量吸收缩减50%。钢板移除后的再骨折的危险因素包括粉碎骨折和压缩骨折[2,40-41]。

推荐钢板可留于前臂, 但以下情况除外:①它们引起局部症状(例如腱鞘炎);②患者是一个运动员并需要重新做剧烈运动;以上情况有可能使钢板的末端成为压力的突破点并增加骨折的风险。当前文献显示, 若骨折可被3.5mm的LC-DCP或LCP固定,则再次骨折后钢板移除的风险有望最大程度降低,钢板至少在原有损伤两年之后才能被移除(在某些持续性损伤的案例中可能需要更长的时间), 须嘱咐患者在2~3个月内避免高强度的运动。如果两侧骨同时骨折,一段时间间隔前后相继取出钢板可减少再次骨折的发生。术前四个方位的X线摄片是必须的, 如果不确定骨是否愈合,须做CT。

12.10.1　治疗

需要再次接骨术,材料为LC-DCP或LCP。部分病例,需要额外的骨移植。

参考文献

1. Müller ME, Nazarian S, Koch P, Schatzker J (1990) The comprehensive classification of fractures of long bones. Springer, Berlin

2. Oestern H-J （2001）Forearmshaft fractures in Tscherne trauma surgery：elbow forearm hand. Springer, Berlin/Heidelberg/New York

3. Henry AK （1973） Extensile exposure, 2nd edn. Churchill Livingstone, Edinburgh

4. Galeazzi R （1934） Über ein besonderes Syndrom bei Verletzungen im Bereich der Unterarmknochen. Arch Orthop Unfallchir 35:557–562

5. Mikic ZD （1975） Galeazzi fracture-dislocations. J Bone Joint Surg 57A:1071–1080

6. McQueen MM, Jupiter JB （1999） Radius and ulna. Butterworth Heinemann, Oxford

7. Kellam JF, Jupiter JB （1991） Diaphyseal fractures of the forearm. In: Browner BD, Jupiter JB, Levine AM, Trafton PG （eds） Skeletal trauma, vol 2, 1st edn. Saunders, Philadelphia, pp 1095–1124

8. Alexander HH, Lichtman DM （1981） Irreducible distal radio-ulna joint occurring in a Galeazzi fracture-case report. J Hand Surg Am 6:258

9. Biyani A, Bhan S （1989） Dual extensor tendor entrapment in Galeazzi fracture-dislocation. A case report. J Trauma 29:1295

10. Schemitsch EH, Richards RH （1992） The effect of malunion on fuctional outcome after plate fixation of fractures of both bones of the forearm in adults. J Bone Surg 74A:1068–1078

11. Monteggia GB （1813–1815） Instituzione chirugiche, 2nd edn. G. Maspero, Milan

12. Oestern H-J （2001） Dislocation fractures in Tscherne trauma surgery: elbow forearm hand. Springer, Berlin/Heidelberg/New York

13. Bado JL （1967） The Monteggia lesion. Clin Orthop 50:71

14. McLaughlin HL （1959）Trauma. Saunders, Philadelphia, p225

15. Essex-Lopresti P （1951） Fractures of the radial head with distal radio-ulnar dislocation. Report of two cases. J Bone Joint Surg 33B:244–247

16. Morrey BF, An K-N, Stormont TJ （1988） Force transmission through the radial head. J Bone Joint Surg 70A:250–256

17. De Lee JC, Green DP, Wilkins KE （1984） Fractures and dislocations of the elbow. In: Rockwood CA, Green DP （eds） Fractures, vol 1, 2nd edn. Lippincott, Philadelphia, pp 636–638

18. Hotchkiss RN, Green DP （1991） Fractures and dislocations of the elbow. In: Rockwood CA, Green DP, Bucholz RW （eds） Fractures, vol 1, 3rd edn. Philadelphia: Lippincott, Williams and Wilkins, pp 805–824

19. Hotchkiss RN, Weiland AJ （1986） Valgus stability of the elbow. Orthop Trans 10:224

20. Epner RA, Bowers WH, Guildford WB （1982） Ulnar variance—the effect of wrist positioning and roentgen filming technique. J Hand Surg 7A:298–305

21. Morrey BF, Chao EY, Hui EC （1979） Biomechanical study of the elbow following excision of the radial head. J Bone Joint Surg 61A:63–68

22. Jupiter JB （1991） Trauma to the adult elbow and fractures of the distal humerus. In: Browner BD, Jupiter JB, Levine AM, Trafton PG （eds） Skeletal trauma, vol 2, 1st edn. Saunders, Philadelphia, pp 1126–1134

23. Oestern H-J （2001） Complications in Tscherne trauma surgery: elbow forearm hand. Springer, Berlin/Heidelberg/New York

24. Moed BR, Fakhouri AJ （1991） Compartment syndrome after low velocity gunshot wounds to the forearm. J Orthop Trauma 5:134–137

25. Gelberman RH, Zakaib GS, Mubarak SJ et al （1978） Decompression of forearm compartment syndromes. Clin Orthop 134:225–229

26. Gelberman RH, Garfin SR, Hergenroeder PT et al （1981） Compartment syndromes of the forearm: diagnosis and treatment. Clin Orthop 161:252–261

27. Oestern H-J （2001） Non union in Tscherne trauma surgery: elbow forearm hand. Springer, Berlin/Heidelberg/New York

28. Chapman MW, Gordon JE, Zissimos AG （1989） Compression-plate fixation of acute fractures of the diaphysis of the radius and ulna. J Bone Joint Surg 71A:159–169

29. Anderson LD, Sisk TD, Tooms RE, Park WIIII （1975） Compression-plate fixation in acute diaphyseal fractures of the radius and ulna. J Bone Joint Surg 57A:287–297

30. Breit R （1983） Post-traumatic radio-ulnar synostosis. Clin Orthop 174:149–152

31. Botting TDJ (1970) Post-traumatic radio-ulnar cross-union. J Trauma 10:16–24

32. Oestern H–J (2001) Synoytosis in Tscherne trauma surgery: elbow forearm hand. Springer, Berlin/Heidelberg/New York

33. Vince KG, Miller JE (1987) Cross–union complicating fractures of the forearm. Part I-adults. J Bone Joint Surg 69A:640–653

34. Yong–Hing K, Tchang SPK (1983) Traumatic radioulnar synostosis treated by excision and a free fat transplant. A report of two cases. J Bone Joint Surg 65B:433–435

35. Maempel FZ (1984) Post-traumatic radioulnar synostosis. A report of two cases. Clin Orthop 186:182–185

36. Abrams RA, Simmons BP, Brown RA (1993) Treatment of posttraumatic radioulnar synostosis with excision and low-dose radiation. J Hand Surg 18A:703–707

37. Failla JM, Amadio PC, Morrey BF (1989) Post traumatic proximal radio–ulnar synostosis: results of surgical treatment. J Bone Joint Surg 69A:1208–1213

38. Bauer G, Arnad M, Mutschler W (1991) Post–traumatic radioulnar synostosis after forearm fractures osteosynthesis. Arch Orthop Trauma Surg 110:142–145

39. Ayllon–Garcia A, Davies AW, Deliss L (1993) Radioulnar synostosis following external fixation. J Hand Surg 18B:592–594

40. Oestern H–J, Tscherne H, Muhr G (1978) Results and complications in 123 recent forearm shaft fractures. Hefte Unfallheilkd 132:407–414

41. Oestern H–J, Tscherne H (1983) Results of a collective AO follow-up of forearm shaft fractures. Unfallheilkunde 86(3): 136–142

第13章 桡骨远端骨折

Hans-Jörg Oestern

13.1 流行病学

桡骨远端骨折男性的年发病率约为0.7‰,女性的年发病率约为2.1‰。

13.2 解剖学

桡骨远端的关节面是双面凹陷的,呈三角形,顶点指向茎突,而三角形的边则是与尺骨头相关节的乙状切迹。关节表面透明,有软骨覆盖,可以分成两个面,分别与腕舟骨和月骨相关节。桡骨远端关节面由背侧向掌侧、由桡侧向尺侧倾斜(图13.1)。桡骨背侧凸面有六个背侧肌间隔,在手术中至关重要。80%的轴向负重通过腕骨传到桡骨。尺骨向桡侧旋转会产生一个平移,以至于在旋后方向尺骨头会向前移位到肌间隙中,然而当手掌朝下时尺骨头向背侧移位。在月骨的尺侧,尺骨头和腕骨三角之间有三角形的纤维软骨,它指向尺骨茎突的基底部,在维持桡尺骨关节的平衡方面起着重要作用。三角形的纤维软骨在掌侧和背侧增厚,汇入掌侧和背侧的桡尺骨韧带。纤维软骨双面凹陷,表面覆盖有透明软骨。

在维持桡尺骨关节远端的平衡中起次要作用的有前臂骨间膜、旋前方肌、肌腱、尺侧腕屈肌、尺侧腕伸肌。

13.3 分型

最复杂、最常使用的分型是AO分型。A型骨折是关节外骨折,B型骨折是不完全型关节骨折,C型骨折是完全型关节骨折。A1型骨折是尺骨的关节外骨折,桡骨正常。从A1.1型到A1.3型[17],骨折的严重程度增加(图13.2)。

A2型也是关节外骨折,分为无移位的A2.1型, 背侧移位的A2.2型和掌侧移位的A2.3型。干骺端的粉碎性骨折被分为A3型。从A3.1型到A3.3型,骨折的粉碎性程度增加。A3.3型患者的粉碎性骨折片涉及到骨干。A3.2型骨折伴有干骺端粉碎性骨折,是典型的Colles骨折。

B型骨折是不完全型关节骨折,B1型骨折是桡骨矢状面的骨折(茎突骨折),B2型骨折是桡骨背侧面骨折,B3型骨折是桡骨的掌侧面骨折。

C型骨折是完全型关节骨折,C型骨折的关节面发生骨折,并且关节面完全与干骺端分离。C2型骨折伴有干骺端粉碎,属于简单的完全型关节骨折,C3型骨折是最复杂的, 有多个骨折线和多个干骺端碎骨片。此外,有几个分级只适用于关节内骨折。Melone描述了四种可能的部分:桡骨干、桡骨茎突、月骨的背侧和掌侧部分,月骨被他用专业术语称为中央复合体。1型损伤是稳定的,当桡骨茎突从完整的中央复合体裂开时发生2型损伤。3型损伤与2型损伤相似,但伴有可能损伤到软组织的掌侧的

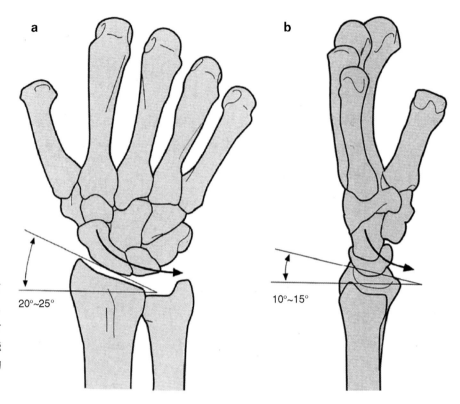

图13.1 桡骨远端关节面向尺侧和掌侧倾斜，腕骨有自然滑向尺骨方向的趋势，起源于桡骨和尺骨间的腕骨韧带能抵抗这种趋势。

刺伤。当中央复合体的背侧和掌侧裂开时，发生4型损伤，4型损伤伴有其他特征。1993年，Melone增添了第5型损伤，描述5型损伤为伴有严重的关节碎裂的爆炸性损伤[15]（图13.3）。

13.4　损伤机制

外伸的手受到暴力是桡骨远端骨折最常见的原因。躯体的重力通过手腕直接传给远端的干骺端，那是骨皮质最薄弱的部位。

13.5　诊断学特征

除疼痛和肿胀外，常可看到典型的餐叉样或枪刺样姿势。有可能伴随有舟状骨骨折、SL韧带损伤和桡骨头骨折。

13.5.1　放射学

X线片在诊断中起重要作用。后前位片与侧位片相比有些许差异，侧位片有20°角的倾

斜，能评估尺骨的变化，有效地显现出关节面。手掌旋转45°角时拍出的平片对显示尺骨背侧皮质的轮廓很有帮助，并且能进一步地认识生物力学这个重要领域。有时通过CT拍出的图像对骨折的诊断很有价值（图13.4）。和关节外骨折根据标准X线片进行分级一样，X线片也可以用于关节内骨折的分级。根据特殊的角度和长度可将骨折分为不同的骨折类型。

13.5.1.1　桡骨头长度（图13.5a）

桡骨长度在后前位的X线片上测量。这个长度（用毫米表示）表示两条线之间的距离。一条线垂直于桡骨长轴过桡骨茎突的尖端，另一条线在尺骨头的远端关节面水平并垂直于桡骨长轴。

13.5.1.2　桡骨倾斜度

在冠状面上，桡骨远端的倾斜度用角度表示。这个角度是由两条线形成的，其中一条线过桡骨茎突的尖端到桡骨远端关节面的尺骨

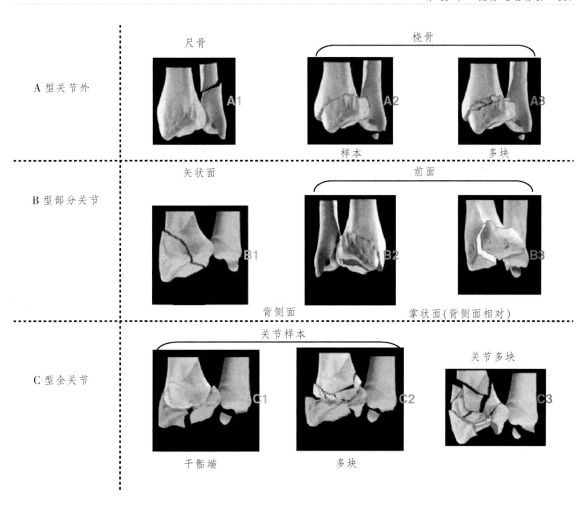

图13.2　桡骨远端骨折的 AO 分级。(见彩插)

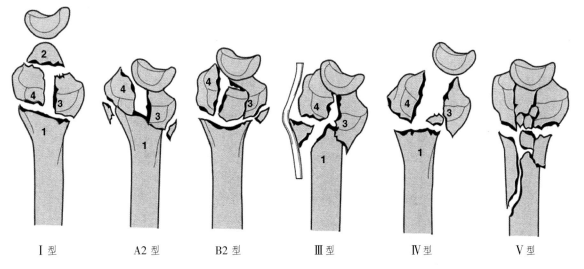

图13.3　Melone 的关节内骨折分级。1.桡骨骨干骨折,2.桡骨茎突骨折,3.月骨背侧中部骨折,4.月骨掌侧中部骨折。中部骨折对邻近的腕骨和尺骨茎突之间紧密的韧带联系无影响，因此月骨的背侧部和掌侧部被 Melone 用专业术语称之为中央复合体。

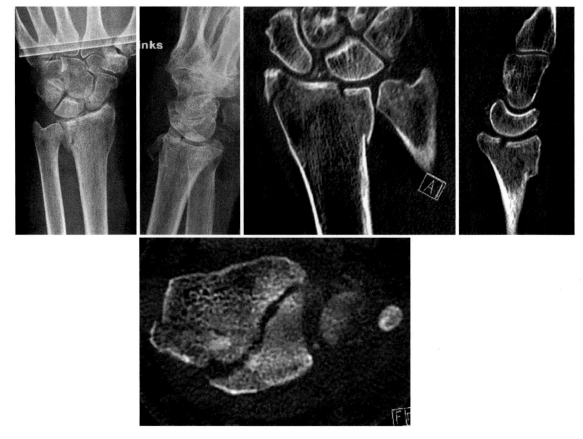

图13.4　CT 显示关节表面和 SL 韧带损伤。

角,另一条线垂直于桡骨长轴。倾斜度平均在
在22°~23°之间(图13.5b)。

13.5.1.3　掌倾角

为了获得桡骨远端在矢状面上的掌倾角,
可以过桡骨背侧最尖端和掌侧最尖端画一条
线,另外做一条垂直于桡骨长轴的线,两条线
的交角就是掌倾角,这个角度反映了桡骨向掌
侧的倾斜度。掌倾角的平均值在10°~12°之间
(图13.5c)。

13.5.1.4　尺骨长度

平行于尺骨头关节面的线和平行于桡骨
远端邻近月骨的线,二者的垂直距离就是尺骨
的长度。在同一水平尺骨和桡骨的中间角在两
边是一样的。

当骨折错位时,尺骨头会向远端移位。

13.5.1.5　桡骨宽度

宽度用毫米表示,是X线后前位片桡骨茎
突最侧边的点到过桡骨中点的垂直线的距离。

13.6　保守治疗

临床实践指南不能推荐一个适用于所有
疾病的治疗方法,现在桡骨远端骨折越来越多
地采用外科手术治疗。

13.6.1　复位

很多骨折可以只通过牵引就能复位。传统
的背向屈曲骨折可以通过纵向的牵引、掌曲、
背曲和手掌旋下复位。另外一种复位方法引进

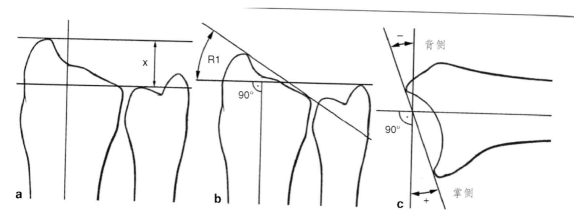

图13.5　桡骨头的长度(a)在尺桡关节远端,桡骨头在冠状断层的平均长度在 11~12mm 之间,线 1 正切于桡骨茎突并垂直于桡骨长轴,线 2 垂直于桡骨长轴并正切于尺骨头。尺骨倾斜度(b)在冠状面上用角度表示,这个角由连接桡骨最尖端点与桡骨关节面最边缘点的线和一条垂直于桡骨长轴的线组成。掌倾角在矢状面上被测量,这个角由过关节面背侧最远端和掌侧最远端的线和一条垂直于桡骨长轴的线形成。

了多维的韧带整复术的概念,结合了纵向的牵引和掌向的平移。掌向的平移产生了一个暂时的力,这个力可以使头状骨转向月骨。这反过来又导致了一个旋转的力,这个力可以有效地使桡骨远端的骨折端向掌侧倾斜。桡骨远端骨折推荐使用尺桡关节牵引进行复位。

13.6.2　固定

L. Böhler[4]的固定法是基于三点模型概念。

移位但是稳定的关节外背侧屈曲骨折能够有效地由低于肘位的夹板固定,应当精心制作合适的石膏模型。石膏固定应当考虑到是否会导致运动受限、肌无力和长期残疾。

13.6.2.1　固定持续时间

多数复位好的关节外背侧屈曲骨折将会在伤后4~5周治愈。

13.6.3　X线监测

在骨折后的48小时、7天、14天和28天,应当拍X线片观察保守治疗效果。

拍X线片的原因是为了预防继发性的移位、固定和保守治疗导致的骨畸形愈合,也可以根据X片的结果判断是否需要由保守治疗改为手术治疗。

13.7　手术方法

13.7.1　手术治疗的适应证和禁忌证

由于保守治疗后严重的继发性移位和骨的畸形愈合、反射性交感神经营养障碍和其他的并发症,发生移位的桡骨远端骨折的手术治疗方法有所改变(表13.1)。

表13.1　桡骨远端骨折的手术方法已经变成内固定。手术指征、手术方法(掌侧、背侧、掌背侧联合)和植入物的选择要根据病史、骨折的病因、骨折的X线类型、骨质和个别患者的要求

A2	角度固定板	克氏针
A3	角度固定板	克氏针
B1	螺钉固定	(方头螺钉)
B2	角度固定板	
B3	角度固定板	
C1	角度固定板	
C2	角度固定板	
C3	Ext 固定和角度固定板	

当闭合复位术不能使关节保持协调运动时，就具备了切开复位术的指征。对于骨质好、之前膝关节无病变、可以活动的患者，可以采用关节撑开术或者经皮固定。开放性骨折、伴有腕关节损伤、肌腱损伤或者神经损伤的骨折，是切开复位术和内固定的适应证，因为骨骼稳定性是软组织治疗的先决条件。对于用闭合复位术和石膏固定进行一段时间保守治疗的患者，固定失败导致继发性关节内脱位的患者，是延迟的切开复位术指征。老年不活动的患者和伴有骨质疏松的关节骨折，是切开复位术和角度固定板固定的指征。与骨折无关的禁忌证，可能包括患者的总体情况、相关疾病、腕关节损伤前的退行性病变(比如舟骨的骨折不愈合、Kienbeck病、风湿性关节炎)。对于病史不可靠、动机不明的和不配合的患者，可能是手术治疗的禁忌证。

13.7.2 克氏针固定

Willenegger[26]的方法最初基于Lambotte的描述。

13.7.2.1 复位

如果进行切开复位术，应使用止血带。如果显示图像的增强剂被适当地覆盖住，可以采用带有牵引、掌曲、尺曲的经典的闭合复位术。复位情况可以通过X线透视评估。牵引在外科医生和助理医师的协助下进行。作为选择之一，纵向的牵引可以用手指提2.5~5kg的重物，上臂起对抗牵引的作用，这种牵引方法解放了外科医生的手也不需要使用钢钉。

13.7.2.2 手术方法

开放性或闭合性的手术都是可以的。开放性手术的优点是可以通过茎突上2cm的切口找到桡神经皮下分支。在找到桡神经和闭合复位后，3个1.8mm的克氏针通过茎突尖端插入到远端的骨折碎片上。克氏针应当横跨两边的面。前臂应用石膏模具也很有必要。植入物常常在

6周后取出(图13.6)。

13.7.2.3 用针进行内固定的原则和手术方法

传统上，桡骨远侧骨折在手法复位和用针钉住远端的骨折片和邻近的骨后是固定的。很快，由于针的弹性作用远端骨折退回到近端骨折的下边。

在最初用针进行内固定时，平滑的克氏针在手法复位后插入。克氏针通过短的皮肤切口，直接到达骨折线[12-13](图13.7)。通过这种方法可以预防任何继发的远端骨折片的倾斜。桡骨远端骨折后立即用克氏针固定不会导致继发性的错位。针起的是连接作用而不是抵抗作用。这种手术方法不需要石膏模具，却可以立即使骨重塑并使骨具备更好的功能[23]。好的固定需要3个针都插入到准确的点。第一个针插入到侧面的桡侧腕伸肌和拇短伸肌之间。第二个针从后侧插入，邻近Lister结节，要小心避免损伤拇长伸肌。第三个针在后中间位置，连接指伸肌和尺侧腕伸肌。很明显，这种方法要避免损伤肌腱。

13.7.3 C3骨折的外固定

13.7.3.1 复位

桡骨干的恢复情况、掌倾角的大小和关节的协调性用内部固定法进行评估。如果没有干骺端的骨折，可以用传统的方法经皮用钢钉固定将骨折复位。如果中央复合体骨折[8]的复位是解剖学复位且没有关节塌陷，可以另外用一个从桡骨茎突到乙状切记的克氏针，这个克氏针长1.5mm，所以不用担心针进入尺桡关节。如果通过桡曲和掌曲牵引[8]不能实现背内侧骨折的满意复位，可以用尖钻或者骨膜剥离器在第四及第五肌间隔(在此处可以尽可能少分离软组织)做一个2cm的切口。在X线下，错位的骨折在月骨的对抗下和横向的针的作用下复位。当中间骨折碎裂成背侧和掌侧四部分并且

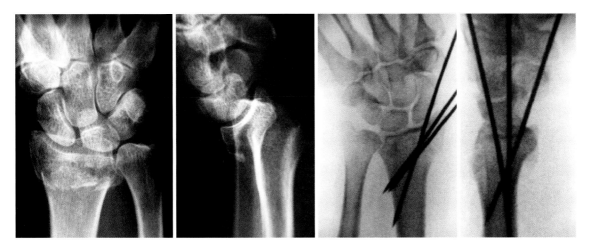

图13.6　A3 型骨折克氏针固定。横向的克氏针连接两个面。

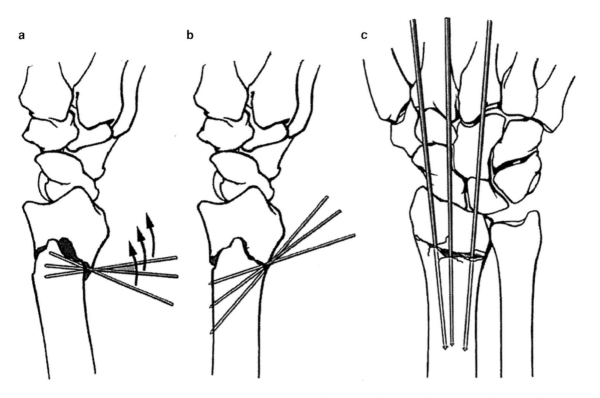

图13.7　Kapandji 法。这种方法在无大量掌骨碎片、不稳定性骨折的患者是最有效的。(**a**)3 个针都在骨折线处，作用是帮助骨折复位也相当于提供一个内在的夹板。在复位的情况下，(**b**)中的针指向桡骨长轴的 45°角方向，到达未受损伤的近端的骨皮质。(**c**)中的针在尺桡关节外侧和拇短肌外侧之间，在拇长肌外侧的和腕尺肌肌腱外侧之间。

掌侧骨折严重错位时,需要通过掌侧的手术入路强制进行切开复位术。尺骨掌侧的骨折不能通过闭合复位术和牵引复位,原因是当张力作用于掌侧关节囊时,尺骨有向背侧旋转的倾向。当骨折表现为非常大角度的干骺端撕裂或者骨干的粉碎性骨折,外固定是预防桡骨短缩最可靠的方法。但是如果只通过外固定不能实现桡腕关节和桡尺关节的协调性,那么就要结合固定器经皮或表面切开固定术进行固定[9]。在应用外固定器之前,整体的骨折移位通过传统的闭合复位法复位,复位情况可以通过增强CT进行评估。

13.7.3.2 外固定术

如果桡骨倾斜度、桡骨长度和掌倾角可以通过适当的修正获得满意的复位,那么可以进行暂时的经皮桡骨茎突的固定。2个2.5mm的半螺纹钉被插入到第二掌骨的基部和骨干。在保护剂的作用下用止血钳将螺钉通过小切口插入到下面的软组织。如果有骨质疏松,螺丝钉可以直接插入,否则建议用2mm的钻孔机钻孔。在第二掌骨处螺丝钉聚集到一起,彼此呈40°~50°角以增加骨的握力。第二对螺丝钉插入到桡骨远端三分之一,接近拇长展肌和拇短伸肌的肌腹。另外小的皮肤切口、软组织的钝性分离和防护剂的使用将会最大限度地减少桡神经皮下分支的损伤(图13.8)。

在扣紧固定夹之后,关节复位的情况要再一次在X线透视下评估。如果关节的协调性不能达到满意要求(超过1~2mm塌陷),则需要经皮的切开外固定。手术方法的选择取决于需要复位的骨折的局限化程度。最常见的切口位置是在第三第四伸肌间隙。伸肌支持带最邻近的肌肉被分离到桡腕关节水平,拇长伸肌在李斯特结节水平是游离的。腕关节囊横向开放,人为地抬高或者减低骨以对抗舟状骨和月骨。

骨折复位后存在的骨缺损常常可以通过髂骨的自体移植补充。骨的移植不仅仅为骨折关节提供了附加的机械力的支持,也促进了骨的愈合。即使在只通过圆韧带固定术就能获得适度的关节协调性的情况下,如果腕关节固定之后仍然有大量的干骺端缺损存在,则可以强烈推荐骨移植。因为骨移植可以促进骨愈合,并且能够尽早去除固定器,促进腕关节的康复。从桡骨茎突到尺桡关节是否需要横向应用克氏针固定取决于骨折片大小。

另外一种方法是在外固定10~14天后改成角度钢板固定。这种方法常不需要髂骨移植。

13.7.4 掌侧钢板

钢板固定与外固定相比,桡骨缩短更少,疼痛更轻,预后更好,握力更大。

13.7.4.1 患者的体位和准备

患者仰卧于手术台上,手外展并且被支撑物支撑。有菌的充气止血带放在手臂近端。

13.7.4.2 手术方法

可以用Henry改进的手术方法,从掌侧入路到桡骨远端。可以在桡动脉和桡侧腕屈肌腱之间做个直接的切口。

可以在桡动脉和桡侧腕屈肌腱之间做切口,分离前臂筋膜。从桡骨附着点分离旋前方肌,在这个部位可以直视骨折[18,20-21]。

13.7.4.3 复位

因为即便是松质骨,其掌侧的骨质也很好。因此可以通过手法复位使桡骨干和桡骨轴获得解剖学复位。手法复位常常足以恢复掌倾角。为了纠正遗漏的背侧移位并恢复掌倾角,可以对远端骨折进行间接复位。带锁的钢板配有螺纹钻套并放于合适的位置,在这个位置钻套与桡腕关节在背侧呈10°角。可以用克氏针将钢板固定在这个位置。钢板远离桡骨近段,被手动地固定在桡骨上,远端骨折片从而进入预先设计的轻微的掌侧屈曲的状态。钢板充当了角钢板的作用。

另外可以用克氏针和韦伯夹进行暂时的

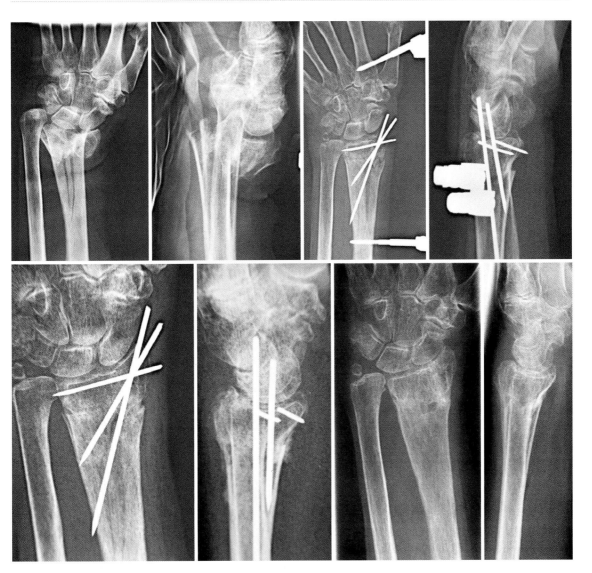

图13.8 85岁的女性患者 C3 骨折。内固定和克氏针固定。植入物取出后功能正常。

复位(图13.9)。关节面可以通过骨折间隙复位(图13.10),关节镜的使用有助于复位。

13.7.4.4 固定

手法复位后,钢板放在正确的位置,可以将第一个皮质螺丝钉拧入到桡骨干细长的钢板孔里固定钢板。在X线透视下检查复位情况和钢板位置。由于正确的钢板位置已经预先设计好,已经完成复位并用克氏针固定,可以将第二个锁定螺丝钉拧入钢板最近的孔里以固定钢板。内固定通过用螺纹钻导子将锁头螺钉拧入到钢板远端完成。为了在拧入螺丝钉串联钢板的时候能很好地紧握住螺丝头,应当小心操作。骨质疏松患者,应当在末端拧入3个锁头螺钉。在X线检查证实骨质疏松症之后,闭合伤口。掌侧或背侧的石膏有时可以一直用到伤口治愈(图13.11)。

13.7.4.5 康复

由于应用了夹板和石膏,要在理疗师的指导下尽早进行康复运动。患手可以做无负荷的日常活动,比如吃饭、进行个人卫生、系领结和

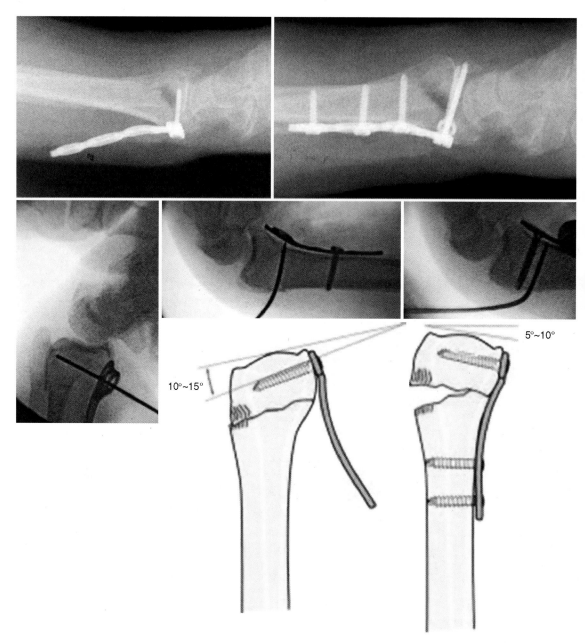

图13.9 钢板复位术。远端的螺丝孔根据桡骨远端关节面预先设计的角度打孔。作为选择之一,克氏针可以从背侧插入骨折线或者从掌侧插入远端骨折。(见彩插)

看报纸。X线透视证实骨折愈合6周后可以开始做有负荷的活动。

13.7.4.6 并发症

在一些情况下,为了避免触碰到皮肤导致皮肤疼痛,T型钢板的桡骨耳板应当弯曲着退回。

一定要在X线透视下检查钢板的位置是否正确,以确保远端的锁头螺钉没有穿透桡腕关节。为了使得螺丝头能很好地进到钢板孔里,一定要小心地将锁定螺丝插入到正确的方向。螺丝不能拧得过紧。对于伴有骨质疏松和心境改变的高龄患者,应当用封闭的石膏模型来保护疏松的骨。为了防止损伤到伸肌肌腱,选择

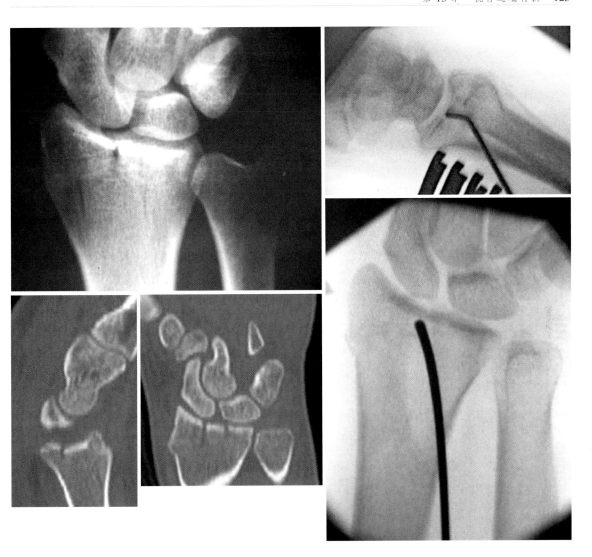

图13.10　克氏针对端的关节面的复位。

合适长度的螺丝钉很有必要。

　　不需要应用骨移植术。这种方法适用于疏松骨。简单的、骨折无移位到桡腕关节但是有背侧移位的Colles骨折可以用相同的方法治疗。这些损伤常由小的弯曲力和韧带整复术引起。

13.7.5　背侧钢板

13.7.5.1　指征和方法

　　大的轴向力会导致骨折片嵌入到干骺端的松质骨内。根据三栏模式，中间栏可以被分成两个主要的骨折片：背尺骨折片和掌尺骨折片。背尺骨折片嵌在中央。桡骨茎突被桡侧栏分开。这些关节的骨折不是韧带整复术引起的，是在直视下通过切开复位术重建桡腕关节的手术指征。此外，这种类型的损伤有时伴有邻近的腕骨相关韧带的损伤。这些韧带可以通过背侧入路的关节切开术修复。

13.7.5.2　患者体位和准备

　　前臂掌心向上放于手撑上。有时需要有菌的充气式止血带和预防性的应用抗生素。可以在桡骨远端做个直的背侧切口。分离皮下组

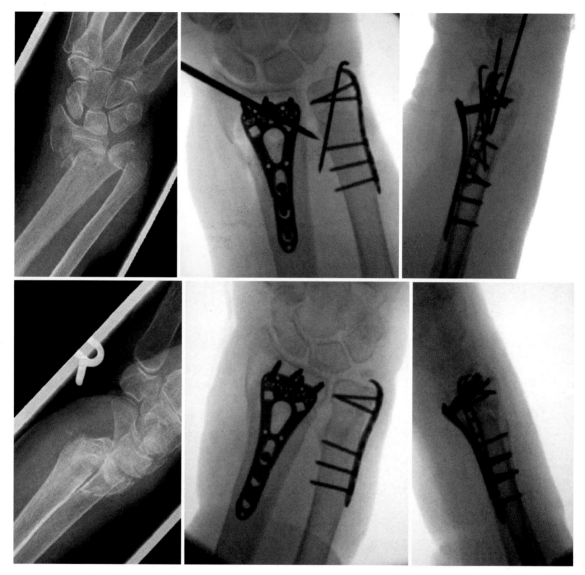

图13.11　C3型骨折,用两个克氏针、桡骨和尺骨远端用钢板固定的关节面重建。

织,到达中间栏。顺着拇长伸肌腱切开伸肌。为了在关闭切口时避免钢板损伤拇长伸肌肌腱,可以做个Z型切口,把腱鞘远端分到一边以保护偏离的肌腱。拇长伸肌肌腱是游离的并且可伸缩。中间栏的准备完全在骨膜下。不能触及第二肌间隔。

把皮瓣和韧带分离到桡侧以提供桡侧栏的入路,分离时小心桡神经的皮下分支,桡神经的皮下分支在皮瓣内一直可见。第一肌间隔被切开,拇展伸肌和拇短伸肌应当足够游离以

便S形拉钩能够滑到下面支撑桡侧栏。注意不能触及第二肌间隔。

根据惯例,手术切口应当可以延伸,充分暴露手术视野以完成手术目标,但是也要确保愈合时瘢痕尽可能地小。这种手术入路可以到桡骨末端背侧,腕关节被暴露在伸肌间隔之间(图13.12)。

13.7.5.3　复位

月骨平面的横向关节切开术暴露了桡腕

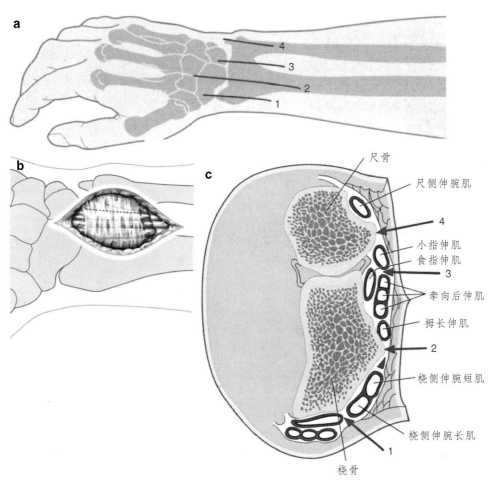

图13.12　最常见的背侧可延长的手术入路。手术路径 1 用于桡骨茎突骨折的复位和固定,该路径在第一第二伸肌间隔之间。路径 2 在第三和第四伸肌间隔,用于复杂的骨折。路径 3 在第四和第五伸肌间隔,当有限地切开复位术影响到月骨时可优先选用该手术路径。路径 4 在第五第六背侧伸肌间隔之间,有益于桡骨远端骨折的切开复位术和三角形复合体的修复(**a,c**)。切开皮肤后,分离伸肌韧带。桡骨末端可达指伸肌和尺侧的小指伸肌(**b**)。(见彩插)

关节,并暴露部分舟骨。任何韧带损伤都会导致邻近的腕骨移位。可以将关节的骨折片朝向腕骨,在直视下重建桡腕关节。要消除所有的的关节塌陷。背侧的皮质外壳有助于确定骨的长度并在复位后起支撑作用。单一的骨折可以选择性地用小的克氏针暂时固定。伴有腕骨分离的患者用外固定器有助于关节面的重建。可以通过增强CT检查骨折复位情况。

13.7.5.4　固定

　　内侧栏复位和初步固定后,可以根据骨的解剖学结构和需要选择L型或T型的内固定支架固定骨折。钢板具有弹性,自身可以弯折,在末端可以弯折回去。可以将第一个皮质螺钉拧入细长的钢板孔里,将钢板固定在桡骨干上。接下来,桡侧栏被滑入第一肌间隔肌腱底部的S形拉钩支撑。复位情况和钢板位置可以在X线透视下进行检查。

　　在X线透视下检查了复位情况和钢板位置之后,可以将第二个皮质螺钉或锁头螺钉拧入邻近的孔里,以确保钢板位置不会发生改变。此时开始定位远端的锁头螺钉。T型或L型钢板的锁头螺钉支撑着桡腕关节面。不需要通过骨移植术填充干骺端的骨缺失。

一层层缝合伤口。做一个起支持作用的皮瓣覆盖钢板，可以在皮下微调拇长伸肌肌腱。手术中要用到吸引器。如果合适的话，可以进行外固定。石膏夹板要一直用到伤口干净、疼痛减弱才可以去除。

13.7.5.5　康复

早期应当尽早在理疗师协助下运动。可以把石膏夹板换成可去除的尼龙夹板。患手可以进行无负荷的活动，比如吃饭、进行个人卫生、系领带和看报纸。4~5周后，拍摄X线片证实骨折愈合后患者可以开始进行有负荷的活动。

13.7.5.6　并发症

背侧入路的手术方法很难处理旋转畸形。仅仅一个背侧的手术入路很难控制手掌关节的过度伸展。这种患者常常需要一个钢板固定手掌。这些集中的骨折片不是由于韧带修复术导致的。

这种手术方法为早期的功能锻炼留有余地并有助于预防营养障碍。由于锁定的植入物的存在，就不需要移植骨了。为了复位所做的韧带修复术和小的弯曲力常常导致损伤的发生。

13.8　桡尺关节远端的不稳定性

桡尺关节远端的不稳定性常与桡骨骨折有关。

三角形的纤维软骨复合体在维持桡尺关节稳定性方面起主要作用。尺腕韧带、尺侧腕伸肌肌鞘和前臂骨间膜在维持桡尺关节稳定性方面起次要作用。桡骨缩短5~7mm能够使桡尺关节背侧和掌侧的韧带伸长并导致韧带撕裂。桡骨远端骨折成角也会影响桡尺关节的生物力学。超过20°的背侧成角不但会改变三角形纤维软骨复合体的运动力学，也会导致其周围的附着物[24]撕裂，还与桡尺关节的不协调性相关。随着骨折移位和成角的增加，和尺腕韧

带、尺侧腕伸肌肌鞘和前臂骨间膜受损伤一样，会引起继发性的关节稳定性受限。

13.8.1　诊断

影像学证据包括尺骨茎突基底部骨折、后前位X线片上尺桡关节关节间隙增宽和侧位片上尺桡关节的脱位。CT平扫可以提供更多的影像学证据。伤侧尺桡关节的轴位图像可以与对侧的尺桡关节比较。除了骨折碎片可以让人联想到掌侧或者背侧的韧带撕裂外，还需要鉴别是半脱位和全脱位[24]。骨折固定之后，可以在麻醉下检查尺桡关节并与对侧的尺桡关节比较。桡尺关节不稳定最常见的原因是尺骨茎突基底部的骨折，在桡骨骨折内固定之后要手工测量桡尺关节不稳定的程度。当处理骨折时背侧向掌侧平移大于1cm时需要寻找关节不稳定的原因。

13.8.2　治疗

切开复位术和尺骨茎突骨折内固定可以治疗桡尺关节远端的不稳定，如果桡骨骨折固定后桡尺关节稳定的话，尺骨茎突骨折就不需要处理。如果固定后桡尺关节不稳定，可以用内固定法或者复位法和旋后的夹板固定尺骨茎突。

13.9　桡骨远端骨折的并发症

13.9.1　骨的畸形愈合

骨的畸形愈合是桡骨远端骨折最常见的并发症，并且常引起其他并发症，比如正中神经病变和远端的桡尺关节病变。骨畸形愈合的原因可能是背侧骨的塌陷、桡骨的缩短和月骨的脱位。有症状的骨的畸形愈合可以通过桡骨切开术得以治疗。恢复正常的掌倾角可以同时治疗腕骨的畸形愈合并改善桡骨。桡骨切开术用于治疗前臂旋转受限和尺腕关节撞击综合征。对于关节内骨折的患者，在关节病形成前，

可以进行关节内的骨切开术。除了这些方法外，早期干预对于预防骨的畸形愈合也很有效。将至少4个螺钉拧入远端的骨折片可以固定掌骨钢板，这可以预防背侧骨的塌陷。掌骨钢板远端的锁定螺钉应当在皮下3mm处。可以通过关节镜、关节切开术和侧位X片来检查关节是否解剖学复位。

13.9.2　压迫性神经病变

8%~17%的桡骨神经骨折会出现正中神经、尺神经、桡神经的压迫性神经病变，正中神经的压迫性神经病变最为常见。正中神经病变的发生可能与最初的损伤有关，特别是伴有骨折移位的外伤，也与过度的固定导致腕管对骨的压力增加从而引起神经受压有关，还与桡骨远端的骨连接不正有关。与桡骨远端骨折有关的正中神经损伤的治疗：如果骨折固定后完全损伤仍然持续、不完全损伤恶化或者超过7天病情无好转，则需要解压或者手术干预。对于骨连接不正的患者，做骨切开术时可同时对正中神经解压。尺神经和桡神经病变与正中神经相比不太常见，常与石膏模具和固定针有关，常能得到合理的治疗。桡神经表浅分支的损伤常在克氏针固定、外固定和手掌钢板固定时被发现。在进行经皮的克氏针固定时常造成软组织和神经的损伤，为了保护软组织和神经常推荐采用微创手术。

尺神经损伤很罕见，发生率为2%。尺神经背侧的皮下分支距尺骨茎突尖端的平均距离是0.2cm，因为腕关节完全旋前时掌侧和桡侧骨折会发生移位，常推荐在腕关节旋前时在尺骨远端做皮肤切口。

13.9.3　反射性交感神经营养不良和疼痛综合征

据报道反射性交感神经营养不良的发生率在1.4%~37%之间，发生率差别这么大可能与诊断标准不同有关。尽管腕管综合征与反射性交感神经营养不良的发生有关系，但引起该

病的病因还不明确。该病的诊断至少具备下述特征中的四个：原因不明的弥漫性疼痛、原因不明的弥漫性肿胀、与健侧对比皮肤颜色和温度的改变，以及活动范围受限。此外，这些症状的发生范围应当比最初的损伤范围大，并且会随着关节活动而扩大。

应当尽早治疗该病。治疗常采用交感神经阻滞、静脉内应用胍乙啶、糖皮质激素、羟基自由基清除剂、维生素C500mg/d 50天和密集的理疗。即使积极治疗，效果也不太好。

13.9.4　肌腱破裂

桡骨骨折后会发生屈肌和伸肌肌腱断裂，屈肌肌腱断裂极罕见。尽管拇长伸肌断裂的发生率小于1%，但到目前为止是最常见的。人们提出了很多的发病机制，但目前最受大家认可的是钢板对肌腱的磨损和血供不足。

大多数的肌腱破裂于骨折后数周至数月内发生，可能与小的移位骨折或无移位骨折相关。由于畸形达数厘米，直接修复肌腱不太可能。常借助食指固有伸肌的移位进行治疗，效果很好（Hove 1994）。为了预防伸肌肌腱受损，常将伸肌韧带覆盖在背侧钢板上。如果背侧钢板和掌侧螺钉导致了一些症状的出现，应当移除钢板和螺钉。在进行掌侧钢板固定时，要小心钻孔。将旋前方肌覆盖在掌侧的钢板上可以减少钢板对伸肌的摩擦损伤。

13.9.5　治疗相关的并发症

不幸的是与桡骨远端骨折治疗相关的并发症很常见。上文讨论的并发症也可能与治疗有关。比如模具导致的腕管综合征。一定要记得使用模具的并发症和手术并发症一样常见。不恰当的模具应用导致的永久性残疾可能比骨骼畸形导致的残疾后果更严重。

模具太紧可能导致手和手指的肿胀，如果不能得到缓解，可能导致挛缩和手指僵硬。这些并发症可以通过抬高、切开或移动模具以及早期的手指运动预防。模具禁止用于掌指关

节,因为这会导致手指僵硬。

　　钢针相关的并发症常常是感染或者桡神经炎,常是由于外固定或者经皮穿刺导致的。它们一般不严重并且可以通过好的方法比如开放的固定针和小心的追踪钢针进行预防。其他的手术并发症见相关章节。

参考文献

1. Aro H, Koirunen J, Katevuo K, Nieminen S, Aho AJ (1988) Late compression neuropathies after Colles' fractures. Clin Orthop Relat Res 233:217–225

2. Atkins RM, Duckworth T, Kanis JA (1990) Features of aligodystrophy after Colles' fracture. J Bone Joint Surg 72B:105–110

3. Bacorn RW, Kurztke JF (1953) Colles' fracture: a study of 2,000 cases from the New York State Workers' Compensation Board. J Bone Joint Surg Am 35A: 643

4. B.hler L (1923) Die funktionelle Bewegungsbehandlung der "typischen Radiusbrüche". Munch Medizin Wochensch 20:33

5. Cooney WP III, Dobyns JH, Linscheid RL (1980) Complications of Colles' fractures. J Bone Joint Surg Am 62A:613–618

6. Diaz-Garcia RJ, Oda T, Shauver MJ, Chung KC (2011) A systematic review of outcomes and complications of treating unstable distal radius fractures in the elderly. J Hand Surg 36A:824–835

7. Epner RA, Bowers WH, Guildford WB (1982) Ulnar variance—the effect of wrist positioning and roentgen filming technique. J Hand Surg 7A:298–305

8. Fernandez DL, Jupiter JB (1996) Fractures of the distal radius. Springer, New York/Berlin/Heidelberg

9. Grewal R, MacDermid JC, King GJ, Faber KJ (2011) Open reduction internal fixation versus percutaneous pinning with external fixation of distal radius fractures: a prospective, randomised clinical trial. J Hand Surg 36A:1899–1906

10. Handoll HH, Huntley JS, Madhok R (2008) Different methods of external fixation for treating distal radial fractures in adults. Cochrane Database Syst Rev (1):CD006522

11. Hirasawa Y, Katsumi Y, Akiyoshi T (1990) Clinical and microangiographic studies on rupture of the extensor pollicis longus tendon after distal radius fracture. J Hand Surg 15B:51–57

12. Jupiter JB (1991) Trauma to the adult elbow and fractures of the distal humerus. In: Browner BD, Jupiter JB, Levine AM, Trafton PG (eds) Skeletal trauma, vol 2, 1st edn. Saunders, Philadelphia, pp 1126–1134

13. Kapandji A (1987) L'embrochage intra-focal des fractures de l'extrémité inférieure du radius ans après. Ann Chir Main 6:57–63

14. McCarroll HR Jr (1984) Nerve injuries associated with wrist trauma. Orthop Clin North Am 15:279–287

15. Melone CP Jr (1993) Distal radius fractures: patterns of articular fragmentation. Orthop Clin North Am 24:239–254

16. Moed BR, Fakhouri AJ (1991) Compartment syndrome after low velocity gunshot wounds to the forearm. J Orthop Trauma 5:134–137

17. Müller ME, Nazarian S, Koch P, Schatzker J (1990) The comprehensive classifi cation of fractures of long bones. Springer, Berlin

18. Oestern H-J (1988) Distal radius frachture. Orthopade 17(1):52–63

19. Oestern H-J (1999) Distal radius fractures. I. Basic principles and conservative therapy. Chirurg 70(10):1180–1182

20. Oestern H-J (1999) Distal radius fractures. II. Surgical therapy. Chirurg 70(11):1381–1394

21. Oestern H-J (2001) Distal radius fractures in Tscherne trauma surgery, elbow forearm hand. Springer, Berlin/New York

22. Oestern H-J (2001) Treatment distal radius fractures in Tscherne trauma surgery, elbow forearm hand. Springer, Berlin/New York/Heidelberg

23. Saffar P, Cooney WP III, Cooney WP III (1995) Fractures of the distal radius. Martin Dunitz, London

24. Schneppendahl JMD, Windolf J, Kaufmann RA (2012) Distal radius fractures: current concepts. J Hand Surg 37A:1718–1725

25. Taleisnik J (1986) Complications of fracture-dislo-

cations and ligamentous injuries of the wrist. In: Boswick JA (ed) Complications in hand surgery. W. Saunders, Philadelphia, pp154–196

26. Willenegger H, Guggenbuhl A (1959) Zur operativen Behandlung bestimmter F.lle von distalen Radius Frakturen. Helv Chir Acta 26:81–87

27. The treatment or distal radius fractures: guideline and evidence report. Adopted by the American Academy of Orthopaedic Surgeon Board of Directors (2009) Available at: http://www.aaos.org/research/guidelines/drfguideline.pdf . Accessed Jan 2013

28. Wysocki RW, Ruch DS (2012) Ulnar styloid fracture with distal radius fracture. J Hand Surg 37A: 568–569

29. Yu YR, Makhni MC, Tabrizi S, Rozental TD, Mundanthanam G, Day CS (2011) Complications of low-profile dorsal versus volar locking plates in distal radius: a comparative study. J Hand Surg 36A: 1135–1141

第14章 手创伤

Susanne Hellmich, P.M.Vogt

14.1 复合性手创伤

14.1.1 简介

复合性手创伤在医学文献中没有较好的定义,但一般指的是手的多种重要结构严重受损而危及生命或严重影响手的功能。而治疗质量可能决定将来整个上肢在日常工作和生活中的可用性,因而影响个人的工作能力和生活质量。复杂性手创伤的处理需要在完全了解手部解剖结构的基础上,根据骨科手术和显微外科经验制定详细的腕部手术计划,并使用局部远端蒂皮瓣和显微外科皮瓣进行软组织重建。

14.1.2 治疗原则

复合性手创伤通常来自于高能创伤,如车祸、压伤或炸伤。复合性手创伤的处理要排除其他可能危及生命的器官系统损伤,并遵从以下处理顺序:

1. 挽救患者生命
2. 尽可能保留受损肢体组织
3. 功能的保留或恢复
4. 美观修复

14.1.3 损伤的评估

对患者或创伤发生目击者的详细报告进行准确评价,必须考虑身体其他部位创伤的可能性。受伤机制提示手组织的粉碎程度以及是否被污染和受到不恰当的帮助。复合性手创伤常合并各种损伤(例如,电锯事故),可能影响软组织(血管、神经、肌肉肌腱单位)、骨组织和关节,还涉及不同类型的损伤,包括:

- 撕裂伤 (组织结构损伤)(图14.1)
- 严重淤青(组织挫伤)
- 撕脱伤(牵引损伤)(图14.2)
- 热损伤(图14.3)

许多典型的手损伤常与某种类型的事故有关。跌落时手腕过伸手掌伸开着地通常是舟状骨压裂的机制。

14.1.4 治疗计划

仔细分析初始伤害和外科初级护理的不足以及丧失的功能和必要的重建,如软组织覆盖,在此基础上再制定治疗计划。外科手术治疗致力于实现以下目标:

1. 彻底清除受感染的软组织或骨髓
2. 组织灌注再修复

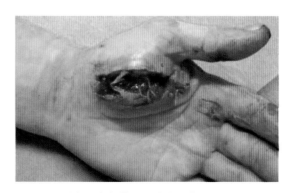

图14.1 手掌肌肉损伤的深度撕裂伤。

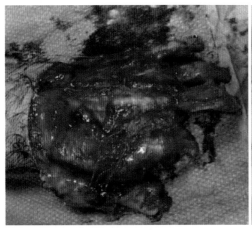
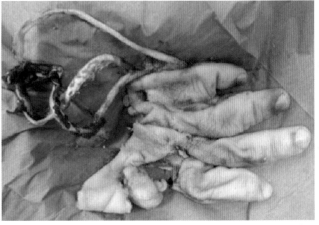

图14.2 全手皮肤套脱伤。

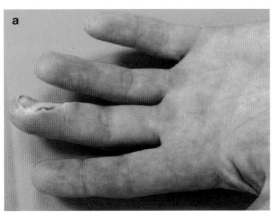
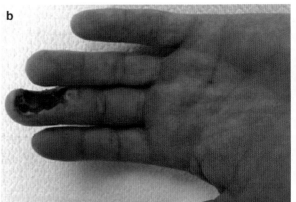

图14.3 入口的低压燃烧伤(**a**),5 天后清创(**b**)。

3. 骨固定时尽量使其他的软组织创伤最小化

4. 稳定、组织灌注良好并且足够美观的软组织覆盖

5. 早期肢体活动以减少创伤后的疤痕组织生成,恢复手的功能和活动。

每个患者的治疗方案要考虑许多因素,包括年龄、教育程度、职业、优势手、期望和兴趣爱好。

14.1.5　外科手术步骤

外科手术程序应分为几个步骤:

14.1.5.1　急症护理/急诊室管理

检查手损伤和可能的其他损伤 (ABC规则,排除生命危险和感官器官的的损伤,尤其是眼和耳朵)

- 急性出血的止血(没有夹住的血管通常通过止血带止血)
- 减少骨缺损
- 防控破伤风,如果必要可使用增压器或接种疫苗以及使用抗生素
- 对无血供组织进行降温处理(保留皮肤"桥"完整)

多发性创伤患者是指患者一处或多处官系统严重受损而危及生命,通常必须根据主要损伤来判断("生命先于四肢")。手部创伤治疗仅限于骨损伤和出血暂时稳定的患者。对于临床症状不稳定的患者,截肢可能比长期的重

建更有效。

确定主要创伤后，进行分级处理和止血，防止失血而危及生命是急诊的首要目标。去除绷带压迫能极大改善血液灌注情况，有利于进一步评估，包括脉搏和敏感度测试。

准确的病史包括各种因素，如年龄、职业、业余爱好、疾病史、用药史、过敏史以及其他因素，如尼古丁的使用。准确记录患者发病的外环境和机制非常重要，因为会对患者的进一步治疗和预后产生重要影响。对受损的肢端(离断肢)应该进行双平面的X线片检查(图14.4)。

14.1.5.2　麻醉和止血带的使用

手部外科手术对麻醉要求少而且简单。手术操作过程中，包括敷料的使用过程，要求患者无痛并且静躺。大多数患者都是健康的年轻人，对他们来说，各种全身或局部神经阻滞技术也能达到令人满意的麻醉效果。

对于预期手术操作时间较长的复合性手创伤手术或多手指截肢手术应该在全身麻醉下的情况下进行，，如果有必要，可麻醉臂丛神经。术后应考虑进行ICU监测。

充气止血带的正规使用能够实现无血手术操作，主要用于手部外科手术修复，在识别受损组织结构和保护未受损部分也是至关重要的。

大多数情况下，一个半小时的缺血时间足以用来识别受损的组织、清创和剥离。如果必要，止血带解除后可以完成多数组织修复。

充气止血带在成人上肢使用时压力不应超过300mmHg，儿童使用时充气止血带的压力按比例降低。

14.1.5.3　手术清创

复合性手创伤的清创要遵循以下几个重

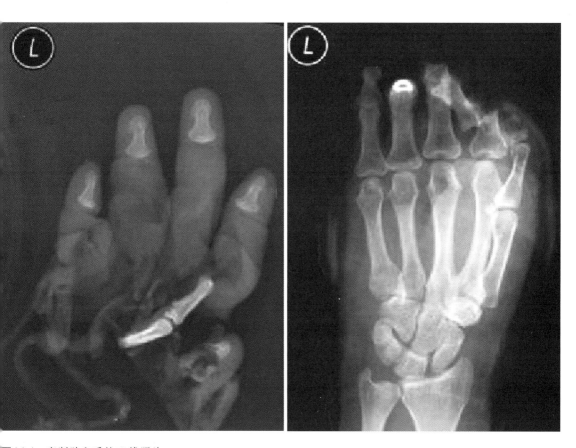

图14.4　离断肢和手的 X 线照片。

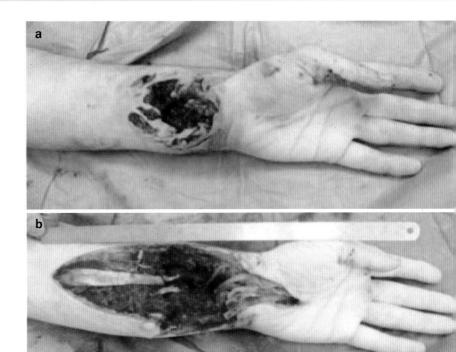

图14.5　术前视图：严重的腕切割损伤(a)；清创后查看：肌腱、神经和血管完全横断缺陷(b)。

要规则：

- 对坏死性组织和缺血性组织，尤其是肌肉组织，要进行切痂和大量清创
- 保护重要的结构(神经、肌腱和动脉)
- 对重要结构进行标记，例如神经、血管和肌腱，以便于二次重建(图14.5)。

14.2　骨和关节的重建

所有骨折中最常见的是手骨折。它的临床初步诊断和损伤严重程度需要至少双平面的的X线检查图片来确定。CT扫描对钩骨钩或舟状骨骨折的诊断是必要的。骨损伤的固定通常选择简单、快速、少创的方法，例如克氏针或外固定，而较少使用钢板。骨损伤护理的重要策略是：

- 通过微创口扩张来探查骨折，而不破坏骨膜
- 尽可能保留骨组织；只有在主要软组织封闭或骨和神经重建时进行必要的骨复位
- 结构上的骨折复位时要特别关注关节面
- 外固定或钢板固定的桥接缺陷（图14.6）
- 复杂的骨重建，例如通常作为第二选择的髂骨移植

建议采用早期运动疗法进行骨固定。例如：

- 桡骨/尺骨——钉板固定(图14.7)
- 腕关节——加压螺钉/ 克氏针，受损的韧带结构重建，克氏针固定
- 掌骨——微型钢板固定患者早期活动(图14.8)

在影像仪下面移动创伤部位，以排查手腕或手指以外的损伤，如被忽略的韧带损伤或脱位。如果月骨周围脱位，应该行切开复位和腕韧带缝合(特别是SL韧带)(图14.9)。关节损伤适宜在合适的功能位进行融合(关节固定术)。

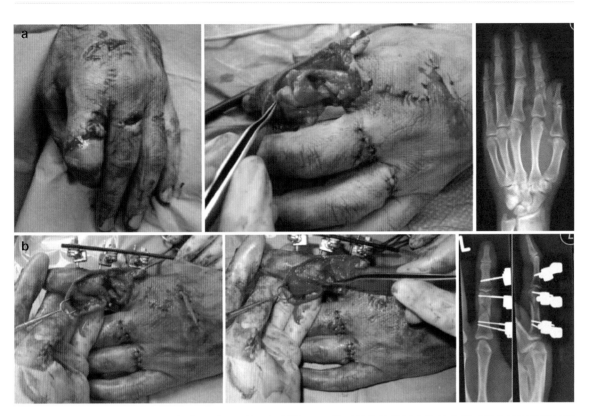

图14.6 开放性骨折伴节段骨质损伤和严重的软组织创伤(**a**)。微型霍夫曼外固定装置应用于复合性近节指骨骨折;装置外固定可以实现主肌腱修复(**b**)。

14.3 指关节创伤

掌指关节脱位比较少见。通常由于跌倒时手指处于过度伸展位触地或其他原因迫使掌指关节严重过伸造成。掌指关节脱位大多仅限于示指和小指。

指关节损伤根据是否容易复位分为单纯性创伤和复合性创伤。复位容易完成的为单纯性创伤;如果软组织阻碍闭合手法复位则为复合性创伤。复位完成后,先用夹板固定,然后与正常相邻手指绑缚2~3周以防止复发性创伤。如果闭合复位失败,那么创伤变成一个复合性脱位,须开放复位。

近端指间关节活动的稳定性和无痛性对手的功能是非常重要的。因此,需要优先治疗近端指间关节的损伤。近端指间关节脱位通常是背侧的,由于手指末端被迫伸展过度所致(图14.10)。如果近端指间关节损伤情况稳定,手指可以自主活动,可以使用背夹固定治疗,通常弯曲20°~30°以使软组织放松。中度伸展过度损伤的固定时间只要3~5天,脱位和脱位骨折则需要固定7~14天。固定时间因人而异,以创伤的严重程度和软组织肿胀程度为依据。

14.4 肌腱缝合和重建

肌腱修复的预后主要取决于肌腱修复所涉及的组织。手部伸肌肌腱创伤是常见的损伤,许多情况下常被忽视。如果存在延误诊断和忽略原发性创伤可能导致畸形(如扣眼畸形或钮孔畸形、天鹅颈畸形)。伸肌肌腱损伤后二次重建不仅更加困难,而且比初级治疗的效果更差。

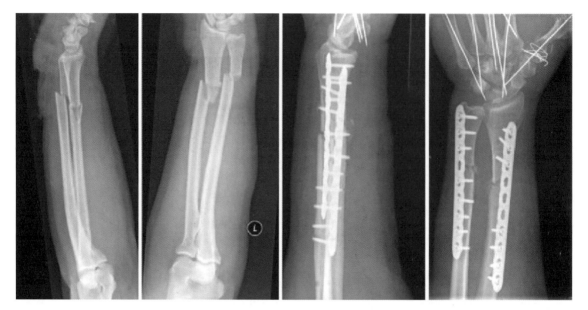

图14.7　桡骨和尺骨骨折使用钢板固定。

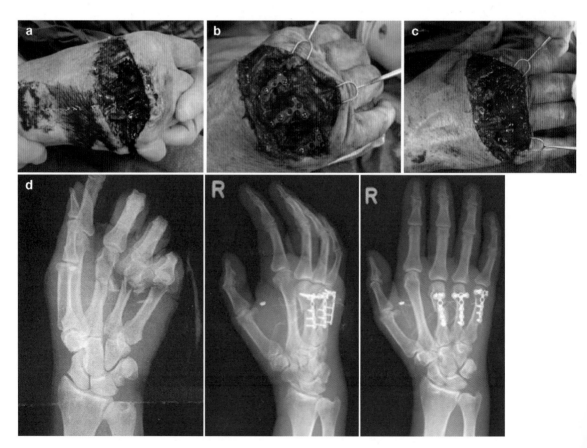

图14.8　圆锯损伤的开放性掌骨骨折,节段性骨质损伤,伸肌肌腱损伤和背侧软组织损伤(**a**);3-5掌骨干骨折,微型钢板固定缩短的掌骨(**b**),伸肌肌腱的修复(**c**);2.3mm背侧板内固定切开复位术前、术后的 X 线照片(**d**)。

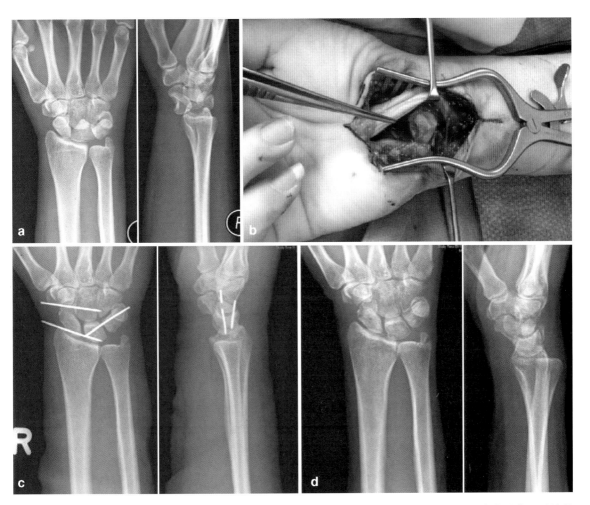

图14.9　术前 X 线片显示背侧舟骨月骨错位,半月窝中的半月板减少,并且旋转超过 90°(**a**);术中图像显示月骨错位(**b**);切开复位并用克氏针固定(**c**),12 周后,移除克氏针(**d**)。

14.4.1　伸肌腱损伤区域

为了便于伸肌腱损伤的分类和治疗,把手背、手腕和前臂分为8个解剖区。Verdan分区是最常用的分区方式。1区、3区、5区和7区分别位于远端指间关节（DIPJ）、近端指间关节（PIPJ）、掌指关节（MCPJ）和腕关节,偶数区介于奇数区中间。拇指的分区不同于其他手指,拇指只有两个指骨,分为1~5区。1区、3区和5区分别覆盖指间关节、掌指关节和腕关节;偶数区,即2区和4区,位于奇数间的区域。

1区伸肌腱损伤,或称为锤状指,尽量闭合固定,保守治疗。2区伸肌腱损伤用夹板固定,

保守治疗。闭合性3区肌腱损伤,或称为"钮扣状畸形",除中节指骨基底有移位撕脱性骨折,近端指间关节轴向和侧向不稳合并关节不能主动或被动伸展,或非手术治疗失败外,尽量采取保守治疗。开放性3区伸肌腱损伤除使用夹板能将肌腱连到一起外通常采用手术治疗。5区伸肌腱的损伤通常是被人咬伤造成的,需要冲洗消毒后对主要肌腱进行修复。6区伸肌腱与腱旁组织和皮下组织相邻,损伤后需要大力度的中心式缝合,然后用夹板固定;在伸展位固定4~6周。4区和6区伸肌腱的完全撕裂伤需要用夹板在伸展位固定6周后行外科手术修复(图14.11)。8区伸肌腱损伤需要多次8字缝

线法修复肌腹，并在手腕45°伸展位固定。

14.4.2　屈肌腱损伤区域

屈肌腱的5个分区是对Verdan分区的修改，解剖结构上从远端至近端影响屈肌腱修复预后的边界为界限划分区域。

- 1区是指从指浅屈肌腱止点的远端至指深屈肌腱止点。

- 2区通常被称为"Bunnell无人区"，此区域的撕裂伤容易发生限制性粘连。2区近心端，指浅屈肌腱位于在指深屈肌腱表层。指浅屈肌腱在近节指骨中位分叉，统称为Camper腱交叉。分叉绕指深屈肌腱行至指深屈肌腱背侧后聚合，然后到达中节指骨远端。

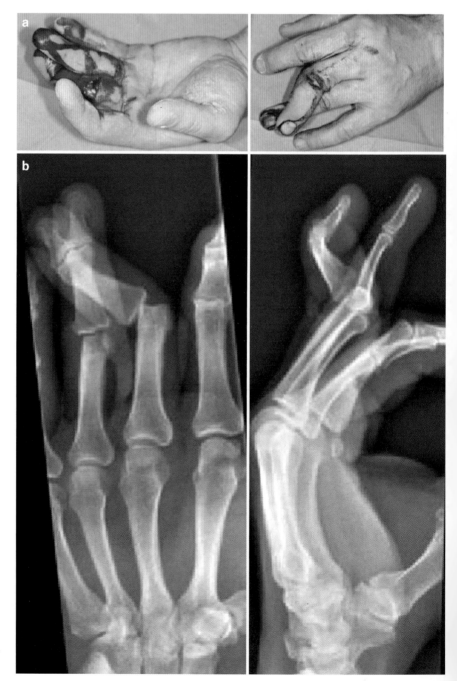

图14.10　中指开放性PIP关节错位，环指和小指骨折（**a**）；术前 X线片（**b**）。

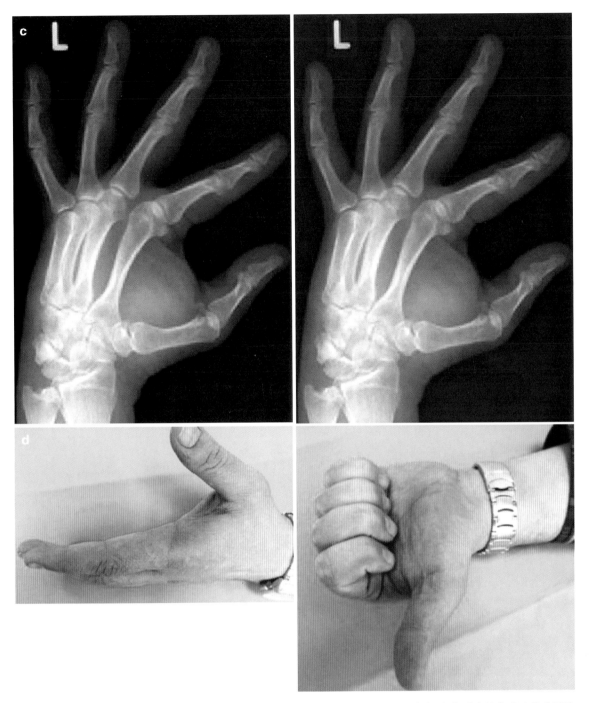

图14.10 （续）保护性运动治疗后的 X 线片（夹板外展固定）（c），经过 12 个月的随访，患者无痛并实现功能范围的活动（d）。

• 3区起自腕横韧带远侧缘至手指纤维鞘管开始处止，此段肌腱有滑液鞘包裹，蚓状肌起自此段指深屈肌腱上。远侧掌横纹标志三区的末端和二区的始端。

• 4区被腕横韧带覆盖，中间有腕管和其他组织（9根屈肌腱和正中神经）通过。

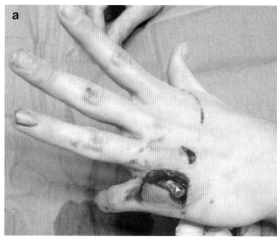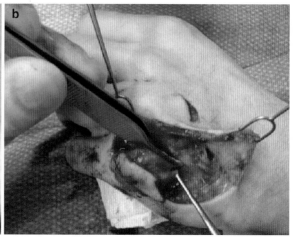

图14.11 由于伸肌肌腱损伤小指不能外展(a);术中图像显示6区肌腱损伤(b)。

● 5区从屈肌腱肌腹至腕管近端。

14.4.3 肌腱愈合

可以用下列因素预期肌腱的愈合情况:年龄、整体健康状况、疤痕形成情况、动力、Verdan分区的损伤风险、损伤类型、滑膜控制、手术技术。肌腱愈合分为三个阶段:第一阶段,发生外周细胞的迁移和血管入侵;第二阶段,肌腱和周围组织愈合;第三阶段,肌腱通过运动和功能恢复发生重构。推荐加大早期被动运动疗法的比例,使肌腱更快恢复力量。

治疗12周后,肌腱就可以承载日常生活负荷容量,但受伤后4个月内不允许进行体育活动。重构过程可以持续12个月。

以下为关于恢复肌腱功能的指导原则:

● 受伤的手要切除手部内在肌群(特别是骨间肌和蚓状肌),以防止缺血和挛缩

● 缝合A2和A4环带以防止出现弓弦现象

● 如果必要,行主腱固定术或肌腱转位手术

● 后期使用腱粘连松解术、肌腱转位、移植或功能肌移植重建

如果可以手术治疗,指浅屈肌腱可作为供体进行肌腱缝合。二次重建时,通常用硅橡胶杆插入然后肌腱移植(例如PL腱)进行长段分

解。损伤的结构必须在初始阶段进行识别并标志。

14.5 血管损伤的治疗

完成骨损伤和肌腱损伤的治疗后进行血管重建,对损伤的血管进行重建的重要因素为:

● 局部缺血时创建临时血管转流术

● 在使用显微手术器械直接可以看到的情况下辅以止血带预备血管

● 近端和远端血管损伤使用Fogarty导管

● 血管恢复正常之前组织血液回流减少,血液可以到达未受损组织(注意:撕裂损伤中有内膜损伤)

● 使用肝素液(10 U/mL)定期冲洗血管

● 在显微镜下对创伤区域外的血管进行缝合

● 与内置人工血管的相邻关节不同(反方向流动),通过结扎或移除分支达到一定的血管长度

● 人工血管要放置在受到损伤和扩张之外的区域(图14.12)

● 对桡动脉和尺动脉的主干血管进行重建

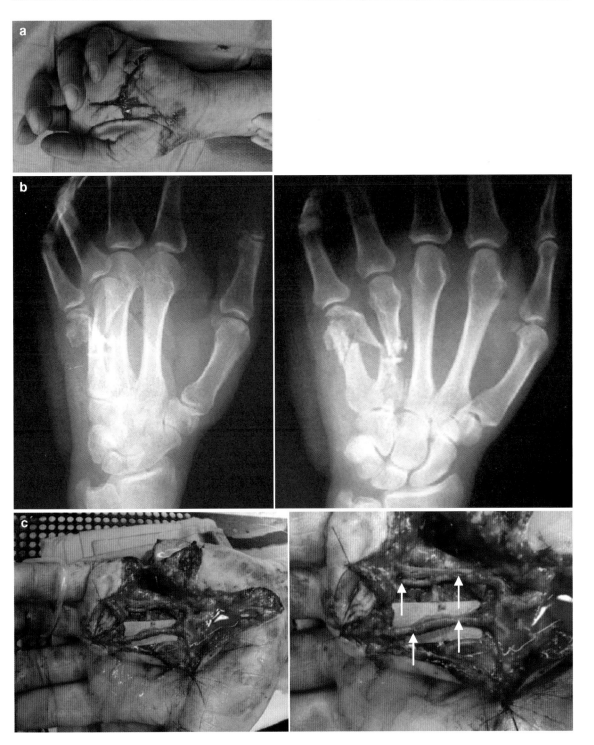

图14.12 环指和小指创伤性部分离断(**a**);X 线片显示掌骨骨粉碎严重(**b**);静脉血管移植再生(箭头所示)(**c**)。

如果四肢无血管,特别是要进行大规模血管再植,在肌腱和神经缝合之前,须首先进行血管重建。必须对创伤部位受伤或被撕裂的血管进行切割。如果长期存在静脉回流缺陷,可用大隐静脉或前臂静脉做介入移植。

对于手部近端的血管再生,通常需要筋膜切开术以防止再灌注导致筋膜室综合征。如果可能并且有适应证,应该尝试进行血管再生。如果血管再生不成功,可以再进行截肢。根据年龄、职业和业余爱好对功能的期望是主要的参考因素。

截肢会带来多种伤害,例如多个手指和拇指的离断。可以选择通过异位再植进行解剖结构的重建以实现基本的抓握功能。

14.6 神经修复

神经重建手术通常为软组织覆盖前的最后一步:

- 缩短神经直到可以看到健康的神经束
- 在显微镜下进行神经缝合以恢复神经束的结构
- 神经缝合时要避免神经拉伸过紧 (图14.13)

神经残端要大约适应相邻关节的弯曲。如果神经置换(如腹侧尺神经)存在较小的缺陷(<2cm),可以使用人工神经导管;否则,有必要进行神经移植(腓神经、前臂感觉神经)。如果初次神经缝合存在神经拉伸多度,要进行神经残端标记,并进行神经二次重建。

14.7 软组织覆盖

最后不应该强制进行软组织覆盖。如果有必要暂时关闭伤口可以通过合成的皮肤替代品(Epigard®)或Vacuumassisted关闭(V.A.C.®)。

- 经过反复清创术后(通常5~10天之后),如果情况稳定可以闭合软组织伤口。
- 可以使用(V.A.C.®)临时关闭窗口(禁忌感染或持续出血)。
- 可以活动的关节和肌腱应该用有血管的、薄的、可活动的组织(皮瓣)覆盖。
- 暴露的神经或血管必须用区域皮瓣、带蒂远端皮瓣或通过显微外科组织移植覆盖。
- 所有的"白色结构"(肌腱、骨骼、韧带、关节)都应该用皮瓣覆盖。
- 没有骨暴露的指尖通常要二次治疗才能愈合(OPSITE™ FLEXIGRID™薄膜敷料)(图14.14)

可以用在手指、手部和手腕伤口的实用可靠的有蒂皮瓣是Moberg 皮瓣、手指交叉皮瓣、内在皮瓣(如Foucher或DMCA皮瓣)、腹股沟皮

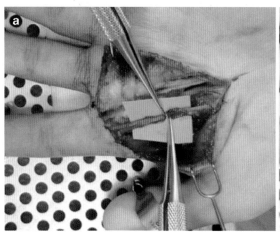
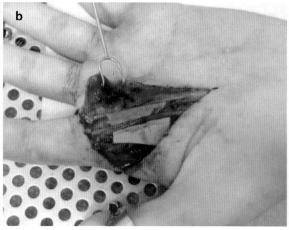

图14.13 指神经损伤(PDN)(**a**);主要无张力修复(**b**)。

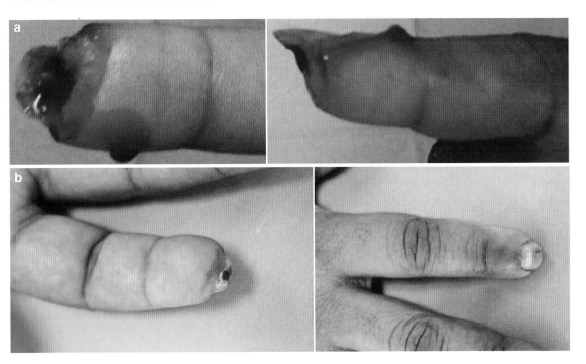

图 14.14　食指远端软组织水平截肢暴露的远端簇(**a**),6 周后二次愈合敷料变化(**b**)。

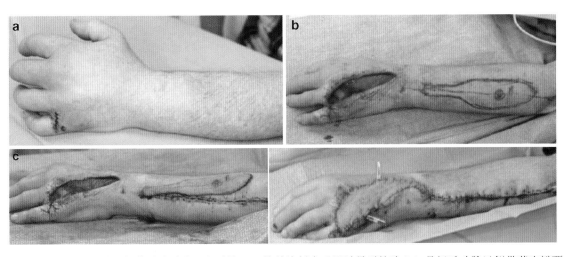

图 14.15　由于忽视关节损伤造成手大面积感染(**a**);外科清创术后肌腱暴露缺陷(**b**);骨间后动脉远侧带蒂皮瓣覆盖(**c**)。

瓣、骨间后动脉远侧带蒂皮瓣(图 14.15)和前臂桡侧皮瓣。

应用显微外科手术可以连接腹股沟皮瓣中的感觉侧股神经。通常 2 周之后分离蒂,3 周后进行最后皮瓣的置入。缺点包括限制了血液的流动性,增加了患者血栓形成的风险,需要必要的预防措施以防止危及生命的并发症发生,如肺栓塞。通常有必要对皮瓣进行厚度处理使其变薄,还需要长期物理治疗以防变硬(图 14.16)。前臂远端区域使用股薄肌、背阔肌、上臂外侧皮瓣或股前和股外侧(ALT)皮瓣覆盖存在一定缺陷(图 14.17)。

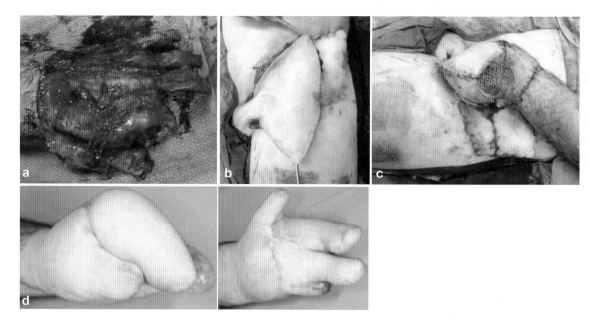

图14.16 全手皮肤套脱伤(**a**);腹股沟皮瓣的优点是快速和容易获得(**b**);腹股沟带蒂皮瓣覆盖和皮肤移植供皮区闭合(**c**),两次手指分离术后三个月效果(**d**)。

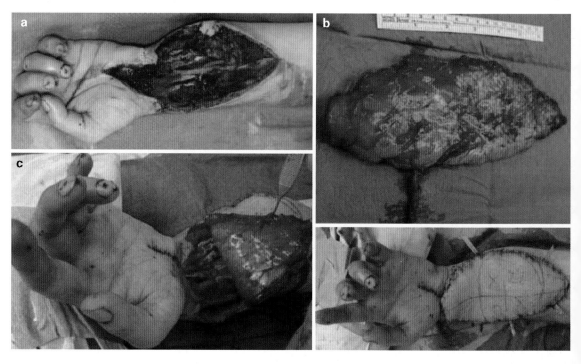

图14.17 手腕深度撕裂(如图 14.5 所示)肌腱和神经修复后(**a**);大腿前外侧自由皮瓣(ALT)(**b**);前臂缺陷使用自由皮瓣覆盖(**c**)。

注意，当显微手术移植的皮瓣撕裂损伤后，容易被忽略的血管损伤伴内膜损害可能使早期组织移植复杂化。

14.8 手创伤离断

显微外科手术可以对损害严重的外伤离断肢进行恢复，可以重建手的基本功能和价值。手部和足部移植的存活率已达到80%以上。然而，目前手移植成功的标准不仅包括重建手的存活和功能价值，还包括它们的敏感度。手部功能的恢复结果证明手术操作的可行性。本章提出了手术指征、术前管理、手术技术及患者的术后治疗。

14.8.1 定义

离断的定义是身体某部分的完全脱离，而不完全离断是指血液供应的中断。根据定义，没有立即进行血管修复将导致无血液供应的肢体坏死(没有血管并且未受损的软组织不超过25%)。因此，再植是要对身体某个完全独立的部位进行恢复，而不完全离断的恢复是血管再生恢复血流。

14.8.2 再植的适应证

绝对适应证有：
拇指离断
多个手指离断
多个严重创伤手指离断
掌骨离断
手腕和前臂/手肘或上臂离断 (高位截肢和完全切除)
儿童离断损伤
相对适应证包括：
创伤手指的两侧邻近手指完好(除特殊功能需要外，如职业需求)
单一的远端指骨截肢或MCP或PIP关节受损
以下为不可再植的指征或存在再植禁忌证的情况：
存在危及生命的其他创伤
处理不当或离断肢受损(例如 冻伤)
甲根/DIP关节切除
患者不顺从
多级创伤
决定是否进行再植手术往往比较困难，要取决于各种因素做最终判断。

14.8.3 患者评估

对患者的评估要基于患者背景和事故发生情况，如职业、年龄、是否存在吸烟相关合并症以及是否存在合并伤。必须告知患者手术成功的机率，尽可能包括是否再植的决策过程。进行再植手术的第一个条件是患者能够耐受几小时的手术时间，而不是由目前的病情或合并症决定。儿童应该尽量行再植手术，尽管再植体的生长可能会受影响，但灵活度和敏感度通常比成人的再植效果好。另一方面，高龄本身并不是再植的禁忌证，精神和体力活动较好的患者即使超过了退休年龄仍可以受益于显微外科手术重建。然而，需要注意的是长期和高强度的物理治疗，专业治疗和患者的合作与理解是非常必要的。显微外科手术重建的意义是再植体的预期功能和假肢一样好或比假肢更好。

14.8.4 断肢评估

根据以下情况对离断肢进行评估：
- 缺血时间
- 断肢平面
- 断肢类型(断面类型与撕裂或损伤严重性)

没有涉及关节并且断肢切口清晰的情况下的再植比撕裂创伤或粉碎创伤 (如台锯伤)再植的预后较好，撕裂创伤或粉碎创伤加大了手术的复杂性，降低了手术成功的几率 (图14.18)。

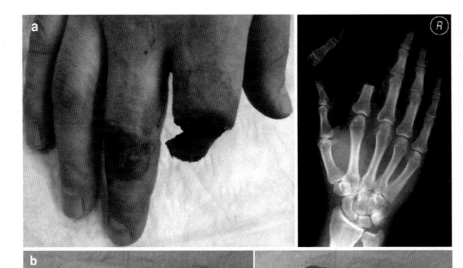

图14.18 台锯损伤造成食指离断,手和离断指的 X 线片(**a**);离断指评估表明严重粉碎,不能再植(**b**)。

14.8.5 总体损伤评估

由于大拇指有较大的功能意义,因此大拇指的再植是可取的,大拇指可以获得较大的长度。为避免手掌神经与血管束受损,可以用一段长静脉从桡动脉或主动脉进行拇指的血管置换。多个手指离断适宜在最佳功能位进行创伤最严重部位的异位再植。掌骨、手腕、前臂水平离断肢再植通常比假体的功能性好。

如果手部有足够感觉可以起到保护作用,即使手几乎没有了固有功能,前臂外侧肌肉也可以使手的功能达到令人满意的效果。神经再生缓慢,每天约1mm,手部肌肉固有功能的恢复需要40~80cm的神经,因此恢复固有功能是不现实的。

进行大规模再植的主要决定因素包括患者的年龄、缺血时间(约4~8h,取决于冷却条件)和离断肢再植的适用性。

手指环状撕脱的是一个特殊的离断肢,有多种分类方式,通常是根据Urbaniak分类。

根据Urbaniak对环状撕裂伤进行分类:

Ⅰ. 手指远端有血液灌注而且损伤完整,软组织轻度损伤或骨折,只须使用简单的骨折固定术。

Ⅱ. 血液灌注受阻,只须动脉或静脉重建,或动脉和静脉都须重建,但没有完全离断。

Ⅲ. 中、远端指骨由于离断和骨折造成完全撕脱,伴功能结构的撕脱(图14.19)。

Ⅲ度撕脱预后最差,特别是临近PIP关节。

如果截肢远离FDS肌腱,并且 PIP关节未受损,近节指骨没有被进一步破坏,再植的预后良好。通过静脉移植恢复血管,并尽量缩短血管。

缺血耐受(大约4°C冷却)取决于软组织的组成部分:如没有肌肉(如手指)可耐受8~12小时至24小时;如果有肌肉(如前臂)可耐受4~5小时至8小时。

14.8.6 技术要求

再植和血管再生的显微外科手术对设备和技术的要求包括:

●外科医生和助理使用的放大镜(放大率3.5~4.5倍,焦距35~45cm)

●外科医生和助理使用的手术显微镜(放大率至少20倍),最好有两个目镜

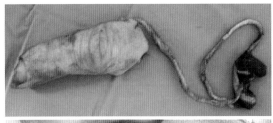

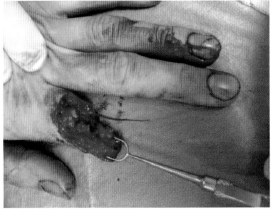

图14.19 食指环状撕裂。

• 精密的显微器械包括镊子（厚度0.2~0.3cm），微型精密钳子，涂层刀片镊子，持针器，微型冲洗器和微型扩肌器

• 血管和神经缝合材料（10-0，10-0手指，9-0掌骨近端到8-0手腕），不可吸收的缝线（Ethilon缝线、聚丙烯缝线或类似）

尽管许多整形外科医生接受了显微外科手术的培训，但应该选择定期进行显微外科手术培训的单位进行再植手术。

14.8.7 断肢的运输

适当的断肢运输和存储是再植成功的关键。应该在事故现场找到断肢，经过仔细清洁后，冷却并放在潮湿的纱布中运输；断肢存储时不应该在与冰直接接触。使用一个特制的两层的袋子，将干燥的离断肢置入内层袋子中保存，外层袋子中充满冰水。离断肢浸泡将引起血管肿胀使再植更困难，甚至不可能再植。

14.8.8 手术管理

首先对受伤的肢体和离断肢进行X线检查，进行再植手术团队的两名成员开始清洁和准备离断肢。离断手指的中侧切口用于识别和分析手指神经和随行的手掌血管；然后辨识屈肌和伸肌肌腱和背静脉。使用Liquemin冲洗动脉和静脉后，使用微型夹或9-0缝线标记神经、动脉和血管。开始可能很难找到静脉，动脉出血可能有助于寻找静脉。如果不能找到静脉，等到第一个动脉吻合术完成后，可以看到静脉排血。对手术区域不出血的血管和神经进行标记证明是有帮助的并且能够节省时间，尤其是对多个手指进行再植手术和手术后期医生效率和耐心下降的时候。

对围手术期臂丛导管引起的疼痛和交感神经的管理是非常重要的。当患者进入手术室后，第二个团队开始使用放大镜和止血带准备近端残肢，使用中侧切口来识别和标记与离断肢相对应的重要结构。要发现手指中的静脉需要精妙的准备，这很重要，因为静脉排血是成功的关键。

基本上小规模再植和大规模再植的过程相同；但后一种情况由于缺血时间的耐受度低，首先要做的是恢复血液灌注。

再植的顺序程序通常是：

1. 对离断肢和残肢的软组织进行清洁和清创

2. 标记肌腱、血管和神经

3. 清创并尽可能减少骨头的长度，如有必要须在功能位置行关节融合术

4. 骨折固定术（主要使用克氏针）

5. 屈肌和伸肌肌腱缝合

6. 手掌动脉缝合

7. 神经缝合

8. 背侧静脉缝合

9. 关闭软组织，可能只是暂时性的（如存在严重肿胀）

14.8.9 敷料

使用松散纱布和压布作为敷料，不会发生绷带缠绕肢体限制血管收缩的现象，如使用绷

带阻止出血。手应该使用大量棉纱布包裹保暖。固定位置的夹板应和臂丛导管一起以减少活动。

14.8.10   术后管理

手术后护理的要点是：

- 臂丛导管在4~7天可以控制交感神经血管收缩和改善血液循环
- 抬高手臂在垫子上的高度；手臂出现静脉淤血也可以抬高手臂高度
- 如果静脉回流出现问题，使用水蛭吸血3~4天
- 如果动脉血流入出现问题，必须保持手位稍微降低

皮肤颜色、手指温度、皮肤肿胀和毛细管回流时间（最好1~2s）可以用来评估血流灌注情况。再植手指或再植手的血流灌注情况可以突然改变。为了及时对血流灌注情况的变化做出相应处理，在术后3~4天必须保证可靠的定期监测。

14.8.11   效果评价

上肢再植后对功能评估结果进行Chen分类：

Ⅰ.能够从事以前的职业；关节活动度（ROM）超过正常的60%，完全或几乎完全恢复感觉，肌肉力量达到4和5等级。

Ⅱ.能够恢复从事职业活动；关节活动度（ROM）超过正常的40%，几乎完全有感觉；肌肉力量达到3和4等级。

Ⅲ.能够进行正常的日常生活；关节活动度（ROM）超过正常的30%；恢复部分感觉；肌肉力量达到3等级。

Ⅳ.肢体功能几乎完全丧失。

14.8.12   并发症

血管再生和再植后的典型风险包括：

- 再植肢缺血或功能丧失
- 运动不足或失常

- 对冷是否冷敏感主要依赖于损伤类型，残肢也可能存在冷敏感
  - 指甲生长障碍
  - 残存神经瘤

14.8.13   术后治疗和康复

术后治疗通常包括用夹板固定，主要在中间位置或手腕的扩展位，MCP关节的屈位，IP关节扩展位（内固定可以最大限度减少关节挛缩）。早期强化理疗对优化组织层滑动是有帮助的。为防止水肿（淋巴管堵塞引起的纤维化风险），建议抬高肢体排水，加强物理治疗和专业治疗（图14.20）。

此外，对复合性手创伤患者应提供心理和社会支持。

14.8.14   二次手术

二次手术包括术后固定手术：

- 骨移植（图14.21）
- 矫正/关节重建
- 神经移植
- 感觉重建
- 肌肉移植/功能肌移植
- 软组织重建
- 脚趾移植

接下来的阶段，如果要求早期运动则进行以下程序：

- 手部肌腱松解术
- 囊切开术
- 解除挛缩

参考文献

Biemer E, Duspiva W (1980) Rekonstruktive mikrogefchiurgie. Springer, Heidelberg

Büchler U (1990) Traumatic soft-tissue defects of the extremities. Implications and treatment guidelines. Arch Orthop Trauma Surg 109:321

Buncke HJ Jr (2000) Microvascular hand surgery—transplants and replants—over the past 25 years. J

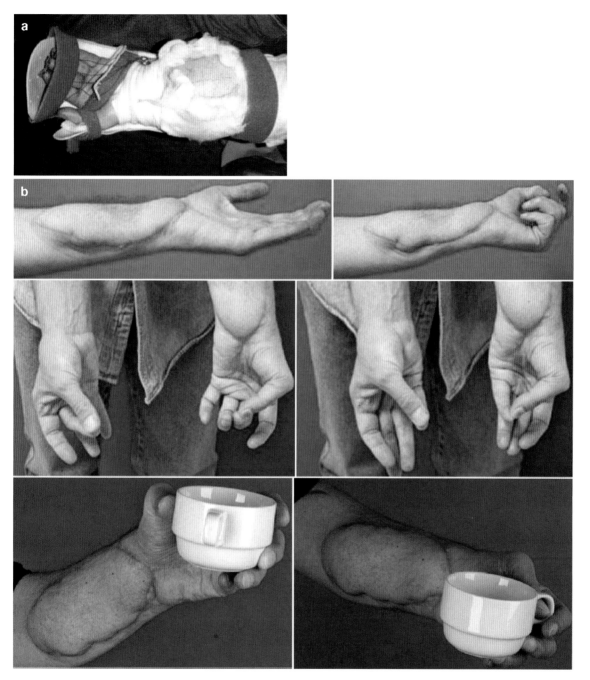

图14.20　早期强化理疗,使用敷料控制自由皮瓣的血液灌注(**a**);患者术后 6 个月恢复效果如图 14.5 和图 14.17 所示(**b**)。

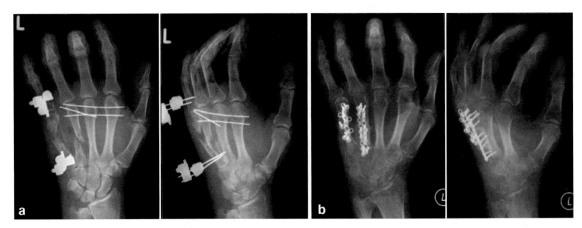

图14.21 环指和小指血管再生(图 14.12 所示)术后外固定 X 线片(**a**);改为 2.3mm 背侧钢板内固定,12 周后植骨(**b**)。

Hand Surg 25A:415

Chen ZW, Yu HL (1987) Current procedures in China on replantation of severed limbs and digits. Clin Orthop 215:15–23

Chuang DC, Lai JB, Cheng SL, Jain V, Lin CH, Chen HC (2001) Traction avulsion amputation of the major upper limb: a proposed new classification, guidelines for acute management, and strategies for secondary reconstruction. Plast Reconstr Surg 108 (6):1624 –1638

Dorf E, Blue C, Smith BP, Koman LA (2010) Therapy after injury to the hand. J Am Acad Orthop Surg 18 (8):464–473

Gan AW, Neo PY, He M, Yam AK, Chong AK, Tay SC (2012) A biomechanical comparison of 3 loop suture materials in a 6-strand flexor tendon repair technique. J Hand Surg Am 37(9):1830–1834

Germann G, Levin S (1997) Intrinsic flaps in the hand: new concepts in skin coverage. Tech Hand Up Extrem Surg 1:48

Germann G, Sherman R, Levin S (1999) Decision making in reconstructive surgery. Springer, Berlin/Heidelberg/New York

Germann G, Karle B, Brüner S, Menke H (2000) Treatment strategies for complex hand injuries. Orthop 103:342–347

Griffin M, Hindocha S, Jordan D, Saleh M, Khan W (2012) An overview of the management of flexor tendon injuries. Open Orthop J 6:28–35

Kim JYS, Brown RJ, Jones NF (2005) Pediatric upper extremity replantation. Clin Plast Surg 32:1

Kleinert HE, Jablon M, Tsai TM (1980) An overview of replantation and results of 347 replants in 245 patients. J Trauma 29:390

Lee BI, Chung HY, Kim WK et al (2000) The effects of the number and ratio of repaired arteries and veins on the survival in digital replantation. Ann Plast Surg 44:288

McCabe SJ, Breidenbach WC (1999) The role of emergency free flaps for hand trauma. Hand Clin 15:275–288

Pederson WC (2001) Replantation. Plast Reconstr Surg 107:823

Sch.ffl V, Heid A, Küpper T (2012) Tendon injuries of the hand. World J Orthop 3(6):62–69

Tamai S, Michon J, Tupper J et al (1983) Report of the subcommittee on replantation. J Hand Surg 8:730

Verdan CE (1975) Primary and secondary repair of flexor and extensor tendon injuries. In: Flynn JE (ed) Hand surgery, 2nd edn. Williams & Wilkins, Baltimore

Weinzweig N, Sharzer LA, Startker I (1996) Replantation and revascularization at the transmetacarpal level: long-term functional results. J Hand Surg Am 21:877

Werdin F, Schaller HE (2008) Combined flexor tendon and nerve injury of the hand. Orthopade 37 (12):1202–1209

第 15 章 颈椎损伤

Christoph Josten and Jan-Sven Jarvers

15.1 介绍

颈椎是脊椎中灵活性最大的节段,具有保护脊椎上段过渡区的静态胸椎的作用。此外,颈椎与颅骨之间也有非常复杂的连接,从而维持头颅与躯体的平衡。非生理性的作用力和高速创伤可使颈椎错位,从而造成单纯或复杂的韧带、骨结构损伤。

骨折和韧带损伤通常具有相关部位结构损伤的典型特点。不断改进的诊断技术,如计算机断层扫描(CT)、磁共振成像(MRI)、血管造影法等,以及诊断方法的普及使我们对于这些损伤的机制有了更加全面的了解。这些诊断技术,再加上先进的术中操作技术包括计算机辅助导航技术、术中3D成像技术,使骨折特异性治疗得以实现,从而保证了早期、安全的治疗。

15.1.1 初步救治

对于可能颈椎损伤的患者,首要措施是使用颈托固定颈部,直到患者送入医院并进行后续诊断治疗。

15.1.2 临床检查

患者对于疼痛部位的主诉有助于医生确定损伤部位。通过触摸、按压、叩击可以确定损伤节段。有时也可见血肿和挫伤痕迹。对于意识不清的患者,颈椎棘突畸形或者棘突间隙增

加也有助于诊断。

15.1.3 神经系统检查

神经体征是神经功能检查中最重要的部分。最常用的神经损伤程度分级评定方法是Frankel脊髓损伤分级法。

A.没有运动和感觉功能

B.保留部分感觉功能,没有运动

C.可有或无感觉保留,肌肉运动功能小于3/5

D.感觉正常,有功能性运动,肌肉运动功能大于3/5

E.正常运动和感觉功能

神经反射评估包括生理反射和病理反射。当脊髓休克时,损伤后24小时内可能出现神经反射全部消失。脊椎合并颅骨损伤时,可以通过神经反射评估区分中枢神经系统损伤和脊髓损伤。单突触反射消失提示脊髓损伤,反之提示中枢神经系统损伤。

颈椎损伤可通过损伤解剖部位、损伤类型以及患者年龄进行分类。考虑到寰椎(C1)和枢椎(C2)独特的解剖学特点,颈椎可分为上颈椎(C0-C2)、下颈椎(C3-C6)和颈胸结合部。

15.2 上颈椎(C0-C2)

15.2.1 解剖

上颈椎有两个重要关节——寰枕关节和

寰枢关节,其解剖结构包括颅骨(主要是斜坡、枕骨髁、枕骨大孔)、寰椎(C1)、枢椎(C2)和起稳定支撑作用的韧带。这些韧带主要包括寰椎横韧带、翼状韧带、覆膜。这些结构赋予了颈椎极大的旋转(占颈椎轴向旋转度的50%)、弯曲和伸展性能。具体来说,颈部的旋转功能主要由寰枢关节(C1、C2之间)承担,弯曲的伸展功能则主要由寰枕关节(C0、C1之间)承担。而人体其他的活动关节,主要的功能则是保证相当程度的稳定性,同时保护局部神经血管结构。

翼状韧带从枢椎齿突两侧表面发出,穿过枕骨髁内侧面,延至枕骨大孔外侧缘。寰椎横韧带肥厚而坚韧,连结寰椎左右侧块内侧面,跨过齿状突的后方,从而限制寰椎向前移位。

脊柱的稳定性主要依靠其后部和两侧的肌肉组织。尤其是位于后部的枕骨下肌肉组织,它确保了头部灵敏而稳定的活动,从而使受中枢神经支配的内脏行使正常的生理功能。头后小直肌和头后大直肌对于头颈部的稳定起着非常重要的作用。术中损伤、剥离这些肌肉组织或者头部扭伤都会造成相关功能失调,因此要注意保护好这些肌肉群。

15.2.1.1 骨性结构

构成上颈椎的三个骨性结构具有不同的尺寸和形态。坚韧有力的韧带连接了两个颅骨上的两个关节突和脊柱骨节,从而将相对沉重的颅骨固定于躯体上。寰椎是各段椎骨中最小的,也是唯一没有椎体和用来稳定颅骨的椎间盘的椎骨。它是寰椎横韧带稳定结构的一部分,也是颈椎的主要结构和后路小平面关节的起点。

颈椎骨折和韧带损伤的体征根据枕骨部、寰椎、旋转轴的损伤范围的不同而有所差异。15%的颈椎损伤会影响颈部伸屈功能,两侧运动基本丧失。寰椎横韧带的厚度可达10mm,约为其他关节韧带厚度的两倍,是寰枕关节的主要稳定结构。因此,寰椎(C1)和枢椎(C2)的融合(寰枕融合)可显著减小头颈的旋转运动,在

儿童时期可无明显临床症状,而成年后由于长期过度代偿负荷引起相关的临床症状。

寰枕关节伸屈、侧屈的活动度可达20°,因此生理状态下头部的伸屈/侧屈运动有50%是由寰枕关节完成的,但只有极少部分的旋转运动和双侧运动有寰枕关节参与。因为C0/C1(寰枕关节)与C1/C2(寰枢关节)之间不存在椎间盘而缺乏缓冲保护,因此易发生压缩性骨折,而分离脱位则主要是由韧带受损引起的。检测寰枕脱位的测量方法包括Chamberlain线、Power率。

寰枢关节能实现头部两侧约45°的旋转活动范围,约10°的屈伸运动。附着于寰枢椎的韧带防止了其移位、脱位。若放射检查发现成人的寰椎齿状突间距离大于3mm、儿童大于5mm可怀疑是颈椎异常。

15.2.1.2 血管分布

椎动脉、丰富的静脉丛以及第一对脑神经(嗅神经)、第二对脑神经(视神经)同样是颈椎的重要结构。椎动脉起自两侧的锁骨下动脉第一段,通过第六颈椎横突孔(某些患者为第五颈椎或第七颈椎)进入颈椎的横突孔,经过第二颈椎后由寰椎横突孔穿出。寰椎两侧的横突孔较低,因此椎动脉从此处穿出时形成生理弯曲,从而保证了头部在转动时的血液供给。接着此椎动脉绕经寰椎侧块上的椎动脉沟,于寰枕后膜外缘进入椎管,上升经枕骨大孔入颅,左右并行的椎动脉在此处连合成基底动脉。椎动脉的解剖变异较多,包括从颅外发出的小脑后下动脉(PICA)。广泛的静脉丛位于寰椎和枢椎的腹侧,在靠近硬脑膜处形成生理弯曲,在颈椎损伤时可发生严重的出血。

15.2.2 指征

15.2.2.1 手术和保守治疗

颈椎损伤的保守治疗手段如固定牵引、矫正、Halo固定器等已经被手术治疗取代。不断

改进的诊断技术、对骨折机制研究的不断深入，以及精密的内固定装置，使得手术治疗的安全性、有效性大大增加。对于稳定性骨折首选功能性治疗，使用绷带固定就是一种合理的治疗方法。当决定采用保守治疗还是手术治疗时，以下三个方面是需要考虑的：

1.是否出现神经系统症状？

2.稳定性骨折或者不稳定性骨折？

3.患者身体状况以及已有或者潜在的骨头畸形的程度？

神经病学

上颈椎损伤的神经系统症状较少见。挤压和分散性作用力会对脊髓和延髓的关键部位造成损伤。头颈部的损伤可引起神经元麻痹、感觉异常、疼痛和Brown-Sequard综合征。尽管中段和下段颈椎旁仅数毫米空隙，在上段颈椎旁有足够的空隙对颈椎受到的挤压进行缓冲。对于清醒的患者，可通过一些特殊的查体来判断是否存在神经损伤；而对于多处损伤、插有管路的患者，神经系统的特殊查体就存在一定难度。除了神经功能障碍和单发创伤的患者，对上颈椎损伤的患者较少采用紧急手术治疗。颈椎损伤患者除了应尽早进行手术治疗外，精湛的手术操作和完善的术前准备也同样重要。任何颈椎部位的手术都要求术者有熟练的手术操作、丰富的经验和完备的手术条件。

稳定型与不稳定型

不稳定的程度可通过一些放射性标志进行判断，例如Chamberlain线、Spence法则判断双侧侧块移位等[5,31]。大多数骨伤能愈合，而以韧带损伤为主的损伤则可能使其永久地失去稳定性。以下放射性评估标准提示骨折的不稳定性：

在椎体侧平面，寰椎后路与枢椎齿突前表面的间距增大超过3~4mm。

在椎体额状面，寰椎侧块与枢椎外侧缘的重叠超过6~7mm。

畸形

目前缺乏对畸形的统一判定标准，颈椎脱位愈合后的代偿情况多种多样，极度倾斜的枢椎齿突和关节松动可长期存在，并且可导致关节功能失调，须进行手术治疗。

15.2.3　损伤

上颈椎损伤主要包括以下情况：

1.枕骨髁骨折（OCF）

2.寰枕脱位

3.寰椎骨折

4.寰枢椎不稳（AAD）

5.枢椎骨折

15.2.3.1　枕骨髁骨折（OCF）

流行病学

文献中对于枕骨髁骨折的报道较少。

分型

Anderson 和 Montesano[2] 将枕骨髁骨折分为以下三种类型（图15.1）：

Ⅰ型：枕骨髁压缩性骨折

Ⅱ型：合并颅骨基底部骨折

Ⅲ型：枕骨髁撕脱性骨折

这种分类的优点在于体现了治疗特点，Ⅰ型和Ⅱ型属于稳定性骨折，可采用颈托固定6周。Ⅱ型还应警惕合并第7~第12对脑神经损伤。Ⅲ型属于不稳定性骨折，治疗难度在于易出现寰枕关节不稳。

诊断

常规进行薄层CT扫描可判断是否有枕骨髁骨折。虽然枢椎的CT扫描可为枕骨髁骨折的诊断提供有用的信息，但是通常情况下不能采集到完整的枕骨髁图像（图15.1）。

当出现压缩性骨折时，碎裂的骨片可进入枕骨大孔。扭伤性骨折可深达颅骨斜坡，引起颅内大出血。骨关节的撕脱伤主要使翼状韧带受压。一般来说，这类损伤应采取保守治疗，尽管特殊的寰枕关节不稳可危及生命。除了可通过受压迫枢椎的图像进行诊断外，冠状面的薄层CT扫描也可以提供有用的诊断信息，扫描层厚度应不超过1~2mm。MRI检查有助于了解韧

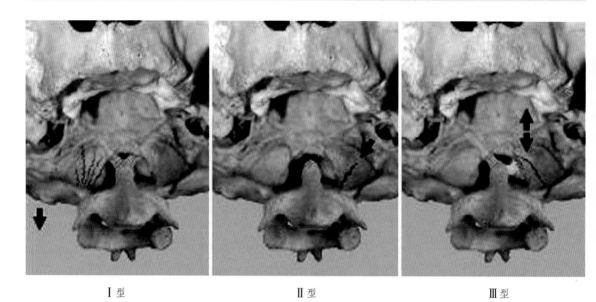

Ⅰ型　　　　　　　　　　Ⅱ型　　　　　　　　　　Ⅲ型

图15.1　在 Anderson-Montesano 分型系统中[2]，枕骨髁骨折被分为三类：Ⅰ型为枕骨髁压缩性骨折；Ⅱ型为合并颅骨基底部骨折；Ⅲ型为枕骨髁撕脱性骨折[21]。

带受损情况。

治疗

上述损伤的治疗应根据大多数损伤严重的患者的一般情况进行确定。Ⅲ型枕骨髁骨折属于不稳定性骨折，其治疗措施可采用寰枕融合术或者halo环固定8~12周。其并发症包括受损伤骨节前脱位或者向枕骨大孔移位。除了可能的并发症外，枕骨髁骨折的预后尚可，尽管可能存在疼痛和头部关节活动受限。

上颈椎韧带不稳

上颈椎损伤出现韧带不稳定的情况较少见，根据特点可将其分为4种类型：

- 寰枕关节脱位
- 寰枢椎横韧带不稳
- 横轴型寰枢椎不稳
- 转动型寰枢椎不稳

15.2.3.2　寰枕脱位

流行病学

外伤性寰枕脱位较罕见，是一种严重的、致死性的损伤。大多数病例中，头颈部在运动中受到的剪切作用力是此类损伤的主要原因，

进而导致覆膜的断裂。寰枕脱位多为高能量损伤，常见的创伤应力包括过伸、过牵和可能存在的旋转应力相联合。由于婴幼儿时期韧带发育不完全，寰枕关节较平坦，且C1和枕骨髁关节面较浅，这类损伤常发生于儿童。行人受车辆撞击后可出现二次伤害。

分型

根据头部脱位方向，Harris将寰枕关节脱位分为以下三种类型[15]（图15.2）：

Ⅰ型：前脱位——最常见的类型，包括径向、联合径向和轴向的脱位。

Ⅱ型：后脱位——较少见

Ⅲ型：轴向挤压——最不稳定的一类，可出现头部与颈椎的完全分离。

诊断

X线片通常可以看到是否有寰枕脱位表现，CT扫描则是诊断寰枕脱位的金标准，尤其是伴有颈椎骨折如Anderson-MontesanoⅢ型骨折、齿突Ⅰ型骨折的。MRI可对韧带损伤情况提供有用信息，同时还可以反映出神经受损的情况。

一些测量方法可用于检测枕骨、寰椎、枢

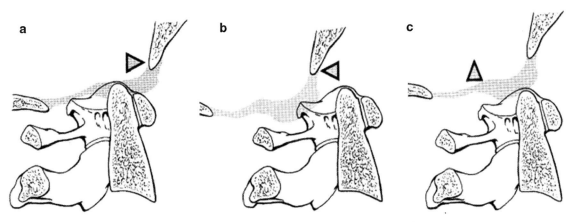

图15.2 Harris 将寰枕脱位分为三类：(a) Ⅰ 型：前脱位——最常见的类型，包括径向、联合径向和轴向的脱位；(b) Ⅱ 型：后脱位——较少见；(c) Ⅲ 型：轴向挤压——最不稳定的一类，可出现头部与颈椎的完全分离。

椎之间异常的空间关系。最常用的测量关系是由Harris等最先提出的BDI-BAI法[15]，分别测量颅底－齿状突距离（Basion-dental Lnterval，BDI）、枕大孔前缘中点与枢椎体后侧皮质间距（Basion-posterior Axial Line Interval，BAI）。Harris及其同事在研究中观测了400健康患者的侧位X片，其中98%的患者的BDI和BAI不超过12mm。如今，BDI和BAI被称为"Harris测量法"或者被称为"十二法则"（图15.3）。

Power率：由寰椎前弓后缘到枕骨大孔后缘的距离，以及颅底后缘到寰椎后弓的距离相比得到，可为寰枕脱位的诊断提供有用信息并帮助快速定位（图15.4）。

荧光显微镜协助下的功能检测可显示一些隐蔽的病变，不过薄层CT扫描和完整的CT重建才是诊断的金标准。此外，患者受伤部位固定后还应进行MRI检查，以此诊断是否存在脊髓擦伤。尽管骨折部位高度不稳定，患者可没有神经损伤症状和体征或者仅有微弱的神经损伤体征。除了骨性损伤，韧带的损伤也不可忽视。颈部的韧带（包括覆膜、寰椎横韧带、翼状韧带和齿突尖韧带）和硬膜外的韧带对颅颈部的稳定至关重要[9]。侧面的颅颈部韧带（包括项韧带、黄韧带、前纵韧带和后纵韧带）和寰枢椎覆膜对颈部的稳定性作用较小[34]。当

出现寰枕脱位时，通常有一条或多条韧带断裂。此外，考虑到出现蛛网膜下血肿[6]、颈动脉损伤、椎动脉损伤、脊髓前动脉损伤的可能，还需要进行血管造影CT扫描。

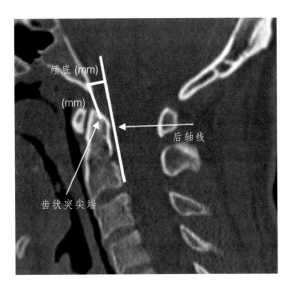

图15.3 BDI 和 BAI 的测量方法，亦称 Harris 的"十二法则"测量方法：颅底最低最后侧点和齿状突最顶端标志点如图所示（箭头处），以毫米为单位对这两点间的距离（BDI）进行测量：大于 12mm 则高度怀疑为寰枕脱位。沿着枢椎椎体后缘做一条垂线（如箭头所示），该线向上延伸直到枕骨大孔平面，然后过颅底的标志点做该直线的垂线，以毫米为单位测量该垂线（BAI）的长度：大于 12mm 提示寰枕向前脱位。

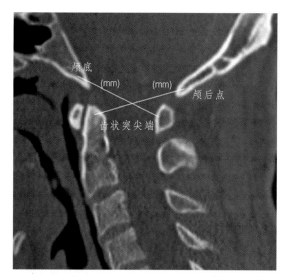

图15.4　Power 率。

治疗

应避免过度牵拉,尤其是在进行基础治疗时,以避免出现医源性神经系统症状。患者在复位治疗过程中应密切监视患者状况。首先应进行脊柱制动避免牵拉,然后轴向限制以尽可能减小C1与C2阶段的脱位或移位[26]。进行急救时,可用halo固定器进行临时环固定,随后进行C0−C1/C2(C3)节段后路脊椎融合术。患者寰枕脱位救治存活后,可出现颈部活动能力丧失、至多23°矢状面活动度、至多50°旋转活动度等后遗症[18]。骨折损伤固定后,物理疗法对于头部关节功能的恢复至关重要(图15.5)。

横韧带寰枢椎不稳

流行病学

寰枢椎移位较少见,因为寰椎韧带比枢椎齿突更能抵抗冲击力。

分型

寰椎横韧带的断裂和骨性撕脱伤可导致此类损伤[20]。寰齿前间距(Anterior Atlanto-Dental Interval, AADI)通常不超过3mm,De la Caffi-nière根据这一指标将寰枢椎移位进行分类[7](图15.6)。

诊断

不稳定性可通过X线片进行判断,但是骨性撕裂需要通过CT扫描进行判断。功能图像可显示韧带稳定性状况,是诊断该损伤的决定性依据。图15.7还展示了其他一些有价值的测量关系。

治疗

治疗方式的选择取决于是骨性撕裂还是韧带中部断裂,对于骨性撕裂,脱位的程度至关重要。对于仍保有骨性连接的轻微脱位,可采用硬颈托固定6周的保守治疗。对于不可能再恢复骨性连接的更大程度的脱位,则应采用寰枢椎融合术进行治疗。年轻患者也应采用此疗法,因为骨在生长延长过程中可出现寰枢关节不稳和关节病。外固定无法使韧带中部断裂愈合,因此推荐采用寰枢椎融合术。

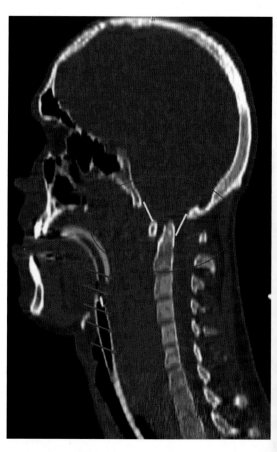

图15.5　一例寰枕向前移位:22 岁患者交通意外损伤,3 小时后死亡。软组织肿胀(如红色箭头所示),BDI 减小(如黄线所示),红色椭圆标示了损伤区域。

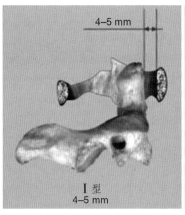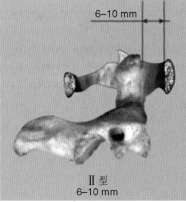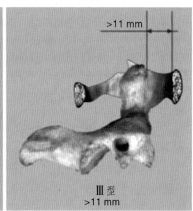

Ⅰ型
4~5 mm

Ⅱ型
6~10 mm

Ⅲ型
>11 mm

图15.6 De la Caffinière 分型系统[20]。

轴向性寰枢椎不稳

流行病学

轴向性寰枢椎不稳较少见,由寰椎和枢椎的轴向移位引起。寰枢椎间的韧带(包括棘间韧带、棘上韧带和黄韧带)和颈枕部的韧带(包括纵行纤维索、翼状韧带和齿突尖韧带)可发生断裂。此类损伤与颅颈部不稳有关。

分型

对此种损伤的分型标准众说纷纭。通过是否有移位可分为完全性和不完全性不稳[32]。

诊断

X线片可显示损伤部位不稳定的特点,CT扫描可检测到骨性撕裂,功能图像检测到韧带损伤。MRI图像显示韧带和神经系统损伤。

治疗

寰枢椎不稳的治疗可用halo固定器临时固定,随后进行枕寰枢椎融合术。虽然最初的诊断图像可显示出疑似神经结构损伤,患者大多只表现出轻微的神经系统症状和体征。

旋转性寰枢椎不稳

流行病学

创伤性寰枢椎不稳较少见。旋转性寰枢椎不稳主要由翼状韧带中间断裂或者骨性撕裂引起。最主要的病理生理特点是枕骨结节和枢椎齿突损伤,从而引起枕骨和寰椎相对于枢椎过度旋转。尤其在儿童中,在没有韧带断裂的情况下,也可出现寰枢椎旋转半脱位。

分型

Fielding和Hawkins[12]将寰枢椎旋转不稳分为四种类型(图15.7)。

Ⅰ型:旋转不稳,寰椎无向前移位,横韧带完整。

Ⅱ型:一侧侧块向前移位,且对侧小关节保持完整,寰齿间距在增大在3~5mm之间,可能有横韧带断裂。

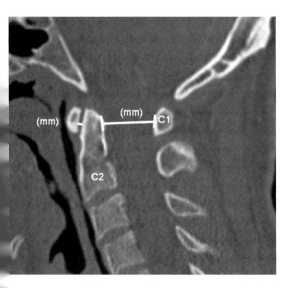

图15.7 ADI(寰齿间距,通常为 3mm)和 PADI(寰齿后间距,通常为 12mm);从上到下取寰椎骨性环中点作为标记,经过这一点做平行于寰椎骨性环的直线,并延伸至枢椎齿突。以毫米为单位测量寰椎标记点与枢椎齿突前部相交处的距离。

Ⅲ型：寰齿间隙大于5mm，横韧带断裂，两侧小平面关节均向前移位，并产生旋转体位。

Ⅳ型：寰椎相对于枢椎向后旋转移位，伴有枢椎齿突损伤。

诊断

可见不稳，伴有枢椎齿突外移。CT扫描图像可见韧带骨性撕裂，Anderson-Montesano Ⅲ型骨折（翼状韧带附着点的撕脱骨折）或者齿突Ⅰ型骨折。MRI扫描图像可见韧带结构，但无法评判翼状韧带功能。前后路的功能图像都无法展现这种损伤，因此推荐旋转CT扫描对旋转性寰枢椎不稳进行诊断。若一侧偏移超过5°，可认为存在翼状韧带断裂。图15.8展示了最常见的测量方法[17,22]（图15.9）。

治疗

骨折的发生是由于在垂直轴上枢椎相对于寰椎反方向旋转，常见于儿童。保守治疗无法使损伤部位完全愈合[4]，一般采用后路寰枢椎融合术。对于伴有横韧带断裂的Ⅲ型损伤，应采用后路寰枢椎固定术。最后必须要留意的是，在牵引复位过程中由于拉力可能发生医源性垂直移位。

15.2.3.3 寰椎骨折

流行病学

寰椎骨折较少发生，但比上述类别的颈椎损伤要常见。据文献报道，寰椎骨折可占全部颈椎损伤的2%~13%，全部脊椎损伤的1.5%

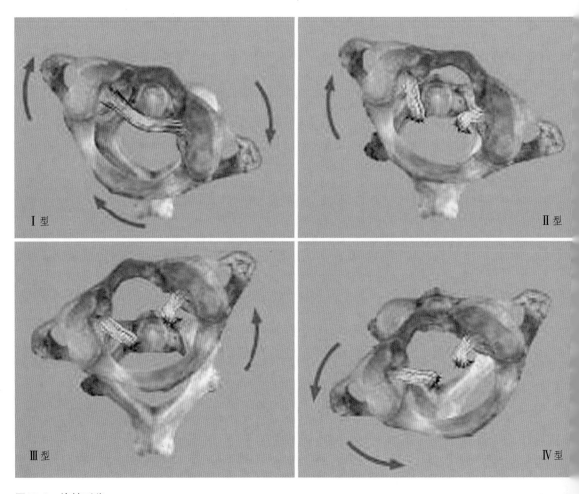

图15.8 旋转不稳。

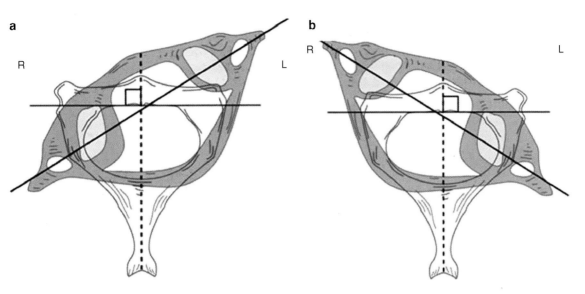

图15.9　寰枢椎右旋(R)和左旋(L)的测量。为了更准确地测量,CT 头架必须和上颈椎椎体横断面平行,随后对枢椎椎体和寰椎骨性环进行轴向断层扫描。从枢椎椎体终点到棘突中部由前往后做一条直线(虚线),沿着枢椎椎体后侧做这条直线的垂线(实线)。在最佳的寰椎扫描平面,取两侧横突孔中点做标记,然后经过这两点做一条直线(实线)。这两条实线所成的角度指示静止时寰椎旋转畸形(半脱位)的程度。按照惯例,寰椎头部所指向的一侧(右侧或者左侧)认为是旋转脱位的方向[5]。

[29]。虽然2/3的寰椎骨折为Jefferson骨折,Jefferson骨折只占到全部颈椎损伤的2%[14]。

分型

Jefferson在1920年将其分为四型:

Ⅰ型:单纯弓骨折

Ⅱ型:寰椎前后弓骨折

Ⅲ型:侧块骨折

Ⅳ型:横突骨折

如今,Gehweiler分型对于治疗更有价值:

Ⅰ型:单纯前弓骨折

Ⅱ型:单纯后弓骨折

Ⅲ型：寰椎前后弓联合骨折（Jefferson骨折）

Ⅳ型:单纯侧块骨折

Ⅴ型:横突骨折(图15.10)

由于软组织的保护,寰椎受到非直接作用力,从而引起单纯的寰椎骨折,最常见的原因是交通意外和跌倒[30]。出现单纯性骨折时,患者可出现头部枕骨下疼痛和颈部疼痛,可能与枕大神经区域敏感性降低有关。但是伴有其他

脊椎受损(主要是枢椎)的情况更为常见。可出现伴随性病变和椎动脉血栓,尤其是在后弓骨折时。这些损伤都可以通过CT扫描图像进行诊断。

出现Ⅲ型骨折b亚型时,不同类型的横韧带损伤具有重要意义。Dickman[8]将Ⅲ型寰椎骨折又分为两种主要的亚型:横韧带中部断裂和骨性撕裂。韧带中部断裂(Ⅰ型)可分为韧带中央断裂(Ⅰa型)和靠近侧块断裂(Ⅰb型)。寰椎横韧带骨性撕裂(Ⅱ型)可细分为单纯骨性撕裂(Ⅱa型)和伴有侧块骨折的骨性撕裂(Ⅱb型)(图15.11)。

诊断

寰椎骨折可通过X线片进行诊断。Lee等[23]通过张口位检查寰椎侧块骨折侧移的程度,6.9mm是评定横韧带断裂的重要标准（图15.12)。标准化的横轴面和冠状面的CT扫描有助于进一步明确诊断。评估寰椎骨性环的完整性须用到CT扫描图像。对于不伴有横韧带骨性撕裂的侧块脱位,建议采用MRI扫描。对于罕

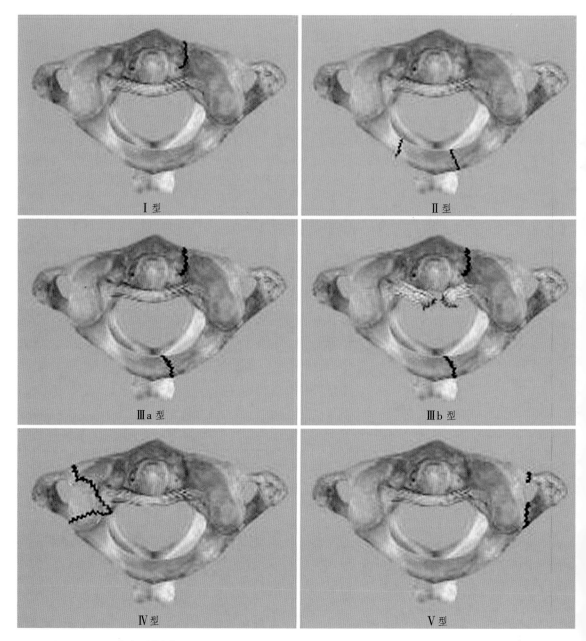

I型   II型

IIIa型   IIIb型

IV型   V型

图15.10 Gehweiler分类系统[21]。

见的V型横突骨折,必须用椎动脉血管造影增强MRI(或增强CT)检查以排除横突孔处的动脉损伤。

治疗

寰椎骨折可用坚硬的颈托固定6周。对于主要以寰枕关节或者寰枢关节不协调为主的IV型骨折,可尝试用halo固定器6周以避免关节病变。纵向牵拉复位必须在CT扫描检测下进行。脱位程度严重时,可考虑寰枕融合术。IIIa型脱位可用halo固定器进行治疗,有时也可采用保守治疗,如半坚硬的Philadelphia矫正法。如果复位后出现关节脱位,建议采用寰椎骨接合术[21]。

寰椎横韧带损伤(Dickman I 型骨折)并伴有不稳定的IIIb型骨折时,可存在局部性不稳。对此建议采用寰枢椎融合术,有时还应进行颈

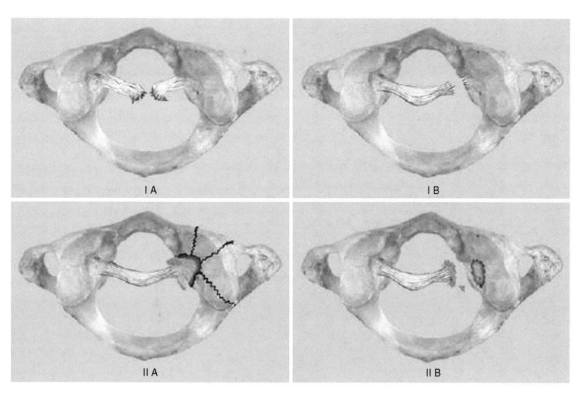

图15.11 Dickman 分类系统:根据韧带断裂的形式。(见彩插)

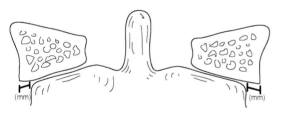

图15.12 沿着寰椎和枢椎关节突最外侧缘做垂线,以毫米为单位测量水平面上这两条线的长度,然后相加计算总的侧块移位的距离。

枕部骨融合术(图15.13和图15.14)。不稳定的Ⅲb型骨折伴有轻微骨性撕裂的,可单纯固定寰椎,此方案的优点是可以保留颈椎的活动性。或者根据Goel和Harms的方案,也可不进行脊椎融合术,仅固定寰椎和枢椎,不过损伤愈合后还需要移除固定用的螺丝钉,以恢复此节段的活动性。一般来讲,进行手术治疗时一定要意识到脊柱主要的旋转运动几乎只发生在寰枢椎节段。如果寰枢椎融合,那么脊柱的旋转运动就必须通过其他节段来实现,而这在解剖学上是不可能发生的。因此,颈枕部融合会限制颈椎的旋转功能[22]。对是否采用前后路椎弓根融合存在争议,因为它可能损害寰枢关节侧面以及引起继发的关节炎。

对于老年患者,由Gehweiler Ⅲ型和Ⅳ型骨折引起的颈枕部症状和寰枢椎关节炎发展较缓慢,因此可以采用halo固定器进行牵引复位,同时使用硬颈托矫正。因为老年患者骨愈合的可能性较小,若对年轻患者采用此治疗方案须慎重考虑。对于Ⅲb型骨折并伴有寰椎横韧带骨性撕裂的老年患者,明确推荐采用寰枢关节固定术[21-22](图15.13和图15.14)。

15.2.3.4 枢椎骨折

流行病学

齿状突骨折发生率高,占急性脊椎损伤的7%~19%[13],寰枢椎骨折的71%[24]。尽管由高能量损伤引起的创伤性骨折常见于年轻患者,老

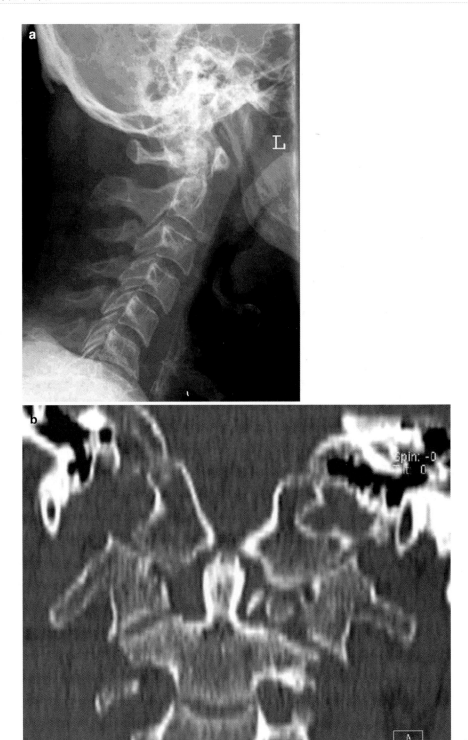

图15.13 一例 52 岁 GehweilerⅢ型骨折患者。术前 X 线片,CT 扫描图像和枕寰枢椎固定术后 CT 扫描图像。

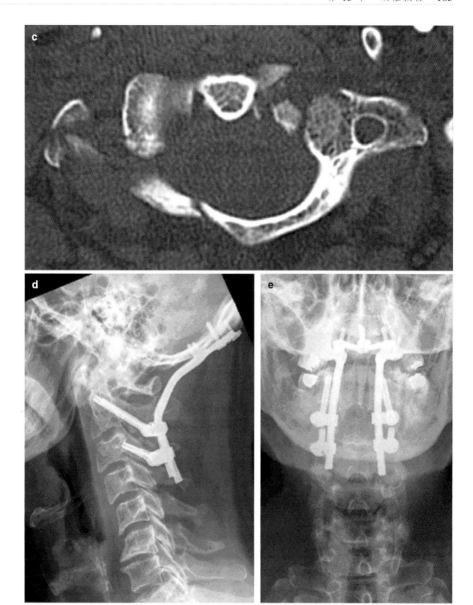

图15.13 （续）

年患者的发病率也在逐渐上升,主要是由于跌倒时头部受到撞击。因此,老年患者跌倒头部受伤时建议对头部、齿突和颈椎进行X线片检查。

分型

获得普遍认可的是Anderson和D'Alonzo的分型系统,他们将枢椎骨折分为三型:

Ⅰ型:骨折部位为翼状韧带附着于齿突处（高于横韧带水平）

Ⅱ型:齿状突和枢椎椎体连接部骨折

Ⅲ型:骨折线向下延伸到枢椎椎体,并通过单侧或双侧关节突(图15.15)

骨折损伤机制是枢椎同时受到垂直挤压和水平剪切力。Ⅲ型枢椎骨折主要是过伸引起的,Ⅱ型枢椎骨折则主要是由侧前方剪切力引起的[28]。合并损伤常发生在寰椎后弓部位,较少发生在枢椎前弓部位。神经受损常见,尤其是当出现齿突向后脱位进入椎管内。对于Ⅲ型骨折,可出现创伤性断裂或者闭合性损伤。

诊断

除侧位图像外,Sandberg建议进行张口位放射性检查。怀疑枢椎骨折时应进行矢状面影

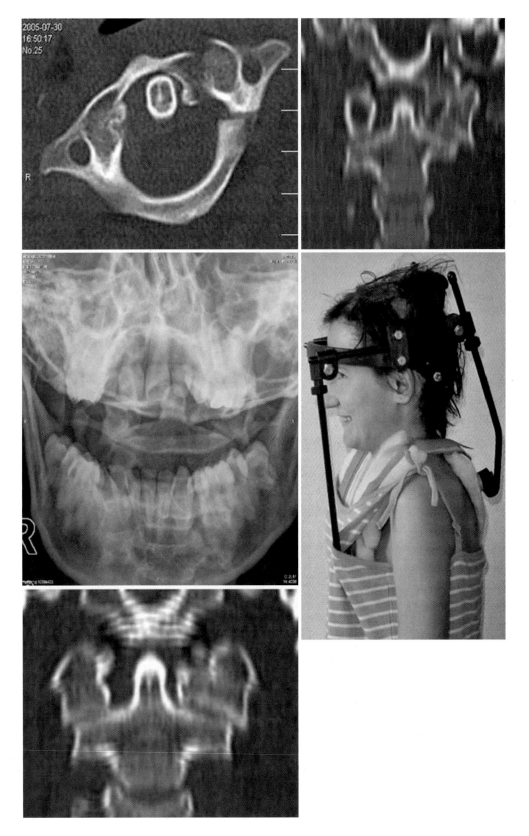

图15.14 一例 20 岁 Jefferson 骨折患者,halo 固定器治疗,损伤后 1 年 CT 扫描图像。

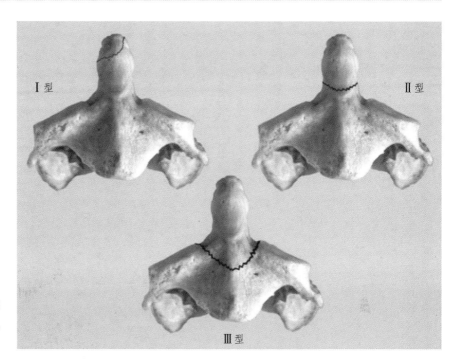

图 15.15 Anderson 和 D Alonzo 的分型系统。(见彩插)

像重建薄层CT扫描。此外,可通过功能图像验证不稳定性的存在,但此项检查必须在严密检测患者情况下进行。有文献报道Ⅱ型骨折的急性期可出现呼吸困难[16]。

Ⅰ型骨折

流行病学

此类骨折少见,而且通常情况下不影响寰枢关节的稳定性。可采用保守治疗,颈托固定6~10周。

Ⅱ型骨折

流行病学

齿突Ⅱ型骨折是最常见的一种类型,属于不稳定性骨折。骨折机制包括过伸和过屈,据此可将Ⅱ型骨折分为两亚型。过伸引起的骨折较为常见,表现为齿突尖端向后移位;过屈引起的骨折表现为齿突尖端向前移位。

治疗

若不伴有脱位的Ⅱ型骨折患者在功能性放射检查时未表现出不稳定,可采取保守治疗;否则不建议进行保守治疗,因为有出现假关节的可能。一般来讲,经典的治疗方案为前路螺钉固定。是否进行手术治疗也取决于脱位

的程度。在Greene等的研究中,对脱位大于6mm的齿突Ⅱ型骨折进行保守治疗后出现骨折不愈合的可能性为86%,远高于对脱位小于6mm的齿突Ⅱ型骨折进行保守治疗后出现骨折不愈合的可能性(18%)。形态学诊断标准应包括脱位程度、齿突倾斜程度以及骨折缝宽度。标准的治疗为前路螺钉固定骨接合术,但有一些情形应留意。若出现骨折线从颅后延伸到腹侧基底部(Eysel和Roosen分型系统中的Ⅲ型骨折,图15.17和图15.18)[11]、骨折范围较大以及骨质疏松等情况,经典的前路螺钉固定术可能难以进行。年轻患者可不进行脊椎融合术,但应在骨折愈合后移除内固定器,并进行寰枢椎外固定。Goel和Harm已经证实了寰枢椎固定的治疗作用,老年患者进行经前路寰枢椎固定术和经椎弓根前路寰枢椎固定术,尤其是对于合并上颈椎损伤的老年患者。

"寰枢椎恐怖三联征"是指同时出现颅骨齿状突骨折、寰椎前弓或后弓骨折(Gehweile Ⅰ型和Ⅱ型骨折)和已经存在的寰枢椎关节炎。根据著名的Smith Peterson前路手术方案,ATS(经椎弓根前路寰枢椎固定术)对于老年患者

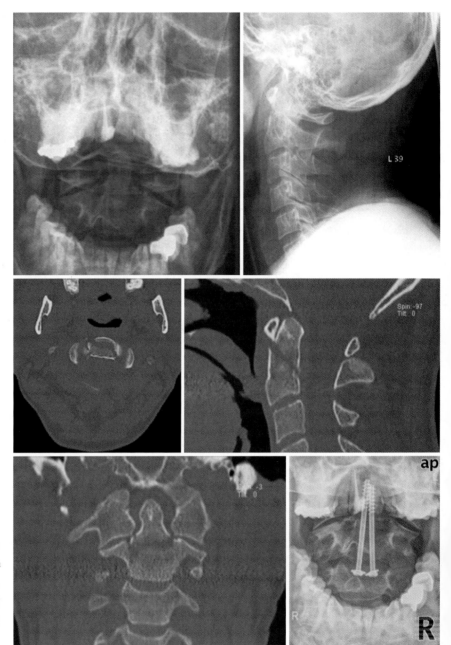

图15.16 一例46岁头部跌倒患者，Anderson和D'Alonzo Ⅱ型骨折。术前X线片和CT扫描图像，行前路双螺钉固定术，术后X线片。

是较为温和的治疗方案。根据齿突尖的宽度，可增加一到两个螺钉进行固定(图15.19)。

Ⅲ型骨折

Ⅲ型枢椎骨折属于稳定性骨折，主要是由于松质骨提供较大的承重面。若功能图像显示为稳定性骨折，可采用Philadelphia矫正10~12周。根据Müller和Muhr的研究，若骨折移位超过4mm时，应联合使用闭合性复位术和halo固定治疗[28]。手术治疗很有必要，可采用前路螺钉寰枢椎固定术，因为对角的骨折线使得传统的前路螺钉固定难以进行。

并发症

流行病学

如前文提到的，齿突假关节较为常见，尤其是Ⅱ型枢椎骨折。出现假关节的原因主要是骨灌注不足而出现坏死、不稳定和骨折线增

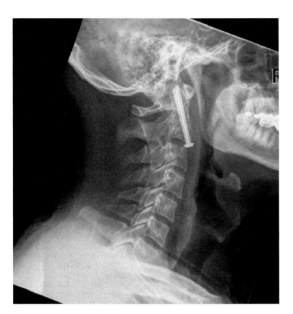

图15.16 （续）

宽。不稳定的假关节可压迫脑干，引起死亡。

诊断

可根据功能图像的不稳定表现和CT扫描进行诊断。

治疗

一般来说，需要进行手术治疗。Magerl认为经椎弓根后路螺钉固定是较安全的选择[25]，但是经椎弓根前路固定寰枢椎也可达到满意的固定效果。

15.2.3.5　创伤性枢椎前移（Hangman骨折）

流行病学

创伤性枢椎前移是由过去伸展牵拉引起的创伤。除此之外，交通意外引起的旋转过屈或者压缩也会导致枢椎前移。文献报道，这类意外的发生率占到颈椎损伤的15%~20%[13]。因为创伤性枢椎前移的损伤机制与绞刑枢椎致死性移位有关，所以Bouvier和houghton将其称为"Hangman骨折"。

分型

最常见的分型系统是Effendi分型。

Ⅰ型：骨折未移位，C2、C3椎间盘完好

Ⅱ型：C2、C3椎间盘受损，C2椎体过伸或者过屈，并向前移位

Ⅲ型：合并C2、C3小关节平面脱位

Josten完善了他的分型标准[19]。因此Ⅲ型骨折中包括了前纵韧带损伤，Ⅲ型骨折的特点是小平面关节限制性移位。

诊断

一般来讲，前位、后位和侧位的X线片可以对骨折进行明确诊断，因为骨折线通常会穿过枢椎弓。CT扫描图像可看到受损的关节、骨折畸形、关节内骨折线和骨折间隙，为诊断提供更为详细的信息。因为枢椎闭合的解剖结构，椎动脉也可能受到损伤，因此应进行血管造影增强CT或MRI检查。还可出现合并损伤，如合并上颈椎损伤和出现神经系统症状。

治疗

通常情况下，创伤性椎体前移并非致命性损伤。确切的诊断和个体化治疗方案是必须的。治疗决策（手术或非手术治疗）的选择，包括操作流程等，都必须由经验丰富的外科医生做出判断。手术治疗的指征是出现不稳，稳定性骨折时可选用Philadelphia矫正6~8周。不稳定性骨折的治疗取决于椎体前移程度。若前移距离不超过3~4mm，患者也愿意配合，可选用保守治疗。

Josten建议韧带前移4mm时还采用halo固定器制动12周，因为椎间盘可能出现损伤。Ⅱ型和Ⅲ型骨折时可用halo固定器进行牵引固定治疗。如果条件不允许，也可进行内固定，首先从后路进行固定，随后进行后路脊椎融合术。同样地，Judet认为螺钉内固定能够提供足够的稳定支撑。

15.2.4　下颈椎（C3-C6）及颈胸结合部（C7/Th1）

流行病学

一般来讲，枢椎以下颈椎损伤是颈椎损伤最多的部位，在颈椎骨折中占60%，而在颈椎脱位中所占比例超过了70%。尽管下颈椎损伤的发生率较高，其分类仍存在争议。

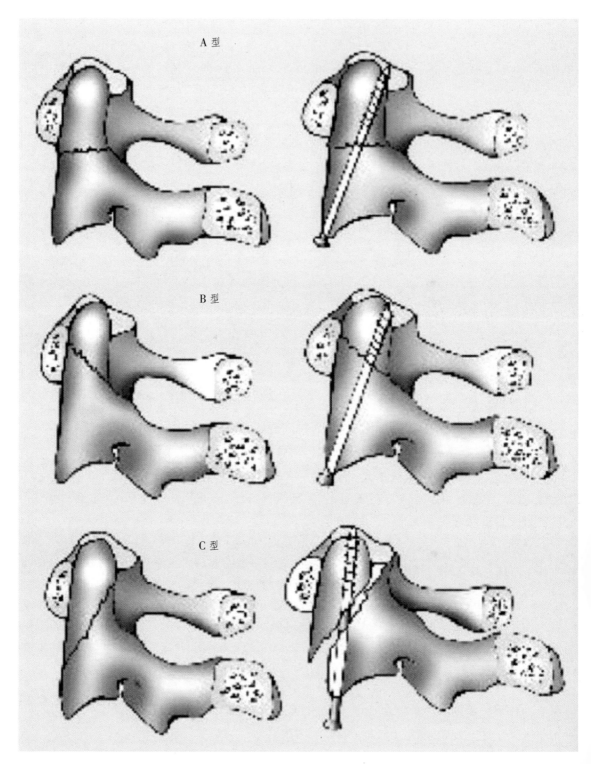

A 型

B 型

C 型

图15.17　Eysel/Rosen Ⅱ 型骨折的不同亚型。

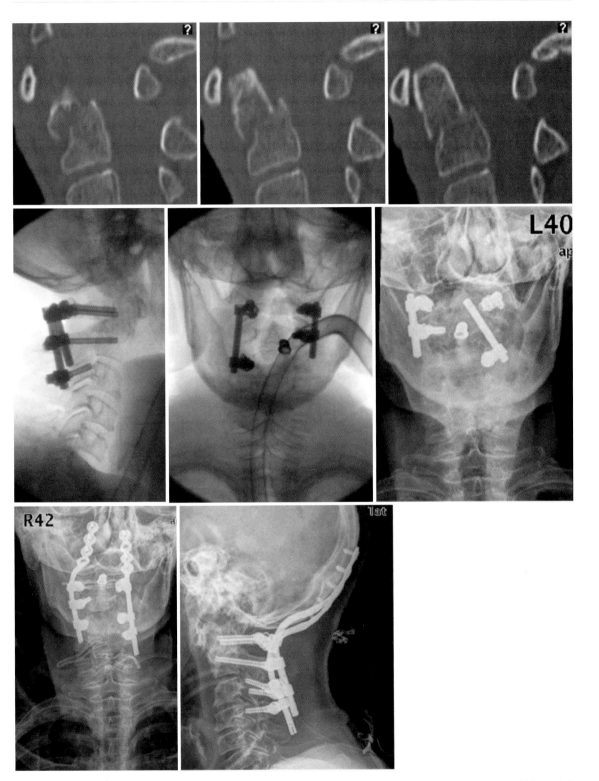

图15.18 一例 74 岁头部跌倒女患者。典型的 Anderson 和 D'Alonzo Ⅱ 型齿状突骨折,Eysel/Rosen B 型骨折。后路固定术后,松解固定器后矫正,C0–C4 固定。

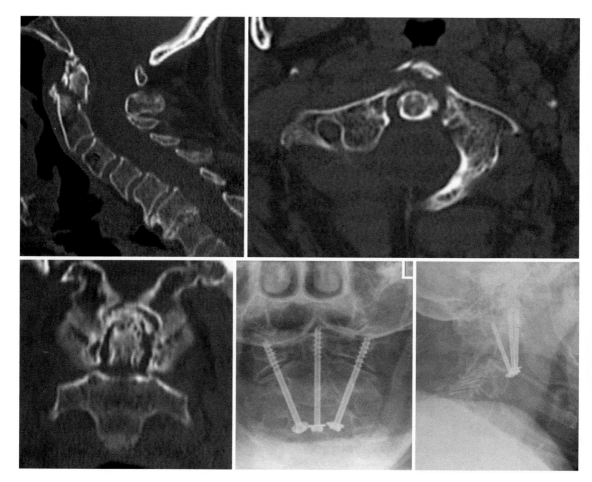

图15.19　寰枢椎恐怖三联征:颅骨齿状突骨折,合并寰椎前弓或后弓骨折(Gehweile Ⅰ型骨折)和已经存在的寰枢椎关节炎。前路经寰枢关节固定术后的图像。

分类

由于C3到T1脊椎具有相似的形态学和运动学特性,常用Magerl[25]的三柱形模型ABC分类法对其进行分类。A型到C型以及各自的1、2、3亚型,损伤的不稳定程度依次增加。A型损伤由椎体受到挤压引起。A1型损伤仅表现出轻微的畸形,属于稳定性骨折。矢状位和椎体向前分离移位的骨折具有不稳定性,且都属于粉碎性骨折。

A型:椎体压缩性骨折

A1型:嵌入型骨折

A2型:分离型骨折

A3型:粉碎性骨折

B型骨折的损伤机制为过度牵拉、过伸或者过屈。后纵韧带过伸或者过度牵拉引起的损伤(B1型)不稳定,通常有韧带结构断裂。骨性结构过屈引起的损伤较少见,可见两侧脊索后柱在小平面关节的椎弓峡部分离。虽然后纵韧带完好,仍可出现不稳定。过伸引起的损伤(Ⅲ型)主要是椎体前方断裂,具有高度的不稳定性。

B型:椎体前后部分离性骨折

B1型:以后部韧带断裂为主

B2型:以后部骨性结构受损为主

B3型:椎间盘前部受损

C型骨折由过度扭转引起。这类高能量损伤会引起骨折部位高度不稳定。可见椎体过度扭转的标志,如横突骨折、椎弓骨折、小平面关节骨折和棘突前后位改变。高速冲击创伤产生旋转剪切力,引起轴向脱位,为C3型骨折。这些类型的骨折常常合并严重的神经系统症状。

C型:椎体前后部旋转性骨折

C1型:A型骨折合并旋转损伤

C2型:B型骨折合并旋转损伤

C3型:旋转剪切损伤

Vaccaro等带头的脊柱创伤研究小组提出了新的下颈椎损伤分类[33]。他们提出的下颈椎损伤分类评分系统(Sub-axial Injury Classification, SLIC)抛开了传统的以损伤机制、损伤部位形态学特点和神经系统状态为依据的分类方法,而是基于以下三个方面进行评价:

1.形态学

2.椎间盘韧带复合体的完整性

3.神经系统状态

这三个相互独立的因素决定了预后和指导治疗效果。SLIC根据不同的分类类别,尤其是各自的描述性特征,进行评分。导致严重后果或者须进行手术治疗的损伤类型得分越高,某一类型损伤的评分越高,该类型损伤程度越严重,越需要进行手术治疗。

诊断

尽早地判断是否有脊椎创伤极为重要,因此急诊医生必须要对其进行初步诊断。对于意识不清的患者,事故发生经过可提供重要的信息。跌入浅水或者头部受到撞击后可发生下颈椎A型骨折,B型骨折与高速行驶的汽车发生事故有关。有大约10%的颈部外伤患者合并二到三度的颅脑损伤,而在全身多处创伤的患者中这一比例上升到20%。

可通过传统的前后位、侧位X线片检查对下颈椎创伤进行诊断。此外,还可在过伸位和屈曲位采集功能图像以判断损伤节段的不稳定程度。"游泳者位"摄片可以更清楚地观察颈胸结合部的情况。跟上颈椎损伤一样,下颈椎损伤诊断的金标准也是CT扫描结果,另外MRI扫描可以反映韧带受损情况以及椎间盘、脊髓神经根和肌肉的病变,它还有另外一个优点就是使患者少暴露于X线。血管造影增强CT或MRI可以提供更多的诊断信息。

治疗

下颈椎可通过前路或后路进行治疗。经前路治疗是治疗所有下颈椎创伤的标准方案,当创伤发生在颈胸结合部时,可选用后路内固定术。经左路手术可以充分暴露颈胸部位,以避免损伤右侧的喉上神经。若不稳定范围较大,可从胸锁乳突肌前侧边缘切开进行手术。下颈椎后路手术的指征是有轻度的单侧或双侧小平面关节移位(B1.1型)及旋转脱位型骨折(C2.1型)。

出现脊髓创伤时,较少采用颈椎椎板切除术。大多数的脊髓受压是由于骨片、椎间盘不稳或者向前移位导致的,因此脊髓受到骨片挤压时主要采用前路手术,如果出现椎间盘韧带损伤,还应使用钢板或者椎间融合器进行固定。

参考文献

1. Aebi M (2010) Surgical treatment of upper, middle and lower cervical injuries and non-unions by anterior procedures. Eur Spine J 19(Suppl 1):S33–S39

2. Anderson PA, Mentesano PX (1988) Morphology and treatment of occipital condyle fractures. Spine 13:731–736

3. Antinnes JA, Dvorak J, Hayek J (1994) The value of functional computed tomography in the evaluation of soft-tissue injury in the upper cervical spine. Eur Spine J 3:98–101

4. Blauth M (1998) Obere Halswirbels.ule. In: Tscherne H, Blauth M (eds) Unfallchirurgie Wirbels.ule. Springer, Berlin/Heidelberg/New York/Tokio, pp S84–S86

5. Bono C, Vaccaro AR, Fehlings M et al (2007) Measurement techniques for upper cervical spine injury: Consensus statement of the Spine Trauma Study Group. Spine 32:593–600

6. Brinkmann W, Cohen W, Manning T (2003) Posterior fossa subarachnoid hemorrhage due to an atlantooccipital dislocation. Am J Roentgenol 180:1476

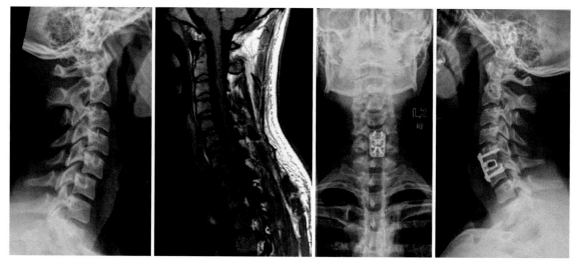

图15.20 （a-d）一例23岁患者,跌入浅水头部撞击后C5/C6椎间盘韧带不稳,行经前路椎间盘切除和钢板、椎间融合器固定术。无神经损伤。

7. De la Caffi nière JY, Seringe R, Roy Camille R, Saillant G （1972） Physiopathological study of severe ligament lesions in injuries of the spino-occipital joint. Rev Chir Orthop Reparatrice Appar Mot 58:11-19

8. Dickman CA, Greene KA, Sonntag VK （1996） Injuries involving the transverse atlantal ligament: classifi cation and treatment guidelines based upon experience with 39 injuries. Neurosurgery 38:44-50

9. Dvorak J, Panjabi MM （1987） Functional anatomy of the alar ligaments. Spine 12:183-189

10. Effendi B, Roy D, Cornish B, Dussault RG, Laurin CA （1981） Fractures of the ring of the axis. A classification based on the analysis of 131 cases. J Bone Joint Surg Br 63:319-327

11. Eysel P, Roosen K （1993） Ventral or dorsal spondylodesis in dens basal fracture – a new classification for choice of surgical approach. Zentralbl Neurochir 54:159-164

12. Fielding JW, Hawkins RJ （1977） Atlanto-axial rotatory fi xation. （Fixed rotatory subluxation of atlantoaxial joint）. J Bone Joint Surg Am 59:37-44

13. Greene KA, Dickmann CA, Marciano FF, Drabier JB, Hadley MN, Sonntag VKH （1997） Acute Dens fractures: analysis of man agement and outcome in 340 consecutive cases. Spine 22:1843-1852

14. Hadley MN, Dickman CA, Browner CM, Sonntag VKH （1989） Acute traumatic atlas fractures: management and long term outcome. Neurosurgery 23:31-35

15. Harris JH Jr, Carson GC, Wagner LK, Kerr N （1994） Radiologic diagnosis of occipitovertebral dissociation: 2. Comparison of three methods of detecting occipitovertebral relationships on lateral radiographs of supine subjects. AJR Am J Roentgenol 162:887-892

16. Harrop JS, Vaccaro A, Przybylski GJ （2001） Acute respiratory compromise associated with flexed cervical traction after C2 fractures. Spine 26:50-54

17. Hicazi A, Acaroglu E, Alanay A et al （2002） Atlantoaxial rotatory fixation -subluxation revisited. A computed tomographic analysis of acute torticollis in pediatric patients. Spine 27:2771-2775

18. Jofe MH, White AA, Panjabi MM （1989） Clinically relevant kinematics of the cervical spine. In: Sherk H, Dunn E, Eismont F, Fieding J, Long D, Ono K （eds） The cervical spine. Lippincott, Philadelphia, pp 57-69

19. Josten C （1999） Traumatic spondylolisthesis of the axis. Orthopade 28:394-400

20. Kandziora F, Schnake K, Hoffmann R （2010） Injuries to the upper cervical spine. Part 1: ligamentous injuries. Unfallchirurg 113:931-943

21. Kandziora F, Schnake K, Hoffmann R (2010) Injuries to the upper cervical spine. Part 2: osseous injuries. Unfallchirurg 113(12):1023–1039

22. Kayser R, Weber U, Heyde CE (2006) Injuries of the craniocervical junction. Orthop.de 35:244–269

23. Lee SC, Lui TN, Lee ST (2002) Atlantoaxial rotatory subluxation in skeletally immature patients. Br J Neurosurg 16:154–157

24. Lomoschitz FM, Blackmore CC, Stadler A, Linnau KF, Mann FA (2004) Frakturen des Atlas und des Axis bei .lteren Patienten: Untersuchung des radiologischen Spektrums der Frakturen und bedeutsamer Faktoren fürdie bildgebende Diagnostik. Fortschr Geb R.ntgenstr 176:222–228

25. Magerl F, Seemann PS (1986) Stabile posterior of the atlas and axis by transarticular screw fixation. In: Kehr P, Weidner A (eds) Cervical spine. Springer, Wien/New York, pp 322–327

26. Matava MJ, Whitesides TE, Davis PC (1993) Traumatic atlantoaxial dislocations with survival. Spine 18:1897–1903

27. McGuire KJ, Silber J, Flynn JM et al (2002) Torticollis in children: can dynamic computed tomography help determine severity and treatment. J Pediatr Orthop 22:766–770

28. Müller EJ, Muhr G (1997) Spine injuries. Thieme, Stuttgart/New York, pp 54–57

29. Sherk HH, Nicholson HT (1970) Fractures of the atlas. J Bone Joint Surg Am 52:1017–1024

30. Song WS, Chiang YH, Chen CY, Lin SZ, Liu MY (1994) A simple method for diagnosing traumatic occlusion of the vertebral artery of the cranio–vertebral junction. Spine 19:837–838

31. Spence K, Decker S, Sell W (1970) Bursting atlantal fracture associated with rupture of the transverse ligament. J Bone Joint Surg Am 52 (3):543–549

32. Tscherne H, Blauth M (1998) Tscherne Unfallchirurgie. Wirbels.ule. Springer, Berlin/Heidelberg/New York

33. Vaccaro AR et al (2009) The subaxial cervical spine injury classification system. Spine 21:2365–2374

34. vLanz T, Wachsmuth W (2003) Praktische Anatomie. Rücken. Springer, Berlin/Heidelberg/New York/Tokio, pp 241–244

第16章　脊柱篇

Markus Schultheiss, Daniel Gulkin,
and Florian Gebhard

16.1　胸椎和腰椎骨折

16.1.1　定义

由于胸4到胸9之间椎管的相对性狭窄(生理性的)从而造成容纳脊髓的空间减少,故该部位骨折使得神经损伤的风险增加。

16.1.2　流行病学

在大多数胸椎和腰椎骨折病例中,胸腰段最常受累(胸12或腰1骨折约占50%)。

16.1.3　历史背景

关于胸椎和腰椎骨折的分型最早是由Böhler在1929年提出来的,包含五个亚型。

16.1.4　分类/分型

可以使用Magerl等[2]制定的分类方法来描述具有相似形态的椎体骨折。

这种分类方法认可造成脊柱损伤的作用力(压缩、分离、剪切及扭转)。因此,具体分类方法如下:

A型损伤:由压缩外力造成

B型损伤:由牵张外力造成

C型损伤:由扭转外力造成

16.1.4.1　Magerl分类法

- 适用于颈3–腰5的标准化分类

- 分为A、B、C三型,各型又分1、2、3三种亚型

- 从A型到C型及亚型从1型到3型椎体不稳定和神经损伤发生率递增

Magerl分类法具体如下:

A型损伤

椎体压缩(通常发生在胸腰椎连接处):

- A1:嵌压骨折
  - A1.1:终板嵌压
  - A1.2:楔形嵌压
  - A1.3:椎体塌陷
- A2:分离型骨折
  - A2.1:矢状面分离骨折
  - A2.2:冠状面分离骨折
  - A2.3:钳夹样(Pincer)骨折
- A3:暴散型骨折
  - A3.1:不完全暴散骨折
  - A3.2:暴散分离骨折
  - A3.3:完全分离骨折

B型损伤

屈曲/牵张型损伤 (通常见于颈胸段连接处):

- B1:由后方韧带结构损伤造成不稳定的屈曲/牵张型损伤
  - B1.1:伴有间盘的横贯损伤
  - B1.2:伴有A型椎体骨折
- B2:不稳定的经骨屈曲/牵张型损伤
  - B2.1:两柱横贯性损伤
  - B2.2:通过间盘的屈曲–峡部裂损伤

－B2.3：伴有A型椎体骨折

● B3：经间盘前方的过伸/剪切并高度不稳定的损伤

－B3.1：过伸/半脱位

－B3.2：过伸/峡部裂

－B3.3：完全后方脱位

C型损伤

旋转性损伤(通常发生在颈椎)：

● C1：旋转+压缩

－C1.1：伴有A1型骨折(楔形)

－C1.2：伴有A2型骨折(分离)

－C1.3：伴有A3型骨折(暴散)

● C2：旋转+屈曲/牵张

－C2.1+B1

－C2.2+B2

－C2.3+B3(剪切)

● C3：旋转/剪切骨折：Holdsworth提出的"切片样"骨折

－C3.1：切片样骨折

－C3.2：斜骨折

16.1.5　病因/发病机制

● 事故和损伤的类型能够明确定位出脊椎和脊髓损伤的部位：

胸椎型－A/C损伤：强大的轴向压力(例如车祸伤、跳楼自杀等)

腰椎型－A/C损伤：从高处坠落伴骨盆或者下肢着地(例如从马上跌落、滑翔伞运动事故等)

16.1.6　临床症状

● 对怀疑伴有脊柱损伤的伤后患者应该仔细处理，直到通过影像学排除脊柱受损：

使用全身真空床垫和/或硬质颈托固定患者

● 如果患者能够讲话，痛觉定位可以明确损伤的部位。

● 急诊医师及创伤外科医师须仔细评估神经功能状态。

重要的体格检查和神经功能检查如下：

疼痛定位

损伤的外部迹象(血肿，畸形)

疼痛缓解的姿势

运动或感觉丧失

反射

脊髓或神经根症状

瘫痪，完全或不完全脊髓损伤

● 疼痛的定位能够明确相应节段脊柱所受到的损伤。

可能出现如下症状：

活动受限

疼痛(局限的，由运动引起的，放射性的)

脊髓的症状提示完全或不完全瘫痪

神经根症状

椎体前方出血造成颈围的增加

脊髓休克

伴随损伤的特殊症状

● 对于脊椎损伤的患者，急诊医师及医院的主管医师需要对患者的神经功能进行详细的检查：

感知觉包括触痛觉和温度觉(疼痛感受器)以及空间感如震动和肢体的位置(本体感受器)。

反射的检查包括生理反射和病理反射。

● 如果同时发生脊柱和颅脑损伤，反射的结果能够区分中枢性和脊髓型损伤：

肌腱反射消失伴弛缓性瘫痪提示脊髓损伤。

全身肌腱反射消失伴弛缓性瘫痪提示中枢性(颅内的)损伤。

单侧反射减弱提示根性损伤，而节段性反射（双侧）减弱提示近期脊髓损伤（见表16.1)。

● 肌力的分类见表16.2。

● Frankel脊髓损伤分级法见表16.3。

另外，美国脊柱损伤协会(ASIA)的分类法也可用来进行评估肌力或感觉的缺失。

表16.1 脊柱损伤患者神经功能状态的评估

	关键肌	感觉要点	反射
颈 4	耸肩(三角肌)	肩部	颈 5/6 肱二头肌反射
颈 5	屈肘(肱二头肌、肱桡肌)	上肢外侧	颈 5/6 肱桡肌反射
颈 6	伸腕(桡侧腕伸肌)	拇指	
颈 7	伸肘(肱三头肌)	中指	颈 7/8 肱三头肌反射
颈 8	屈指(指深屈肌)	小指	
胸 1	小指外展(小指外展肌)	内侧肘	
胸 5		乳头	
胸 10		脐	
腰 2	屈髋(髂腰肌)	内侧大腿根部	腰 1/2 提睾反射
腰 3	伸膝(股四头肌)	大腿内侧和膝盖	腰 3/4 膝腱反射
腰 4	踝关节背屈(胫前肌)	小腿内侧	
腰 5	伸趾(趾长伸肌)	拇趾	
骶 1	踝关节跖屈(腓肠肌)	小趾和足外侧	骶 1/2 跟腱反射
骶 3-5		鞍区感觉缺失	骶 3/4 球海绵体反射
骶 4	肛门括约肌收缩	鞍区感觉缺失	骶 3/4 肛门反射

表 16.2 肌力评分

0	无肌力
1	可触感肌肉收缩
2	有主动活动,不能对抗重力
3	主动活动,可对抗重力
4	主动活动,可对抗阻力
5	正常

ASIA关于运动功能障碍的评分:

0=无肌力

1=可触感肌肉收缩

2=有主动活动,不能对抗重力

3=主动活动,可对抗重力

4=主动活动,可对抗阻力

5=正常

NT=无法测试

ASIA关于感觉缺失的评分，基于每个皮节:

0=无

1=减弱

2=正常

表16.3 Frankel[1]脊髓损伤分级法

A型	完全损伤	损伤平面以下深浅感觉完全消失,肌肉功能完全消失
B 型	不完全损伤	损伤平面以下运动功能完全消失,仅存某些感觉
C 型	不完全损伤	损伤平面以下仅有某些肌肉保留运动功能并且超过半数重要肌肉肌力大于 3 级
D 型	不完全损伤	损伤平面以下肌肉保留运动功能并且至少半数肌肉肌力大于等于 3 级
E 型	正常	运动和感觉功能正常

NT=无法测试

- 脊髓休克是一种急性的短暂的脊髓休克期,表现为诸如截瘫或四肢瘫痪,肌肉呈迟缓性麻痹,深浅反射均消失,膀胱溢尿性尿失禁,麻痹性肠梗阻等,甚至没有骨的损伤。

- 在脊髓休克期过后,完全性的脊髓损伤转变为痉挛性麻痹和屈伸肌腱反射亢进及无意识尿失禁。

- 在颈椎平面的脊髓损伤被称为四肢瘫

痪：

超高位四肢瘫是指损伤平面在颈4以上，高位四肢瘫是指损伤平面在颈4至颈6之间。胸式呼吸消失、肺活量降低及肺部清洁能力下降是四肢瘫患者共同具有的特征。

截瘫是指脊髓损伤平面在胸椎水平，并且上肢和手的功能正常。高位截瘫是指损伤发生在颈8以下和胸4以上的脊髓节段，同时保留了背阔肌和斜方肌的功能。低位截瘫发生在胸4水平以下。四肢瘫和截瘫都表现为二便功能完全丧失，感知觉功能的丧失（痛温觉、触觉、本体感觉）和植物神经调节的丧失（血管、体温调节功能丧失和器官功能障碍）。

16.1.7 诊断

- X线：拍摄正侧位X线片
- CT：图像三维重建能够更好地评估发生骨折的部位
- MRI：可以辨别脊髓、脊神经和韧带是否受到损伤

16.1.8 治疗

是否进行椎体内固定/融合手术及脊髓减压手术取决于损伤的程度和神经功能症状。

手术时机的选择是治疗概念里非常重要的一部分。

- 需要立即手术干预的指征：
  完全性脊髓损伤（Frankel A型）
  不完全性脊髓损伤但是有进展性损伤（Frankel C型）
  无症状期后的瘫痪（Frankel B型）
  开放性脊髓损伤
- 6小时内需要手术干预的紧急指征：
  根性神经症状
  马尾神经症状
  脊柱高度不稳定（B型、C型）
  明显的椎管狭窄（没有神经症状）
- 可在数天内行手术治疗的选择性指征：
  闭合的不可恢复的损伤

创伤后椎体畸形（A型）
创伤造成的椎间盘损伤

16.1.8.1 胸椎A型损伤

保守治疗
- 终板损伤（A1.1）
- 椎体塌陷（A1.3）
- 无移位的矢状面分离骨折（A2.1）

手术治疗
- 后侧入路（融合）：
  不完全暴散骨折（A3.1）嵌入成角>10°并<20°

手术过程
- 后路或前路手术：

在不完全暴散骨折（A3.1）和暴散骨折最初的后路融合术后（A3.2），在CT扫描后可考虑行一次额外的前路手术。是否行前路固定术取决于受累椎体轴向承受压力的能力，残留椎管的压缩程度，椎间盘破口的大小以及受伤后椎体嵌入的角度（>20°）。

完全性暴散骨折（A3.3）通常是行前路和后路联合手术的指征。

16.1.8.2 胸椎B型损伤

对于B型损伤，首选后入路经椎弓根椎体融合术。

16.1.8.3 胸椎C型损伤

- 所有C型损伤是融合/固定手术的可靠指征，手术后侧入路作为首选。
- 伴有胸廓内的损伤也可以影响胸椎旋转性损伤治疗的选择。

手术治疗
- 后路手术是标准术式。
- 后路手术适用于不完全性暴散骨折（A3.1）同时嵌入成角>10°以及所有B型和C型损伤（前路和/或后路手术；单步或两步）。
- 由于胸廓的稳定性，胸椎的手术治疗很难减轻及矫正驼背畸形。

● 前路手术适用于椎体嵌入成角>20°（A3.2和A3.3）及脊髓前方受压。

具体的手术操作过程

● 后路手术：

患者取俯卧位。透视确定骨折位置后切皮，离断背侧腱膜，骨膜下钝性分离椎旁肌肉，暴露椎体间关节。

行部分肋骨横突切除术，必要的话可用椎体进行替代植骨。

● 前路手术：

取决于损伤椎体的部位：

胸1-胸3：胸骨切开术后暴露脊柱前内侧的方法。

胸4-胸11：患者取侧卧位后（左侧或右侧，取决于血管的位置）经胸廓暴露的方法。

● 微创技术：

胸5-腰2：患者取侧卧位（左侧或右侧，取决于行CT扫描后大血管存在的位置），使用带有双腔管的胸腔镜进行治疗。

腰1-腰5：患者右侧卧位后从腹膜后入路的方法。

16.1.8.4　后入路手术固定

● 背侧经椎弓根螺钉系统。

● 需要的话可借助计算机进行术中导航。

● 术后9个月CT复查后移除内固定物。

16.1.8.5　前入路手术固定

● 使用自体骨移植或人工椎体进行单节段或双节段椎体融合。

● 锁定钢板系统。

● 内镜技术（图16.1，图16.2）。

● 术后内固定物无须移除。

并发症

骨不愈合、内固定物失败或松动、畸形矫正失败、感染、神经并发症、胸廓内或腹膜后损伤、麻痹性肠梗阻、肺炎。

16.2　骨质疏松造成的胸椎和腰椎骨折

16.2.1　定义

● 骨质疏松造成的胸腰椎骨折原因很多，有没有受到任何外力的"寂静"骨折造成的损伤（骨质疏松导致的身高降低），也有急性损伤性事件（创伤引起的骨质疏松性骨折）。

16.2.2　流行病学

在美国，大约有70万骨质疏松性椎体压缩性骨折患者。在欧洲，上述损伤的患者大约有140万。

16.2.3　历史背景

微创椎体内注射聚甲基丙烯酸甲酯的发明使得骨质疏松性椎体压缩性骨折的治疗有了长足的进步。世界上第一例椎体成形术是在1984年的法国由Deramond和Galibert共同完成的，从那以后直到1998年，第一例球囊后凸成形术才在美国完成。

16.2.4　分类/分型

分类

● 原发性骨质疏松（95%）：

绝经后骨质疏松（1型）

老年性骨质疏松（2型）

● 继发性骨质疏松（5%）：

制动

激素治疗

代谢性疾病

16.2.5　病因/发病机制

● 在大多数骨质疏松性椎体骨折病例中，前柱最常受累，这是由于椎体中松质骨的减少使其机械性强度降低造成的（这是一个隐匿的过程）。

● 骨质疏松严重程度的增加使得脊髓受损伤的风险增加。

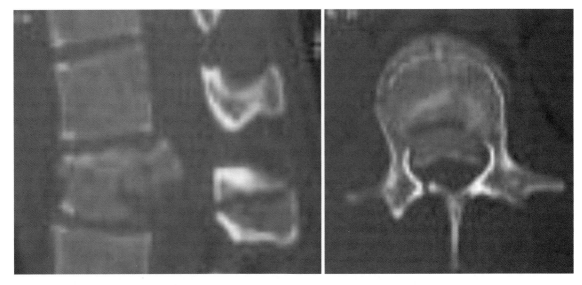

图16.1 腰 1 的 C 型 1.3 亚型骨折。

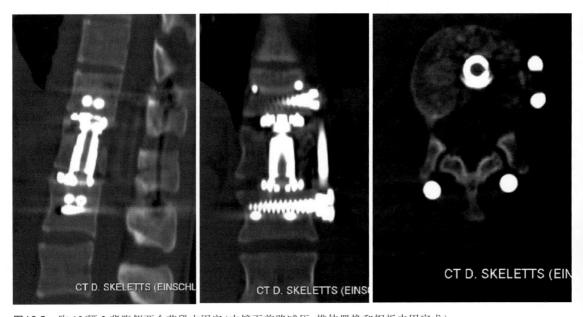

图16.2 胸 12/腰 2 背腹侧两个节段内固定(内镜下前路减压、椎体置换和钢板内固定术)。

- 原发性骨质疏松的风险因素如下:

雌激素缺乏

过早绝经(年龄小于45岁)

具有遗传自母亲的髋关节骨折的家族遗传性倾向

低体重指数(<19kg/m²)

过早地发生骨折,尤其是在髋部、脊柱和腕部

体重减低或胸椎后凸畸形(驼背)

女性患者

亚洲人或高加索人

缺乏锻炼

吸烟

酗酒

16.2.6 临床症状

- 疼痛逐渐加重,活动量减少甚至不敢活动

- 在一些病例中神经受损

16.2.7　特异性

脊柱的退行性变。

16.2.8　诊断

- X线:拍摄正侧位X线片。
- CT:图像三维重建能够更好地评估发生骨折的部位。
- MRI:能够更好地评估神经结构和软组织。

16.2.9　治疗

16.2.9.1　保守治疗

- 骨质疏松症的药物治疗是必不可少的。

16.2.9.2　手术治疗

- 如下情况的骨质疏松性椎体压缩性骨折需要手术治疗:

　　疼痛,经药物治疗无效者

　　椎体活动性丧失

手术过程

- 微创手术:

椎体后凸成形术:穿刺针经皮穿刺通过双侧椎弓根到达椎体,用球囊使椎体扩张,用一套注射系统在骨缺损处注入高黏滞度的骨水泥(聚甲基丙烯酸甲酯,PMMA)来填充患处。

- 创伤介导的骨质疏松性骨折的手术治疗:

　　手术与否取决于是否存在神经损伤。

　　如果需要可行开放性后入路椎板切除螺钉系统内固定椎体融合术。

　　可以配合使用空心切开椎弓根螺钉来使提高骨水泥固定效果同时增加发生骨质疏松骨的稳定性。

　　联合使用后凸成形术和后路脊柱融合术。

并发症

骨水泥漏、二次骨折、内固定物失败或松

动、畸形矫正失败、感染、神经病并发症(图16.3,图16.4)。

16.3　肿瘤骨转移造成的胸椎和腰椎骨折

16.3.1　定义

- 原发性肿瘤发展到脊柱的溶骨性或成骨性骨转移

16.3.2　流行病学

- 肿瘤脊柱骨转移占全身骨转移的60%(颈椎:胸椎:腰椎4:6:1)

16.3.3　历史背景

随着原发性肿瘤治疗技术的提高,肿瘤患

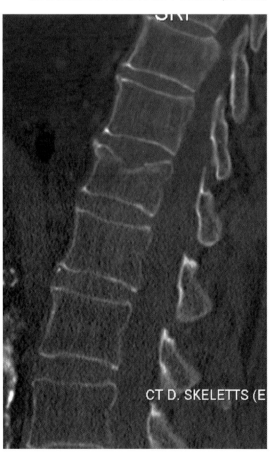

图 16.3　胸 12 骨质疏松性椎体骨折。

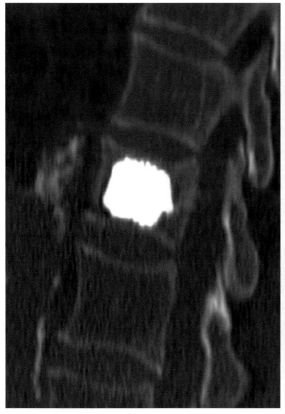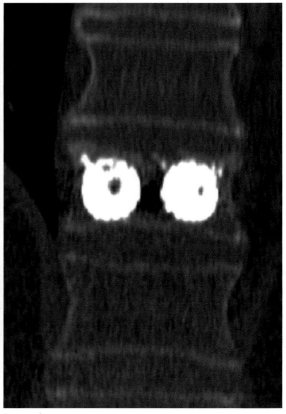

图16.4   用椎体支架使胸 12 椎体高度还原并加以固定。

者的生存期延长,从而使得肿瘤骨转移的发病率增加。

16.3.4   分类/分型

- 结合Taneichi评分以及CT扫描来评估是否对脊柱不稳定行手术固定治疗:

在胸椎,至少50%的椎体受累,大约25~30%合并至少一个小关节受累。

在腰椎,至少50%的椎体受累,约有35~40%合并至少一处椎弓根受累。

16.3.5   病因/发病机制

- 常造成肿瘤骨转移的恶性肿瘤有:

乳腺癌

前列腺癌

支气管肺癌

甲状腺癌

肾癌

- 在所有肿瘤脊柱转移的病例中,椎体受累占85%。

16.3.6   临床症状

- 疼痛
- 脊椎活动度减少
- 神经症状

16.3.7   特异性

脊柱退行性变。

16.3.8   诊断

影像学

- X线:拍摄正侧位X线片
- CT:诊断骨性损伤
- MRI:诊断骨性损伤及韧带损伤

表 16.4 Karnofsky 指数

能从事日常活动及工作;不需要特殊的护理	1. 正常,无症状及体征	100%
	2. 能正常活动,有轻微症状及体征	90%
	3. 勉强可进行正常活动,有些症状或体征	80%
不能胜任工作,大多数能够在家生活并接受不同程度的护理	4. 生活可自理,但不能维持正常生活或工作	70%
	5. 有时需要人扶助,但大多数时间可自理	60%
	6. 常需要人照顾及给予药物治疗	50%
生活不能自理;需要医院或类似机构的护理;疾病可能在短期内进展	7. 生活不能自理,需要特别照顾及治疗	40%
	8. 生活严重不能自理,有住院指征,尚不足病重指征	30%
	9. 病重,需要住院给予支持治疗	20%
	10. 病危,临近死亡	10%
	11. 死亡	0

- 必要时可行三相骨显像进行分期
- 必要时可行PET-CT进行分期

16.3.9 治疗

- 脊柱转移瘤的治疗需要具备一种跨学科的治疗理念。
- 可以结合Karnofsky指数和Tokuhashi评分来评估患者的生存时间及手术干预的可能性(表16.4,表16.5)。

16.3.10 治疗

对于肿瘤骨转移的患者,大多数可以通过多学科的会诊实现无痛性活动及生活质量的提高。个体治疗方案的制定也应该以一种多学科的方式进行。

16.3.10.1 保守治疗

视患者病情可以用束带固定和放射治疗。

16.3.10.2 手术治疗

- 预防性内固定或者骨折后二次手术内固定具体应视每个患者的情况。这种情况深受肿瘤类型、疾病的进展、治疗状况及疾病分期的影响。

手术过程

- 大多数病例可以行后路脊柱融合和椎板切除术。

表16.5 Tokuhashi 评分[4]

		得分
一般状态评分 (Karnofsky 指数)	差(10%~40%)	0
	中(50%~70%)	1
	好(80%~100%)	2
脊柱外骨转移的数量	>30	0
	1~21	1
	12	2
脊柱受累的数量	>30	0
	1~21	1
	12	2
重要器官转移情况	可切除	0
	无法切除	1
	无转移	2
肿瘤原发器官	肺,胃,食管,胰腺,膀胱,骨肉瘤	0
	肝脏,胆囊	1
	其他	2
	肾脏,子宫	3
	直肠	4
	甲状腺,乳腺,前列腺,类癌	5
脊髓损害情况	完全截瘫(Frankel A,B)	0
	不全瘫(Frankel C,D)	1
	正常(Frankel E)	2
预后估计:	评分小于等于 8 分:<6 个月	
	评分 9-11 分:6 个月到 1 年	
	评分大于 12 分:1 年以上	
治疗方式:		
0-8	保守治疗	
9-11	姑息手术,手术方法:椎板切除+内固定术,若指征明确可行 R2 切除	
12-15	R0/R1 切除及固定/椎体替换	

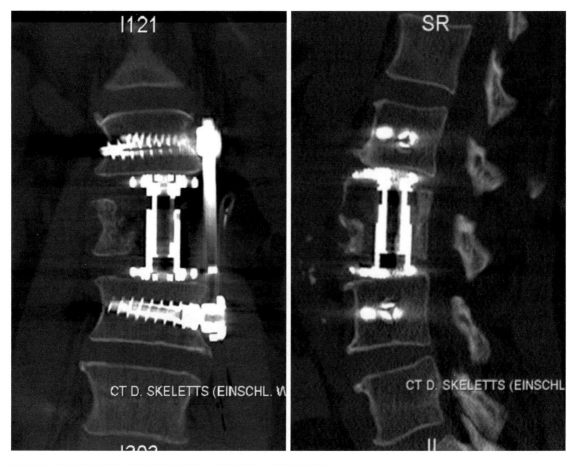

图16.5 甲状腺癌转移累及椎体后的腰 3 椎体替换和钢板内固定。

• 存在椎体不稳而不伴有脊柱压缩的情况下可行微创椎体融合术或是成形术。

• 如果是单发转移瘤可以考虑前入路椎体替换或融合术,必要时术后放射治疗。

并发症

骨水泥外漏、二次骨折、内固定失败、畸形矫正失败、感染、神经症状、肿瘤进展。

16.3.10.3 其他的治疗方案

• 辅助激素治疗或化疗

• 视患者情况术后给予放疗

• 根据世界卫生组织(WHO)的疼痛阶梯分类给予镇痛剂或放疗等阵痛治疗

• 二膦酸盐疗法(图16.5)

参考文献

1. Frankel HL, Hancock DO, Hyslop G, Michaelis LS, Ungar GH, Vernon JDS, Walsh JJ (1969) The value of postural reduction in the initial management of closed injuries of the spine with paraplegia and tetraplegia. Paraplegia 7, part I, 179–192

2. Magerl F, Aebi M, Gertzbein SD, Harms J, Nazarian S (1994) A comprehensive classification of thoracic and lum bar injuries. Eur Spine J 3(4):184–201

3. Taneichi H, Kaneda K, Takeda N, Abumi K, Satoh S (1997) Risk factors and probability of vertebral body collapse in metastases of the thoracic and lumbar spine. Spine 22(3):239–245

4. Tokuhashi Y, Matsuzaki H, Oda H, Oshima M, Ryu J (2005) A revised scoring system for preoperative evaluation of metatatic spine tumor prognosis. Spine 30 (19):2186–2191

第 17 章　骨盆和髋臼骨折

Reiner Wirbel and Tim Pohlemann

17.1　生物力学

髋骨的环状结构,与其从脊柱至下肢骨的负重功能相对应。两髂骨与背侧的骶骨经骶髂关节和耻骨联合构成骨的框架。通过骨盆在水平面上的前倾(60°)和脊柱侧面S形弯曲,身体平衡点垂直落于脊柱前方。这样一来,形成了从骨盆到下肢骨的Y形重力传递。通过肌肉组织、韧带结构和骨组织之间的相互作用和连接,骨盆的负重功能得到保证。生物力学上,骨盆环可以被分为前后两部分,其中骨盆骶髂后韧带对骨盆环的稳定起主要作用。

由于骨盆旋转的中心位于两股骨头连接中点的背侧,骨盆受身体直立体位时旋转力的影响。旋转力由完整的耻骨联合和后方的韧带结构保持平衡。如此一来,运动时,挤压和牵引间歇改变。

后骨盆环的骨折造成骨盆环系统的失稳,形成一个"不稳定"的骨盆环;而在前骨盆环骨折中并无相关的骨盆环系统力学损伤,骨盆环仍保持"稳定"状态。

在不稳定的骨盆环损伤中,骨盆的空间分布发生改变,生理受力的分布中断。不稳定减少了骨盆环的张力,因此也减弱了骨盆环的运动功能。

经骨盆环损伤手术治疗后,这个平衡系统由于韧带的损伤可能仍然保持失衡;从而导致尽管进行了骨盆环解剖学上的骨重建,仍然得到一般的临床疗效。

17.2　骨盆损伤的流行病学

骨盆骨折是罕见的损伤,发病率为20~37/10万。在所有骨折中的发病率占到3%~8%。观察发现, 在两种人群中骨盆骨折的发病率增加。第一种见于20~30岁的年轻人,多数是由多发伤引起的, 例如交通事故受伤和高处坠落。第二种见于70多岁的老人,绝大多数是女性,由于低能量坠落伤引起耻骨和(或)坐骨骨折。

在多发伤中,骨盆损伤存在于20%~25%的病例中,病死率40%。来自AO国际和德国创伤学会的多中心研究组(骨盆)的研究包含3260例骨盆环和髋臼骨折。表17.1和表17.2给出关于骨折类型分布、进行固定手术的频率和伴发伤发生率的调查结果。

在复杂性创伤中伴神经损伤的发生率是11%。

在C型骨折中,50%~70%的患者是多发伤。

在上述研究中,单纯的髋臼骨折占所有骨盆损伤的21%。在Judet和Letournel的大系列研究中(940个患者),最频发的骨折类型(分类见下文)是后壁骨折、横向合并后壁骨折和双柱骨折, 每种骨折发生率都在20%~25%(表17.2)。在15%的髋臼骨折中发现有骨盆环的并发伤,45%的髋臼骨折有另外的外周骨骼系统的骨折。根据Judet和Letournel的研究,神经系

表17.1　骨盆环损伤的流行病学（AO 国际的骨盆环研究组）（*n*=2551）

骨折类型	进行内固定手术(%)	
A 型	55	3.9
B 型	25	37.3
C 型	20	54.3
复杂性创伤	12	57.5
合并髋臼骨折	15	
伴发伤		
头部	40	
胸部	36	
腹部	25	
脊柱	15	
周边骨骼	69	
泌尿生殖系统	5(50 在复杂性损伤中)	

表17.2　单纯髋臼骨折的流行病学(AO 骨盆研究组，*n*=704；依照 Letournel&Judet，*n*=940)

骨折类型	发生率(%)	
	Letournel&Judet (%)	骨盆研究组 (AO)(%)
后壁	24	14
后柱	3	11
前壁	2	2
前柱	4	13
横行	7	17
后柱加后壁	3	5
横行加后壁	20	7
"T"形	7	8
前和后(柱)半横行骨折	7	3
双柱	23	20

统损伤见于12%的患者，2/3的患者有后柱或者后壁骨折。

儿童骨盆环和髋臼损伤是非常罕见的。由于儿童骨盆环增强的弹性和极高的恢复能力，放射学检查发现移位骨折的能力也有所受限；除外放射学的高能量辐射不说，依赖这种方式发现的骨折往往被低估。儿童中复杂性骨盆环损伤的发生率大约为20%，是成人的二倍。儿

童髋臼骨折也是及其少见的，在所有儿科骨折比例中占大约0.01%。通常发现Y形骨骺板的破坏。

17.3　损伤的分类

大体上，骨盆损伤可以分为骨盆环的损伤和髋臼骨折。

骨盆环损伤可以分为单纯性骨或韧带的损伤和复杂性骨盆创伤。其中单纯性骨和韧带损伤伴或不伴骨盆环的不稳定。

骨盆骨折伴发软组织损伤的患者病死率是单纯性骨盆骨折患者的4倍。因此，建立了名词"复杂性骨盆损伤"。复杂性骨盆损伤以软组织的损伤为特征，包括皮下剥离（Morel-Lavallée综合征）、尿道损伤和肛直肠裂伤。骨盆带的稳定主要依赖于后骨盆环骶髂关节后环部分，包括髂骨后部、骶骨以及它们之间的韧带连接。骨盆带的断裂程度和部位决定分类，而不同方向间的不稳定性可能平稳转换。

髋臼骨折依照Letournel进行分类，Letournel在髋臼骨折的形态学分析上建立了前柱和后柱的概念。Letournel分类是所有髋臼骨折进一步分析和分类的基础。基于Letournel分类，有五种涉及柱的、横形的以及壁的简单骨折，以及五种复杂骨折。

17.4　骨盆环损伤

17.4.1　损伤机制

骨盆环损伤大多是高能量创伤的结果，外伤直接作用于骨盆或通过股骨将能量间接传递至骨盆。在所有骨盆环损伤中，约52%病例因交通事故受伤引起，11%由高处坠落引起，剩余37%由其他损伤引起。严重的开放性骨盆创伤(挤压伤)大多是由车辆碾压所致。

大体上讲，作用于骨盆带的暴力有三个方向(图17.1)：

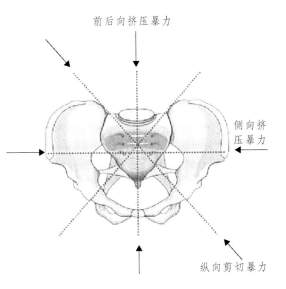

图17.1 作用于骨盆环的暴力方向。(见彩插)

前后向挤压:前方或者后方的暴力作用于骨盆带,造成半骨盆的外旋运动,呈现所谓的"开书"型骨折。在这种类型的损伤中,后部的韧带结构部分完整。

侧向挤压:侧向挤压是骨盆带所受暴力中最常见的(占75%)。偏后方的侧向作用力会造成耻骨联合分离或耻骨缘骨折。而偏前方侧向作用力会造成半骨盆的内旋运动,引起后方韧带结构的部分断裂。

纵向剪切:垂直暴力作用于骨盆环后部的稳定结构。直线运动造成骨盆带前后部的完全断裂。后部损伤可以表现为韧带结构的断裂或者骶骨、髂骨损伤。由于在骨盆各个位置上的"方向"不能充分确定,以及鉴于运动方向与骶髂关节结构的完全破坏并不相关,纵向剪切机制越来越多地被认定为一种转化性损伤。

17.4.2 分类

分类是根据作用于骨盆带的暴力方向。因此,需要确定骨折发生过程以及骨盆带的完整性和稳定性。Müller,Isler和Ganz的A、B、C分类系统已经用于骨盆环损伤的分类,并且已被国际组织AO/Ota所接受,这种分类法将Pennal提议的单纯考虑损伤机制的分级方法和考虑骨盆带不稳定程度的Tile分类方法结合在一起。

在日常实践中,骨盆环损伤分为稳定性损伤和不稳定性损伤。另外,分类对不稳定的方向有暗示作用;就是说,在前骨盆环,经耻骨和经耻骨联合不稳定,在后骨盆环,经骶骨、经髂骨、经骶髂关节和经髋臼不稳定。AO/Ota分类是第一套完全用字母、数字通过分别反映骨盆环的前、后、左、右部分来描述分类的系统。

17.4.2.1 A型损伤

骨盆缘或骨盆环的损伤,不丧失稳定性。

A型骨折是稳定型骨折。例如撕脱骨折、髂骨翼骨折、耻骨或坐骨缘骨折,以及位于骶髂关节下的横行骶骨骨折。

A1型:髂骨翼骨折。

A2型:前骨盆环骨折伴随轻微的后骨盆环损伤,不危及骨盆环的稳定性。

A3型:横行骶骨或尾骨骨折(骶髂关节下)。

17.4.2.2 B型损伤

B型损伤以骨盆带前部损伤伴随后骨盆环部分破坏为特征。除前骨盆环的不稳定外,骶髂关节前方的韧带结构也遭到破坏,大多数是前后挤压和侧向挤压作用力的结果。后骨盆环可以在同侧、对侧或者双侧受到前骨盆环损伤的影响。外旋损伤造成所谓的"开书"型骨折;而内旋损伤作为侧向挤压的结果,可能造成骶骨翼的压缩性骨折或骶髂关节背侧韧带结构的部分断裂。

侧向挤压力可以呈斜坡状作用于骨盆,造成半骨盆在垂直和矢状面上的旋转。随着额外的韧带结构被破坏,这种非常不稳定的B型损伤很难与C型损伤区分。半骨盆可以像桶柄一样在内部旋转。所以这种损伤类型被Pennal定义为"桶柄"型损伤。

B1型:外旋损伤:

前后作用力或者从股骨传来的非直接暴力作用,造成单侧或双侧半骨盆的外旋("开

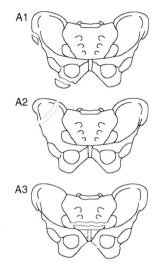

图17.2 A 型骨盆环骨折的分类。(见彩插)

书"型损伤)。B1.1型和B1.2型代表典型的开书型损伤:耻骨联合分离,两型分离分别小于和大于2.5cm。B1.3型损伤中,有另外的屈曲或伸展旋转的损伤成分。

B2型:内旋损伤:

同侧的作用力使得受累侧半骨盆经受内旋的应力,造成前骨盆环的损伤。常存在骶骨翼的压缩性骨折(B2.1型)。B2.2型损伤以骶髂关节的部分脱位为特征,B2.3型损伤表现为不完全的后髂骨骨折。

B3型:双侧后部旋转损伤:

B3.1型以双侧内旋性损伤为特征,B3.2型表现为一侧内旋性损伤而对侧外旋性损伤。B3.3型为由内旋损伤引起的双侧骶骨骨折。

17.4.2.3 C型损伤

C型损伤由受累半骨盆的平移剪切运动引起,造成骨盆环前部以及后部的完全破坏。

C1型:单侧C型损伤,后骨盆环在髂骨、骶髂关节处或者骶骨处完全断裂。

C2型:单侧C型损伤合并另外的对侧B型损伤,在垂直剪切力增强的情况下,对侧半骨盆背侧可以遭受B型损伤。根据受力方向的不同,造成内旋或外旋损伤。

C3型:双侧C型损伤,C3.1型损伤代表双侧

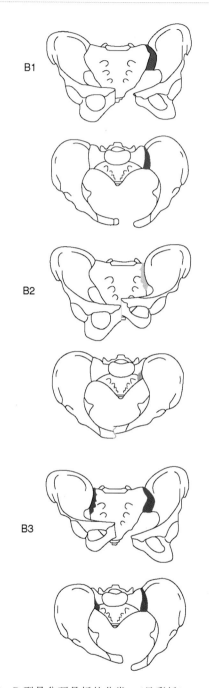

图17.3 B 型骨盆环骨折的分类。(见彩插)

骶骨外不稳定,C3.2型损伤以经骶骨损伤合并对侧骶骨外损伤为特征,C3.3型损伤表现为双侧骶骨不稳定。

由于不同暴力的效力不同,在单纯的旋转损伤和额外的垂直不稳定之间可能平滑转换。

骶骨骨折存在于A3型、B型和C型骨折中,

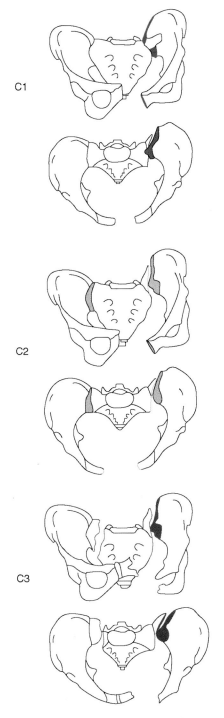

C1

C2

C3

图17.4 C 型骨盆环骨折的分类。(见彩插)

针对骶骨骨折有不同的分类方法。临床日常实践中,被公认的是Dennis分类方法。

这种分类方法依据骶骨解剖将骶骨分为三个与骶神经孔相联系的区域。这种方法简单

好记,并且能够用来估计骶神经丛的神经损伤发生率。Ⅰ区为骶神经孔外侧即骶骨翼区,Ⅲ区为骶神经孔中间区域即椎管区,Ⅱ区以骶神经孔区。此外,与横行骨折不同的是,纵形骨折可以在上述三个区域中进展。

17.4.3 诊断程序

17.4.3.1 病史和临床检查

由于潜在发生的血容量大量丢失和伴发的腹内损伤,骨盆骨折患者可能面临生命危险。原则上,威胁生命的情况(多发伤、复杂性创伤、挤压伤)必须与无生命危险的血流动力学稳定的单纯骨盆损伤相区分。多发伤患者的诊断程序和急救治疗必须按照一个分级方案(ATLS® 概念)进行(图17.6)。

病史的采集可以从本质上获取损伤发生的机制,并获得其骨盆损伤的重要信息。临床检查从身体所有伤口的检查和伴发的软组织损伤(创伤、血肿、挫伤、裂伤)检查开始。

骨盆环的不稳定状态应该用轻柔而有力的挤压和髂骨翼的牵引运动进行测试。导尿管的插入是基本诊断程序的一部分。若尿道出血、阴囊血肿和尿道管插入困难或根本不可能插入,必须引起对泌尿生殖道损伤的注意。

当患者处于警觉状态时,必须进行详细的神经系统检查以排除神经系统损伤;神经系统损伤发生率在复杂性创伤中占11%,在骶骨的不稳定骨折中占20%~50%。

17.4.3.2 影像学检查

基本的诊断程序包括腹部超声和传统的骨盆X线检查。CT扫描和血管造影被认为是扩充的诊断程序。

超声

超声检查应立即在急诊室进行。在数分钟之内,可能整个腹部可以检查到游离液体和实质脏器的破裂(肝、脾和肾)。在骨盆内,可以发现扩大的腹膜后血肿以及膀胱周围、膀胱内出

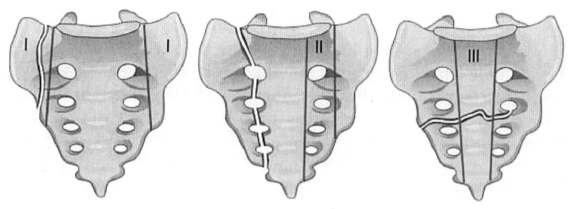

图17.5　根据 Dennis 的骶骨骨折分类。

血或膀胱填塞。

传统的X线检查(放射学)

接下来,进行标准的前后位骨盆X线检查。当怀疑后骨盆环损伤时, 须分别额外投照X线管球向头侧倾斜45°的骨盆入口位和向尾侧倾斜45°的骨盆出口位(图17.7)。骨盆入口位可以显示水平脱位,而骨盆出口位可以显示垂直脱位。在临床实践中,这些技术正日益被CT扫描取代。然而,X线检查仍然被推荐用于术中影像对照,来检查C型损伤中垂直脱位的复位情况。

CT扫描

只有CT扫描能够多个平面完整显示后部骨盆带的骨和韧带损伤。骨折碎片的移位和三维方向也较传统的X线平片能更好地显示。CT扫描能够用来评估后部骨盆带损伤的严重性,从而进一步指导分类。三维CT扫描重建技术能更好地展示骨折线的空间位置和方向。使用造影剂行增强CT扫描可以发现另外的尿道和膀胱损伤。

血管造影

血管造影在血流动力学持续不稳定的骨盆创伤中偶尔用到。使用数字减影血管造影(DSA)技术,在出血量大于3mL/min时,髂内动脉所在区域的骨盆内出血可以显示。在同样的程序中,可以用明胶海绵颗粒栓塞血管。因为与血流动力学最相关的出血一般来源于静脉,而动脉血管造影并不能显示。因此,对于血管

成像的价值说法不一。在日常管理中,我们并不重视血管造影。

当怀疑有尿道或膀胱损伤时,进一步使用增强造影剂进行逆行尿道造影和膀胱造影。直肠指诊可以在部分后尿道裂伤的情况中发现前列腺的上移(所谓的"前列腺骑跨伤")。

在会阴部遭受高能量冲击后,在行直肠指诊后应该进一步做直肠镜检查排除直肠裂伤。

17.4.4　治疗

17.4.4.1　治疗策略

在最初治疗阶段,除了评估骨盆带的稳定性之外,还要区别骨盆骨折是否伴有威胁生命的出血。大体上,根据创伤类型(直接伤、非直接伤、挤压伤)和暴力的严重程度可以定义两种初始的情况:一种是合并血流动力学不稳定的复杂性创伤或挤压伤,是威胁生命的紧急情况;另一种是无血流动力学影响的单纯的骨或韧带的损伤。

17.4.4.2　紧急情况下的治疗观念

有骨盆环损伤和威胁生命的大出血(抵达急诊室Hb<8mg/dL)的患者,应该遵照"骨盆紧急方案"(图17.8)管理。对于有大量明显出血的挤压伤或碾压伤患者,应该立即被送往手术室实行急救外科手术,必要时,实行紧急半骨

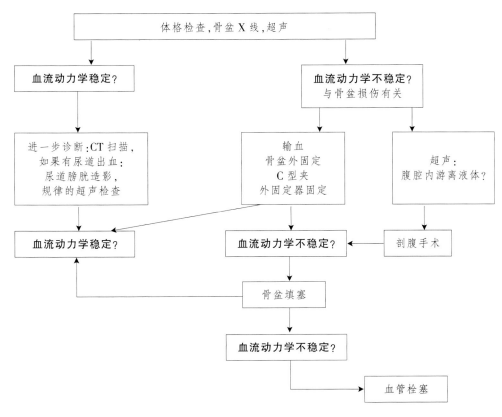

图17.6　骨盆创伤的诊断。

盆切除术。针对出血来源不明的威胁生命的大出血患者,明智的选择是开始休克治疗和应用大量液体。如果患者对这些治疗程序无反应并且在10~15min之内并无血流动力学稳定状态,腹膜后出血的后果是不堪设想的。这种情况必须明确处理,给予O型阴性压积红细胞,实行体外程序机械固定骨盆带以减少骨盆内空间。由松质骨引起的出血以及由骶骨后和前膀胱周静脉丛引起的出血可以被压迫。C型夹是针对C型损伤的外固定器。在部分"开书"型损伤中,骨盆带可以用一个前部的外固定器闭合。

对于在接下来的15~30min内持续存在血流动力学不稳定的患者,应该转移到手术室实行填塞手术,沿耻骨联合到肚脐切口,接下来进行骨盆的腹膜外探查。移除大量血肿,在骨盆内膀胱两侧骶前区域后部进行填塞。填塞法只有在骨盆环外固定后反压力建立的情况下才有作用。必要时,调整C型夹。前骨盆环使用

单独的内固定(钢板或张力带)。在骨盆填塞的二次探查中如果可行的话,可以进行决定性的后骨盆环固定和重建。

使用军用抗休克裤(MAST)从外部挤压骨盆带并不能避免血肿的扩散,而且可能增加筋膜室综合征的风险。MAST装备也使得人工通气和对患者的临床处理变得困难。

17.4.4.3　无血流动力学不稳定的骨盆损伤的治疗观念

手术时机

在控制出血和保护软组织后,所有需要固定的骨盆带损伤应尽早实行手术。

非手术治疗

稳定性骨盆环骨折(A型损伤)可以非手术治疗。耻骨缘骨折、无移位的髂骨翼骨折、骨盆界线下的骶骨横行骨折以及按照Dennis分类的Ⅰ区骨折只须短时间卧床休息至骨折疼痛

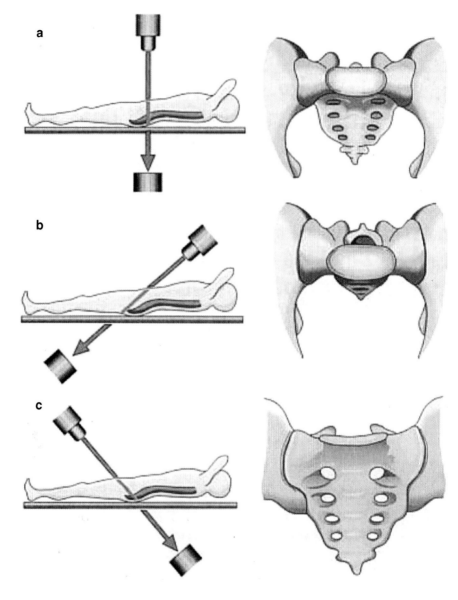

图 17.7 标准的 X 线检查：前后位(**a**)，入口位(**b**)，出口位(**c**)。

缓解。髂棘或坐骨结节的撕脱性骨折也可以非手术治疗。将下肢置于非负重位置1~2周。髂前下棘撕脱性骨折的愈合，因为肌肉长度的改变可以完全代偿。这同样适用于坐骨结节的撕脱性骨折；髋关节置于伸展位以放松腿腱。内固定只建议用于现役运动员，用拉力螺钉、张力带或经骨缝合固定。

在B型和C型骨折中，内固定常用。非手术治疗可行，但结果是骨盆环畸形的高发生率。韧带损伤不稳定时，频发的疼痛会导致较差的临床结果。因此，认为内固定是标准处理方法，骨盆损伤患者应当被送往创伤中心。

手术治疗

在不稳定的B型和C型损伤中实行外科手术内固定能实现骨盆带的解剖结构重建，从而增加骨盆承重力并且改善骨盆不能活动的情况。

开放复位内固定的指征在A型骨折中同样存在，例如髂骨翼大的移位骨折或者危及血管、神经和有膀胱损伤的耻骨缘骨折(所谓的"倾斜骨折")。

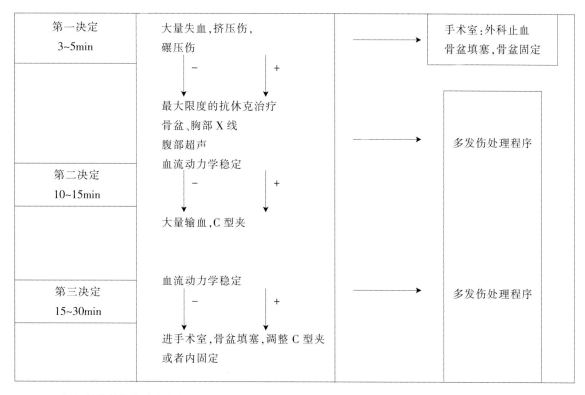

图17.8 紧急骨盆创伤的治疗方案。

固定方法

B型骨折内固定的原则是闭合前骨盆环。经耻骨联合的不稳定常需要切开复位和钢板内固定。经耻骨不稳定可以使用外固定器固定或者使用经耻骨的螺钉固定。在存在另外的外旋或者屈曲不稳定的损伤中（B1.3型、B2.3型损伤），必须固定后骨盆环。

在C型损伤中，前、后骨盆环都需要重建。只有在前骨盆环微小不稳定（见于内旋损伤）的情况下可以不固定前骨盆环(图17.9)。

前骨盆环的固定

前骨盆环固定最常见的指征是耻骨联合的分离。

方法

在单纯耻骨联合不稳定的情况下，行Pfannenstiel弯曲横切口；在剖腹手术中，通过腹中线行正中纵行切口。

经耻骨的不稳定通过微创的医学切口进行固定。没有必要完全暴露耻骨缘，会增加股神经和血管损伤的风险。两侧腹直肌根据手术范围需要向两边剥离。膀胱前隙可见。在切口闭合期间，须强制实行准确的腹肌再固定，以防止疝气发生。

手术技术

固定常用4.5~5.5mm的小DC钢板。应该尝试耻骨联合的冲洗闭合。点状式复位钳可放入闭孔内，利于复位。钢板定位在耻骨缘的头侧区域(图17.10)。通常用的是四孔、4.5mm的钢板和皮质骨螺钉。钻孔角度与头侧和尾侧垂直平面呈30°。在儿童中，在耻骨联合附近可选择性应用两个螺钉和张力带固定。

在不稳定的耻骨缘骨折中，可以用螺钉固定。皮质骨螺钉通过小的中央切口钻入。因为只有中间的皮质被钻孔，螺钉在髓内爬行(所谓的"爬行螺钉")，当穿过骨折线的时候，充当拉力螺钉。

后骨盆环的固定

在C型骨折中，手术方式取决于不稳定的

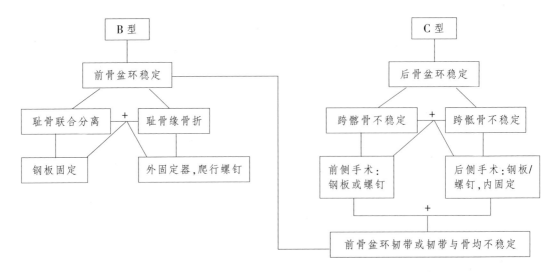

图17.9　B 型和 C 型损伤的手术策略。

部位。根据不稳定的部位、软组织的损伤和伴随的损伤,经前外侧或者经背侧固定(开放或闭合)。经髂骨不稳定由前侧入路(图17.11)。可以用钢板和螺钉进行固定(图17.12a)。前侧入路对于骶髂关节脱位(图17.12b)和骶骨前有小骨折碎片的经骶骨不稳定同样适用。

经后侧入路适用于骶骨骨折、双侧骶髂关节脱位以及先前的结肠造口术情况。不能同时复位前骨盆环是后侧入路的缺点。

前侧入路

患者取仰卧位,从髂嵴中间入路(图17.11)。腰大肌在骨膜下准备时向内侧牵引。横向过程中,可见第五腰椎椎体下骶神经丛的第一根骶神经。由于很窄,复位钳不能在骶髂关节旁使用。因此,复位必须通过牵引、外展、内转或者下肢的旋转间接实现。如果可行,在骶髂关节两侧钻入两个螺钉使用张力带,对复位有帮助。复位通过直接观察、手指触诊和前后、入口和出口位片X线进行控制。

手术技术

经前侧入路的固定使用两个短的(3或4孔)、小的、3.5mm的重建钢板。钢板必须形成70°~80°的角度,头侧板放置在上髂嵴上,尾侧板沿骨盆界线放置。应该避免"平行四边形效应"的发生。

后侧入路

患者取俯卧位,沿后髂嵴横向距离髂后棘1.5cm处入路。臀筋膜被撕开,臀大肌横向剥离。术前准备向远端继续进行到坐骨结节。必须保护臀大肌血管免受损伤。在椎骨盆内固定的情况中(见下文),实行椎旁入路。切口开始于第四腰椎水平横向距中心线6~8cm处到后髂嵴。椎旁入路也用于骶骨的局部内固定。双侧损伤的情况下,选择骶骨正中入路。椎旁肌肉组织从骶骨尾侧分离,翼片牵引到头侧。

手术技术

骶髂关节脱位的复位可以使用固定在骶髂关节两端的螺钉上的点状式复位钳或者Jungbluth钳来实行。复位可以通过骨盆入、出口位X线或者手指触诊坐骨神经结来控制。

用两个7.0mm或7.3mm的空心、中间有螺纹(32mm)的松质骨螺钉可以实现满意的经骶髂关节螺钉固定。螺钉固定到骶骨的第一椎体。切入点在横向距离后髂嵴3~4cm处。在冠状面,螺钉以10°角拧入,也就是说与髂骨翼平面垂直(图17.13)。为避免血管损伤,不允许骶骨前部皮质骨的穿孔。闭合复位和经骶髂关节的螺钉固定越来越多地经成像控制在可闭合复位的骶髂关节脱位和经骶骨损伤中实行。

闭合的经骶髂关节螺钉固定在患者呈仰

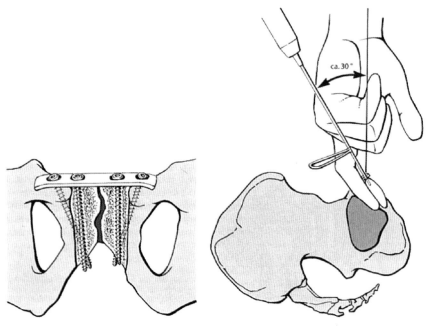

图17.10　耻骨联合固定：钢板位置和钻孔方向。

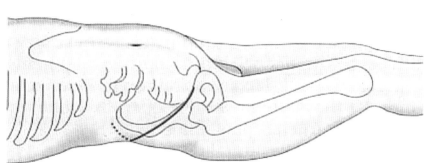

图17.11　后骨盆环的前侧手术。

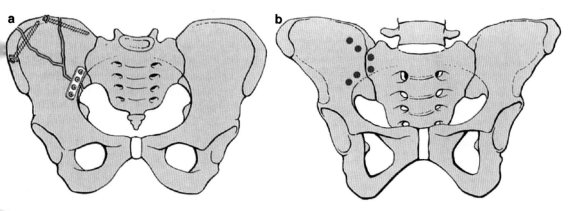

图17.12　钢板固定髂骨(**a**)和骶髂关节(**b**)的不稳定。

卧位时更容易进行。切入点由侧位成像控制。骨盆出口位成像显示确切的水平,而入口位成像控制与冠状面的角度。

　　在经骶骨损伤的情况中,钻孔的方向小于10°,优先选择平行于冠状面,以获得与第一骶骨椎体的可靠固定。

　　在伴有小的髂骨碎片的经骶骨骨折中,也能用一个合适的重建钢板来固定骶髂关节。在

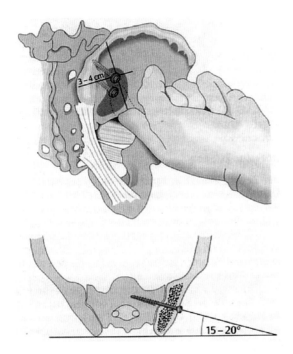

图17.13　经骶髂关节的螺钉固定。

尾侧，钢板被固定在骶骨上。这种固定方式在骶骨横断骨折中也有指征。

双侧骶骨骨折和双侧骶髂关节脱位需要进行后部横向钢板固定。两个小的、4~5mm的DC板置于骶骨第一和第三椎体处。固定于髂后棘或骶骨两侧翼完成。穿过髂后棘的横向线棒作用未被证实。

在S1和S3水平的经椎间孔骶骨骨折中，合适的小片段植入物（H形板）可被直接放置在骨折部位（所谓的"局部内固定"）。固定通过椎弓根和侧向穿过骶骨侧翼进行。通过这种固定技术，单纯的经骶髂关节的螺钉旋转力降低，但是张力带的作用对于前骨盆带的稳定是必要的。在有神经系统损伤的情况中，必须进行椎板切除术或椎间孔切除术用于骶神经根的减压。

此外，在骶骨较大移位的爆裂性骨折中——多数是由高处坠落造成的（所谓的"自杀跳跃者骨折"）——用内固定器进行椎体骨盆固定。椎弓根螺钉固定于第五腰椎体的椎弓根和后髂棘（图17.14）。骨折复位可以通过牵引内固定器的纵形支撑来实现（所谓的"牵引接骨术"）。附加的经骶髂关节螺钉能增加旋转的稳定性。

复杂性创伤

复杂性创伤和挤压伤的治疗观念主要取决于大量以致威胁生命的失血。处理时必须考虑遵照骨盆算法（图17.8）制定的分级方案。

在有尿道、膀胱损伤或肛周刺穿的患者中，需要进一步请相关科室会诊。膀胱裂伤需要立即实行初级护理。然后，固定前骨盆的骨折。如果没有紧急干预的必要性，行耻骨上插尿管处理尿道损伤。其次，结合尿道重建，固定前骨盆环。

在有直肠裂伤的肛周刺穿患者中，双重人造肛门必须在横结肠或乙状结肠建立。肛门括约肌的破坏必须尽可能快地重建，因为在很短时间内对解剖结构的辨认会很困难。直肠冲刷必须重复进行以避免败血症并发症的发生。

阴道损伤通常可以通过一期缝合重建。尿道被穿过尿道的导尿管固定。

肌肉组织的广泛挫伤、不消散的血肿以及皮下剥离（Morel-Lavallee综合）可以导致难以治疗的软组织感染甚至多器官衰竭。可进行侵入性的清创术，如果有必要，需要进行多重二次探查程序。

在需要剖腹或者盆腔填塞的患者中，前骨盆环经上文所述方法固定。其次，执行决定性的后骨盆环固定手术。

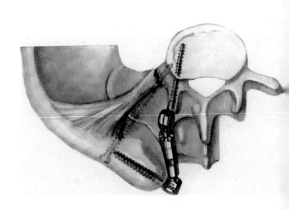

图17.14　椎骨盆内固定。

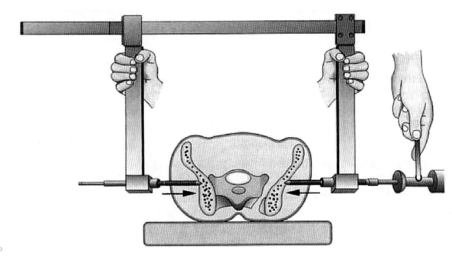

图17.15　Ganz C 型夹。

在紧急情况下,后部骨盆环的固定可以通过C型夹或者外固定器固定。

C型夹

在大量失血的情况下,Ganz C型夹用于紧急复位和压迫后骨盆环。

手术技巧:C型夹,像木匠的夹钳一样,放置在前髂棘、后髂棘之间的一条线和股骨后缘延长线的交点上(图17.15)。如果C型夹放置太靠远端,坐骨切迹内的坐骨神经会被损伤。太多的腹侧定位造成薄髂骨翼穿孔的高风险。螺纹管随后拧紧,后骨盆环被压迫和牢靠地固定。Steinmann别针可以放置在髂嵴上用来进行其他操作。

外固定

外固定器也可以用于骨盆环的紧急固定。但是永久性的固定不能实现,尤其在后骨盆环;因此,使用外固定器进行决定性治疗只是一个例外(例如软组织情况很差)。随固定针松动而感染的风险以及髂骨翼骨髓炎的风险都很高。组合在髋臼上区域的外固定器可以用于B型或C型损伤中前骨盆环的固定 (例如跨耻骨不稳定联合骶骨骨折)。

手术技巧:在每一边用一个或两个Schanz螺钉进行复位和保持。头侧螺钉插入髂嵴,尾侧螺钉放置在靠近髂前上棘的髋臼上区域紧凑的骨骼中。与髂骨的倾斜相对应,螺钉以40°~ 60°钻入。由骨折引起的旋转移位必须注意到。在连接每侧的两个针之后,这个组合相较加入纵形棒之前可以用作复位的杠杆。必须保证与腹腔壁有足够的距离,因为由肠道通气障碍所引起的腹腔容量增加需要预先考虑在内。

17.4.5　儿童骨盆环损伤的治疗

儿童骨盆环的特殊特征是可能与塑料变形有关的高弹性。与成人不同,儿童骨盆对腹腔内脏器有很小的保护作用。所以,儿童骨盆环骨折或韧带损伤通常是受到较大能量冲击的标志。简单的骨折类型已经产生广泛的腹腔内脏器损伤。

儿童骨盆环损伤也按照上述原则分类,下面列出存在的治疗方案:

● 非手术治疗

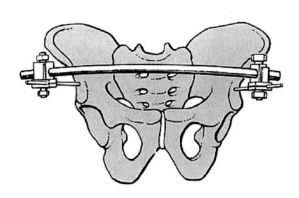

图17.16　外固定器的组合。

- 外固定器
- 内固定技术

治疗方法的选择根本上需要通过问以下问题来决定：

- 有多发伤吗？
- 骨盆环稳定吗？
- 有旋转不稳定（B型）或垂直不稳定（C型）吗？
- 累及髋臼吗？
- 骨突撕脱性骨折的分离程度有多大？

17.4.5.1 髂骨翼骨折或骨突撕脱性骨折

切开复位内固定只在大移位的情况下有必要进行。这种方法同样适用于坐骨结节或髂前下棘的撕脱性骨折。当切开复位内固定必要时，通常进行张力带连线和螺钉固定。然而，2~3周的卧床休息通常是充足的，并且下肢应置于非负重的位置（即坐骨结节撕脱性骨折中将下肢置于伸展位从而放松腿腱，髂前下棘撕脱性骨折将下肢屈曲）。

17.4.5.2 骨盆环骨折

B型损伤：耻骨联合分离在儿童中极其罕见。必须考虑到不同年龄人群耻骨联合宽度的生理性差异（例如3岁儿童为10mm，而在20岁成人中为3mm）。选择与年龄相适应的植入物进行钢板固定或者张力带固定。在不到3岁的儿童中，经骨缝合就已足够。作为选择，也可以使用外固定器，在恰当复位可行的情况中有明确的作用。

C型损伤：在C型损伤中固定方法的选择取决于复位和持久保留的可能性。应该避免大的移位，尤其在女孩子中。必须保证正确的下肢长度。可用外固定器或者钢板固定。

17.4.6 术后治疗

由于骨盆损伤后血栓形成的风险增加，预防性的物理程序和用药程序必须立即开始。此外，建议运用单剂抗生素。根据软组织的损伤情况（挤压伤或开放伤），可能需要继续使用抗生素。

通常，外科医生决定何时开始活动。在稳定内固定的情况下，患侧部分负重（15~20kg）立即可行。部分负重也建议用于前部稳定的B2型、B3型损伤，以及后部固定的C型损伤。完全负重是允许在稳定的耻骨联合分离（B1型损伤）中进行。

对使用外固定器进行决定性治疗后的负重存在不同的观点。在后骨盆环稳定时，立即进行完全负重是可行的。

建议术后及术后6周和12周拍前后位、入口位和出口位X片进行控制。

在复杂性创伤和挤压伤中，需要注意软组织的挫伤情况。多重二次探查和清创是必要的。在建立人工肛门的情况中，必须每天进行直肠冲刷。

建议移除耻骨联合钢板中的植入物，因为生理性耻骨联合运动会引起螺丝松动。耻骨联合分离需要至少4个月时间愈合；植入物不应该在6个月之前被移除。笔者通常在12个月以后移除。经骶髂关节的螺钉也在同样的时间间隔后移除。所有其他植入物只有在引起疼痛的时候移除（例如，螺钉松动引起疼痛）。

17.4.7 并发症

一般的并发症包括深静脉血栓（发生率7%~10%）、肺栓塞（发生率2%~3%）和在复杂性创伤和挤压伤后发生的多器官衰竭（发生率高达10%）。

局部并发症主要观察到血肿和感染，在所有病例中发生率为6%~7%，在复杂性创伤中发生率为20%~25%。

神经损伤多累及坐骨神经，在8%~10%的病例见到，其中一半发展为永久性损伤。

正如预期的一样，在骶骨经椎间孔骨折中神经损伤发生率最高（发生率28%）。

危险的术中出血可以由固定后骨盆环时

裂伤臀上血管或者在前骨盆操作程序中裂伤闭孔动脉导致。

内固定骨折的二次移位发生率大约为2%~10%。

作为晚期并发症,骶髂关节疼痛性疾病见于27%的患者,由骨折不愈合和骶髂关节不稳定性引起的疼痛占3.2%,由骨折畸形愈合引起的疼痛占到5%~8%。与两下肢不等长(>2cm)相关的疼痛见于3%~6%的C型损伤。

性功能紊乱见于10%的男性和2%的女性患者。在尿道损伤中阳痿的发生率是50%~60%,见于5%的所有类型的骨折及约50%的复杂性创伤。

17.4.8　后期重建程序

骨折不愈合、持续存在的不稳定和错位可导致负重疼痛、单下肢缩短,以及合并骨盆肌肉组织失衡的髋臼错位。骨盆畸形也可以导致重量传递的障碍。在骶骨骨折的情况下,极其疼痛的神经损伤可以永久存在。耻骨缘骨折错位会导致膀胱机械性能无力,排尿功能受损。

撕脱性骨折后广泛假骨质的形成会侵犯髋关节从而使运动受限。

诊断需要精确的神经系统和泌尿系统检查,传统的前后位、入口及出口位X片和CT扫描。CT扫描的三维重建技术有助于发现一侧或双侧半骨盆的旋转不良,屈曲不良或头侧移位。

外科手术方式与初级护理相对应。骨盆错位的治疗代表高的手术要求。复位错位的碎片极其困难,通常需要进行截骨术。

17.4.8.1　畸形愈合

C型损伤相关的下肢缩短(<2cm)应当矫正。在特殊中心应当保留通常必要的三维矫正。在错位水平进行髂骨和耻骨截骨术对复位是必要的。

骶骨损伤的双侧错位常需要进行双侧后髂骨截骨术并把骨盆向脊柱牵引。可以使用内固定器进行椎骨盆内固定。

未复位的经椎间孔骶骨骨折引起的持续神经损伤有时可以通过后期骶神经根减压得到改善;椎管骨折有时可以通过椎板切除术得以改善。

在由移位的耻骨缘片段引起的尿道膀胱受损情况中,切除对应的骨片段大多已足够。

17.4.8.2　不愈合和不稳定

广泛的错位可能没有任何症状,而后骨盆环不愈合和不稳定可以明显地引起永久的疼痛障碍。通常情况下,存在耻骨联合和骶髂关节持续的韧带不稳定。可以通过X线检测只有一个下肢应力的耻骨联合不稳定。移位超过2cm认为是病理状态。慢性耻骨联合不稳定的固定应该用两个经腹侧、正位放置的钢板进行。在决定性的耻骨联合吻合术中,需要使用松质骨或皮质松质骨移植物。根据定位,进行前侧或后侧手术对后骨盆环不愈合和不稳定是必要的。对于髂骨不愈合,前侧标准的固定技术已经足够。骶髂关节不愈合需要用松质骨移植物进行关节融合术。在这些情况中,前侧双钢板固定能够提供最好的稳定性。

17.4.9　预后

AO国际和德国创伤学会(骨盆研究组)的多中心研究结果证实,骨盆环骨折在提供充分保守和手术治疗的患者中解剖学上的愈合率达80%。然而,在所有骨折类型中只有2/3显示良好或优良的临床结果。这种差异可能与伴发的神经、泌尿系统损伤或韧带结构断裂有关。并不是所有的不良临床结果都已清楚了解。总的临床结果主要取决于损伤的严重性和伴随的损伤。单纯骨盆环骨折的总病死率为5%,与复杂性创伤相关的病死率为20%,确认有血流动力学不稳定的病死率为33%,挤压伤病死率为60%。

持续性疼痛见于10%~30%的A型损伤、15%~40%的B型损伤以及30%~45%的C型损伤和复杂性创伤。

放射学结果在100%的A型损伤、90%的B型损伤和70%~80%的C型损伤中是好的。

总的临床结果主要取决于神经系统和泌尿系统的损伤。好的和极好的临床结果见于65%的A型损伤、75%的B型损伤、55%的C型损伤以及40%的复杂性创伤(表17.3)。

生活方式不改变作为衡量重返社会活动的指标,只见于45%的A型损伤、48.6%的B型损伤、23%的C型损伤以及40%的复杂性创伤患者。

A型损伤患者出现意想不到的不良临床结果,一个原因可能是这组频繁纳入老年患者。进一步对决定临床结果的预后参数进行分析,发现参数并不完整。复杂性创伤、C型损伤、累及骶髂关节以及骶骨骨折似乎是比较重要的参数

17.5 髋臼骨折

骨盆损伤时,髋臼骨折须单独考虑。髋臼负重区存留间隙可导致髋关节发生未成熟关节炎。因创伤中关节软骨并未损伤等,准确复位固定有助于避免关节炎的发生或延缓其进程。

17.5.1 损伤机制

50%~80%的骨盆损伤为多发伤。其中20%为单纯性髋臼骨折,15%髋臼骨折合并骨盆环损伤。大多病例因直接或间接(经股骨传导)的

表17.3 骨盆损伤的结果(AO骨盆研究组)

骨折类型	良好和优良的预后		生活方式不改变(重返社会活动)(%)
	影像学(%)	临床(%)	
A 型	100	65	45
B 型	90	75	48
C 型	70~80	55	23
复杂性损伤		40	21

能量作用,后者多为高处坠落或挡风板伤害所致。

17.5.2 分型

针对髋臼骨折现存多种基于双柱理论的分型体系。基于此目的Letournel和Judet研究了精细解剖放射学,并建立了Letournel-Judet分型体系。共分10种不同的骨折类型,5种简单骨折类型(仅有1条主要骨折线),5种复合骨折类型(由至少2种基础骨折类型组成)(图17.17)。AO分型分为A型(单柱骨折)、B型(横行骨折)、C型(双柱骨折),但这种分型因不能满足骨折的多态性变化,现已停用。

17.5.2.1 简单骨折类型

后壁骨折:为最常见的髋臼骨折类型,常由髋关节后脱位引起。1/3的病例仅有单独一块骨碎片,约20%的关节面存在受压状态。

后柱骨折:股骨头完全脱出髋臼,骨折线经闭孔行至耻骨下缘,股骨头多前向脱位。

前壁骨折:罕见,常由腿部旋外时外力作用引起。

前柱骨折:为最常见类型之一,较之前壁骨折,骨折线始于髂前下棘行经闭孔。

横行骨折:骨折线横穿髋臼,双柱受累。依骨折层次分为低位横形骨折、中位横行骨折、高位横行骨折,多数病例髋臼受累部呈内旋位,错位多见于后柱。

17.5.2.2 复合骨折类型

后柱伴后壁骨折:罕见,由两种简单骨折类型组成,后壁骨折碎片多向头端错位。

横行伴后壁骨折:横行骨折合并后壁骨折,股骨头多向后错位。

T型骨折:横行骨折线合并垂直骨折线穿过并行经闭孔。

前柱伴后半横行骨折:老年人多见,由两条主要骨折线组成,一条头尾走向的凹形骨折线离断前柱,另一条在髋臼水平分割后柱。

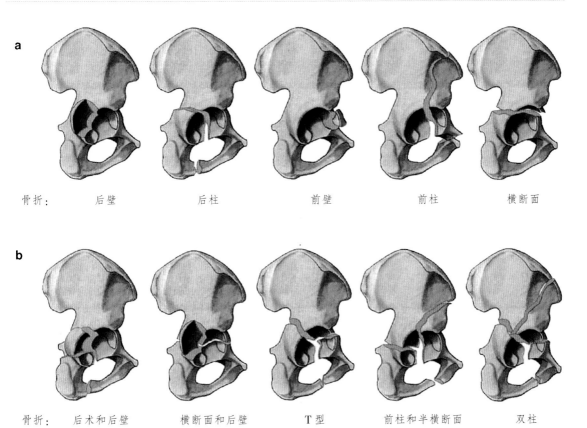

图17.17　Letournel–Judet髋臼骨折分型。

双柱骨折:髋臼整体完全脱离稳定的髂骨部。髂骨翼常有多条骨折线,髋臼绝对不稳定,无关节碎片与稳定的无名骨近端相连。

17.5.3　诊断

17.5.3.1　既往史及临床检查

如高处坠落、挡风板伤害等既往史应引起对髋臼骨折可能性的怀疑。临床检查可示髋关节运动功能的痛性限制,下肢弹性固定或短缩、下肢显著的旋转畸形。必须进行严格的神经系统检查。10%的病例有坐骨神经损伤,尤其是后柱受累时。

17.5.3.2　放射学诊断方法:传统X线检查

准确的术前放射学检查对于髋臼骨折的

分型及手术计划的制定至关重要。评估骨折部位和错位程度应摄3个角度的X线片和CT扫描,因闭孔及髂骨翼于常规摄片上会产生形变而推荐摄以下3个平面的X线片:正位片、闭孔斜位片、髂骨斜位片(图17.18)。髂骨斜位片,即患者仰卧、健侧抬高,使双髋连线与桌面成45°角摄片,主要显示髂骨翼、后柱、髋臼前唇。闭孔斜位片,即患者仰卧、患髋抬高,使双髋连线与桌面成45°角摄片,主要显示闭孔、前柱、髋臼后唇。

存在一些有助分型的标志线。髂耻线是前柱的标志线,髂坐线是后柱的标志线。通过前后柱的这些标志线辨别相应的受累骨壁。当闭孔受累时须考虑柱骨折或T型骨折可能。骨折线经由髂骨翼须考虑前柱或双柱骨折。尾骨骨折内旋和髂骨附于骶髂关节引起的刺激症状是双柱骨折的特征性病症。髋臼顶骨折也逐渐

图注(图17.17 a)
骨折:　　后壁　　　后柱　　　前壁　　　前柱　　　横断面

图注(图17.17 b)
骨折:　后术和后壁　横断面和后壁　T型　前柱和半横断面　双柱

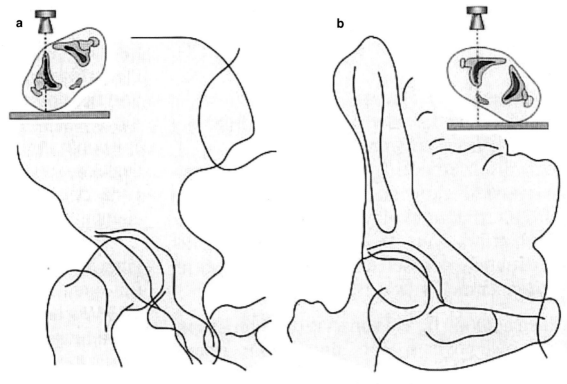

图17.18　髋臼骨折X线摄片技术：(**a**)髂骨斜位片，(**b**)闭孔斜位片。

引起注意。

CT扫描

因标准X线片不足以准确评估髋臼骨折，因此应行CT扫描，但仍需要摄髂骨斜位片、闭孔斜位片以用作骨折复位术中对比，关节内碎片、关节面受压及股骨头均可明见。CT轴位片上，柱骨折的特点为有横行骨折线，横行骨折有一垂直骨折线，壁骨折有典型的成交畸形。三维重建有助于建立骨折各部的空间关联。

17.5.4　治疗

17.5.4.1　一般治疗

骨折类型及患者本身因素(如年龄、并发伤及其他病史)均会影响手术指证的判定及手术策略的制定。

17.5.4.2　适应证

患者的整体状况(多发创伤、并发伤、心肺疾病)及年龄决定了治疗方式。以下损伤类型因素影响了手术式适应证的选择：股骨头不稳定性、关节面连续性。Matta顶弧(上关节面)可评估关节面连续性(图17.19)。在三张标准X线片(正位片、闭孔斜位片、髂骨斜位片)上可测量闭孔垂线与骨折线之间的顶弧角。当顶弧角<45°时推荐手术固定。顶弧也可用于术后X线随访评估。骨折线或错位超过2mm时的关节炎发生率风险增高。

17.5.4.3　非手术治疗

以下骨折可非手术治疗：非错位骨折、微错位骨折、壁骨折、顶弧外侧微错位前柱骨折、非错位低位横行骨折、粉碎性骨折(髋臼面解剖重建不能)。牵引治疗仅用于闭合复位后有再错位风险的后柱错位性骨折。术后立即用等同1/7~1/10体重的力行髁上牵引。侧向牵引股骨大结节不推荐，因其易致手术入路处感染镇痛实现后开始髋臼骨折的保守治疗。基于骨

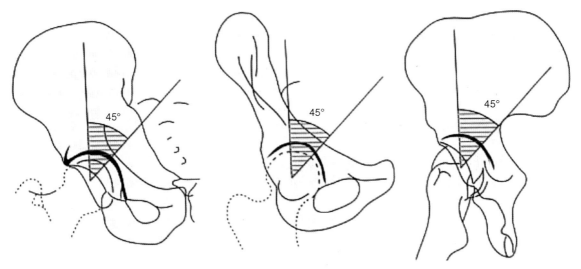

图17.19 Matta顶弧。

折愈合病程进展,应维持6~12周的伤肢部分负重(15~20kg)。

17.5.4.4 手术治疗

髋臼手术属高标准手术,需要诊断确切、术前详细制定手术计划,但初期护理例外。急诊指证:开放伤、髋臼前柱骨折累计股骨血管、髋关节后向错位且闭合复位不能。择期手术最佳时机在伤后第5~8天。2~3周以后因骨痂形成会增加手术难度及影像临床后果。双柱受累(双柱骨折或横行骨折)时,应采用一个间隔3~5天的两步走的手术策略。

手术方法

取决于骨折的类型、患者的年龄及患者的一般情况。老年患者依骨折环境、骨储备、合并伤等条件给予人工髋关节置换而非仓促的关节重建。

17.5.4.5 手术入路

依据骨折类型建立了两种标准的手术入路:K-L入路(Kocher-Langenbeck入路)、髂腹股沟入路。特殊类型的骨折及陈旧性骨折可行扩大入路(表17.4)。

K-L入路(Kocher-Langenbeck入路)

患者侧卧,牵引床拉开髋关节(有限制活动范围及产生牵拉相关性坐骨神经的风险)。仰卧位亦可。皮肤切口始于大腿近端外侧行经股骨大转子至背面(图17.20)。切开臀大肌,分离短外旋肌(梨状肌、上孖肌、闭孔内肌和下孖肌),小心坐骨神经及臀上血管。转子截骨翻转接骨术(图17.21)时,关节囊后侧Z形切口利于暴露髋臼前部。K-L入路适用于后柱受累时。

髂腹股沟入路

患者仰卧,切口始于髂后嵴沿腹股沟韧带行至髂前上棘(图17.22),分离外腱膜,骨膜下

表17.4 髋臼骨折手术入路

骨折类型	推荐	
	入路	备选
后壁	K-L入路	
后柱	K-L入路	
前壁	髂腹股沟入路	
前柱	髂腹股沟入路	
横行	K-L入路	+扩大的转子截骨翻转入路
后柱+后壁	K-L入路	
横行+后壁	K-L入路	+扩大的转子截骨翻转入路
T型	K-L入路	髂腹股沟入路
前柱+后半横行	髂腹股沟入路	
双柱	髂腹股沟入路	+扩大的K-L入路

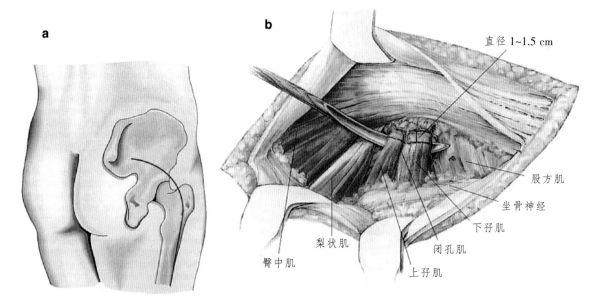

图17.20 K–L入路(Kocher-Langenbeck入路),(**a**)皮肤切口(**b**)深准备。

分离髂腰肌。切开腹股沟管后壁,环扎腰大肌及并行股神经,保留股外侧皮神经。股血管、精索及圆孔韧带以相同的方式分别环扎。为了确保股血管的流通须将髂耻弓附近的髂耻筋膜分离至血管外侧。髂骨翼上的肌肉可用Hohmann

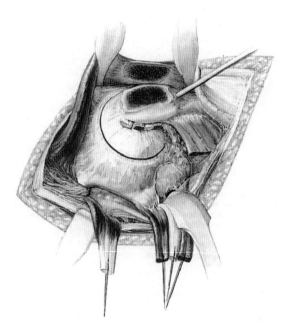

图17.21 转子截骨翻转接骨术。

牵开器或克氏针或Steinmann钉缩回。髂腰肌旁的第一手术窗口可以显露髂骨翼及骶髂关节。腰大肌及股骨血管之间的第二手术窗口可以显露骶髂关节前面至髋臼顶。手指可触及坐骨切迹以协助复位。腹股沟管内侧的第三手术窗口可先显示尺骨上缘、髋臼内侧部及耻骨联合。关闭切开时以准确重建腹股沟管并将腹肌再固定于相应的髂嵴或耻骨联合上以避免疝的产生。髂腹股沟入路适用于前柱、髋臼顶、耻骨上缘及耻骨联合受累时。

扩大入路

扩大入路可同时显露双柱,但这些入路受伤口愈合并发症的影响并有异位骨化发生率上升的风险。扩大的髂腹股沟入路或髂股入路的皮肤切口沿髂嵴至髂胫束前缘。须在髂骨翼内侧或外侧行进一步的骨膜下准备,且须行股骨大转子切除术。改进的Maryland入路须T形皮肤切口,并行髂前上棘切除术,再连缝匠肌。图17.23示一髋臼手术扩大入路的皮肤切口。

入路选择

K–L入路(Kocher-Langenbeck入路):后壁骨折、后柱骨折及其受累的复杂骨折。

髂腹股沟入路:前壁骨折、前柱骨折、前柱

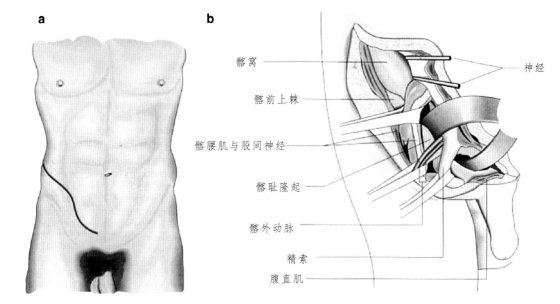

图17.22　髂腹股沟入路:(**a**)皮肤切口,(**b**)深准备。

伴后半横行骨折。

横行骨折及横行伴后壁骨折可选K–L入路,如需要可行额外的转子截骨翻转入路。T型骨折依最大的错位选择前或后入路。双柱骨折常用髂腹股沟入路,如果需要可行额外的K–L入路或扩的K–L入路。

17.5.4.6　特殊手术技术及手术支持

复位需要相当大的力量且难度很大。Schanz钉或许有帮助,插入股骨颈使牵拉股骨头成为现实,置入坐骨结节使旋转后柱成为可能。特制夹钳(如Matta,Jungbluth,Farabeuf)可钻孔或作为暂时性插入螺钉或作为牵开器辅助手术。关节面多发碎裂时克氏针可用于关节面的递进式重建,用弯夹将髋关节分组或用骨刮取出关节内的骨折碎片。图像增强器所示正位、髂骨斜位及闭孔斜位片可用于指导复位及确定植入物的关节外定位。

植入物

髋臼骨折复位术后常用拉力螺钉固定骨折节段。标准情况下,小碎片3.5mm的皮质钉就足够。随后,去掉复位夹钳及支具以利额外的钢板固定。通常可将3.5mm的重建钢板作为标准植入物。

手术策略

手术原则为关节面（即骨缝或关节面下坠<2mm）的解剖重建。关节面的缺损如需要须松质骨移植。当骨折复位后用张力螺钉或重建钢板固定。单纯螺钉固定并未经过临床验证,尤其是在后壁骨折时,存在再错位的风险。螺钉应必须在轴向影像学摄片的指导下放置在髋关节的安全区域内。至于不同骨折类型的个性化手术治疗,读者须进一步参考文献。后壁骨折、前柱骨折及高位横行骨折和T型骨折通过张力螺钉及相应的铸型重建钢板固定。后柱骨折常用重建钢板固定。张力螺钉可以提高前柱稳定性。横行及后壁骨折常需要两块钢板固定(图17.24)。前柱及横行伴后壁骨折用一块沿界线的钢板固定。髋臼上下的张力螺钉常用于固定后柱。双柱骨折经髂腹股沟入路用张力螺钉和重建钢板固定。一步或两步走的手术过程须额外的K–L入路指导后柱骨折的复位。

17.5.4.7　儿童髋臼骨折治疗

儿童髋臼骨折十分罕见(占儿童骨折所有类型的不足0.01%)。应考虑巨大能量经由骺板

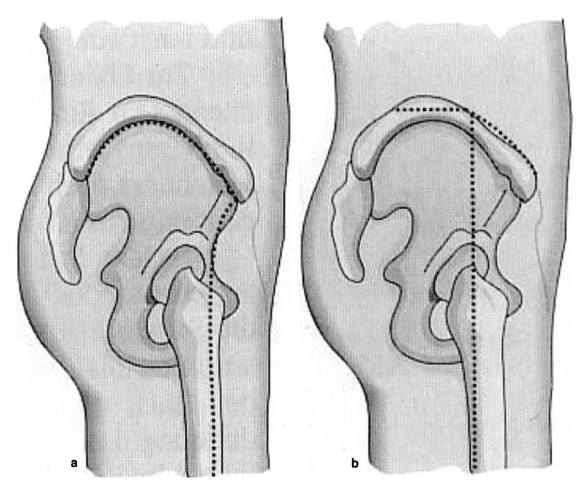

图17.23 扩大的髂腹股沟入路（**a**），改进的Maryland入路（**b**）。

传导至髋臼。初诊常漏诊。MRI有助于正确诊断。多数病例有骺板的Y形破坏。即便很小的错位骨折也可能导致骺板早闭，并继发股骨头顶关节面的减小。关节的螺钉和钢板固定及重建与成人一样。10岁以下儿童常用改造植入物（2.0mm或2.7mm），青少年用标准植入物。骺板孤立性破坏给予闭合复位克氏针固定即可，推荐4~6周后可部分负重。为避免骺板早闭，应将克氏针于植入后6~8周后取出，钢板于5~6月后取出。创伤后最初3年，应定期（每半年一次）影像学随访以排除骺板早闭。此后，可能需要特殊的骨盆接骨术或髋臼的弹性重建以恢复股骨头顶的功能。

17.5.4.8　老年人髋臼骨折治疗

健壮患者的可重建关节的髋臼骨折固定如上述。老年人最常见的骨折类型是双柱骨折、前柱骨折及后壁合伴横行骨折。双柱骨折与微错位骨折一致时可非手术治疗。多数病例因髋臼突出而须由股骨头取出的松质骨移植，或二次人工髋关节置换。高难度骨折或须初次人工关节置换，在此之前，须充分考虑先前存在的关节炎病史、伴发病、患者年龄及依从性等因素。但大多数的病例骨折内固定足以支撑髋臼杯的负重。髋臼杯的旋转中心必须在髋骨上，否则须经髂腹股沟入路重建髋臼骨折。当骨折愈合后可行二次人工关节移植。

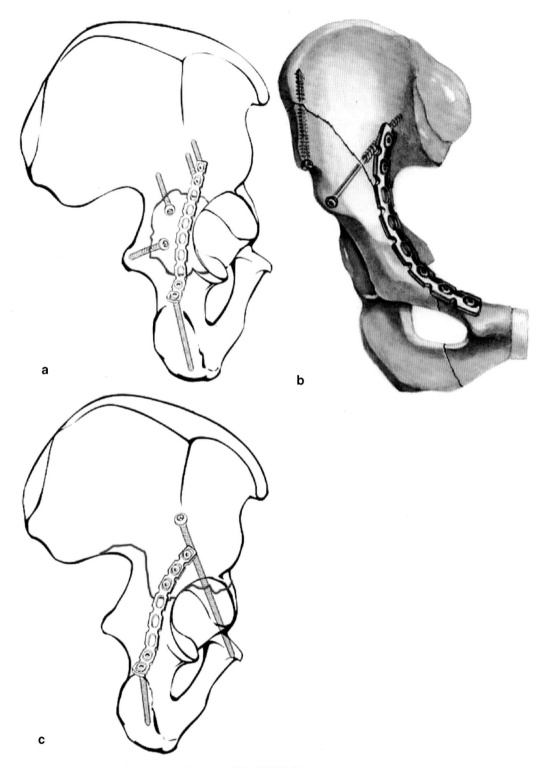

图17.24　后壁骨折护理(**a**),前柱骨折护理(**b**),横行骨折护理(**c**)。

17.5.5　术后管理

保守治疗疼痛缓解后即可活动。内固定的患者应尽快开始部分负重(10~15kg),根据放射学随访结果可于8~12周后开始全负重。X线(正位片、髂骨斜位片、闭孔斜位片)随访开始于术后6~12周。为预防关节周围骨化形成,对后入路或扩大入路者可以给予预防性应用吲哚美辛[(2~3)×50mg],服药时程从14天至3个月不等。植入物常不需摘除,但或许会增加发生关节周围骨化形成的风险。

17.5.6　并发症

髋臼重建的致死率约0%~3%,在老年人(>60岁)更高,多由深静脉血栓导致的肺栓塞引起。出血、神经损伤算作术中并发症。臀上动脉出血可致大出血。血管蒂自坐骨切迹回缩至骨盆的病例须手术扩大坐骨切迹或经髂腹股沟/直肠旁入路以止血。K-L入路时股血管可因错误的前内向钻孔而损伤,振荡转有助于避免此类并发症。拉钩的牵引及髋关节的过度牵引可导致深静脉血栓形成或股血管的破坏,因此可屈膝屈髋位。医源性神经损伤发生率为5%~17%。坐骨神经损伤多与后入路时拉钩过度牵引有关,特制弧形牵开器的使用及屈膝有助于减少其发生。臀上动脉不受控制的大出血致臀上神经损伤时可导致臀肌功能不足。髂腹股沟入路时易损伤股外侧皮神经和股神经。股神经应留于腰大肌中。术中应取屈髋位。血栓发生率为10%~20%,术后感染及术后出血属术后早期并发症,感染率约3%~9%,以前认为术后应给予持续性清创灌洗,现在认为应局部消毒液清洗,局部应用抗生素及负压封闭装置。大范围软组织损伤的病例应与术后48~72小时重新审视手术过程。大多术后出血源于臀上动脉。血管造影有助于诊断出血及随后的栓塞。手术止血是指基本入路或直肠旁入路扩大坐骨切迹。自发止血者可于48~72小时后疏散血肿。当术后X线片显示状态较差或明显的骨折

再错位时,可行CT扫描以分析是否可再次手术。固定单柱的植入物未能保证对准另一柱时须将植入物全部拔出重新固定。手术后期并发症包括髋关节炎、股骨头坏死、关节周围异位骨化形成。关节炎因骨折类型的不同发病率波动于7%~22%,主要受关节面的正确重建的影响。或需二次人工关节置换。因这些假体受异位骨化发生率升高的影响,推荐给予吲哚美辛等药物预防性治疗。股骨头坏死的发生主要取决于创伤的严重程度、髋关节脱位的病程及患者的年龄。根据坏死的部位及程度,可行血运重建术及改进的接骨术。大多数病例需要人工关节置换。异位骨化常见于后入路手术时。它的发生率经扩大入路后可升至10%~40%。因其常于二次骨折护理时升高,早期骨折护理就成为了最重要的预防性因素。外科手术应保证避免软组织的损伤及适当清除血肿。推荐吲哚美辛预防性治疗3个月。髋关节活动范围限制(伸、屈<90°)是手术适应证。应用CT扫面评估异位骨化的程度及准确位置,因其发生的高风险性推荐药物预防性治疗及术后放疗(7~8Gy)。

17.5.7　预后

髋臼骨折后关节炎的发生取决于非影响因素(如患者年龄、骨质、软骨的初步损伤)及关节同质性。股骨头坏死主要发生于最初2年。晚期关节炎的发生率主要取决于头端负重关节面的重建。70%~80%的病例因骨折类型及术者经验可实现无关节炎的解剖愈合。

AO骨盆学组及德国创伤学会的多中心研究显示,65%的单纯性髋臼骨折无或仅有轻度疼痛,35%的病例表现为中重度疼痛。应用Merle-d'Aubigné评分可评估所有临床结果,参考参数如下:疼痛、髋关节活动范围及机动性。非错位性或微错位性骨折的保守性治疗好或非常好的临床结果约占80%~85%。Letournel和Judet分析了492例经外科治疗的简单髋臼骨折(即柱、壁及横行骨折)病例,80%~90%有好或

表17.5 单纯性髋臼骨折的手术治疗结果（依据Letournel-Judet，Matta，AO骨盆学组）

骨折类型	好和非常好的功能性结果百分比 (Merle-d'Aubigné 评分 15-18 分)		
	Letournel-Judet(%)	Matta(%)	AO 骨盆学组(%)
后壁	82	68	84
后柱	91	63	84
前壁	78	67	50
前柱	88	83	92
横行	95	89	77
后柱+后壁	47	90	64
横行+后壁	74	70	44
T 型	89	77	50
前柱+后半横行	85	87	78
双柱	82	77	88

非常好的临床结果。横行骨折及后壁骨折,好或非常好的临床结果约占75%，双柱骨折为80%,后柱及后壁骨折仅47%,预后较差。这些结果得到了AO骨盆学组及德国创伤学会的确认。前柱骨折、横行伴后壁骨折、T型骨折、后柱伴后壁骨折临床结果最差(表17.5)。

参考文献

1. Bircher MD (1996) Indication and technique of external fixation of the injured pelvis. Injury 27(Suppl 2): 3

2. Breitner R (1993) Traumatologie 2, Band 9. Urban & Schwarzenbeck, München

3. Ganz R, Krushell R, Jakob R, Küffen J (1991) The antishock pelvic clamp. Clin Orthop 267: 71

4. Grützner PA, Rose E, Vock B, Holz F, Nolte LP, Wentzensen A (2002) Computer-assistierte perkutane Verschraubung des hinteren Beckenringes. Unfallchirurg 105: 254

5. Isler B, Ganz R (1996) Classification of pelvic ring injuries. Injury 27(Suppl 1): 3

6. K.ch K, Trentz O (1994) Distraktionsspondylodese des Sacrums bei "vertical-shear L.sionen" des Beckens. Unfallchirurg 97: 28

7. Kremer K, Lierse W, Platzer W, Schreiber HW, Weller S (1997) Chirurgische Operationslehre, Band 8. Sch.del, Haltungs-und Bewegungsapparat Posttraumatische Defektund Infektsanierung, Schdel, Wirbelsule, Becken. Thieme, Stuttgart

8. Letournel E, Judet R (1993) Fractures of the acetabulum, 2nd edn. Springer, Berlin

9. Matta J (1994) Operative treatment of acetabular fractures through the ilioinguinal approach. Clin Orthop 305: 10

10. Matta J, Meritt PO (1988) Displaced acetabular fractures. Clin Orthop 230: 83

11. Tile M, Burr C, Poigenfürst J (1991) Pelvis. In: Müller M, Allg.wer M, Schneider R, Willenegger H (eds) Manual of internal fixation, 3rd edn. Springer, Berlin

12. Pennal G, Tile M, Waddel J, Garside H (1980) Pelvic disruptions: assessment and classification. Clin Orthop 151: 12

13. Pohlemann T, G.nsslen A, Schellwald O, Culemann U, Tscherne H (1996) Outcome after pelvic ring injuries. Injury 27(Suppl 2): 31

14. Pohlemann T, Tscherne H, Baumg.rtel F, Egbers HJ, Euler E, Maurer F, Fell M, Mayr E, Quirini WW, Schlickewei WW, Weinberg A (1996) Beckenverletzungen: Epidemiologie. Therapie und Langzeitverlauf. Unfallchirurg 99: 160

15. Putz R, Müller-Gerbel M (1992) Anatomische Besonderheiten des Beckenringes. Unfallchirurg 95: 164

16. Rüter A, Trentz O, Wagner M (1995) Unfallchirurgie. Urban & Schwarzenbeck, München

17. Tile M (1996) Acute pelvic fractures: I. Causation and classification. J Am Acad Orthop Surg 4: 143

第18章　Pipkin骨折

Vilmos Vécsei

18.1　病理生理学

在髋关节运动的过程中,40%的股骨头面与髋臼相连接,10%与髋臼唇相接触。当关节脱位时,未被髋臼包绕的股骨头区就会有在髋臼边缘受到剪力损伤的危险,从而导致股骨头帽状骨折(即Pipkin骨折)。这种骨折对髋关节骨结构的损害是与髋关节的屈曲程度成反比的,即屈曲度越小损害越大。因此,随着骨折碎片大小的增加,髋臼和/或股骨头的骨折就会发生。如果在高撞击力下髋关节屈曲超过90%时,髋关节脱位无一例外都会发生。髋关节脱位和/或股骨头骨折发生最常见的原因是车祸以及从高处坠落,右侧损伤的发生率是左侧的5倍。每100个髋关节脱位患者中,约有5个同时合并有Pipkin骨折[2,6,7,9]。

18.2　临床表现

髋关节脱位的临床表现为膝关节屈曲度变化时患侧下肢短缩,髋关节内旋或外旋。最有特征性的表现是患肢强迫体位。

18.3　诊断

18.3.1　常规X线

骨盆前后位图像及患侧髋关节轴位图像是首要的一步。很多情况下,可通过这两种X线片粗略地评估骨折的病理表现。如果要进一步明确诊断,必须进行CT检查。复查时,仅行X线检查即可发现病理变化。

18.3.2　CT

CT是影像学诊断此病的金标准。另外,CT检查还可以清楚显示累及股骨颈的骨折情况以及其他合并的损伤。三维图像重建可准确评估股骨头骨折片的大小、分布及部位。CT检查也可用于闭合复位治疗后决定是否需要进行相关治疗以及评估术后疗效。

18.3.3　MRI

MRI检查不能作为Pipkin骨折急性期的诊断依据,但是在评估骨关节炎或缺血性股骨头坏死等远期并发症方面具有优势。

18.4　分类

Pipkin分类[11]将Pipkin骨折分为以下四个亚型:

Ⅰ型:髋关节后脱位伴有股骨头中央凹远端骨折

Ⅱ型:髋关节后脱位伴有股骨头中央凹近端骨折

Ⅲ型:Ⅰ型或Ⅱ型伴有股骨颈骨折

Ⅳ型:Ⅰ型或Ⅱ型伴有髋臼骨折

Ⅳ型后来被扩展为包括合并髋臼骨折的

所有类型。Brumback分类[3]较Pipkin分类更全面：

AO分类31 C1、C2、C3描述了骨折片、股骨头压缩骨折、脱位及合并的股骨颈骨折(31 C3.3)，但是这种分类未能考虑髋臼骨折[10]。

18.5 治疗及并发症

髋关节脱位治疗最重要的一步是在事故发生后6小时内髋关节的早期复位。如果不能闭合复位，必须要实行手术切开复位。髋关节复位后，应行X线检查对照，如果条件允许的话，须行CT扫描及三维图像重建。

治疗原则及可能的并发症详见表18.1[1,4,5,8,12-18]。

分型	描述
1A	髋关节后脱位伴有股骨头中央凹远端骨折
1B	髋关节后脱位伴有股骨头中央凹远端骨折合并髋臼骨折
2A	髋关节后脱位伴有股骨头中央凹近端骨折
2B	髋关节后脱位伴有股骨头中央凹近端骨折合并髋臼骨折
3A	髋关节后脱位伴有股骨头中央凹远端骨折合并股骨颈骨折
3B	髋关节后脱位伴有股骨头中央凹近端骨折合并股骨颈骨折
4A	髋关节前脱位伴有股骨头压缩骨折
4B	髋关节前脱位伴有股骨头中央凹近端骨折
5	髋关节中心脱位伴有股骨头骨折

表18.1

骨折类型	治疗方法	手术入路	随访(*)	并发症
Pipkin Ⅰ型/ Brumback1A/AO 31 C1.2	(a)保守治疗(1)		卧床休息 14 天;避免负重 活动 6 周	骨关节炎;缺血性坏死
	(b)手术治疗(2):骨折块切除,切 开复位内固定(ORIF)	1.后侧入路	避免负重活动 6 周	骨关节炎;缺血性坏死
		2.前侧入路 #	避免负重活动 6 周	
Pipkin Ⅱ型/ Brumback 2A/AO C1.3	(a)保守治疗(1)		卧床休息 6 周;避免负重 活动 6 周	二次脱位;骨关节炎; 缺血性坏死
	(b)手术治疗(2):ORIF(不能切断 附着于圆韧带的骨折片)	1.后侧入路	避免负重活动 12 周 *	二次脱位;骨吸收;骨 关节炎;缺血性坏死
		2.前侧入路 #		
Pipkin Ⅲ型/ Brumback 3B 型/ AO C3.2 型	手术治疗:手术方式取决于患者年 龄:ORIF:年轻患者早期实行接 骨术 (+)(股骨颈骨折固定必须 要先于股骨头复位);	后侧入路 (骨折合 并髋关节前脱位 除外)	避免负重活动 12 周 *	缺血性坏死发病率高
	老年患者实行髋关节置换术(半髋 关节或全髋关节成形术)(++)		运动方式的选择取决于所 合并的损伤,可完全负 重	取决于植入技术
Pipkin Ⅳ型/ Brumback 1B 型, 2B, 4B, 5/AO (?)	手术治疗:ORIF–髋臼骨折及股骨 头骨折的管理(+)	取决于髋臼骨折类 型, 常为后侧入 路	避免负重活动 12 周	早期出现骨关节炎,缺 血性坏死
	老年人髋关节置换(全髋关节成形 术)(++)	前侧位或后侧位	部分或全部负重运动;根 据髋臼骨折植入物决 定	取决于植入技术

结论

对照上表第2列的标记,可得出以下结论:

(1)保守治疗只适用于股骨头骨折片解剖复位后, 以及骨盆前后位X线平片显示患侧髋关节囊宽度和健侧相等。

(2) 手术治疗适用于股骨头或髋臼不一致,股骨头骨折不稳定或股骨颈骨折。

(#)前侧入路可直接暴露Pipkin骨折片,可在直视下完成复位和固定。髋关节后脱位从后侧入路将会增加股骨头血管损伤的风险。

(+)选择接骨术治疗前,应充分考虑患者年龄、可能出现的继发损伤、并发症、配合程度及身体的一般情况。

(++)在保证负重时关节稳定的情况下,根据患者的年龄及关节损伤程度,应考虑半髋关节或全髋关节成形术。

(*) 后期护理原则包括预防血栓形成、个体化镇痛、抗生素应用以及同步化的物理疗法。

18.6   插图

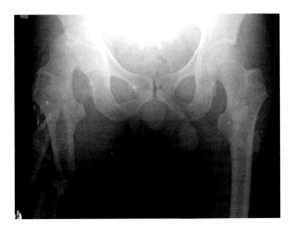

图18.1a   髋关节脱位,Pipkin 骨折,股骨移位。

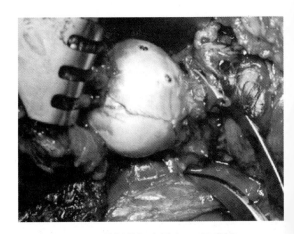

图18.1b   Pipkin 骨折螺钉内固定。(见彩插)

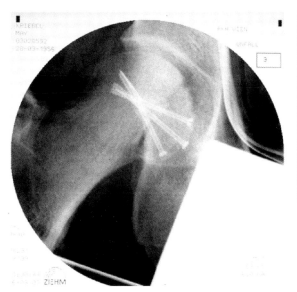

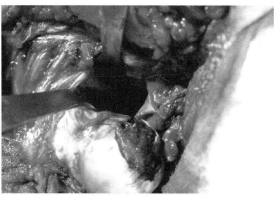

图18.2a　髋关节脱位伴有股骨头剪切损伤。（见彩插）

图18.1c　髋关节术中对照。

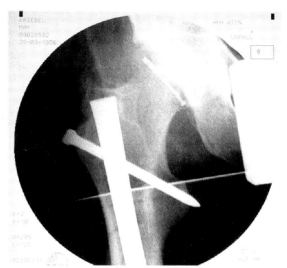

图18.1d　股骨干螺钉内固定后术中对照。

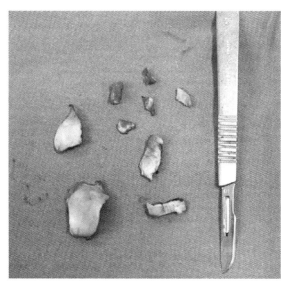

图18.2b　切除的骨折片。（见彩插）

参考文献

1. Ansari A, Day AC (2010) Letter to the editor: Use of a trochanteric flip osteotomy improves outcomes in Pipkin IV fractures. Clin Orthop Relat Res 468(3): 906-907

2. Armstrong JR (1948) Traumatic dislocation of the hip joint. Review of one hundred and one dislocations. J Bone Joint Surg Br 30:430-445

3. Brumback RJ, Kenzora JE, Levitt LE, Burgess AR, Poka A (1986) Fractures of the femoral head. In: The Hip Society (ed) Proceeding of the Hip Society. Mosby, St. Louis, pp 181-206

4. Bucholz RW, Heckman JD, Court-Brown CM, Tornetta P (2009) Rockwood and green's fractures in adults. Lippincott Williams & Wilkins, Philadelphia

5. Giannoudis PV, Kontakis G, Christoforakis Z, Akula M, Tosounidis T, Koutras C (2009) Management, complications and clinical results of femoral head fractures. Injury 40(12):1245-1251

6. Giebel G, Tscherne H (1993) Femoral-head fractures. In: Marti RK, Dunkl-Jacobs PB (eds) Proximal femoral fractures-operative technique and complications. Medical Press, London, pp 87-100

7. Gordon EJ, Greiberg JA (1949) Posterior dislocation of the hip with fracture of the head of the femur. J Bone Joint Surg Am 31A(4):869-872

8. Handschuh T, Grossstück R, Hofmann GO (2010) Operative treatment of femoral head fractures through an anterior minimally invasive incision [GER]. Z Orthop Unfall 148(2):198-203

9. Khan MH, Wright VJ, Prayson MJ (2007) Ipsilateral intertrochanteric and Pipkin fractures: an unusual case. Am J Orthop 36(4):E53-E55

10. Müller ME, Nazarian S, Koch P (1990) Classification of fractures of long bones. Springer, Berlin

11. Pipkin G (1957) Treatment of grade IV fracture-dislocation of the hip. J Bone Joint Surg Am 39:1027-1042

12. Prokop A, Helling HJ, Hahn U, Udomkaewkanjana C, Rehm KE (2005) Biodegradable implants for Pipkin fractures. Clin Orthop Relat Res 432:226-233

13. Schiedel F, Rieger H, Joosten U, Meffert R (2006) Not "only" a dislocation of the hip: functional late outcome femoral head fractures [GER]. Unfallchirurg 109(7):538-544

14. Solberg BD, Moon CN, Franco DP (2009) Use of a trochanteric flip osteotomy improves outcomes in Pipkin IV fractures. Clin Orthop Relat Res 467(4): 929-933

15. Thannheimer A, Gutsfeld P, Bühren V (2009) Current therapy options for fractures of the femoral head [GER]. Chirurg 80(12):1140-1146

16. Tonetti J, Ruatti S, Lafontan V, Loubignac F, Chiron P, Sari-Ali H, Bonnevialle P (2010) Is femoral head fracture-dislocation management improvable: a retrospective study in 110 cases. Orthop Traumatol Surg Res 96(6):623-631

17. Uzel AP, Lafl amme GY, Rouvillain JL (2010) Irreducible Pipkin II femoral head fractures: is transgluteal approach the best strategy? Orthop Traumatol Surg Res 96(6):695-701

18. Yoon TR, Chung JY, Jung ST, Seo HY (2003) Malunion of femoral head fractures treated by partial ostectomy: three case reports. J Orthop Trauma 17(6):447-450

第 19 章　股骨颈骨折

Vilmos Vécsei

19.1　解剖

　　股骨颈位于股骨头和股骨转子之间，分成三部分。内侧区是股骨头和最大锥之间的区域，相邻的是股骨颈外侧区。股骨大小转子相交的地方是盆颈区，位于髋关节以外。所以，盆颈骨折归类到转子骨折。股骨颈内侧区骨折属于关节囊内骨折，而股骨外侧区骨折的骨折线经过关节囊。同时，头下骨折发生于股骨头末端附近，属于内侧区股骨颈骨折的一个亚型[1-2]。

19.2　病因

　　青少年股骨颈骨折多是高能量损伤，而老年人单是滑倒就可能引起，这是由于老年人骨的机械承受能力发生了改变，这种改变多是由骨质疏松、骨质减少、活动受限、动作笨拙或多发病引起的。骨折通常发生于机械承受力减弱的骨遭受直接撞击或骨的负重增加，后者常由防御机制缺乏或错误引起。骨折可能最先表现为羟磷灰石结晶结构的改变和骨小梁骨折。自发性骨折和疲劳性骨折可以急剧发生也可以逐渐进展。有趣的是，超过95%的骨折均是由髋部直接受力引起的。因为人均寿命在不断增长，女性绝经后骨折的风险也在增加，就目前来看，女性遭受骨折的风险是男性的四倍。

　　一般而言，骨质疏松症是在股骨颈骨折发生后才确诊的，因此，综合性评估和合适的治疗方案是至关重要的[1,8]。骨折患者恢复到与未受伤的同龄人相同或相近的生活期望至少需要两年。初次住院治疗的患者股骨颈骨折的病死率大约为5%，而第一年的病死率增长到30%。

19.3　病理生理

　　在生长过程中，保障股骨头血液供应的主要来源有两个：骨骺由穿过股骨头韧带进入股骺的血管滋养，并经同行静脉引流。股骨颈本身由旋内和旋外动脉组成的动脉环分支滋养，旋内旋外动脉由股骨颈的基底部围绕关节囊的起点进入骨内形成血管网，静脉和小静脉与动脉和小动脉并行以确保血液回流。骨骺板消失后，股骨头韧带内动静脉血流不断减少，可导致灌注量最多减少10%，但同时干骺端的血流供应不断增加。

19.3.1　股骨颈骨折后股骨头血液供应障碍的原因

　　血液供应障碍的因素有：
　　● 局部组织压力增高(水肿)，超过了毛细血管内压，而后者起维持血管张力的作用，尤其对于静脉。
　　● 毛细血管渗透性增加。
　　● 组织供氧不足。
　　发生骨折时，骨折碎片的移位可能部分或完全损伤容量血管，比如造成血管破裂或血栓栓塞症。同时,伴随的关节囊内血肿也可能会压迫血管,造成血液供应障碍。此外,骨折部位形成骨内血肿可能是造成管腔闭塞的原因。所有上述提到的血液供应障碍的机制都受股骨头与股骨颈之间移位的程度和移位频度的影响,随之损伤程度也增加。

19.4 临床表现

典型的临床表现只能在患者股骨颈完全骨折时观察到,这种骨折中股骨头和股骨颈断面明显分离。临床表现有:

- 患侧下肢短缩
- 患侧下肢外旋畸形
- 患肢不能抬离床面(患肢剧烈疼痛,不能上抬)

符合上述症状中任一条即可拟诊股骨颈骨折。运用一切可能的诊断工具,除非能证明没有发生股骨颈骨折。感觉运动神经损伤,周期循环障碍等伴随症状的发生率也有所升高,后者常由伴随的损伤引起,或在损伤之前就存在。

19.5 诊断

19.5.1 传统的X线诊断

在确保X线质量及清晰度好的前提下,骨盆正位片或髋关节轴位片诊断股骨颈骨折的正确率是95%。肥胖或不配合会显著降低图像的质量。

19.5.2 CT

冠状位和矢状位断层扫描对判定传统X线检查不能发现异常的股骨颈骨折是很有必要的。

19.5.3 MRI

MRI很少使用,一般只有CT检查不能诊断

骨折时才使用,不是首选的诊断手段,骨折后5~6小时内做MRI检查可能会显示假阴性。其他的诊断方法如传统的X线断层摄影术、闪烁扫描法、超声检查等因对常规诊断的作用不大,已不再使用。大约1%的股骨颈骨折患者没有任何阳性症状,数日或数周后才出现典型的临床表现。

19.6 分型[6-7]

19.6.1 Garden分型(图19.2)

这种分型基于正位和轴位X片骨折移位的程度。

Garden Ⅰ型:不完全骨折,为外展位嵌插型骨折。股骨头呈外展位像蘑菇帽一样插在股骨颈上。X线检查正位片显示股骨头外展移位而轴位片显示无轴向偏移称为压缩骨折。X线轴位片显示(经常是)或者(很少见)有骨折裂缝存在,仍可以归类为不完全骨折。准确解读X线片对选择合适的治疗方案是至关重要的。保守治疗仅适用于骨折两断端均有压缩的情况。

Garden Ⅱ型:完全骨折。X线正位、轴位片上看均可显示骨折,但无任何轴向移位。

Garden Ⅲ型:部分移位骨折。股骨头和股骨颈对线不良,轴向比例发生改变,但两骨折断端仍有接触,因此,使用简单的步骤来复位是可能的。

Garden Ⅳ型:完全移位骨折。股骨头和股骨颈的断端完全分离,很难再复位或能复位起来很困难。

Garden分型反映了不同骨折类型造成血管损伤的几率,进而可反映股骨颈骨折的长期并发症——股骨头缺血性坏死,因为骨折移位的程度与血液供应障碍程度是一致的。结果是,Garden Ⅰ型骨折发展为股骨头缺血性坏死的几率低而Garden Ⅳ型骨折几率高。

由于骨折移位与血液供应障碍之间没有线性关系,引入了Garden校正指数,以便计算

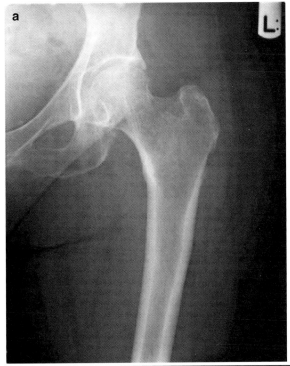

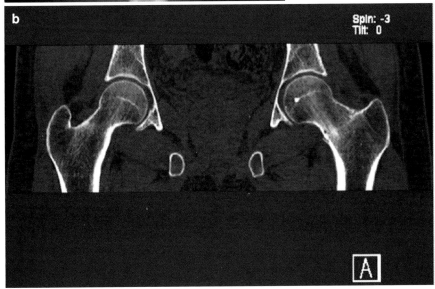

图19.1　怀疑股骨颈骨折的 X 线(**a**),CT(**b**)。

需要测量股骨头和常用来描述髋关节的各个轴之间的角度。发展成股骨头坏死的可能性与 X 线正位片上测量的角度增大成正比,也与轴位片上角度偏离直线的程度成正比。偏离角度超过20°~30°时,就应该怀疑股骨头坏死的发生。

19.6.2　Pauwels分型

这种分型描述了股骨头骨折的机械稳定性,旨在预测发展为假关节(不愈合)及股骨头坏死的可能性。评估的基本依据是Pauwels角,由经髋臼顶端的假想水平线与经骨折平面的

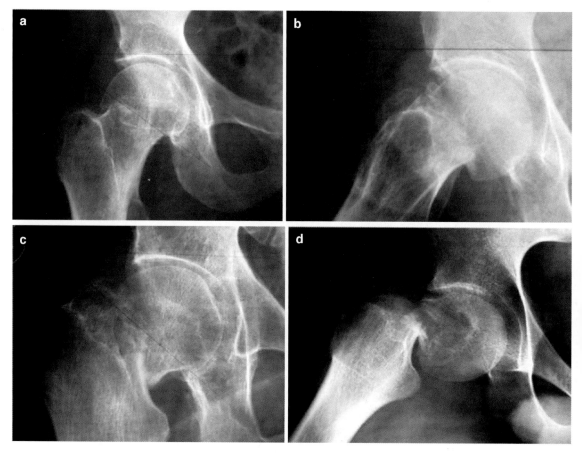

图19.2 Garden 分型：(**a**)外展位嵌插型骨折，(**b**)无移位骨折，(**c**)移位，骨折断面部分连接(**d**)移位，骨折断面无连接。

线组成，该角的增大与骨折稳定性成反比，在指定的角度范围内，骨折不愈合及股骨头缺血性坏死的发生率很低，但随角度增大，两种并发症的发生率就会提高。

　　Pauwels Ⅰ型：Pauwels角小于30°。

　　Pauwels Ⅱ型：Pauwels角在30°~50°之间。

　　Pauwels Ⅲ型：Pauwels角在50°~70°之间。

　　Pauwels只有在最佳正位片上测量才最可靠，首次X线片不能用于测量该角度，因为剧烈疼痛，正位片骨盆及患肢位于校正位等导致精确测量该角度不可能也不可靠。为了做出治疗方案的选择，必须在完全解除痛苦的情况下拍摄X线片，因此这种分型并不是辅助决策不可或缺的。

19.7　股骨颈骨折的治疗

19.7.1　保守治疗

19.7.1.1　简介

　　保守治疗仅适用于Garden Ⅰ型骨折或患者一般健康状况不允许进行外科手术或麻醉的所有其他类型的骨折。

19.7.1.2　并发症

　　保守治疗与长期卧床引发的并发症风险及危险性有关：褥疮(骶尾部、背部、足跟部)、尿道感染、肺炎、心肺功能不全、血栓形成及肺栓塞

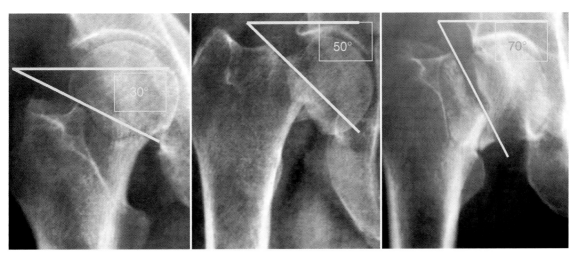

Pauwels Ⅰ型　　　　　　　　　　Pauwels Ⅱ型　　　　　　　　　　Pauwels Ⅲ型

图19.3　Pauwels 分型[11]:(Ⅰ)水平线与骨折线间大约成30°;(Ⅱ)水平线与骨折线间大约成50°;(Ⅲ)水平线与骨折线间大约成70°。

等。预防措施包括:感染的预防,呼吸支持治疗,床上理疗等以防止血栓、褥疮和感染的进展。

19.7.2　保留股骨头的治疗方法

19.7.2.1　简介

这种治疗方法是手术治疗股骨颈骨折的绝对适应证。骨折移位程度较大的年轻患者(生物学年龄在60岁和65岁之间)可耐受保留股骨头的骨接合术。股骨头有活性(vital)且在正常位置愈合时,患者不需要任何干预而长期受益。反之,在不危及健康状况的前提下可行全髋关节假体置换术。年轻患者行初次全髋关节置换术后因手术相关并发症的风险增加,很有可能引发进一步的手术。

19.7.2.2　手术时机

骨折发生后要尽早进行接骨。6小时内进行手术固定并确保股骨颈骨折的稳定性,使骨折处于能达到最好结果的最佳状态。

19.7.2.3　麻醉

有三种麻醉方式可供选择:

- 经口气管内插管全身麻醉,或喉罩
- 硬膜外麻醉或脊髓麻醉
- 神经阻滞麻醉或局部浸润麻醉

麻醉方式的选择取决于患者的一般健康状况,有无并发症,手术时患者的体位,手术的时长以及麻醉师的偏好。

19.7.2.4　手术方法

手术的主要目的是达到解剖复位,可以通过髋关节前外侧切口暴露骨折部位复位(切开复位技术)或将患者置于牵引床上通过对患肢施行操作来复位(闭合复位)。但当股骨头处于外翻位(帽钩)时这种方法不可取,理由如下:

- Garden分型的校正指数过度矫正会产生不利影响,预示不良结果,类似于股骨头缺血性坏死。
- 关节囊完整,加上股骨头处于外翻位,可引起走形于骨皮质表面或关节囊内的血管闭塞或受压。

一般来说,闭合复位优劣各半,但这种方法减少了患者的压力,也可能缩短手术时长。要使用闭合复位要求有牵引床和至少一个图像增强器;两个图像增强器对复位效果的控制有显著帮助。

由于重复照射,需要用数字剂量计对手术小组直接和间接辐射暴露量进行测量。患者的单次曝光量很小可以忽略不计,此外,位于手术区以外的身体的其他部分都有铅覆盖。在对骨折正确分析之后,牵引床精确调配是至关重要的,因为过度牵引可能会损伤坐骨,尤其是腓骨肌。极少情况下,采用闭合复位的方法不能达到解剖复位,因而需要进一步行切开复位。复位不成功或未达到完全复位的处理方式是错误的。

螺(丝)钉

骨折解剖复位后,经皮肤切口平行放置3~4个松质骨螺钉。使用4个螺钉时,每个螺钉平均放置在四个象限中间;使用3个螺钉时,它们的定位像直立的三角型,其中两个螺钉位于两个侧象限中间。螺钉的放置必须平行于股骨颈轴,根据颈干角股骨颈轴与股骨干轴之间的夹角大约130°。为了将植入物放到最佳位置,首选的是空心螺钉。它的运用使导丝定位更容易,而且必要时可在不造成任何损伤的前提下改变其位置,同时,也可用于放置适当的目标设备。经典的松质骨螺钉内径是4.5mm,外径是6.5mm;常用的螺纹长度是15mm或30mm。

使用螺钉时必须将螺纹插入骨折断片的股骨头侧,以使螺钉的外侧部分滑行至股骨转子区域。因此反复压缩股骨头而不会受阻,而且可以预防骨折片段之间出现缝隙。为更好地将螺钉锚固在骨内,螺钉尖应放在尽量靠近股骨头的软骨下表面(距离2~3mm)。为使骨折部位充分受压,应组合使用垫圈和常规松质骨螺钉。骨折端受压会引起股骨颈长度短,螺丝钉突出外侧骨皮质,数周或数月后可以在X片上看到。

除经典松质骨螺钉外,一些制造商提供了治疗股骨颈骨折的特殊的股骨颈螺钉(图19.4)。这些特殊的空心轴螺钉外径7.5~9.5mm,无螺帽,螺纹长度小于20mm。螺纹的螺距有小孔以引流骨内血肿或水肿。设计套管和螺孔也用于插入钩钉,经螺钉头进入松质骨。这可以明显提高螺钉锚固的稳定性。

随着大直径螺钉(8.5mm和9.5mm)及双螺钉在稳定骨折中的广泛应用,头钉的插入位置在正位片应尽可能高。在轴位片,应位于股骨颈中部稍前。尾钉应尽可能低,在正位片接近于Adam弓,轴位片位于股骨颈中部稍后。这两个螺钉正确放置可防止骨折头端的旋转引起的对角位移,很多这样的螺钉组套可以连接单孔边板。连接边板的外围螺钉应该能对抗骨折头端的二次内翻移位。

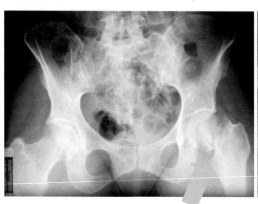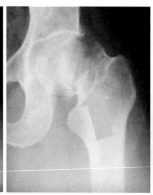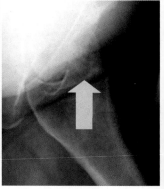

P.G.,57岁,事故发生后X线检查,股骨颈骨折 Garden Ⅲ型

图19.4 股骨颈骨折–Garden Ⅲ型,行保留股骨头手术,插入两个空心螺钉。(1)事故发生后X线。(2)术后6h后的X线。(3)4个月后的X线。骨折已稳固。

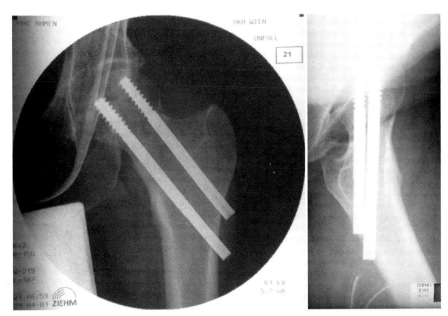

P.G., 57 year, p. op.

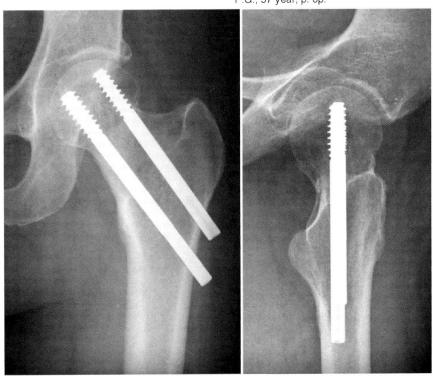

图19.4 （续）

P.G.,57 岁,4 个月后

动力髋螺钉[16-17]

股骨颈骨折的复位后,股骨颈轴线几乎被拉长到大腿外侧皮肤水平,表明了10~15cm长的切口的正确起点。筋膜分离后,从间隔入口的股外侧肌的解剖起源处从后向前分离,射孔血管结扎间隔上的穿孔血管,在目标设备的帮助下,将带螺纹末端、直径为2mm的导丝钻从侧皮质插入股骨头解剖中心直至尖端达软骨下骨。然后,测量长度以评估从外侧皮质到股骨头表面之间的插入骨内的距离,牢记螺钉与股骨头表面应保留5~10mm的间隙。距股骨头表面过近时可产生软骨裂缝,造成关节内出血。螺钉尖端距股骨头表面超过10mm,骨折头端锚固太短太弱,最终导致螺钉横向滑移。选定螺钉长度后,三联钻孔器设置为选定种植体长度。

三联钻孔器之后使用连接头。由于骨质量好,骨折头端发生意外旋转的风险增加,导致所有剩余的连接头、颈部片段之间的破坏。为了避免这种状况,可插入第二根导丝,与第一根并行且二者之间留有足够的空间,确保不影响下一步手术程序。然后植入头螺钉,使螺纹仅插入骨折头端,将常用的两孔DHS接骨板与螺钉衔接,直到它与外侧皮质完全接触,最后用指定数目的螺钉将接骨板固定。将头螺钉插入套直至骨折断片之间到达到理想的压缩力,旨在阻止股骨头随时间发生二次移位。愈合过程中加压螺钉会变松,应及时调整。随后,应进一步循环荷载压力,根据普遍有效的指南缝合伤口。术后拍摄X线正位、轴位片以核实螺钉放置位置正确。

19.7.2.5　股骨颈骨折Garden分型的特殊方面

通过影像学来正确诊断股骨颈压缩骨折时(见分型),Garden I 分型占41%~52%,导致对股骨头活性的预测有显著的误差,结果是保留股骨头的骨接合术反而达不到预期的效果。70岁以下的患者发生二次位移的占10%,70岁以上者占42%,因此为改善预后,这些骨折应尽早手术,术后按照常规标准动员应按照常规标准进行康复训练。当然,那些被归类为手术不能治愈的患者例外(表19.1)。

19.7.2.6　术后治疗

术后处理包括伤口护理,预防血栓形成,松动术和X线检查管理。

表19.1　股骨颈骨折(FNF)诊疗方案

股骨颈骨折(FNF)	Garden Ⅰ型,Garden Ⅱ型	Garden Ⅲ型,Garden Ⅳ型
诊断	X线,CT,RI	X线
保守治疗	Garden Ⅰ型+一般状况差	一般状况差
保留股骨头	是	视年龄而定
手术时间选择	紧急	紧急
切开复位	除个别情况外一般不必须	除个别情况外一般不必须
闭合复位+骨折台	通常	通常
关节囊内血肿	视而定	视而定
半关节成形术(HHP)	不适用	视年龄而定
全关节成形术(HTAP,HTEP)	个别情况适用	视年龄而定
负重行走	视情况而定	视情况而定

年轻患者通常可以通过脚趾连接重物(负重10~15公斤)。不完全非负重的原因在于患腿处于自由状态时骨折面分离,可能对骨折愈合过程产生不利影响。

X线检查管理

固定术后2~5天后、14天后,然后每4周,分别拍摄X线正位、轴位片,直到骨折骨性愈合明显。此后,只有在明显或不适感增加的时候才需要做X线检查。

19.7.2.7　并发症

伤口血肿

在极少数情况下,伤口血肿非常明显,需要修复。如果手术伤口发胀,并观察到大量出血,或通过术后实验室检查发现失血时,必须了解患者凝血情况并及时修复伤口。伤口各层充分暴露并冲洗,仔细寻找出血源,并有必要做组织或拭子样本细菌微生物检查。各层引流,缝合伤口后,需要持续监测并建议预防用抗生素。

感染与防治

股骨颈骨折中保留股骨头的手术术后伤

口感染是极少见的(一般认为0.5%~1%),必须考虑的感染是髋关节积脓(尤其当使用空心螺钉时,导丝可能穿出股骨头),须采取合适的诊断方法排除这种严重的并发症。如果不能排除,不再考虑骨接合术而是应摘除股骨头。根据既定情况,选择一期或二期髋关节置换术。如果不确定是否有残留选择二期手术更好。

股骨头缺血性坏死

股骨颈骨折引起股骨头动脉供血中断或受阻,或静脉回流受阻,新生血管不足或缺乏,这些导致股骨头缺血性坏死的发生。

股骨头可以是部分性或完全性坏死。Sugano和其同事将股骨头坏死分为三型:

A型:坏死面积小于股骨头负重区的1/3,股骨头负重区是髋边缘与Köhler泪滴部连线之间的有限区域。

B型:坏死面积大于负重区的1/3但不超过2/3。

C型分为C1和C2。C1型包括坏死面积超过负重区的三分之二,但没有到髋臼边缘。C2型指坏死区与髋臼边缘投射到股骨头上的部分重叠。

股骨头缺血性坏死的频率似乎与骨折至手术之间的时长相关。Fekete和其同事在对2275名股骨颈骨折的患者研究报告称:骨折后6h内手术的患者股骨头坏死的人发生率是12.3%,而超过6h手术者发生率为19.8%。

股骨头缺血性坏死产生、发展的另一个原因是髋关节内压的升高,正常情况下平均压是12mmHg,同其他部位一样,关节内压取决于髋臼内股骨头的位子,髋关节屈曲70°时关节内压最低,内旋15°时最高。同时,关节外骨折时关节内平均压是23mmHg,关节内骨折时平均压为30mmHg,后者在骨折后7~24h内升至最高。关节穿刺血肿抽吸可将关节内平均压降至4.6mmHg。

根据现有的认知水平,关节囊切开减压的适应证是股骨颈骨折治疗中的儿童和青少年,毫无疑问,这种干预是与6h内骨接合术联合应用的。对于老年患者,术中行髋关节囊穿刺,只要用大孔穿刺针,足以解除囊内血肿。

然而,目前尚不清楚松动术的时间和类型对股骨头缺血性坏死的发展有无显著的影响。根据一项集体研究认为股骨头坏死发生率如下:

股骨头坏死的时间	百分比
3 年内	69
3~6 年	16
7~10 年	14
10 年以上	1

我们科的患者分布显示了股骨头坏死的发生率与骨折类型之间的关系如下表:

骨折类型	病例数	AVN(n)	AVN(%)
Garden Ⅰa	81	17	21
Garden Ⅱ	19	0	0
Garden Ⅲ	46	9	19.5
Garden Ⅳ	8	3	37

通过比较,一些研究人员指出,一些直径大的(直径为14mm的头螺钉DHS与直径为7.5、8.5或9.5mm)移植物会引发缺血性股骨头坏死,但目前还没有确凿的证据来证明。

股骨头活性的测定

下面一些方法可用来证实或排除股骨头缺血性坏死。

MRI

植入钛制物时,坏死区和有活性区的水含量不同,可以直接在MRI上显示出来。这种非侵入性的可靠方法的缺点是,患者带有钢板,即便是在身体的其他部位,也不能做此检查。

CT

畸形、挤压等可以在一系列冠状面、矢状面髋关节X射线计算机断层扫描图像中看出。CT的优势在于它是一种常规的方法,然而高辐射暴露只有出现坏死后拍摄才100%可靠是其缺点。

闪烁扫描法

静脉注射显影剂后,坏死区域摄取减少,

在扫描图像中能明显看出，但这种技术对于坏死早期阶段的检测结果是不可靠的，也不是目前重要的检查方法，特别是它要进行闪烁测量，只有经验丰富的技师才能运用。

SPECT

SPECT在诊断股骨头坏死不属于常规方法。只有零星的研究文献记载。

激光多普勒血流仪

这是基于用激光探针钻入股骨头顶盖后通过荧光镜显示骨内血流的方法。不作为常规诊断方法，但可用于术中检测钻孔区域的血液供应。然而，将它作为确定血流供应是否充足的定量测量法是不可能的。

假关节(不愈合)及治疗[3,9-10]

除了股骨头缺血性坏死外，股骨颈骨折不愈合也是骨折固定术常见的并发症，它是由不良的力学条件造成的，根据其定义，该病发病率介于10%~30%之间。

临床症状出现后，一般都与股骨头缺血性坏死的症状没有区别，通过X线片诊断假关节形成后，很有必要对股骨头的活力进行检测，如果有活性，则需要对拍摄的X线片进行力学分析，以找出假关节形成的可能原因。大多数情况下，这是由弯曲和旋转移位造成的。正位片中骨折断面通常非常尖锐。

使用正确的分析方法，可以找到消除假关节部位承载剪切力的解决方案——股骨粗隆间支撑截骨矫正术。修正角度必须位于15°~20°之间，需要选择精确的图形化的截骨方案以确保选定的植入物固定后达到合适的效果。当然，目的是使负载偏移并在下肢长度相等的最佳可能状态下允许假关节部位有一定的压缩力(图19.5)。

股骨颈骨折严重移位的年轻患者，可以考虑切开复位并用弧形钢板起主要支撑作用(图19.6)。

股骨头活性部分受损时，与年龄相关的措施有：如将含有血管蒂的血管化移植物钻入或锚定于股骨头(例如：按Judet法切取转子嵴并将其背向植入股骨颈的既定部位)，这适用于年轻患者，而老年人建议全髋关节置换术。随着损伤和患者年龄的增长，全髋关节置换术的适应证将更广泛。

再手术率

约20%股骨颈骨折采用骨接合术治疗。使用这种治疗方法术中术后输血的需求大大降低。此外，它还有感染率低、住院率低(5%)和一年病史率低(25%)，以及术后头12个月髋部Harris评分低的优点。然而，只有60%行骨接合术的患者在治疗过程中无并发症。其他40%须再次手术。这种结果部分是由局部组织惯性造成的，以及对初次治疗失策的高耐受性及指标的不耐受性。

Wang等[18]进行了一项包括15项研究的荟萃分析。他们确定第1年的再手术率是23%，第2~5年间的再手术率是42%，不同的是，我们自己的患者随访两年半平均再手术率为18.6%。

19.7.2.8　植入物摘除

患者年龄越大，越不是植入物摘除的指征。尤其是大直径植入物摘除后，可能会引起股骨头塌陷。相反，如果螺钉造成任何不适可以更容易和更安全的摘除。

19.7.2.9　髋关节半关节成形术(HHA)

提示

达成的共识是，在初次治疗中，对生物学年龄超过80岁的骨折分型为Garden Ⅱ型至Ⅳ型和Pauwels Ⅲ型的患者应行髋关节半关节成形术。原因如下：

- 由于髋臼不能准备手术时间短
- 失血少
- 术中和术后死亡率较低
- 相比于全髋关节置换术，感染率低和脱位率低
- 费用低
- 未处理的健康髋臼足以耐受人工股骨头

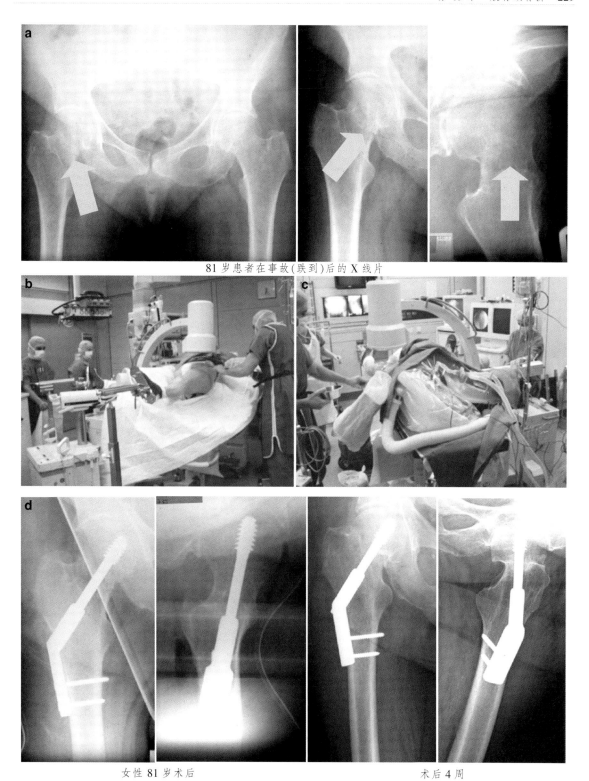

81 岁患者在事故(跌到)后的 X 线片

女性 81 岁术后　　　　　　　　　　　　术后 4 周

图19.5　牵引床上行股骨颈骨折闭合复位内固定(CRIF),借助两个图像增强器插入一个动力髋螺钉(DHS)。(**a**)Garden I 型股骨颈骨折的首次 X 线。(**b**)牵引床上双下肢均轻度外展内旋体位。(**c**)双图像增强器定位。骨折在正位和轴位上解剖复位。(**d**)术后 X 线及 4 周后 X 线。(见彩插)

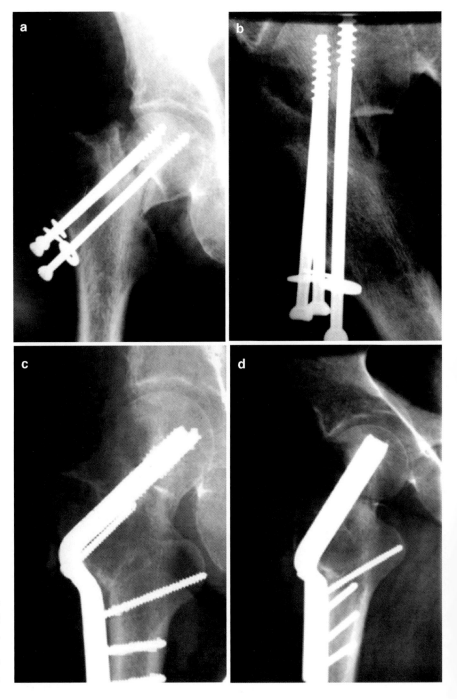

图19.6 事故 24 周后，螺钉松动，骨折断端未接合(**a,b**)，行支撑截骨术，截骨和骨不连愈合，事故一年后 X 线(**c,d**)。

通常情况下，大多数患者不会出现髋臼突出引起的疼痛，即使出现，也可在必要时植入髋关节组件，因为半髋关节成形术能使数以万计的患者长期摆脱痛苦。上述的论点被认为是正确的。

原发性髋关节半关节成型术的适应证包括：

- 生物学年龄大(大于80岁)
- Garden Ⅲ型和Ⅳ型，Pauwels Ⅲ型骨折
- 能耐受手术风险
- 依从性好
- 有可能恢复行走能力

19.7.2.10 手术方法

麻醉

麻醉类型的选择取决于手术的目的和方式(见19.7.2.3)。

体位

患者在手术台上的体位取决于所选的手术方式。

前外侧入路(Watson-Jones)

从前方暴露髋关节,横向平行于股骨干做皮肤切口。分离阔筋膜张肌筋膜及沿肌纤维方向走行的筋膜后,先提起阔肌膜张肌,后收起臀中肌,从大结节和与臀中肌纤维相连的左侧纵向切开股外侧肌,可看到髋关节囊,将其切开后,即可对髋关节实施手术。

后外侧入路,Southern 方法 (Kocher-Langenbeck)

从后外侧方进入髋关节,纵向(沿组织走行方向)切开皮肤、皮下组织,分离筋膜、骨筋膜张肌及臀中肌纤维,暴露股外侧肌群和股方肌。分离至接近股骨插入位点,肌群像背侧收缩后,就可看到髋关节囊。打开关节囊,就可对关节的骨性组件进行手术了。

微创方法

这种方法只能用于治疗体型瘦的股骨颈骨折患者,与"扩大"的术式相比可减少术后并发症。

它可以作为一种从前侧或外侧进入的微创方法,要牢记的是不建议没有经验的医生用此方法。此外,还需要有特殊的器械。

植入技术

骨水泥技术

股骨组件将稳定的甲基丙烯酸甲酯灌注股骨髓腔作为骨与金属之间的中间层,以稳定股骨组件。

非骨水泥技术

骨髓腔需要进行严格准备,因为股骨干以合适的压力插入骨松质,使股骨干成完整的楔形,结果阻止植入干与骨之间的微小移动,由于股骨内表面的特殊处理(喷砂,促生长涂层,羟磷灰石涂层等)骨对抗假体的对位生长引起完全的内向生长,因此股骨干骺端和残留假体表面之间不留缝隙是至关重要的。故需要用松质骨彻底填充以消除缝隙。

微小运动引起非骨水泥干在整个过程中向尾端极慢的"滑翔"直至它们再次卡住,这是股骨远端时不时出现痛感的原因。由于长期效果较好,非骨水泥型髋关节成形术可推荐为预期寿命更长的患者常规治疗。

股骨头(置换)类型

钢制的半头形固体,以及"双头"(直径为28mm或32mm的普通钢头被放置在一个聚乙烯空头中并包有金属外套)的机械力远远超过了一个放置在解剖髋臼上的髋关节头的要求。因此,结合它的负重强度来看这只是个时间问题,除非这种机械力错配导致解剖髋臼的变形。一个结实的头型可以使用大约5年的时间,除非出现并发症,而使用双头可显著延长这一时期。何时决定使用半关节成形术取决于患者的预期寿命。

19.7.2.11 术后治疗

动员

术后第一天,引流管拔出后,让患者坐在床边,并可尝试在行走架的帮助下走动。了解到接受治疗的患者群体,可能因年龄原因不能遵循这些指示,极少数情况下需要患肢完全不负重。此外,物理治疗和后续治疗是必需的。初次X射线检查应取OR位,在患者出院时进行。

19.7.2.12 并发症

术中并发症

股血管损伤

髋臼窝术前准备时,常将Hohmann拉钩插入髋臼前缘。因为前股动脉走行靠近髋臼前缘,牵引器尖端可损伤它,导致其去除后即刻出血。如果出血来源是局部的,应分离损伤动脉,并改用前侧切口治疗。

股神经损伤

股神经损伤可发生在于上述相似的条件下。如果术后检测到股四头肌神经支配障碍,并没有任何缓解的趋势,可行肌束的修复和股四头肌神经的分离。

腓骨肌麻痹

这是使用前外侧入路显露轴位时牵引损害引起的。通常肥胖患者受累,因为他们下肢重,手术中助手将患肢摆放至合适很困难,结果助手更多的是拉患肢而不是上抬患肢。因此预后差。完全自发的缓解需要很长时间且极其少见。手术收效甚微,外科手术是不值得做的,因为在坐骨神经传导通路上没有发现可修复的病理学差异,修复不改变预后和病情进展。

臀部肌肉组织功能不全

这是臀上神经损伤的结果。距股骨粗隆区近端约8~10cm,即臀部肌肉组织分离的部位,臀上神经及其伴行血管从后向前由此穿出。肌纤维被过度拉扯分开时,会造成血管撕裂,引起严重出血。如果发生这种情况,不能任其形成大量血凝块,因为它可能导致神经损伤。为了保护臀上神经,应优先寻找破坏血管,选择性凝血。若不这样做,其结果就可能是臀部肌肉功能不全;诊断依据是Trendelenburg征阳性。毫无疑问,预防损伤比任何尝试修复损伤更容易达到。

下肢长度差异

这是假体植入髓腔太深造成的。一条腿长度差10~15mm是可以容忍的。超出这个范围则视为方案失败。一般来说,如果对侧髋关节完好,那么准确的术前规划是可能的,可以作为横板。此外,手术台上患者恰当示图、精确定位、恰当的外科手术区覆盖都有助于手术的开展。外科医生可利用插入股骨干的锉和连接实验头评估术中下肢的长度比例。手术之前常选择患侧及对侧内踝作为参考来达到下肢长度相等。

术后并发症

血栓栓塞的预防

关节置换术假体的植入会增加血栓栓塞的风险,尤其是骨折后未及时手术的情况。有效的预防血栓形成,如低分子肝素应规定为常规基础药物。

术后脱位

所有股骨颈骨折行半关节置换术后,发生脱位的情况占2%。原因如下:

- 完全切除关节囊并损伤到了关节缘
- 准备过程中牵引力大到引起髋臼边缘或部分骨壁撕脱
- 移植物及长度失配
- 再次摔倒导致完全关节脱位

通常情况下再次跌倒引起真正的外伤性脱位,原发性脱位出现在术后最初4~6周内。再次手术的指征包括:通过X线确定髋臼缺损,髋关节复位后不稳定,关节腔增大(有穿刺指征)。我们认为,在植入髋臼假体时,应将半球形假体置换术转变为内镜置管术。髋关节脱位合并股骨大转子撕脱骨折时,应主要考虑再次手术。

如果诊断评估结果基本正确,而且在无痛感时髋关节看起来是稳定的,这种情况下需要应用带有旋转侧壁的分开的小腿模型,并下医嘱卧床2周。或者,应调整髋关节矫形器使患肢血流顺畅。

术后感染防治

髋关节半关节成形术后,术后伤口感染(浅表感染,皮下脂肪坏死,筋膜外感染,伤口愈合障碍)的发病率是4%~5%。其中1%~2%感染累及整个髋关节(深部感染)伴随或多或少的广泛的组织坏死(筋膜,肌肉)——无论是作为原因还是结果。除少数例外,建议早期及随后清创引流以修复组织。

为预防术后感染,建议围手术期预防性应用抗生素。

疼痛,突起,修复术

疼痛,尤其是人工半球假体植入很长时间

后出现的疼痛,可能由以下原因引起:

- 软骨进一步损伤和髋臼"恶化"
- 髋臼突出
- 假体松动

所有提及的病理过程都需要详细的诊断,因为它们伴随的临床症状非常明显或非常隐匿。术后五年,通过X线检查出髋臼受侵蚀的百分率为20%,但大多数患者并没有任何不适。文献中提出的需要手术修复的百分比是5%~25%。

髋关节出现问题时,建议二次植入髋臼假体,如果假体松开,建议换成全髋关节置换术。

19.7.3 全髋关节置换术

19.7.3.1 适应证

全髋关节置换术主要用于生物学年龄高达60~75岁,骨折类型为高度移位的Garde Ⅲ型和ⅢP型及Auwels Ⅲ型的患者。因为这个年龄组的患者预期寿命大约是15年或更长。为尽可能长时间地避免行修复手术,应尽可能保证种植体的高可实现性。当患者尝试骨接合术失败或发生股骨头缺血性坏死时,全髋关节置换术可作为二次手术的选择。

19.7.3.2 手术技术

手术技术指的是患者的体位及可能的术式,与上一节没有区别(见19.7.2.10)。当然,在实际手术之前描记示意图是绝对有必要的。

全髋关节置换术始于髋臼假体的插入,这意味着,行股骨颈截骨术中移去头颈部分片段后,包括髋臼盂唇和横状韧带在内的关节囊被完全切除,当使用非骨水泥型螺纹杯或球形压装杯时这些步骤非常重要。髋臼切迹已经彻底从韧带残端和软组织上脱离。然后用大的锐匙将髋臼软骨表面刮干净,再用球形针备髋臼中心直至髋臼表面出血均匀。此时,可以插入指定大小的杯子。下面形式的杯子可用:

- 硬质聚乙烯杯

- 钛金属烤压装球杯,可用螺钉固定;用聚乙烯、陶瓷嵌体、金属涂层的聚乙烯嵌体
- 钛螺纹杯,用以上提到的材料嵌体

钛杯假体植入后,在45°倾斜和10°倒转,插入一个实验性镶嵌物,髋臼塞满纱布起保护作用,另外股骨术前准备。X射线可通过扫描试验物来确保种植体的长度、稳定性,以及位置是准确的。股骨假体植入后,就实现了预先计划好的所谓的"摩擦学配对"。基本上,下面的组合是可行的:

- 金属头与聚乙烯杯
- 陶瓷头与聚乙烯杯
- 陶瓷头和陶瓷杯
- 金属头与金属杯

欧洲更倾向于使用直径为32mm的头型;杯子能适应标准化尺寸。基本上,可用的头型尺寸有36mm、28mm和26mm。侵入危险、脱位概率、摩擦学行为(对材料比规模更为依赖)的植入取决于指定头型的大小。

19.7.3.3 术后治疗

术后内修复治疗或多或少是标准化了的:48h后第一次换药,拔除引流管;术后第二天开始动员借助行走架或拐杖走路。然后是X线检查管理,患者年龄越大,就越有可能要求完全负重动员训练。患者越年轻,就越有可能是前两周为非负重,然后增加到20kg部分负重,8周后增加到完全负重。第二次X线检查管理应该是4周后、3个月、6个月和12个月。

19.7.3.4 并发症

并发症的发生率是创伤引起,全髋关节置换与选择性置换相比,并发症的发生率明显升高。

术后感染及预防

伤口愈合障碍常出现在术后头两周。手术伤口周围红肿,疼痛,肿胀。发热和白细胞增多并不少见,但在常规基础上发现CRP增加,最常见的原因——尤其是在肥胖患者——是筋

膜脂肪组织坏死。当然,确定伤口愈合障碍是否需要手术修复,是否可以保守治疗是很困难的,尤其是当伤口的临床表现改善,初次使用抗生素后体温恢复。如果有伤口分泌物或抗生素不产生任何效果时,在有疑问的情况下,建议手术修复伤口。伤口感染的发生率为2%,深部假体感染的发生率是3%。

为了避免术后感染,建议围手术期预防性使用广谱抗生素。骨接合术后行全髋关节置换术后,或髋关节半球假体改为全髋关节假体时,预防用抗生素应延长至术后3天,尤其是患者年龄超过70岁时。

术后脱位

全髋关节置换术后脱位(用于股骨颈骨折治疗)在所有病例中的发生率是10%,因此是最常见的并发症。为了防止脱位,要求患者不得交叉伸展双腿(夜间两腿之间放置枕头)。避免蹲位(例如:高架椅、汽车座椅垫,有特殊依恋性的香座)。此外,也不允许上身向前弯曲从地上捡东西。患者可能不会把他们的袜子或袜子以常见的方式穿上长袜或短袜即曲髋曲膝、髋关节外旋。

移位的关节必须全麻或近脊髓麻醉。然后,必须评估关节的稳定性,解决以下问题:

- 人为干预下肢不可能造成关节脱臼吗?
- 关节脱臼是不是很容易再次发生?在哪种体位最容易发生?
- 根据复位后X线检查是不是能看到任何可能造成脱位的特殊植入物放置技术的错误?
- 是不是脱位与复位过程中出现的任何骨折都会影响关节的稳定性?

如果关节复位后证实是稳定的,完全负重的情况下借助拐杖动员训练是可以启动的预防措施。患者应该清楚的是在其他所有的情况下有可能会发生再一次脱位。

修复手术

修复手术的目的是纠正植入物的错位或替换由于机械障碍的组件。正确的植入或更换部件是因为机械故障定位不准确。标准修复手

术的指征如下:

- 人工关节反复脱位
- 关节组件植入不准确(杯>干)
- 个别元件松动
- 部件破损
- 假体周围骨折(部件松动?)

参考文献

1. B.hler J (1978) Different indications in fractures of the femur neck. [GER]. Unfallheilkunde 81(3):155-163

2. B.hler L (1996) Technik der Knochenbruchbehandlung. Maudrich, Wien, Reprint

3. Elgafy H, Ebraheim NA, Bach HG (2011) Revision internal fixation and nonvascular fibular graft for femoral neck nonunion. J Trauma 70(1):169-173

4. Ewerwahn WJ, Suren EG (1970) Pressure conditions in the uninjured hip joint and in medial femoral neck fractures. Its importance for preoperative treatment. Tidsskr Nor Laegeforen 91(26):847-851

5. Fekete K, Manninger J, Cserháti P, Frenyó S, Melly A (2000) Surgical management of acute femoral neck fractures with internal fixation. Osteosyntese Int 8:166-172

6. Garden RS (1964) Stability and union in subcapital fractures of the femur. J Bone Joint Surg Br 46:630-647

7. Garden RS (1971) Malreduction and vascular necrosis in subcapital fractures of the femur. J Bone Joint Surg Br 53:183-197

8. Hedstr.m M (2004) Are patients with a nonunion after a femoral neck fracture more osteoporotic than others? BMD measurement before the choice of treatment?: a pilot study of hip BMD and biochemical bone markers in patients with femoral neck fractures. Acta Orthop Scand 75(1):50-52

9. Judet R, Judet J, Lord G, Roy-Camille R, Letourel E (1961) Treatment des fractures du col du émur par greffe pédiculée. Presse Med 69:2452

10. Magu NK, Singh R, Sharma A, Sen R (2005) Treatment of pathologic femoral neck fractures with modifi ed Pauwels' osteotomy. Clin Orthop Relat Res

437:229-235

11. Pauwels F (1935) Der Schenkelhalsbruch, ein mechanisches Problem. Grundlagen des Heilvorganges. Prognose und kausale Therapie. Beilagenheft zur Zeitschr. für Orthop Chir Bd 63. valgisierende Osteotomie, Enke, Stuttgart

12. Raaymakers ELFB, Marti RK (1991) Non operative treatment of impacted femoral-neck fractures. J Bone Joint Surg Br 73:950

13. Raaymakers ELFB (1993) The impacted femoral-neck fracture (IFN) part Ⅰ and Ⅱ in Marti RK, DUNKI-JACOBS PB: proximal femoral fractures-operative techniques and complications 101-176. Medical Press, London

14. Schwarz N, Leixnering M (1989) Post-traumatic hemarthrosis of the hip joint. Pathophysiolgic signifi cance and therapeutic consequences. [GER]. Unfallchirurg 92(4):180-186

15. Sugano N, Takaoka K, Ohzono K, Matsui M, Masuhara K, Ono K (1994) Prognostication of nontraumatic avascular necrosis of the femoral head. Signifi cance of location and size of the necrotic lesion. Clin Orthop Relat Res 303:155-164

16. Thakar C, Datta A, Abbas G, McMaster J (2009) A simple way to aid accurate guide-wire placement in dynamic screw fixation of femoral neck fractures. Ann R Coll Surg Engl 91(8):715-716

17. Tidermark J, Ponzer S, Svensson O, S.derqvist A, T.rnkvist H (2003) Internal fixation compared with total hip replacement for displaced femoral neck fractures in the elderly. A randomised, controlled trial. J Bone Joint Surg Br 85(3):380-388

18. Wang J, Jiang B, Marshall RJ, Zhang P (2009) Arthroplasty or internal fixation for displaced femoral neck fractures: which is the optimal alternative for elderly patients? A metaanalysis. Int Orthop 33(5):1179-1187

第20章 股骨转子间骨折

Vilmos Vécsei

20.1 概述

骨股转子间骨折通常是由意外摔倒引起。危险因素有：女性、骨质疏松、白种人、中度到重度肥胖和日常活动受限。随着人们平均寿命的增长，尤其是在欧洲，股骨转子间骨折的发病率已有所增长。根据2000年的统计数据，在近36亿的欧洲居民中，50万人(40万女性，10万男性)患有髋关节损伤。假设居民总数保持不变，上述髋关节损伤患者人数几乎是2050年预测值(95万：女性75万，男性20万)的两倍。

20.1.1 病理

股骨转子间骨折在青少年中很少见。高能量损伤通常可导致多种复杂创伤，也是股骨转子间骨折的常见原因。在这种情况下，股骨转子下骨折比经转子骨折常见，但对于老年人来说，股骨转子间骨折更常见。他们通常是由低强度损伤所导致，例如摔倒。但患者的预后取决于伴随损伤，而不是转子骨折本身[1,8,16,60]。

股骨转子间骨折有以下特点：

- 患者年龄多介于70~80岁之间。
- 女性患者是男性患者的3倍。
- 多存在其他并发症。
- 一般而言，行走能力、运动范围、日常活动受限出现在骨折之前。
- 所以股骨头缺血性坏死很少见(2%)[5,9,10,24,39,44,70]。

20.2 临床表现

- 由于股骨骨折失去了负重传输的能力骨骼质量变差。
- 患者可能失去自主能力。
- 发病率高于股骨颈骨折，因为高强度损伤会导致主要的组织损伤。
- 骨折本身具有良好的愈合能力。

由于干骺端的血液供应良好，，导致该区域附着肌肉的功能失调，从而有髋内翻的趋势。这通常会导致股骨短缩。同时，为缓解疼痛，患肢外旋畸形。毋庸置疑，仅仅依靠临床表现来区分股骨转子间骨折和股骨颈骨折是不够的。因为髋部骨折产生的疼痛可以呈放射性，仅仅表现为股骨下端或者膝关节疼痛，所以髋关节骨折也可被漏诊。

20.3 诊断

20.3.1 常规X线检查

X线片在两个平面上(前后位，即骨盆前后位图像和患侧髋关节轴位图像)几乎可以准确地诊断出每一个病例(98%)。

20.3.2 计算机断层扫描(CT)

若临床表现和局部疼痛点指向髋关节病变，但X线片不能显示明确的骨折，那么冠状位及矢状位CT片子可以用来排除任一种骨损伤。

20.3.3　磁共振成像（MRI，MRT）

MRI不是检查骨折的常规方法。但是对于明确鉴别诊断病理性骨折和疲劳骨折来说，MRI是有用的放射性检查工具。

20.4　分类

骨折主要依据基本的机械特征不同来分类，即分为稳定型和不稳定型骨折[9,49,68]。有趣的是，65%~67%的股骨转子间骨折属于不稳定型骨折。

稳定型股骨转子间骨折的表现有或多或少的骨折改变，股骨对线正确，没有缩短或变长，以及初次复位后没有采取进一步措施股骨就可保持原来的轴线和长度不变。

不稳定型股骨转子间骨折断端往往会发生移位。因此，尽管有几种复位手法可采用，但持久的轴向错位是不可避免的。一侧的骨皮质可能因皮质重叠或破坏而不稳定，在这种情况下容易发生骨折萎陷[19,20]。

移位倾向与骨折块的断裂形式有明确关系：

● 扭转骨折（中间和外侧骨皮质断裂）的发生常常合并有大转子撕裂性骨折。它们可以导致软骨轴向骨折块。

● 内侧和后侧骨皮质破坏常见于有很多骨折块的垂直斜形骨折，内侧粉碎性骨折导致内翻移位，后侧粉碎性骨折导致扭转和外旋移位，而外侧粉碎性骨折（转子撕脱）会导致轴化[52]。

不稳定型骨折不仅很难实现准确的解剖复位，而且增加了固定后再次移位的风险（图20.4和图20.5）。

1949年到2002年期间，产生了很多股骨转子间骨折的分型，但是目前AO分型[49,68u]最为常用（表20.1）。显然，A1骨折属于稳定型骨折，A2和A3属于不稳定型骨折。但是，就满足所有

表20.1　股骨转子间骨折——AO分型

A1：简单（两块骨折片）股骨转子间骨折，大粗隆外侧皮质完整，内侧皮质仍有良好的支撑
A1.1 沿粗隆间线骨折，无嵌插
A1.2 沿粗隆间线骨折，有嵌插
A1.3 顺粗隆间骨折，骨折线至小粗隆下
A2：粉碎骨折，内侧和后方骨皮质在数个平面上断裂，小转子粉碎，但外侧皮质保持良好
A2.1 有1个中间骨折块
A2.2 有2个中间骨折块
A2.3 2个以上中间骨折块
A3：骨折线经过外侧及内侧皮质，股骨转子间骨折外侧皮质断裂，逆向骨折
A3.1 简单骨折，由外下斜向内上斜形骨折线
A3.2 简单骨折，横行骨折骨折线
A3.3 粉碎骨折

需求来说，这种分类还是有争议的。把骨折划分成A1、A2和A3这三种主要类型还是很容易的，但再细分成亚型却是不可能和令人不满意的，这就意味着比较不同的治疗方法是不可能的。

骨质疏松必须包含于分类体系中，因为它影响髋关节附近骨折的预后，尤其是股骨转子间骨折，因为特殊植入物的锚定取决于它。在髋关节附近骨折中，骨质疏松Singh分类[64]取决于股骨颈与股骨头的轨迹渗透率以及常规X线片上的骨质量。骨质疏松被分为六个等级（Ⅰ到Ⅵ）。髋关节Ⅵ级骨质疏松表现正常，且在X线片上很清楚，但是对于Ⅰ级骨质疏松，只能在股骨颈和股骨头的尾部显示出。

通常，失败率取决于3个重要因素：

● 不稳定的程度

● 骨质疏松的程度

● 手术技巧

当稳定型骨折的预期植入失败率为1%~9%时，不稳定型骨折植入失败率增加到2%~26%[14,18,35,38,39,40,70,76]。所以选择合适的植入物和高质量的手术是至关重要的。

低级别骨质疏松(Singh Ⅰ,Ⅱ,Ⅲ)行骨接合植入术的失败率要高于高级别骨质疏松(Singh Ⅳ,Ⅴ,Ⅵ)。因此A2型和A3型(Singh分类Ⅰ~Ⅲ级)的骨缝合的失败率是很高的。通过准确复位和恰当位置植入,可以使失败率降低到3.6%。

Singh骨质疏松的Singh分类不推荐使用的原因有以下两个:

- 观察者差异性明显。
- 它与用双能量X线标准法(DXA)评估骨质疏松没有相关性。

20.5　治疗

毋庸置疑,未达解剖复位会导致骨折愈合错位。这将是并一直是持久性的功能受限的主要原因,从而给患者带来困扰,使其生活质量下降[27]。

暂且不管骨折治疗的方法选择,因为血栓形成的发病率高,从无任何症状到出现肺栓塞等严重并发症,因此要求常规预防血栓形成是很有必要的。无论栓塞,还是有陈旧性血栓形成,特定的预防措施已经非常明确[65]。此外,建议70岁以上的老年患者围手术期治疗血栓,而且如果有必要,术后应用静脉注射抗生素来预防或治疗潜在的或已经存在的感染[7]。

20.5.1　保守治疗

运用骨牵引可以使不稳定性骨折达到完全复位。但是,必须在床上休息12周,由于这种治疗方法常给患者带来危险和不便,所以不建议使用(牵引治疗也可见第2章和第4章)。使用泡沫夹板可以使稳定性骨折复位。尽管有好的愈伤组织桥梁,但在内翻体位下,过早结束牵引治疗(成人少于12周)和长期用骨盆-腿部石膏治疗会导致二次轴向移位[9,36,55]。

20.5.2　手术治疗

手术治疗是治疗骨盆骨折的选择方案。以

下介绍三种不同的推荐治疗方案(图20.1和图20.2):

- 动态滑动系统或者加压螺钉系统,例如动力髋螺钉(DHS)[34-35,69],可调节或不可调节,可连接锁定转子稳定板 (LTSP)[14];Medoff板[45];或者集合增强转子板,如Gotfried[26]转子板。

- 由Küntscher[40]在Y形针的基础上发明的髓内针系统,例如转子髓内针、Gamma针[24],近端股骨抗旋转针(PFNA)[21,23,62],滑动的髓内针[22],Fi-针等等。

- 单角的和双角的刀板功能多,而且不贵,再加上经验丰富的医生,可以解决很多不稳定型转子间骨折及抢救手术过程中的问题(表20.3)[77]。但是,手术技术如D-H截骨术[16]或者内置截骨术,必须保证其内在的结构稳定性(图20.4和图20.5)。

一些新的理念如经皮锁定板和常规基础上的外固定法还没有获批[53,64,71-72]。根据生物力学检查,髓内钉系统的负重能力通常高于动态滑动系统[3,4,22,34,59]。在选择植入物时要考虑到这个事实及骨折的不稳定性。人工关节置换只用于某些特定情况下。

20.5.2.1　复位

对于髋关节骨折来说,骨折复位是手术治疗的第一步。

闭合复位

在牵引台(手术台)上操作的闭合复位是治疗这种骨折的常规选择方案。为保证下肢功能健全,建议牵引床上连接高系带鞋。当脚被固定在鞋里并和牵引床上的平板连接后,有助于复位和最佳操作的实现复位。经常需要纵向牵引和内旋转。通过锁定牵引台上的铰链,可以确保手术期间的可靠的保持力。然而,髓外骨接合术允许患肢外展,髓内固定则需要轻微的内收。

两个方位的射线影像图像 (前后位和轴位) 应作为常规检查 (如果手术空间允许的

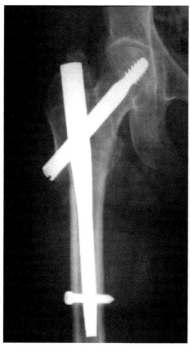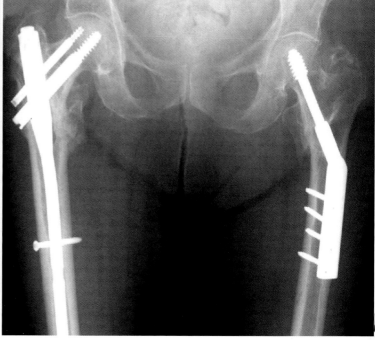

图20.1　Gamma 针，PFN，DHS。

话)，因为它同时可以在两个平面上确保手术过程中对骨折块的充分控制及复位。

切开复位

当闭合复位不成功和移位的骨折碎片需要进一步处理时，常选择切开股骨转子间骨折部位并联合开放性复位。然而，转子间骨折时切开复位会导致严重的局部组织结构损伤，大量失血，骨折处处理受限。切开复位结合牵引床操作有时候会被低估，其实它可以有助于困难的外科手术的进行。

20.5.2.2　固定

如果骨折复位已经成功，那么下一步应该是手术固定。植入物的选择通常取决于对稳定性的需求和骨折的结构。决定性的因素有以下几点：

- 骨质疏松是否明显？其分级是几级？
- 骨折是否是稳定型骨折？如果是不稳定型，是何种不稳定性？
- 患者的一般状况[生物年龄，身体的健康状况，伴随疾病，美国麻醉医师协会评分(ASA)的分数)]怎样[1]？

固定的目的如下：

- 骨折固定达最佳的解剖和功能位置。
- 实现术后无痛苦的充分负重来预防预期的并发症的发生。

髓外近骨皮质骨接合术

髓外骨接合术的关键点在于方螺钉对骨骼头颈部骨折碎片的固定：在前后视图上，它应该是位于股骨头中心尾端的小点；在轴位视图上，它应该是位于中线的后面并与股骨颈平行。放置方头螺钉后，钢板通过螺钉放至骨上并经2~4个螺钉沿轴位固定。该系统使方头螺钉滑入到钢板的连接处。结果明显降低了螺钉头部再次穿孔的风险[6,13,32,34,47-48,52]，这在用头螺钉或钢针系统(Jewett钢板，带侧板的3个法兰钢针等等)固定侧面钢板中是很常见的并发症[33,76]。

优点和缺点

滑动螺钉、压缩螺钉和钢板系统正确放置

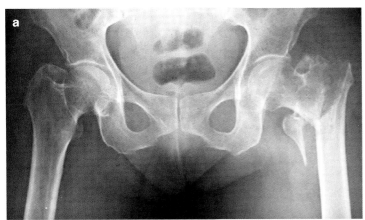

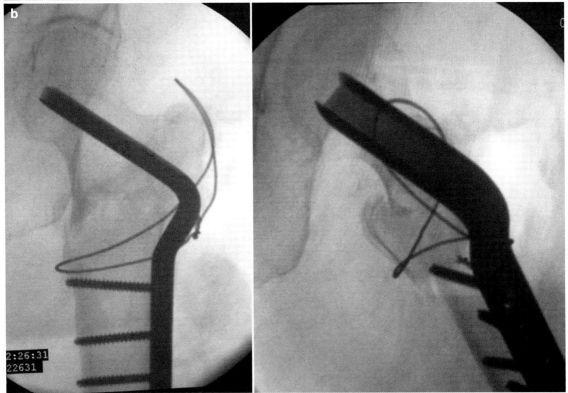

图20.2　(**a**)高度不稳定的转子间骨折,(**b**)双角刀板固定,用手拉紧导丝,内置截骨术。

后操控起来很方便。除了皮肤和软组织切口的高度恰当外,金属导丝的定位也是很重要的关键步骤。在第19章节有更详细的描述。

关于转子间骨折,外科医生应该意识到头颈部片段可能会在方头螺钉螺纹切入时发生旋转。如果发生了这种情况,必须用另外一根K导丝平行于金属导丝放置以固定碎片。在所有的系统里,头颈部骨折片仅用一个螺钉固定,

骨折片没有交锁的情况,骨折断端就可能在术后治疗期再次旋转。将螺旋形刀片取代方头螺钉可以预防旋转。在有缩短趋势的骨折中,骨折区的头颈部股骨转子区压缩尤其是扭转骨折[17,41]。除了股骨颈的长度的缩短和患肢轴向机械力的改变,这个过程会导致临床相关的下肢缩短。

为了防止这种现象的发生,作为DHS的补

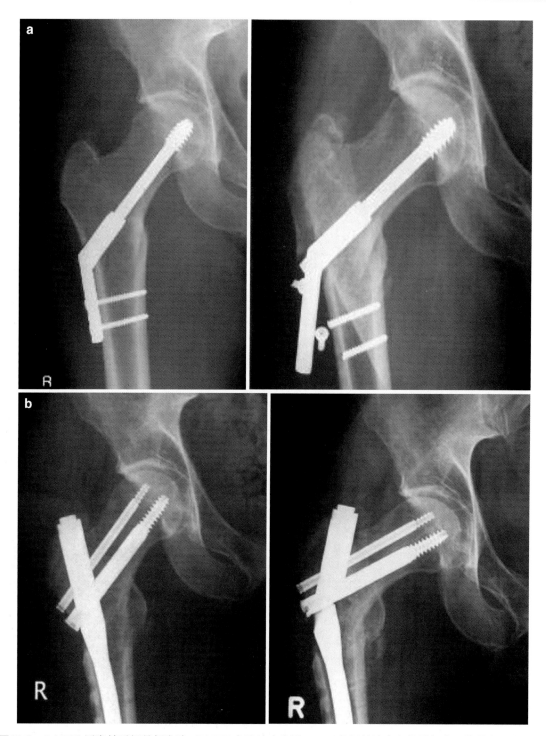

图20.3 (**a**)DHS 固定转子间骨折失败,(**b**)PFN 方法治疗失败,(**c**)双角钢板治疗和转子间内置截骨术。

充,可连接的锁定转子稳定板(LTSP)得到了发展。它可以与DHS板整齐地连接在一起。为提供侧向支撑力。此外,保证臀中肌功能的大转子是稳定的,减少了防止轴向断裂和患侧方骨折冲击力的程度,对抗轴向和二次内翻移位引起患肢缩短。

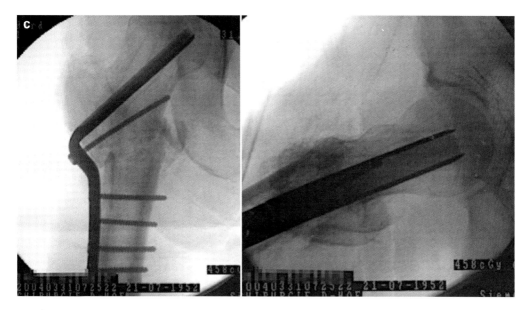

图20.3 （续）

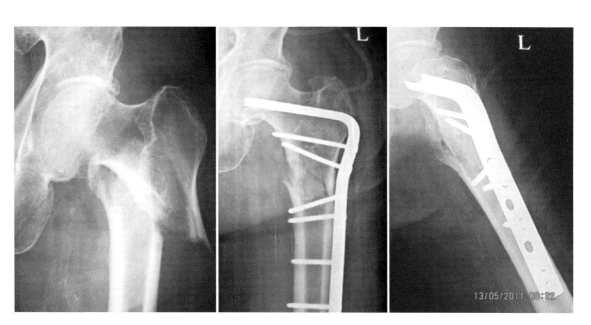

图20.4 转子逆向斜形骨折,髁板固定。

Gotfried转子钢板的构造具有永久性侧面支撑作用,包括在侧钢板及在固定于股骨头颈部断端的滑动螺钉上。

为了预防二次轴向移位和断裂,建议使用骨黏合剂填充方头螺钉之间及非具体部位的缝隙。但是由于骨黏合剂会导致热坏死,所以在常规基础准则中是禁用的。此外,骨折表面间的骨黏合剂可以导致骨延迟愈合或阻止骨愈合,使进一步矫正处理不能进行[2,15,29-30,42-43] (图20.3a-c)

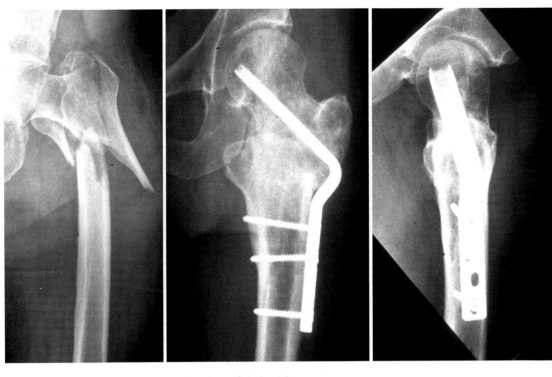

图20.5　转子间逆向斜行骨折,D-H截骨术,双角钢板固定。

并发症

并发症的类型	%
术中股骨轴向断裂	1.0
伤口愈合问题	1.0
感染	1.0
切断	5~6
形成假关节(骨不连接)	12.0
12个月内的死亡率	13.0

髓内骨接合术

　　负荷传输由骨皮质的侧面转至骨髓腔内。髓内针有三个孔。一个孔是斜向位于骨皮质上，它从远侧端到近中端的走向与颈干角一致，通常用来插入方头螺钉、螺旋形钢板或者T型支架。两个末端孔用来放置锁定螺钉，可以确保下肢的长度和股骨植入物的旋转稳定性。借助精确的工作目标装置经由小切口就可插入植入物组件。但是头颈部骨折端的负荷传输动态固定在钢针上，从而骨折处可以承受压缩力，钢针的远端可以固定在可滑动的或者不滑动的双皮质螺钉上，而不是把钢针完全放入髓腔。

　　实验性研究表明，髓内植入物的承载能力高于髓外骨接合，因为计算从位于股骨头颈植入物的顶端到螺钉的杠杆臂力较钢板要短。此外，在动力学方面，传输到股骨轴的负荷由于距离远而被分散。机械承受力可以在两个方向同时出现[6,8,10,22,24,37,44,46,50-51,56,58,61,67,74-75]。第二是生物相容性好，也就是说没有必要去除末端锁定螺钉，只有X线片上显示出一系列的愈合延迟才是去除的指征。

　　手术流程：

　　●把麻醉后的患者安放在牵引台上。固定双腿，用具有支撑作用的软垫把骨折侧的耻骨支撑起来。

　　●在射线图片下控制患肢轻微内收最大为10°纵向牵引和旋转以达骨折复位。

　　●判定颈干角，选择合适的植入物(120°~140°之间，间隔5°以内)。

- 手术区域消毒和铺无菌巾。

- 沿可摸及的大转子顶端做几厘米长的皮肤切口。稍斜向内下方分离筋膜和肌肉。

- 用骨钻打开骨髓腔,然后把导丝插入骨髓腔内。

- 如果需要的话,可以用空心骨钻把手术区域和骨髓腔扩大一些,使其符合骨髓钢针的大小,手术区域的直径大小要与钢针直径和髓腔大小相符合。

- 在插入导丝的引导下,用手将钢针插入,与髓腔内的目标装置相连接。也可以安装带有校准器单元的目标装置,借助图像增强器在两个平面上,帮助导丝引导股骨头颈部植入物最佳定位和调整钢针。

- 根据目标装置做第二个皮肤切口,用具有保护性的套筒分开筋膜和肌肉,直到目标装置与骨骼相连。

- 拔出导丝。

- 用螺旋骨钻打开外侧骨皮质。结果,当骨皮质打开时,引导股骨头植入物的导丝受阻不能弯曲,从而导致穿过的钢针偏移。如果没有考虑到这些,下一步的钻孔器将会碰撞到钢针,导致钢针易受到破坏。

- 根据设计的螺钉头、螺旋钢板、T形支架的长度,将植入物按照说明书植入,如果需要的话,可以用一些滑动螺钉来固定[20,39]。

- 最后,用一个螺钉完成末端锁定。保护性的套管可以很好地防止骨骼和软组织连接。骨钻穿过两层骨皮质,钢钉的长度是设计好的,螺钉在手动螺丝刀的帮助下成功嵌入。骨锤是严格禁用的。

- 为了将转子骨折端和股骨轴向结合起来,建议使用Gamma钢针[17]。

优点和缺点

在所有种类中,髓内骨接合术是闭合性、创伤最小的方法。所有的骨折块必须在所有平面上保持稳定。如果闭合复位与单纯的经皮复位接合难以实现,那么切开复位可以到达该效果,并且恢复长度比例[54]。

虽然它看起来是技术简单的手术操作,但是外科医生应该意识到错误的可能来源——与经验相关。手术步骤如下:

- 固定之前先完成复位。

- 必要时把髓腔扩大。

- 钢针必须手工插入。如果没有外力不能将其插入时,那么将钢针拔出,稍微扩大骨髓腔。在条件不允许的情况下,也可以用骨锤将其插入髓腔。所以,股骨轴会定期发生骨折。

- 钻孔的过程中,目标装置和钢针的反冲力导致失去精确性。这就会导致钻孔出错。所以在手术过程中,应该检查目标装置和钢针的接合。

- 末端锁定应该在射线的监控下进行。如果目标装置错过了钢针上的孔,那么锁定将通过所谓的徒手技术来完成。通常,末端锁定用一个螺钉就足够了。极少病例中必须使用两个螺钉。这个过程必须在没有运用任何外力的情况下完成。骨骼里的每一个裂缝和每一次钻错孔都是直接或间接骨折的原因。

钢针插入的每一个伤口平面需要引流48小时,这是非常重要的。尤其是对于肥胖患者,伤口严重时,有分泌物持续几天的倾向。此外,分泌物的出口是淋巴液的来源。在这种情况下,建议检查一下是否有低蛋白血症,必要时进行治疗。负重训练是有可能的。全负重支持骨折片段的压缩过程,而且应考虑作为一种治疗方案。

在骨折短端主要片段和内侧缺损处(小转子骨折断端分裂),更可能发生螺钉折断。

造成植入物折断的因素有以下三个:

- 骨骼质量差(骨质疏松)

- 植入股骨头颈断端的位置不正

- 近端主要骨折断端有发生旋转移位的可能性[11,22,24-25,31,39]

这种旋转移位可以通过使用外形改造的植入物(螺旋形钢板,T形支架)来预防。此外,特殊的翼状装置(U形钢板)可以连接在螺钉头部。它们可以插入带有孔的螺钉内,其目的是为了将其尖端从两个方向插入多空的股骨头片段中。最后与螺钉的末端周围相连接。

过去的做法是,插入两个钢针内没有安全机制的头螺钉,由于循环负荷,会导致螺钉头近端发生外侧移位,以及螺钉头的末端发生中间或者外侧移位(一些研究者提出右旋螺纹用于双腿长久固定可能会导致左患肢骨折处松动)。

在过去的20年里,髓内针已经证明了它的功效,可称为目前股骨转子间骨折的治疗标准[12]。术后治疗的方法遵循章描述的规则[19,66]。

并发症

并发症的类型	%
术中骨折以转子为主	2.0~4.5
术中股骨轴向骨折	0.2
切开复位	0.5
钻孔错位	3
目标装置失败	1.2
旋转畸形	0.3
血肿消除	0.5~5.0
血肿形成	2.5~10.0
感染(浅表)	0.3
感染(深部)	1.7
深静脉血栓	0.7
折断	2.1~3.7
脑梗死	0.5
术后早期轴向骨折	0.3
术后晚期轴向骨折	0.5
不愈合,钢针断裂	0.3~0.5
<12 个月的死亡率	18.6

首次和再次髋关节置换术

只有少数将髋关节置换作为治疗转子间骨折的常规方法。使用这种方法是由于它是明确的具有良好的锚固植入的单一步骤,是骨质疏松性应用的首要目标。但是并发症的发生率包括需要手术消除的术后血肿、浅表的和深部感染、脱位的发生率已达到20%,这表明其优点不能和严重的缺点相抵消。人工关节置换应只用于一些特殊的病例,接合技术应该是更好的。特别要注意肌肉组织再次完全的植入,无论是用专门的骨接合术,或者用很好控制的可以拉近的细导丝[28,57,73],都必须要固定大转子。

有时候很有必要把患肢放在外展的垫子上,使其能得到长时间的休息。以下是植入人工关节的指征:

• 严重的髋关节炎出现僵硬。
• 成功机会少导致骨接合术的失败。
• 髋关节骨关节炎的再次发展和股骨头坏死。

优点和缺点

对于身体状况好且患有严重的髋关节骨关节炎的患者来说,首次髋关节置换是可能的。外科医生的手术经验丰富和植入技术很重要,这样可以减少失败的发生率。通常,植入全关节或者半关节对患者身体的要求较高。手术和麻醉带来的损伤也应该被明确告知。

并发症

并发症的类型	%
血肿	2.0
浅表感染	2.0
深部感染	3.0
错位	12.0
>12 个月的死亡率	34.0

参考文献

1. American Society of Anesthesiologists (ASA): New classification of physical status. Anesthesiology (1963); 24:111

2. Bajammal SS, Zlowodzki M, Lelwica A, Tornetta P 3rd, Einhorn TA, Buckley R, Leighton R, Russell TA, Larsson S, Bhandari M (2008) The use of calcium phosphate bone cement in fracture treatment. A meta-analysis of randomized trials. J Bone Joint Surg Am 90(6):1186–1196

3. Barton TM, Gleeson R, Topliss C, Greenwood R, Harries WJ, Chesser TJ (2010) A comparison of the long gamma nail with the sliding hip screw for the treatment of AO/OTA 31–A2 fractures of the proximal part of the femur: a prospective randomized trial. J Bone Joint Surg Am 92(4):792–798

4. Bartonicek I, Dousa P (2002) Prospective randomized controlled trial of an intramedullary nail dynamic screw and plate of intertrochanteric fractures of the femur. J Orthop Trauma 16(5):363–364

5. Bartonícek J, Fric V, Skála-Rosenbaum J, Dousa P (2007) Avascular necrosis of the femoral head in pertrochanteric fractures: a report of 8 cases and a review of the literature. J Orthop Trauma 21 (4):229–236

6. Bhandari M, Schemitsch E, J.nsson A, Zlowodzki M, Haidukewych GJ (2009) Gamma nails revisited: gamma nails versus compression hip screws in the management of intertrochanteric fractures of the hip: a meta-analysis. J Orthop Trauma 23(6):460–464

7. Bigsby E, Lindsay W, Pentlow A, Kwok D, Bannister GC (2010) Communication and adherence to prophylactic antibiotic guidelines in patients with a proximal femoral fracture. J Hosp Infect 76(2):185–187

8. Bj.rgul K, Reiker.s O (2007) Outcome after treatment of complications of gamma nailing: a prospective study of 554 trochanteric fractures. Acta Orthop 78(2):231–235

9. B.hler L (1941) Technik der Knochenbruchbehandlungim Kriege und im Frieden, 7th edn. Maudrich, Wien

10. Bojan AJ, Beimel C, Speitling A, Taglang G, Ekholm C, J.nsson A (2010) 3066 Consecutive gamma nails. 12 years experience at a single centre. BMC Musculoskelet Disord 11:133

11. Bonnaire F, Weber A, B.sl O, Eckhardt C, Schwieger K, Linke B (2007) "Cutting out" in pertrochanteric fractures-problem of osteoporosis? [GER]. Unfallchirurg 110(5):425–432

12. Bosma E, de Jongh MA, Verhofstad MH (2010) Operative treatment of patients with pertrochanteric femoral fractures outside working hours is not associated with a higher incidence of complications or higher mortality. J Bone Joint Surg Br 92 (1):110–115

13. Brandt SE, Lefever S, Janzing HM, Broos PL, Pilot P, Houben BJ (2002) Percutaneous compression plating (PCCP) versus the dynamic hip screw for pertrochanteric hip fractures: preliminary results. Injury 33(5):413–418

14. Cho SH, Lee SH, Cho HL, Ku JH, Choi JH, Lee AJ (2011) Additional fixations for sliding hip screws in treating unstable pertrochanteric femoral fractures (AO type 31–A2): short-term clinical results. Clin Orthop Surg 3(2):107–113

15. Dall'Oca C, Maluta T, Moscolo A, Lavini F, Bartolozzi P (2010) Cement augmentation of intertrochanter ic fractures stabilised with intramedullary nailing. Injury 41(11):1150–1155

16. Dimon JH, Hughston JC (1967) Unstable intertrochanteric fractures of the hip. J Bone Joint Surg Am 49(3):440–450

17. Dorotka R, Schoechtner H, Buchinger W (2003) The influence of immediate surgical treatment of proximal femoral fractures on mortality and quality of life. Operation within six hours of the fracture versus later than six hours. J Bone Joint Surg Br 85 (8):1107–1113

18. Dou.a P, Bartoní.ek J, Luňá.ek L, Pavelka T, Ku.íková E (2010) Ipsilateral fractures of the femoral neck, shaft and distal end: long-term outcome of fi ve cases. Int Orthop 35(7):1083–1088

19. Eberle S, Gerber C, von Oldenburg G, Hungerer S, Augat P (2009) Type of hip fracture determines load share in intramedullary osteosynthesis. Clin Orthop Relat Res 467(8):1972–1980

20. Evans EM (1949) The treatment of trochanteric fractures of the femur. J Bone Joint Surg Br 31B:190–203

21. Flint JH, Sanchez-Navarro CF, Buckwalter JA, Marsh JL (2010) Intrapelvic migration of a gamma nail lag screw: review of the possible mechanisms. Orthopedics 16:266–270

22. Fogagnolo F, Kfuri M Jr, Paccola CA (2004) Intramedullary fixation of pertrochanteric hip fractures with the short AO-ASIF proximal femoral nail. Arch Orthop Trauma Surg 124(1):31–37

23. Friedl W, Clausen J (2001) Experimental examination for optimized stabilisation of trochanteric femur fractures, intra-or extramedullary implant localization and influence of femur neck component profi le on cut-out risk. [GER]. Chirurg 72(11):1344–1352

24. Gadegone WM, Salphale YS (2007) Proximal femoral nail -an analysis of 100 cases of proximal femoral fractures with an average follow up of 1 year. Int Orthop 31(3):403–408

25. Gahr RH, Leung KS, Rosenwasser MP (1999) The gamma locking nail. Ten years results and surgical experience. Einhorn–presse, Reinbek

26. Geller JA, Saifi C, Morrison TA, Macaulay W (2009) Tipapex distance of intramedullary devices as a predictor of cut-out failure in the treatment of peritrochanteric elderly hip fractures. Int Orthop 34 (5):719–722

27. Gotfried Y, Cohen B, Rotem A (2002) Biomechanical evaluation of the percutaneous compression plating system for hip fractures. J Orthop Trauma 16(9): 644–650

28. Haidukewych GJ (2009) Intertrochanteric fractures: ten tips to improve results. J Bone Joint Surg Am 91 (3):712–719

29. Haidukewych GJ, Berry DJ (2003) Hip arthroplasty for salvage of failed treatment of intertrochanteric hip fractures. J Bone Joint Surg Am 85–A(5):899–904

30. Heini PF, Franz T, Fankhauser C, Gasser B, Ganz R (2004) Femoroplasty–augmentation of mechanical properties in the osteoporotic proximal femur: a biomechanical investigation of PMMA reinforcement in cadaver bones. Clin Biomech (Bristol, Avon) 19 (5):506–512

31. Hesse B, G.chter A (2004) Complications following the treatment of trochanteric fractures with the gamma nail. Arch Orthop Trauma Surg 124 (10):692–698

32. Hsueh KK, Fang CK, Chen CM, Su YP, Wu HF, Chiu FY (2010) Risk factors in cutout of sliding hip screw in intertrochanteric fractures: an evaluation of 937 patients. Int Orthop 34(8):1273–1276

33. Janzing HM, Houben BJ, Brandt SE, Chhoeurn V, Lefever S, Broos P, Reynders P, Vanderschot P (2002) The Gotfried percutaneous compression plate versus the dynamic hip screw in the treatment of pertrochanteric hip fractures: minimal invasive treatment reduces operative time and postoperative pain. J Trauma 52(2):293–298

34. Jewett EL, Albee FH Jr, Powers EJ, Dewitt Stanford F (1952) Treatment of all fractures of the femoral neck and trochanter region with the original one–piece angled nail. J Int Coll Surg 18:313

35. Knobe M, Münker R, Schmidt–Rohlfi ng B, Sellei RM, Schubert H, Erli HJ (2008) Surgical outcome in pertrochanteric femur fracture: the impact of osteoporosis. Comparison between DHS and percutaneous compression plate. [GER]. Z Orthop Unfall 146 (1):44–51

36. Knobe M, Münker R, Sellei RM, Schmidt–Rohlfi ng B, Erli HJ, Strobl CS, Niethard FU (2009) Unstable pertrochanteric femur fractures. Failure rate, lag screw sliding and outcome with extra –and intramedullary devices (PCCP, DHS and PFN). [GER]. Z Orthop Unfall 147(3):306–313

37. Konieczny G, Wrzosek Z, Koprowski P (2008) Assessment of functional abilities of patients with contraindications to operative treatment of femoral neck fractures. Ortop Traumatol Rehabil 10(2):168–177

38. Koval KJ (2007) Intramedullary nailing of proximal femur fractures. Am J Orthop (Belle Mead NJ) 36(4 Suppl):4–7

39. Kregor PJ, Obremskey WT, Kreder HJ, Swiontkowski MF, Evidence-Based Orthopaedic Trauma Working Group (2005) Unstable pertrochanteric femoral fractures. J Orthop Trauma 19(1):63–66

40. Kukla C, Heinz T, Gaebler C, Heinze G, Vécsei V (2001) The standard gamma nail: a critical analysis of 1000 cases. J Trauma 51(1):77–83

41. Küntscher G, Maatz R (1945) Technik der marknagelung. Thieme, Leipzig

42. Kuzyk PR, Lobo J, Whelan D, Zdero R, McKee MD, Schemitsch EH (2009) Biomechanical evaluation of extramedullary versus intramedullary fi xation for reverse obliquity intertrochanteric fractures. J Orthop Trauma 23(1):31–38

43. Lee PC, Hsieh PH, Chou YC, Wu CC, Chen WJ (2010) Dynamic hip screws for unstable intertrochanteric fractures in elderly patients-encouraging results with a cement augmentation technique. J Trauma 68(4):954–964

44. Little NJ, Verma V, Fernando C, Elliott DS,

Khaleel A （2008）A prospective trial comparing the Holland nail with the dynamic hip screw in the treatment of intertrochanteric fractures of the hip. J Bone Joint Surg Br 90（8）:1073–1078

45. Marti RK, Dunki Jacobs PB （eds）（1993）Proximal femoral fractures-operative techniques and complications. Medical Press, London

46. Medoff RJ, Maes K （1991）A new device for the fi xation of unstable pertrochanteric fractures of the hip. J Bone Joint Surg 73A:1192–1199

47. Megas P, Kaisidis A, Zouboulis P, Papas M, Panagopoulos A, Lambiris E （2005）Comparative study of the treatment of pertrochanteric fractures— trochanteric gamma nail vs. proximal femoral nail. [GER]. Z Orthop Ihre Grenzgeb 143（2）:252–257

48. Mehlhorn AT, Strohm PC, Müller CA, Konstantinidis L, Schmal H, Südkamp NP （2009）The reversed locked internal plate fi xator as an alternative internal fi xation of problematic proximal femur fractures. [GER]. Z Orthop Unfall 147（5）:561–566

49. Moroni A, Faldini C, Pegreffi F, Hoang-Kim A, Vannini F, Giannini S （2005）Dynamic hip screw compared with external fi xation for treatment of osteoporotic pertrochanteric fractures. A prospective, randomized study. J Bone Joint Surg Am 87（4）: 753–759

50. Müller ME, Nazarian S, Koch P, Schatzker J （1990）The comprehensive classifi cation of fractures of long bones. Springer, Berlin

51. Müller M, Seitz A, Besch L, Hilgert RE, Seekamp A （2008）Proximal femur fractures: results and complications after osteosynthesis with PFN and TGN. [GER]. Unfallchirurg 111（2）:71–77

52. Pajarinen J, Lindahl J, Michelsson O, Savolainen V, Hirvensalo E （2005）Pertrochanteric femoral fractures treated with a dynamic hip screw or a proximal femoral nail. A randomised study comparing post-operative rehabilitation. J Bone Joint Surg Br 87 （1）:76–81

53. Pajarinen J, Lindahl J, Savolainen V, Michelsson O, Hirvensalo E （2004）Femoral shaft medialisation and neck -shaft angle in unstable pertrochanteric femoral fractures. Int Orthop 28（6）:347–353

54. Peyser A, Weil Y, Liebergall M, Mosheiff R （2005）Percutaneous compression plating for intertrochanteric fractures. Surgical technique, tips for surgery, and results. Oper Orthop Traumatol 17（2）: 158–177

55. Platzer P, Thalhammer G, Wozasek GE, Vécsei V （2008）Femoral shortening after surgical treatment of trochanteric fractures in nongeriatric patients. J Trauma 64（4）:982–989

56. Ramseier LE, Werner CM, Hug T, Preiss S （2005）Supracondylar traction of a pertrochanteric femur fracture in a patient amputated below the knee. [GER]. Unfallchirurg 108（3）:239–240

57. Rebuzzi E, Pannone A, Schiavetti S, Santoriello P, de Nicola U, Fancellu G, Cau P, Gulli S, Dordolin P, Maniscalco P, Morici F, Commessatti M, Pozzi-Mucelli M, Maiorana CS, Bassini F （2002）IMHS clinical experience in the treatment of peritrochanteric fractures. The results of a multicentric Italian study of 981 cases. Injury 33（5）:407–412

58. Rogmark C, Spetz CL, Garellick G （2010）More intramedullary nails and arthroplasties for treatment of hip fractures in Sweden. Acta Orthop 81（5）:588–592

59. Ruecker AH, Rupprecht M, Gruber M, Gebauer M, Barvencik F, Briem D, Rueger JM （2009）The treatment of intertrochanteric fractures: results using an intramedullary nail with integrated cephalocervical screws and linear compression. J Orthop Trauma 23 （1）:22–30

60. Saudan M, Lübbeke A, Sadowski C, Riand N, Stern R, Hoffmeyer P （2002）Pertrochanteric fractures: is there an advantage to an intramedullary nail?: a randomized, prospective study of 206 patients comparing the dynamic hip screw and proximal femoral nail. J Orthop Trauma 16（6）:386–393

61. Shabat S, Mann G, Gepstein R, Fredman B, Folman Y, Nyska M （2004）Operative treatment for hip fractures in patients 100 years of age and older: is it justifi ed? J Orthop Trauma 18（7）:431–435

62. Sharma V, Babhulkar S, Babhulkar S （2008）Role of gamma nail in management of pertrochanteric fractures of femur. Indian J Orthop 42（2）:212–216

63. Simmermacher RK, Ljungqvist J, Bail H, Hockertz T, Vochteloo AJ, Ochs U, Werken C, AO-PFNA studygroup (2008) The new proximal femoral nail antirotation (PFNA) in daily practice: results of a multicentre clinical study. Injury 39(8):932–939

64. Singh M, Nagrath AR, Marini PS (1970) Changes in trabecular pattern of the upper and of the femur as an index of osteoporosis. J Bone Joint Surg Am 52: 457–467

65. Stern R (2007) Are there advances in the treatment of extracapsular hip fractures in the elderly? Injury 38(Suppl 3):S77–S87

66. Struijk-Mulder MC, Ettema HB, Verheyen CC, Büller HR (2010) Comparing consensus guidelines on thromboprophylaxis in orthopedic surgery. J Thromb Haemost 8(4):678–683

67. Tjeenk RM, Peeters MP, van den Ende E, Kastelein GW, Breslau PJ (2005) Wound drainage versus non-drainage for proximal femoral fractures. A prospective randomised study. Injury 36 (1):100–104

68. Valverde JA, Alonso MG, Porro JG, Rueda D, Larrauri PM, Soler JJ (2003) Use of the gamma nail in the treatment of fractures of the proximal femur. J Orthop Trauma 17(8 Suppl):S51–S56

69. van Embden D, Rhemrev SJ, Meylaerts SA, Roukema GR (2010) The comparison of two classifi cations for trochanteric femur fractures: the AO/ASIF classifi cation and the Jensen classifi cation. Injury 41(4):377–381

70. Verhofstad MH, van der Werken C (2004) DHS osteosynthesis for stable pertrochanteric femur fractures with a twohole side plate. Injury 35(10):999–1002

71. Vicario C (2006) Necrosis of the femoral head after fixation of trochanteric fractures with gamma locking nail. A cause of late mechanical failure. Injury 37 (1):91–92

72. Vossinakis IC, Badras LS (2003) External fi xation for pertrochanteric fractures. J Bone Joint Surg Am 85-A(11):2252–2253

73. Vossinakis IC, Badras LS (2001) Management of pertrochanteric fractures in the elderly patients with an external fi xation. Injury 32(Suppl 4):115–128

74. Waddell JP, Morton J, Schemitsch EH (2004) The role of total hip replacement in intertrochanteric fractures of the femur. Clin Orthop Relat Res 429:49–53

75. Wild M, Jungbluth P, Thelen S, Laffrée Q, Gehrmann S, Betsch M, Windolf J, Hakimi M (2010) The dynamics of proximal femoral nails: a clinical comparison between PFNA and Targon PF. PubMed: Orthopedics 11;33 (8). doi: 10.3928/01477447-20100625-04

76. Yang E (2006) New concepts in pertrochanteric hip fracture treatment. Orthopedics 29(11):981–983

77. Yoo MC, Cho YJ, Kim KI, Khairuddin M, Chun YS (2005) Treatment of unstable peritrochanteric femoral fractures using a 95 degrees angled blade plate. J Orthop Trauma 19(10):687–692

第 21 章　股骨干损伤

Vilmos Vécsei

21.1　定义

股骨干骨折是指位于股骨小转子中央水平线及离内收肌结节5cm处水平线间的骨折[16]。

21.2　病因/流行病学

- 作为主干骨结构,直接由高能暴力撞击引起。
- 扭转损伤等间接骨折,儿童发生率高于成人。
- 多次重复的轻外伤可致股骨干疲劳骨折。
- 骨转移、原发性骨肿瘤、维生素D缺乏和代谢障碍等均可能引起病理性骨折。与外伤模式不一致的骨折高度怀疑病理性骨折。

和平时期且正常交通量时,每1千万欧洲患者中约有2500~2800名股骨干骨折患者。多达30%的股骨干骨折发生于多发伤,且有15%的股骨干骨折合并膝关节韧带或半月板损伤。

21.2.1　合并损伤

- 失血、休克、循环障碍

一般认为,股骨干骨折失血量可达1000~1500mL。在失血量达伤者总血量40%时,根据评估症状及实验室检查结果,判断术前是否给予输血治疗。

局部出血、骨筋膜室综合征

肌间隔胀痛是测量骨筋膜室压力的指征。周围神经病变或感觉障碍提示出现骨筋膜室综合征。

- 脂肪栓塞、成人型呼吸窘迫综合征(ARDS)。

骨折碎片移位、肌肉收缩以及局部压力增高引起骨髓腔内容物经静脉窦进入中央静脉循环系统,引起栓塞。栓子通过右心室进入肺循环,在直径相当的肺毛细血管处减速并阻塞血管。这一过程可无症状,也可因大量栓子或当前循环状况发生脂肪栓塞综合征,出现肺换气障碍[1,11]。

- 血管损伤,股间肌表浅神经麻痹,腓总神经和坐骨神经麻痹。
- 软组织感染风险增加,以及继发于严重软组织损伤后的骨感染风险增加,尤其在开放性骨折中尤为严重[2,9]。

21.3　诊断

21.3.1　症状

- 患肢无负重时疼痛、轴线偏离、肿胀、缩短和畸形,肌无力甚至不能将腿抬离地面。
- 在开放性骨折中,软组织损伤合并出血。根据出血量大小,可出现轻微症状,甚至较明显的失血性休克症状:脸色苍白,心慌,手足发绀,眼睑水肿,心率增快,收缩压下降。

21.3.2　体征

在大多数病例中,股骨干骨折是需要立即进行体格检查的疾病。彻底的体格检查对确定有无合并损伤是必须的。下面的步骤必须有规律地执行并做好存档:

● 足动脉搏动:足背和胫骨后肌,有必要的话可行多普勒超声检查,明确动脉压力梯度

● 周围感觉及运动功能

● 因为股骨干骨折是由能继发同侧足与骨盆损伤的高暴力引起的,这种情况下视诊及触诊应涉及骨盆、髋关节、小腿、踝关节和足。

● 稳定性检查,尤其是膝关节部位,只有在股骨干骨折已固定的情况下才可能有可信的结果。这是确定治疗方案的必经步骤。关节镜检查并不能作为诊断依据。然而,在术后进行MRI评估还是有必要的,因为在选择适当的骨折固定植入物时须考虑其结果。

21.3.3　影像学检查

X线正侧位片

为准确评估骨折,拍片应包括整个股骨,以发现任何包括股骨颈、股骨大转子或股骨髁的伴随损伤。如果不确定有无近、远端损伤,必要时还应拍摄髋关节和膝关节的X线片。低劣的X线影像不能作为诊断依据。

21.3.3.1　计算机断层扫描(CT)

判断骨折范围及程度时可选用CT,例如伴随股骨颈骨折时,常规X线平片看不到或看不清。一般情况下,CT断层扫描不是明确股骨干骨折的必要及首选的检查。

21.3.3.2　血管CT

如果怀疑有血管的损伤,例如足动脉搏动消失时,应进行血管造影成像,了解血流情况。尤其是暴力型骨折时,应优先行血管CT成像检查。

21.3.3.3　血管造影

数字减影血管造影(DSA)可用来明确血管损伤。DSA可提供详细的血管分支、属支、血供及血管交通等,对外科手术而言,这是很有价值的。

21.3.3.4　静脉造影术/静脉搏动描记法

如果出现不明原因的肿胀,需行静脉造影术以排除静脉干损伤或阻塞。

21.4　分类

依据骨干骨折的分类系统,分别根据合并软组织损伤的闭合性或开放性骨折,使用OTA[17]/OA[16]骨折分类系统。每个骨折类型又可分成几个亚组,可用来进行不同治疗方法和预后的比较。除去接近髋关节的近端部分和股骨髁区域的远端部分,股骨干平均分成三段,这样,整个股骨分成5部分。股骨干从近端到远端由3、4和5三部分组成。33代表主要骨折区域位于股骨干的上1/3,34代表中1/3骨折,35代表下1/3骨折。根据骨折复杂程度,骨折分为A,B,C三型,A型为简单骨折,B型为楔形骨折,C型为复杂骨折。每一型又可再分成3组,用数字1、2、3表示。

● A型:简单骨折;A1,简单螺旋骨折;A2,简单斜行骨折(即骨折面与股骨纵轴的交角大于30°);A3,简单横行骨折(即骨折面与股骨纵轴的交角小于30°)

● B型:楔形骨折;B1,螺旋楔形骨折;B2,折弯楔形骨折;B3,粉碎楔形骨折

● C型:复杂骨折;C1,复杂螺旋骨折;C2,复杂多节段骨折;C3,复杂不规则骨折

例如,33 A3代表股骨干上1/3的简单横行骨折。C1-4和O1-4分别代表闭合及开放性组织损伤。

从根本上来说,只要骨折的主要部分位于贯穿股骨小转子中央的水平线以下,股骨转子

下骨折就可归类为近端股骨干骨折。另一方面，如果主要骨折部分接近这条虚拟的线，这类骨折可以归类为股骨转子骨折。因此可以推断出股骨转子骨折可以延伸到髋区。

如果股骨髁上骨折的主要骨折区靠近股骨远端近膝关节处的方形区，且骨折侧面长度接近股骨远端最大直径，应归为股骨干骨折。那么，股骨髁上骨折可以延伸到通常不会移位的关节处。

21.5　治疗

从搜集的这类骨折病例来看，对于2~5岁儿童来说，大部分因从旋转机器上摔下导致，而对于18~45岁成人来说，股骨干骨折多由机动车事故引起(主要为男性)，而70~85岁的女性多是在家中跌倒所致。鉴于不同类型的患者，在治疗模式及手术日期上，指南不能普遍适用于所有年龄组，而需要考虑每个患者的具体情况。

股骨干骨折治疗方法的选择应根据患者年龄及一般状况，须进行评估的项目有：

- 呼吸频率
- 肺功能
- 脉搏
- 血压
- 每小时尿量
- 是否需要呼吸机支持
- 是否需要输液或药物维持循环系统的稳定
- 既往史（既往疾病及特殊药物应用，例如血液低凝状态、抗凝治疗、心血管疾病及恶性肿瘤等）

儿童股骨干骨折常选用保守治疗方法，中年患者一般采用髓内固定术，老年患者应先行内科保守治疗，确定基础疾病稳定后，可在创伤后2~3天行手术治疗。

如果骨折手术在非紧急情况下，手术应在住院并确定诊断超过2~3个小时后实施，以保证足够的观测期。只有在像开放性骨折合并血管损伤等急性异常情况下才需要立即强制干预治疗。许多适合手术的患者得益于早期的正确治疗，因为：

- 由骨折本身引起的疼痛期缩短
- 并发症减少，例如肺功能异常、肺炎、褥疮及溃疡，尿路感染等并发症

设定手术时间点、确保骨折手术稳定的前期条件是：

- 规律的肺气体交换（Horowitz指数，动脉血气分析，正常呼吸节律）
- 至少2h内达到50mL/h的尿量
- 脉搏低于100次/分
- 收缩压高于100mmHg
- 不需要儿茶酚胺
- 凝血评分和血小板计数高于200 000/mm^3
- 血红蛋白量大于11g%，血细胞压积大于30%

在患者手术治疗需要延迟的情况下，要给予手术完整的评估，同时开始保守治疗。尽管股骨干骨折保守治疗的经验仅来自于少数病例，但也应严格按照原则执行。有时，最初的治疗方法就是正确的方法。如果打算几天后行手术治疗，为防手术推迟时间过长，无轴偏差是可以手术的，因为无轴偏差有可能无法消除。因此，每个治疗步骤的实施都应作为是最终的和正确的一步。

21.5.1　保守治疗

保守治疗的指征：

- 儿童(学龄前)骨折
- 成人目前明确不能手术的骨折
- 术前准备阶段的初期处理

几种可行的保守治疗方法[6]：

21.5.1.1　石膏支具

针对无移位或只是轻微移位的骨折患者，石膏支具是行之有效的治疗方法。为固定毗邻

关节,有必要采用骨盆-腿的石膏支具。骨盆盆底能否固定可忽略不计,取决于骨折区是否接近股骨近端或远端。重要的是,尤其在治疗初期,应该严格掌握石膏铸型的长度。

● 应确保所打石膏支具合格;如毁损应及时更换,若无损坏则每4周更换一次。

石膏支具的作用为固定支撑软组织,从而缓解骨折处压力。因为石膏固定有可能出现二次轴线偏离,所以须用牵引维持对线至骨折愈合相对稳定后,改成骨盆-腿石膏以能够尽早活动。成人的固定时间是12~14周,12~14周以后,骨折愈合率在90%~95%。

像上面解释的一样,石膏固定的缺点是发生二次纵轴偏差或无法有效地预防骨干缩短。因此,石膏固定的适用范围是股骨干下1/3的骨折,而且没有移位或只是轻微移位,即无移位或只有最小的移位或缩短倾向。

21.5.1.2　牵引疗法

Buck牵引疗法是一种通过接触腿部皮肤及医用胶带的纵向装置,产生纵向引力,来维持骨折的对线和位置。牵引绳远端经滑轮连接适当重量的砝码,通过医用胶带与皮肤间的摩擦来施力。这一治疗方法的好处是为达到合理有效的牵引力无须使用有创治疗,缺点是股骨干骨折需要足够大的牵引力,而牵引力不能稳定不变。胶带下皮肤易出现皮肤刺激症状、张力性水泡、皮肤坏疽等,或牵引力变小导致治疗失败。因此,Buck牵引并不适合成人股骨干骨折,即使作为临时处理也不恰当,弊远大于利。

尽管如此,Buck牵引,尤其是垂直悬吊皮肤牵引法(Bardenheuer法),已经证明是儿童股骨干骨折治疗的行之有效的方法(图21.1)。X线证实骨折对位对线良好后,应按照以下原则执行:

● 两条腿完全暴露,皮肤清洁消毒

● 将医用胶带中央粘在木质支撑板上,后将牵引绳穿过支撑板孔打结。两侧胶带近端从

中间纵向剪开,去除保护膜,分别贴于骨折线下前内、外侧和后内、外侧,使支撑板离脚后跟2~3cm即可。股骨远端皮肤及整个小腿全部覆盖,但须裸露腿部前后有皮损的区域。

● 同样方法处理另一条腿

● 用弹力绷带从脚踝依次向上缠绕,覆盖胶带

● 应用骨科专用悬吊床,根据患儿体重,牵引重量可为1~3kg。以臀部离床为宜,即成人手掌展平,可在床单及患儿臀部之间穿过(注意穿尿布的患儿)。

● 应用医用胶带1h后应摄正侧位的X线片,以对牵拉重量做必要调整。

● 牵引2~3天后,患儿疼痛缓解及恐惧心理消除,开始旋转悬挂的双腿,如果旁边桌子上放有玩具或书本等,他们也会试图朝其移动。此外,孩子父母或来看望孩子的亲属常站在玩具等的同侧以便于将其递给患儿。每周摄一次X线片,最早在第二次检查时会发现患儿患肢朝床头桌方向的位置不正:内翻或外翻。将床头桌移至另一侧,这种情况可自行纠正。

● 依据X线检查调整牵引重量,严格避免骨折碎片分散。

● 牵引治疗时间依据患儿年龄及身高而定,3~6周后,若骨折线愈合良好即可结束。

● 如果胶带松了,必须立即更换。如果皮肤无法耐受,可在胫骨结节处使用克氏针(配有1个弹簧卡子)固定,以维持牵引治疗。但这种干预很少出现。

● 牵引治疗期满,去除胶带后,有必要进行皮肤护理。

● 2~3天里,患儿能坐或站的时候,不鼓励进行活动。

● 对于因骨生成障碍导致的病理性骨折,牵引时间应延长三分之一。

● 去除胶带后,少部分患儿须用石膏固定,例如因骨质不完全成熟导致股骨干轴线二次偏离。

● 遵循这些治疗原则的话,骨折愈合率可

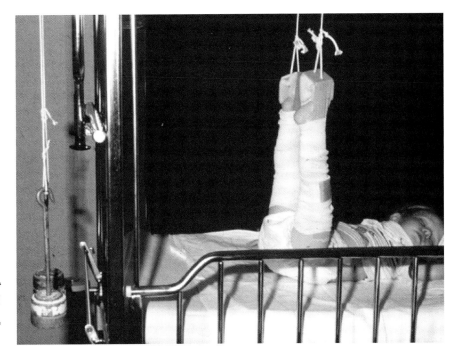

图21.1 股骨干骨折儿童的垂直悬吊皮肤牵引（Bardenheuer 牵引）。（见彩插）

达100%。

采用Buck牵引疗法的唯一缺点是需要骨科专业设备，对儿童来说，治疗时间太长。在我们这里，须住院进行治疗，而在荷兰某些地区，住院2~3天后可从医院将治疗床借出，回家治疗，直接在当地做常规检查。尽管这一疗法不是最先进的，而且会因患儿抗拒导致治疗延期，但父母及亲人的在场及关心对患儿的良好愈合起重要作用。此外，医院无法检测心理创伤，和那些需要手术的患儿相比，尤其是短期治疗后出院且没有得到细致护理的患儿，保守治疗不用经历焦虑及心理创伤。

骨牵引

如果需要更大的牵引力来纠正骨折对线，作用于软组织是不行的，必须直接在骨骼上施力。因作用于断骨，需要进行骨折间隙局麻或全麻[6]。局麻须在无菌条件下进行，进针点打一个皮丘后进针，抽吸出血肿证实针头进入骨折间隙，将10~15mL1%的普鲁卡因溶液或等效溶液注入，1分钟后，麻醉起效，可维持60~90分钟。安装牵引装置也须在局麻状态下进行，选用克氏针或斯氏针，先对股骨远端或胫骨结节

区皮肤消毒，1%的局麻溶液，在针出入口处打一皮丘，逐层浸润麻醉，重点是骨膜的麻醉。在骨膜两侧及中间多注入些麻药可减轻疼痛。胫骨结节最多需要麻药量为10(2×5)mL，股骨远端为20(2×10)mL。麻醉后，即可进行体位摆放及牵引装置的安置。一般常用牵引装置有克氏针牵引（Kirschner针牵引）和斯氏针（骨圆针）牵引（Steinmann针牵引）。

克氏针牵引（Kirschner针牵引）

消毒铺巾后，借助钻骨机将克氏针垂直于骨干轴，水平穿入骨质。去除钻骨机，将克氏针固定于弹簧夹，通过使用张力牵引弓保证牵引针能承受更大负荷及牵引重量。安装牵引架前，用无菌纱布保护钢丝出入口，一方面预防感染，更重要的是防止钢丝滑动或移位，从而起到限制骨旋转的作用。克氏针牵引可用于一般患儿及成人术前、术后的短时间内。该牵引架上有数个孔可锚定牵引绳。依据跟骨、胫骨、股骨髁上等不同牵引部位，牵引装置的大小也不相同。

斯氏针牵引（Steinmann针牵引）

斯氏针的长度、直径及牵引架的型号选

择是由骨折部位决定的。直径以能负荷体重的1/7，而骨内外部皆无弯曲为宜。无菌原则，局麻后，用0.5kg的骨锤将针由内向外，平行于水平面，且垂直股骨干纵轴槌入，保证针从骨干中央穿过。牵引架是通过滑轮与牵引针连接的一个装置，这样保证腿移动时，针的位置保持不变。这种结构的特点是对防止松动及局部感染很关键。此外，斯氏针牵引也适用于需要几个月治疗的患者。将斯氏针与牵引架连接好后，因两边针尖非常锋利，须覆盖上保护帽，以防止不必要的损害。若骨结构较易穿透，须加用纱布垫或金属垫，也可以在牵引过程中采取此措施。

胫骨结节牵引

将克氏针或斯氏针从胫骨结节背面2~3cm，沿胫骨结节水平穿入。安装好牵引架后，腿放置在Böhler-Braun夹板上，Braun架在膝关节水平呈60°角。牵引床横梁上装有滑轮，与牵引绳相连，可随意调节高度，牵引方向可以调节到股骨近端断裂点的位置。为缓解膝关节压力，牵引重量须控制在5kg以内。胫骨结节牵引是股骨干骨折术前阶段的一个临时处理方法，其功能主要是纠正或预防缩短。一方面，该牵引可减轻疼痛；而另一方面，治疗几天后，斯氏针或克氏针的出入口有感染风险，在股骨须二次固定的情况下，它又有利于避免这种潜在感染。如果保守治疗效果明显（如治疗5~10天后，腿的长度较大程度恢复），可以改为股骨髁上牵引，这样可以附着1/10体重的牵引重量。此外，这样可以使膝关节得到缓解并能防止疼痛的关节僵硬。

股骨干骨折可伴随膝关节的关节囊韧带损伤。这种情况下，最好避免胫骨牵引，特别是在有内翻或外翻的情况下。

股骨髁上牵引[6]

在成人克氏针或斯氏针牵引治疗中，股骨远端干骺端是一较好的固定位置。最佳位置在距髌骨上极背面5cm处。如果斯氏针放置太靠下，纵行的骨裂可导致沿股骨干的骨折，甚至

引起医源性股骨髁上骨折。此外，如果穿入位置太靠后或倾斜，可能会刺入内收肌。股骨髁上牵引若做不好可能会引起严重并发症，因此，正确进行股骨髁上牵引显得尤为重要。与斯氏针穿刺相比，克氏针存在较少潜在危险。外科医生，尤其是技术水平不太成熟或经验不足的医生，须借助辅助设备来帮助选择最佳入点。一种方法就是用X线片而不是髌骨上极来确定进出针的点。如果摄X线正位片确定骨折部位，接着侧位片确定切入点，这样可以避免太靠远端或背面。而且可以使影像强化，尤其在选用斯氏针时效果更好。该种牵引的优点不再赘述。

股骨髁上牵引法主要适用于股骨干骨折合并关节韧带损伤，及无移位、无缩短的股骨干骨折。如果有明显的软组织缩短，克氏针应置于软组织区的较高处。因而，采用这种牵引方法后，软组织（包括皮肤，皮下组织，筋膜）被一毫米一毫米（有时可达几厘米）的慢慢牵拉，使针穿过软组织慢慢移动，直到达到骨相接的位置。这不可避免地会导致软组织的渗出和感染，并可以扩散到骨，从而导致牵引针的松弛。这可通过胫骨牵引来消除初始的软组织缩短，待缩短矫正后，可换成股骨髁上牵引治疗。

腿放置在Böhler-Braun夹板上后，如上所述，由各自的牵引架，用同样的方式，沿骨折近端所指方向牵拉骨折远端。须抬高脚及床头以避免患者头位置太低。将健康的腿支持在踏脚板上，只有这样才能保证体重作为一个反力，防止牵拉力将患者拖离病床。牵引设备、夹板及腿的位置、滑轮的设置、导向滑轮的功能和牵引重量的位置每日必须检查调试至少一次或两次。须在第一和第二天摄骨折正、侧位的X线片，以后每周一次。任何必要的调整，包括牵引方向、复位、牵引重量等，都可通过X影像分析实现。做过调整后，即使枕头插入了夹板内都应该在24h后行X线摄片。任何情况下都应该避免骨折碎片的移位。

成人牵引治疗12周左右骨折愈合。全面细

致处理后,良好的骨折愈合率可达97%。整个愈合过程中,都应保持牵引组件在正确的位置。如果牵引治疗6~8周后改为石膏固定,鉴于大腿肌肉的厚度,骨折愈合面还不坚固,骨盆-腿石膏是无法防止骨的二次移位的,这种治疗方法只有在牵引治疗无效的基础上才推荐使用[6]。当然,股骨髁上的斯氏针出现不可挽回的松动并非改变疗法的指征。在这样的病例中,如果牵引治疗维持的时间足够长,可拆除牵引针,重新定位,进行短期牵引治疗,直至伤口完全愈合。之后,如果须采取新的股骨髁上牵引,针进出的位置是可以再次改变的。

在整个治疗过程中,须特别注意以下几点:

- 积极预防褥疮的发生
- 练习呼吸
- 若手足无外伤应经常锻炼,健侧腿部则须在斜面上进行对抗阻力等练习
- 香豆素等类似药物治疗的患者有发生血栓的风险,须应使用低分子肝素加以预防

保守治疗是比较耗时耗力的。通常情况下,有些错误随着治疗时间推进,并不总是能纠正的。在某些特殊情况下,可能需要特殊的夹板和悬吊方式,如90°~90°牵引,髋关节和膝关节必须固定在90°屈曲位,小腿另行用滑轮来维持平衡。该种治疗方法适用于股骨转子下或开放性骨折,合并有臀部及股骨关节面损伤。创面经精心护理后,可以采取标准的牵引治疗,尽量使关节位置最大程度地接近所谓的"中间位置"。

21.5.2　手术治疗

股骨转子下骨折及股骨髁上骨折的首选或标准的治疗方案就是手术治疗(手术固定)。骨片的重组可以在切开、半切开或闭合状态下进行。

21.5.2.1　切开复位术

从股骨转子下至股骨髁之间的股骨干骨折切开的标准方法是沿后外侧切开,也可选择由外侧入路,即股外侧肌和腿中线之间。切口沿股骨外侧轮廓中间,即股骨转子顶端与股骨外上髁外侧之间的连线。切开皮下组织,暴露阔筋膜,按肌纤维方向切开并分离筋膜,暴露股外侧肌。沿肌肉背侧缘,触到肌间隔外侧界。用骨膜剥离器,将肌间隔内组织分离至一侧,找到穿过肌间隔的血管(动脉和静脉),两端夹紧后切开并结扎。朝向肌间隔的断端应该小心处理以使其较长时间保存,如果血管断端未结扎或结扎后滑脱,将导致大量出血。血管结扎后,肌肉很容易从骨干及肌间隔处分离。必要时,如股骨转子下骨折,放置骨针后,可将起点处肌肉剥离,使股骨的整个侧面得以暴露。骨折复位及稳定后,肌肉能自动滑回到其正常位置。必要时,肌肉间隔内须放置引流装置,关闭筋膜时采用单结可吸收线。皮肤缝合后也可以放置一个皮下引流。48h后换药时,去除引流装置。常规愈合情况下,要求术后5天伤口暴露,术后12天拆线。

21.5.2.2　闭合复位术

只要股骨干骨折可归类为"新鲜的",就能在牵引床上,通过耻骨支撑和纵向牵引正确复位。但不包括肌肉组织进入骨折断端的情况,这种情况阻碍骨折面的愈合,嵌入物必须打开骨折部位取出。这就需要考虑,是继续切开复位治疗,还是取出嵌入物后,依据最小损害原则采用简单有效的治疗方法,即应用闭合复位方法和设备完成手术。患者仰卧位或侧卧位,通常情况下,仰卧位能更好地评估骨折远近端的旋转情况。为准确进行闭合牵引,也可使用Müller牵引器。将螺纹钉放置在骨折近端和远端的骨皮质下,这样可以得到很好的把持力但不会损伤骨髓腔和近皮质的牵引装置。鉴于牵张器的螺纹杆和可能出现的主要骨折片段的倾斜,经过牵引后可以获得良好对位。如果没有Müller牵引器,可用一个类似的外部固定器代替。

根据骨折的位置和类型,各种植入装置要能适应股骨的相关部分并能承受等效负载,在骨愈合的过程中起稳定作用。

21.5.2.3 髓内钉髓内固定术
（Küntscher针[13-15]）

原理:将有槽、四叶式立体交叉结构的髓内钉穿入骨髓腔,通过钉自身的弹力允许钉的纵向变形来起到固定作用。髓内钉应固定骨折远端和近端至少3cm,最好达5cm,以更好地稳定股骨干,且不损坏骨折两端骨管。骨干表面进行交锁固定以使旋转稳定。经此固定和复位后,可进行重心的移动。未进行切开复位的闭合性牵引具有低感染风险、可早期负重锻炼及减少肌肉瘢痕出现等优点。

指征:横向或短斜形骨折,股骨干中1/3假关节,即不愈合。

所需器械、工具及植入物:
- 牵引床或Müller牵引器
- 正侧位清晰X片
- 电动或手动骨髓腔扩髓钻
- 导针
- 持钉器
- 一套直径10~20mm,长34~48cm,可调节范围1cm的髓内钉

手术方法:患者仰卧位或侧卧位,可采用Müller牵引器进行闭合复位。沿头尾方向,在股骨大转子顶端皮肤做切口。沿纤维方向切开筋膜、臀肌肉,长度为5cm,用弯曲的尖钻进入骨髓腔,将导丝插入骨折远近端骨髓腔。先用与导针连接的9mm钻头进行扩髓。后每次增加0.5mm直径,逐渐将骨髓管扩大致钻头能出入骨折的两端。扩髓时应保持钻头最高转速而以最慢速度穿过骨髓腔,以保证骨髓腔压力升高最小及产热最小[1]。进入髓腔的中心时,用导针代替扩髓钻。为了使髓内钉得到最佳引导,导针末端应放置于股骨干远端干骺端,离关节面约1cm处。根据位于髓质腔部分和突出于大转子的导针长度,来选择髓内钉,其直径应该

小于钻头直径的1mm（根据中欧成人平均水平,身高为170~175cm的成人为:骨髓腔扩至15mm,最常用的髓内钉为:长40cm,直径14mm。当然,髓内钉的长度和直径随身高和种族的不同而改变）。髓内钉经导针引导,轻轻锤进骨髓腔。当钉的近端接近股骨大转子,且钉的尾端离关节面1cm（防止髁间区软骨裂开）,提示选择的钉长度合适。如果远端距离过小,术后易发生关节出血,最终可导致关节炎。因此,手术结束前应摄患肢的正侧位片以确定钉的位置及长度。软组织用可吸收线进行缝合。可在髓内钉近端及皮下各放置一个引流条。

术后护理:术后48h,更换辅料同时去除引流条,术后12天拆线。由于疼痛耐受,允许患者负重。如果手术精确,髓内钉位置恰当,所有手术器械达到负重要求,术后立即完全负重也是允许的。术后1周后、4、8、12和24周,分别摄X片来监测骨折愈合情况。术后18~24个月,去除髓内钉。

优点:髓内钉固定术是闭合行复位内固定,因此感染率(2%)较低,骨愈合率较高。另一个优点是,能实现术后早期完全负重。

缺点及并发症:因骨折断面无交锁固定,挫髓时可导致骨旋转。因此应严格避免骨折部位的牵引。挫髓还能导致髓腔压力升高,从而导致骨髓内容物如脂肪进入静脉循环系统,最终导致肺循环栓塞,即脂肪栓塞综合征[18]。还有可能发生骨膜内动脉闭塞,甚至发生骨的血液循环障碍。骨髓腔血运损伤后,根据损伤度,骨膜血管向骨髓腔内的分支增多,起代偿作用。骨内膜的血供在6~8周就能恢复。这一过程也因挫髓产热而延迟恢复甚至不恢复,最终导致骨组织坏死。尤其在合并感染,即出现典型临床症状如发热、寒战、红肿及瘘管等时,骨吸收可发展至整个骨髓腔,引起髓内钉松弛。这一并发症称作骨髓蜂窝织炎,可致败血症,危及生命。首先,应认识到病情的复杂程度,充分考虑如下困难如:骨折延迟愈合,假关节,脓毒症,感染性假关节,节段性缺陷和骨缺损性

骨不连。如果髓内钉直径过大或不恰当挫髓，钉可被卡在骨内。进钉时用力过大会导致进一步骨折甚至股骨颈骨折。这种情况下，须去除髓内钉，重新挫髓或更换合适直径的钉子。髓内钉极少出现折断，一旦出现，一般情况下，更换较大直径的髓内钉重新钉入即可。

如果髓内钉插入太靠内，例如进入梨状窝时，旋股外侧动脉可被阻断，其为股骨头血供的主要来源，长时间阻断会发生股骨头坏死。

手术须在X线引导下进行，尽管患者承受的射线量可以忽略不计，但仍要控制手术治疗过程中的射线量。

结合挫髓的髓内钉固定术主要适应证限制在股骨中段的横向或短斜行骨折，因为该部位骨干较细。

这些原则也同样可以通过交锁髓内钉固定术中使用的有槽、四叶式立体针来实现。实心针及无槽针不适用于经典的髓内钉固定。它们仅用于骨折的穿针固定。利用这些植入物，结合纵向变形不会发生对线死锁。

愈合率：96%。

21.5.2.4 交锁髓内钉固定术

原则[12,15]：交锁髓内钉是在标准髓内钉基础上，斜行或横行插入螺钉，以防钉杆倾斜(钉杆的直径小于髓腔内径)，增加抗扭力。然而，如果交锁钉垂直于钉杆，则需要双倍的交锁固定术(两个螺钉，双倍固定)防止倾斜。交锁固定术可用更小直径的钉子来匹配骨髓腔，而钉杆表面与骨髓腔内面紧密接触，不再是髓内钉固定稳定的重要条件。因此，严格来说，"交锁髓内钉固定术"这个术语仅适用于特殊情况。实际上，来自Küntscher的"交锁夹板固定术"这个术语应该更合适。

动力性交锁髓内钉固定术：适用于扩髓后主要骨折段足够长，可使交锁钉卡于髓腔。第二个主要骨折段太短并且骨髓腔的宽度太大，因此，为了避免出现如旋转或倾斜等不良后果，用交锁螺钉把此骨折段连接到钉杆上。因

动力性交锁髓内钉固定术只固定一端，患肢负荷量可影响骨折愈合或形成假关节，因此，需要进行局部加压促进愈合。因此动力性交锁髓内钉固定术是真正意义上的髓内钉交锁固定术，内锁钉位于股骨的近端或远端呈漏斗状的骨髓腔内。适用于骨折和假关节，不适用于粉碎性骨折(多骨折碎片)、缩短性骨折和有旋转风险的骨折。最适用于假关节和简单横行骨折或短斜型骨折。钉-骨连接承担负重，但骨干也起决定性的作用。

静力性交锁髓内钉固定术：即螺钉用于钉杆的近端和远端，以实现对股骨干的长度及轴线的调整(假定骨折段长度适合安放螺钉)。螺钉为负荷装置，负荷经钉杆由近及远传递。因此，钉杆近端及远端须有螺钉孔，且具备一定的传递负荷能力。有槽髓内钉的屈曲力随直径的增加而增加，每毫米增加4倍，为进一步固定须使用更大直径的钉子。另一措施是消除钉子上的沟槽或腔洞，形成所谓的稳固的钉子。钉杆上机械特性的增加可致螺钉作用的相对减弱，细弱的螺钉会先于钉杆断裂。螺钉和钉杆的过度加固可因螺钉松动切断骨干(例如：形成假性骨关节)。此外，这种髓内钉不能在导针的引导下插入，会产生髓内钉定位不准的问题，可能发生轴线偏离。

不同植入物和扩髓与否须考虑以上因素。最理想的植入物是仅暂时插入的，中空钉设有左右版本，且不太僵硬，有轻度前屈。

近端交锁固定术是在精确定位装置引导下经皮植入的，然而远端交锁固定术则是在X线片增强引导下实施的，即所谓的"徒手法"。从机械角度来看，两个螺钉之间的股骨干是不负重的。据Küntscher教授所说，第一个采用交锁髓内钉固定术的医生担心该手术方法无效，并会导致骨质变差(因髓内钉替代股骨干负重)，植入物移除后，可能出现自发性骨折。因此，治疗理念中须包含动力化。

动力化，即在X线中检测出骨折愈合迹象后，移除较长骨折段处螺钉。作者最初提出这

一步要在术后8周实施。在此期间,多数病例显示这种措施不是必要的。正确移除植入物后的1年半至2年之间未发现再次骨折。因此,可以放弃高应力保护理论。目前,动力化可用于静力性内锁髓内钉固定术后,X线发现骨折延迟愈合的患者。此外,当髓内钉尺寸可维持股骨干长度及对线且骨折区域可承受负荷时,动力化仅是权宜之策。动力化能促进愈合,但如果应用不当,也可能引起并发症,如变短、轴线偏离和骨折不愈合(尤其螺钉在错误的时间和从较短骨折段中移除)。

交锁髓内钉固定术的指征:

● 所有位于股骨干的2/5到4/5之间的骨折(图21.2)。开放性骨折中,骨头和钉被重要的肌肉所覆盖时。

● 明显的骨折延迟愈合或植入失败可能。

● 可能的或明显的病理性骨折如多发转移且较短预期寿命。

必要的工具,器械和植入物:

● 牵引架或马勒牵引器

● X线影像增强设备

● 插钉器和拔钉器

● 整套髓内钉(直径:10~18mm,长度:36~46cm,间隔2cm)

● 螺钉/加压螺钉

● 近端定位装置

● 交锁髓内钉远端定位管或手工骨钻

手术方法:患者最好仰卧于牵引架上(图21.3)。健肢置于较低位置或妇科专用支架上,使其不影响X线对患肢的检查和评估,同时利于X线对骨折正侧位的检查。复位后,在股骨粗隆最顶端做皮肤切口。沿肌纤维方向切开筋膜和肌肉5cm长。然后沿股骨颈基底方向,在转子内侧缘,用锋利的骨钻打开骨髓腔,尽可能靠中间而不穿过梨状隐窝。将扩髓钻的导线插入骨髓腔内主要骨折段中,经导引穿入髓腔(如果骨折面碎片较多,扩髓钻必须在无旋转的情况下穿过或退出骨折区)。安装好近端定位装置后,将直径于扩髓钻末端1~2mm的髓内钉于

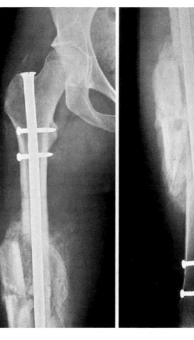

图.21.2 粉碎性骨折的内锁髓内钉及愈合良好的骨痂。

导线的引导下穿入目的位置。髓内钉长度取决于健侧股骨的长度,以防患侧的长度无法准确测量。如果双侧股骨均损伤,植入的双侧髓内钉长度须一致。在定位装置引导下的近端交锁髓内钉固定术手术方法:切开皮肤和筋膜,钝性分离肌肉暴露股骨,用定位设备把套管插入骨骼并钻孔,恰当插入已选择的螺钉,确保植入物和皮质骨紧密结合,移除定位装置。远端交锁髓内钉固定术要求清晰观察螺钉远端的螺孔,须用X影像增强设备摄垂直于螺孔的侧位片。这样,外科手术刀投影可测量洞的直径。一旦位置确定,切开皮肤和筋膜,用骨锉分离肌肉组织直到骨表面。透视下打入套管,直到螺孔在透视下可见。套管、螺钉末端及中间的三个洞必须是完全重叠的,这样才能确定钻孔的正确位置和方向。通过定位套管后,插入第一个远端交锁螺钉后可以确定螺钉长度。

第二次钻孔方法相同,透视设备的应用也类似。螺孔投影在屏幕成环形是很重要的。若钻孔前未进行精确定位,钻孔是不合适的并且

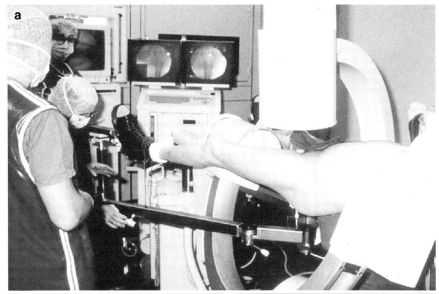

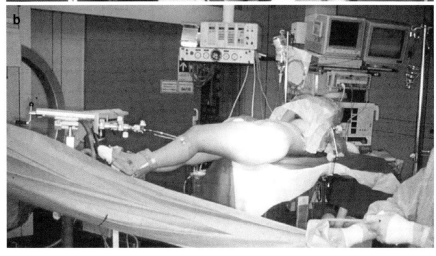

图21.3 （**a**）患者仰卧于骨折床，在 X 正侧位片定位下进行股骨骨折近端髓内钉插入；（**b**）患者仰卧位插入 IM 髓内钉。（见彩插）

会出现钻错孔现象。如果发生，修正会很麻烦，很浪费时间。因此开始时就应小心谨慎。使用专门的螺钉刀插入螺钉而不是用槌子敲入。

　　术后治疗：术后24h，更换敷料，移除引流管。动员患者在疼痛可耐受情况下进行患肢的负重活动。康复过程中，骨和钉子承受的负荷越多，才能更早更快地提高患肢的承载力。当骨折面出现骨痂时，患肢就可完全负重。术后第1、4、8和12周须摄X线平片。正常愈合的情况下，建议术后6和12个月进一步随访。若愈合，则静力交锁髓内钉可在术后18~24个月移除。否则，必须考虑动力化、松质骨移植、换钉等补

救治疗[4]。

　　优点：

　　● 只要交锁髓内钉能牢固地固定在主要骨折端的近端或远端，适应证可以扩大至所有类型骨折，并且骨折处于股骨的2/5与4/5之间

　　● 手术创伤较小

　　● 植入物易移除

　　缺点：需要使用适当的设备，如牵引架和其他复位设备（如上提及），外科医生需暴露于射线下。

　　并发症：

　　● 外科手术失败：不恰当或不正确的测量

导致股骨出现轴线偏离、旋转移位和缩短等差错

• 未按时跟踪随访，采用无效的补救措施，如不正确的动力化等导致缩短、二次轴线偏差、骨折延迟愈合等

• 插入过程中出现转子间不适

• 螺钉断裂：2%（图21.4）

• 钉杆断裂：1%（图21.5）

治愈率：98%

长伽玛钉和替代植入物［滑动钉，股骨近端钉（PFN），Fi钉等］（图21.6）

原理：在髓内钉基础上增加植入物，以更好维持股骨干轴线并确保颈干角处于正常范围。扩大钉子的近端直径，以能插入一个或两个螺钉为准，例如形成第二个H形或双T形，而钉子连接点无断裂风险。头颈部螺钉连接到钉杆前，应估算可能的滑动，以应对头颈部骨折近端的缩短。穿过股骨干的轴和近端的头颈螺钉和远端的交锁钉维持股骨的稳定性。

适应证：

• 转子下骨折

• 股骨粗隆间长骨折带

• 股骨干合并股骨粗隆间骨折

• 股骨干合并股骨颈骨折

• 转子下骨折不愈合或可能出现的骨折延迟愈合或植入失败

必备的器械，工具和植入物：

• 牵引架

• 两个图像增强设备

• 特殊敷料

• 骨钻及扩髓器

• 近端定位设备，以便插入头颈螺钉，螺

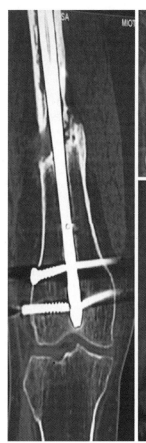
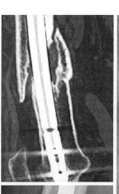
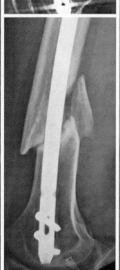
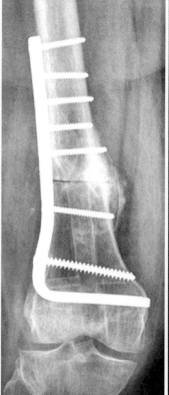
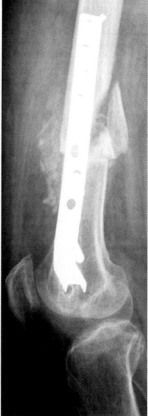

图21.4　髓内钉不稳定及内锁钉断裂致骨折断端不愈合，髁钢板补救治疗。

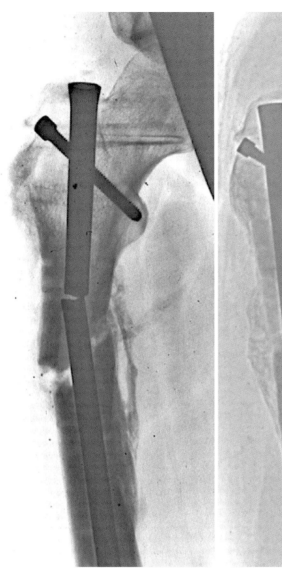
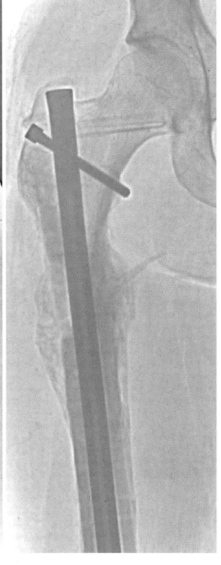

图21.5　股骨转子下骨不愈合：第一次髁钢板固定失败；第二次内锁髓内钉手术，髓内钉折断；外侧骨皮质坏死。补救措施：清除坏死组织，重新行内锁髓内钉固定术，并行松质骨移植。

钉或股骨近端植入物

　　●一套特殊的髓内钉：近端呈V形，角度在120°~140°，间隔5°，钉子长度在30~40cm之间，间隔2cm。考虑到股骨的轻度前屈特点，包括左右股骨干所用髓内钉。头部的螺钉长8~14cm，间隔5mm。

　　手术方法：

　　●在增强图像的正侧位引导下进闭合复位。

　　●用环扎术、钛丝或复位钳进行有限的切开复位和保护仅，用于特殊情况下：如肌肉断

裂不可避免或髋关节活动受限时[1]。

　　●选择合适的颈干角。

　　●在大转子顶部用骨钻打开骨髓腔。

　　●骨髓腔内径大于选用的髓内钉直径2mm。

　　●钉杆在定位装置下，经导丝引导插入骨髓腔。髓内钉远端指向踝骨并应达股骨干末端。如果髓内钉接近转子顶端，离股骨髁间窝的最小距离为1cm，则提示所选髓内钉长度适宜。

　　●移除导丝。

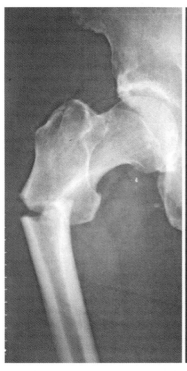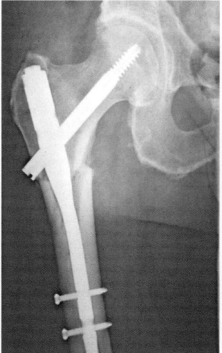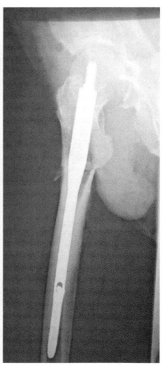

图21.6 股骨转子下骨折使用近端股骨钉。

- 切开皮肤、筋膜和肌肉,在定位装置下,插入导丝,前后位上看,导丝位于颈部中间靠尾部,轴向看,位于中间靠背部。导丝引导下插入头部螺钉,并确定头颈部植入物的长度。
- 为股骨干头颈部植入物准备空间。
- 通过定位设备将植入物插入到股骨头。
- 留置引流条后,近端分层缝合创面。
- 一个图像增强器撤出,另一个垂直于髓内钉轴的用来定位远端螺孔。经穿过皮肤、筋膜和肌肉的钻孔,测量长度后,将交锁螺钉置于螺孔内(现已研发出远端定位设备)。
- 缝合远端伤口;行最后一次X线摄片。

术后治疗:术后第二天,首次更换敷料并移除引流条。疼痛可耐受下动员患者进行首次负重,接着短期内逐渐平稳地增加负荷直到可以承受全身重量。在动员5天后、术后14天、6周、12周分别进行正侧位X线评估全部的植入物。术后12天拆线。植入物是否可完全移除需视情况而定。总之,术后18个月内不能移除植入物。

优点:
- 闭合的、损伤小的内固定术
- 保护骨折部分骨膜血供
- 愈合率较高

缺点:
- 精准复位难度大,尤其对未经闭合复位固定术专业训练的医生来说
- 较高的射线暴露

并发症:手术(固定术)失败会发生轴线偏离。开放性复位中常发生感染(3%)和骨折愈合障碍(3%)[7]。

治愈率:96%

21.5.2.5 股骨逆行髓内钉固定术

原理:所有固定术的变化(如扩髓或不扩髓),直行和逆行髓内钉固定术的主要区别仅在于插入点。目前,这一固定术所应用的定位设备的精确性是可以保证的。远端双重交锁是

在冠状面上横向进行。然后，在同一平面上(此情况下靠近身体中心)或根据植入物在冠状面和矢状面的插入点远端进行交锁钉插入。若使用了较短的钉子(24cm长)，可用定位设备确定内锁钉远端和近端的螺孔。

适应证：

• 股骨骨折伴肥胖，多发伤或多处骨折

• 无先前植入的髋关节假体松动，即骨折处离假体远端有一定距离

• 股骨髁上骨折

• 同侧股骨、胫骨骨折(图21.7)

必备的器械，工具和植入物：

• 图像增强器

• 复位中可能用到股骨髁上克氏针牵引或Müller牵引器

• 开髓器和扩髓器

• 逆行髓内钉插入所用的特殊的定位装置

• 一套长度在18~40cm之间钉杆，间隔2cm

手术方法：

• 从髌骨尖到可触及的髌韧带中间切一条4cm的切口。分开髌骨韧带，拉开髌骨下脂肪垫

• 在X引导下用图像增强器确定插入点。插入点位于滑车沟尾部髁间窝正上方，在X线侧位片上，延伸到髁间切迹顶部的前1/3和中间的1/3(Blumensat线)。全部插入点定位后，打开骨髓腔。

• 导线被插入到股骨主要碎片的近端和

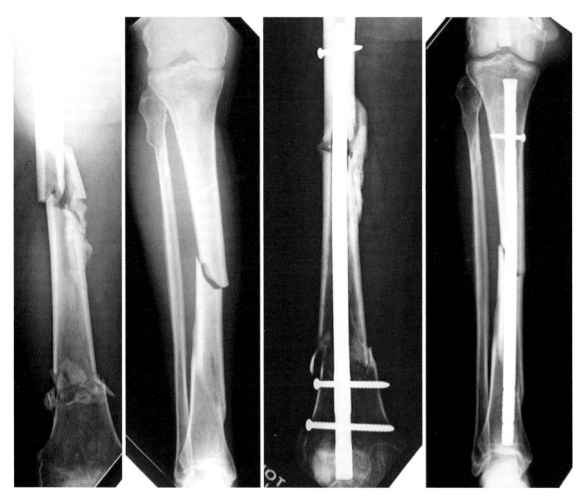

图21.7　股骨干骨折合并同侧胫骨骨折：股骨干内逆行髓内钉，胫骨内顺行髓内钉。

远端的骨髓腔内。

- 骨髓腔内径或切口大小由所用的较小直径的钉子决定。

- 选定合适的长度。为完全避免钉子只能达到骨干的中间，最好用较长的钉子，因为骨干中间的交锁孔会削弱骨质引起进一步骨折

- 移除导丝。

- 定位设备引导下，在近端和远端植入交锁钉，或徒手将髓内钉插入确定好的钉孔内。

- 膝关节灌洗，除去钻孔产生的碎屑

- 膝关节内放入引流条

- 缝合韧带

- 缝合皮肤

术后处理：务必预防下肢深静脉血栓的形成。术后第二天更换敷料。根据引流量多少，术后2~3天拔掉引流条。术后疼痛减轻时，在可耐受的疼痛范围内，持续增加膝关节运动的程度。术后12天拆线，碎片间出现骨痂之前不可承受任何负荷。X线随访术后第5天和第14天，第4、8、12周摄X片随访。术后12~18个月去除植入物。

优点：

- 不需特殊的定位设备。

- 只要定位设备可用，就可克服顺行髓内钉固定术对极度肥胖患者治疗上的限制。

缺点：

- 须打开膝关节。

- 通向膝关节的骨髓腔会引起关节积血。如果出现感染，膝关节将受累。

并发症：

- 首发和再次发生轴线偏离，双腿长度差异

- 关节积血

- 交锁部位近端或髓内钉顶端的骨折风险增加

- 远端方向的髓内钉移位（植入物间切割摩擦）

- 螺钉松动、断裂：6%

- 钉杆断裂：4%

- 增加膝关节不适

治愈率：92%。

21.5.2.6 钢板固定

原理：用螺钉把钢板固定于骨皮质外缘，从而将骨折碎片固定于钢板上，每两个主要碎片至少用三个螺钉固定。一般来说，为稳定股骨干，可采用两种技术方法纠正轴线偏离及缩短。

- 骨折片段复位；钢板固定股骨干，使骨折片段压缩并恢复骨的承载力。

- 纠正主要骨折段的轴线和长度；用角度稳定的螺钉固定钢板。最后，通过使用传统螺钉或角度稳定的螺钉，根据钉的位置，穿过钢板孔或近钢板处，使一些较大的中间片段达到稳定。

指征：股骨干骨折钢板固定非首选治疗方案。然而，如果在骨骼重建过程中暴露很大，须考虑这个方法。尽管如此，游走性骨折是钢板固定的指征，尤其是在全髋关节置换术后（图21.8），股骨干无松动的患者。

最后，钢板固定可作为延迟愈合和股骨干骨折不愈合的补救措施（图21.9）。

所需器械，工具和植入物：

- 软质工具

- 复位工具

- 复位用图像增强器

- 一套钢板

- 一套螺钉

- 调整钢板的工具

- 复位用牵引器或牵引架

手术方法：有侧卧位或仰卧位两种类型。由外侧进入患者股骨干，尽量保存中间骨折片段的骨膜，在肌肉与骨膜连接的情况下，暴露骨折部位。由远端向近端或由近及远，进行骨的重建复位。必要时可暂时拼接，用螺钉固定和复位。选择合适的钢板宽度，再根据情况校准及调整。为保证两个主要骨折段能用三个螺钉（远端及近端的六个位置上）连接固定，钢板

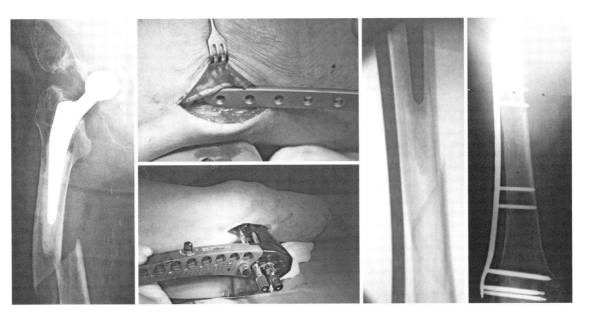

图21.8 假体周围骨折：经皮使用微创稳定系统(LISS)固定术。

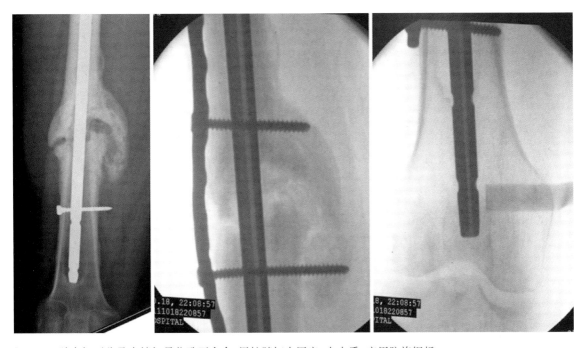

图21.9 髓内钉不稳及内锁钉异位致不愈合，用扩髓钉内固定，去皮质，应用防旋钢板。

必须足够长。

位于边缘部位（靠近髋关节或膝关节）的骨折可能很难用简单的普通钢板固定。由于短骨折段对应长骨折段，导致螺钉在机械性上存在缺陷，如松动或脱落，从而存在植入失败的风险(图21.10)。干骺端和骨干的骨力学性能的差异也起决定性作用。为弥补这些缺陷，已开发出特殊钢板系统(图21.11)，这种钢板大部分符合骨的解剖特性并且通常需要特殊的系统。植入前，外科医生必须详细阅读使用说

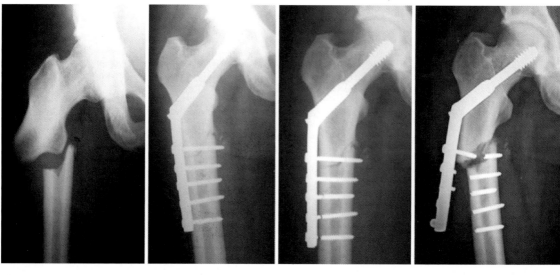

图21.10 内锁钉不稳定及治疗理念失误所致股骨转子下不愈合和固定失败。

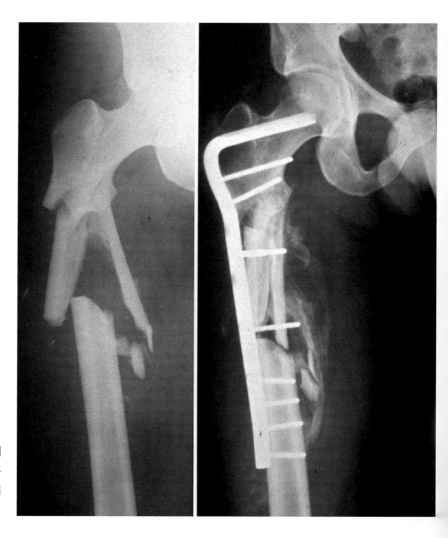

图21.11 严重的胸部创伤合并多发伤患者被忽略的转子下粉碎性骨折,用髁钢板固定。

明书,因为,尽管特征类似,但是须选不同的植入物或辅助工具。因此,即使最具天赋的外科医生也要严格执行专业标准。否则,错误的植入方法会引起无法挽回的失误和失败。

MIPO或MIPPO方法:微创经皮钢板内固定术是在牵引器和助手的牵连下对骨折部位进行间接复位。在股骨干近端或远端肌间隔前切开5~7cm的切口。在股外侧肌分离出足够的空间来放置钢板(设计的长度和预设的模型)。植入物从远侧插入并与骨质紧密相接。有时根据软组织的厚度和骨折的部位,选择从其他地方插入,如近侧。经过主要骨折段和中间的孔应使用经皮手术法(穿过皮肤和筋膜,用骨锉钝性分离肌肉,定位钢板孔,插入带套管的钻头,选择使用普通螺钉或方头螺钉后,定位钻头的方向,插入螺钉)。

经皮钢板固定术尤其适用于角度稳定的钢板系统,因为螺钉通过螺纹和钢板交锁(例如:LCP即锁定加压钢板,LISS即微创稳定系统)。在钢板的选择、调整和定位套管系统等特殊要求下,确定钢板上各螺孔。根据绝对或相对稳定性的原则选择螺钉,根据准备工具和术前规划选择螺钉的长度和类型(单或双,传统螺钉和加压螺钉)。图像增强器(可以估计钢板长度、轴向和调整钢板)为手术进行提供不可缺少的作用,尤其是经皮操作固定术。

针对明显的区域粉碎性骨折和骨折延迟愈合的病例,须采取局部措施来促进骨折的愈合。局部血管和稳固性的分析为合理评估并消除这种特殊骨折愈合障碍提供依据。假定有足够的稳定性,可及时进行松质骨移植。

优点:尽管这种方法可以用于所有骨折类型,但需必备标准设备。

缺点:

● 须频繁使用特殊的复位设备如牵引器、外固定器或牵引架。

● 手术时须摄X线片,否则,须行开放手术来评估植入物位置正确与否。

● 复位时和拼接骨折段时易损伤骨折段的血供。

● 钢板引起骨膜循环障碍和骨折段的暴露可致骨折延迟愈合、增加感染风险。

● 形态学角度来看,接近钢板部分的骨发生不可逆损坏。一方面,骨血供的减少致骨代谢缓慢。另一方面,钢板所引起的负荷传递到骨面时,产生机械性保护机制("应力保护")。因此,去除钢板后,形成一种适当的骨再生过程(重塑)。在此期间,已经愈合的骨有再次骨折的风险。

● 解剖上的植入固定术和专门的钢板系统不符合传统的钢板植入固定术的标准。因此,术前规划和准确掌握手术步骤是至关重要的。

并发症:

● 感染:3%

● 骨折延迟愈合:15%

● 假关节:5%(图21.12)

● 再次骨折:6%

治愈率:94%。

21.5.2.7 外固定法

原理:采用一套经皮的针、部分螺钉或克氏针穿过软组织(皮肤表面)达到对骨折部分进行固定的目的。股骨的主要骨折段被夹在两个不同层面和高度,并与骨折部分保持适当的距离;针或环形物经杆连接,并尽可能贴近皮肤表面。此外,股骨的长度和轴线方向应符合解剖特点。

适应证:

● 严重开放性骨折,尤其是软组织受损严重或怀疑覆盖在骨表面的滋养软组织不可再生

● 骨折合并感染

● 纠正股骨的轴线和长度,骨痂延长术(Ilizarov)

● 临时骨折固定或骨折合并多发伤时控制骨折病情

● 儿童骨折尤其是缩短性骨折 (图21.13

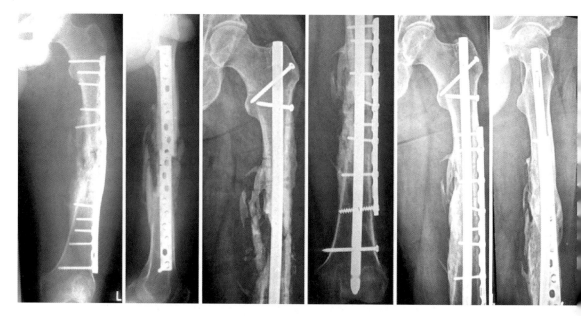

图21.12 严重开放性股骨骨折钢板断裂,内锁髓内钉重新固定;旋转不稳定与移位,去除远端第二个内锁钉,用防旋钢板增强促进骨愈合。

和图21.14)

所需器械,工具和植入物:

- 系统必备:

　·Schanz螺钉、Steinmann钉、不同长度的杆或管,连接杆和钉或杆和杆间的插入物

　·克氏针、不同直径的环、杆和连接杆和环的插入物

　·上述物品使用Hybrid支架系统连接

- X线定位监视器(C臂)

- 必要时用牵引架

手术方法:

- 急救护理

- 补救措施

优点:不影响骨的血供。可降低急性或慢性骨炎或骨髓炎等感染的风险,因为没有采用易使菌群聚集的植入物。在急性和不常见的情况下可快速安放外固定器是其独有优点。此外,塑料髓内钉适用于儿童的股骨骨折。容易矫正轴线和钉的位置。

缺点和并发症:

- 由于重建或对比来说过度要求各个系统的坚固在稳定性上的缺陷。

- 运动时由于皮肤、筋膜、肌肉的摩擦,导致软组织 (尤其是股骨上软组织丰富的区域) 和钉或金属丝摩擦,使钉子易被感染。

- 感染或机械上的原因导致钉子松动。

- 骨折延迟愈合机率增加,部分原因是损伤本身局部血管的刺激和稳定性的缺乏和促进或抑制骨折段间的生长。

- 假关节发生率较高。

- 穿着不适。

- 钉子的固定使软组织持续粘连于骨膜和骨,致使髋关节暂时和经常性制动,但主要是膝关节受累。

- 须频繁调整和额外介入治疗。

治愈率:90%。

21.6 鉴别诊断

股骨干骨折多由强大暴力所致。如果骨折和所受的暴力之间不一致, 怀疑病理性骨折,即基于骨代谢障碍、药物相关副作用、感染、癌症和其他因素所致的骨机能障碍。骨折尤其是股骨骨折的诊断主要在于是否规则、可解释或

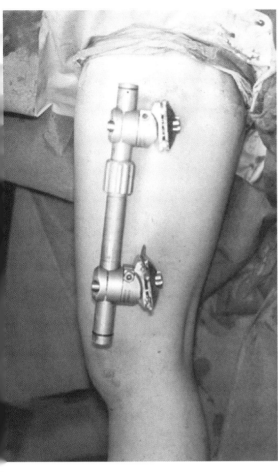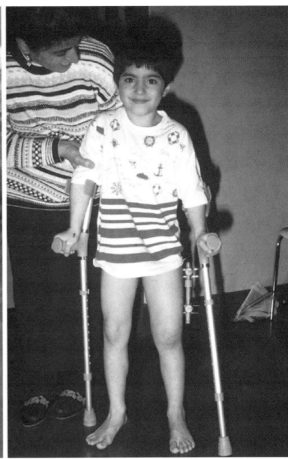

图21.13　外固定治疗的股骨干骨折患儿。

是否为病理性骨折。清晰的正侧位X线(最终在射线的介入下完成)、CT平扫,特别是MRI检查,有助于解释这方面的问题。然而,影像学检查对于目前的鉴别诊断仅为次要因素。

21.7　预后和手术原则

在恢复方面,股骨干骨折预后好。抢救措施取决于失血程度(休克,器官衰竭)、多发伤情况下骨髓腔内容物是否进入循环系统(脂肪栓塞综合征),以及这些情况下对重要脏器和内脏系统的影响。了解相关的治疗指南——手术指征、手术操作标准、手术时间、方法和植入物的选择、对每类骨折的特点及合并创伤间的相互作用的分析及研究——是手术成功的秘诀,对于取得最佳预后也是至关重要的。后续治疗也可影响手术效果,应为患者提供X线随访和康复锻炼。

- 正确的诊断
- 正确查明合并损伤和副作用
- 正确选择手术时机
- 正确选择治疗方法和植入物
- 单纯股骨骨折:正确选择最初和最终的治疗措施
- 在多发伤的患者中,正确应用骨科损伤控制,包括正确规划,必要时治疗理念的改变[5]
- 正确的后续治疗,观察自愈过程,及时辨别愈合障碍,一旦发生,采取各种措施补救(表21.1和表21.2)

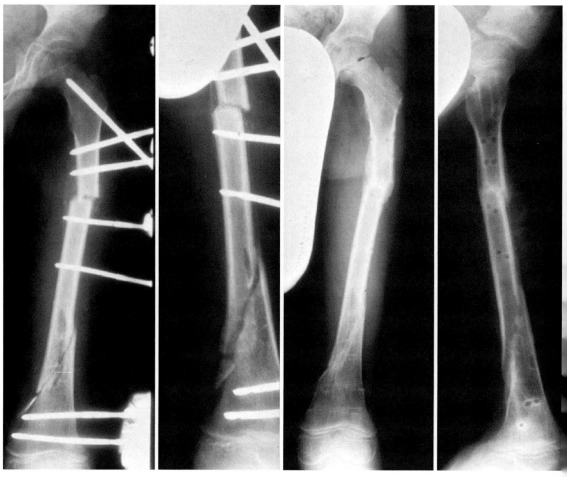

图21.14　青少年股骨干骨折内固定术后愈合。

21.8　股骨骨折合并多发伤

　　70%的多发伤患者存在肢体骨折。其中最常见长骨骨折就是股骨骨折。胸部损伤发生率大于80%，颅脑损伤在70%，腹部损伤在65%。

　　创伤对机体重要功能影响的严重程度，是否对生命有直接或间接威胁，决定患者的预后。

　　入院时缺氧、循环衰竭和内环境紊乱、多脏器休克或单个脏器功能衰竭或多脏器衰竭是极度危险的迹象。虽然，伴随的股骨骨折会影响诊断，但在上述情况下其重要性可忽略。骨折的治疗目的在于减轻或消除痛苦。

　　下一步是插管、引流、中央静脉置管以监测及补充体液量，客观评价循环系统(收缩压>

100mmHg，脉搏<100次/分，心律齐，尿量>50mL/h)。

　　同时须保证良好气体交换和循环稳定，结合系统的体格检查和影像学检查判断完整的损伤模式。

　　治疗原则取决于重要参数的评估，如肺功能(即外周氧含量)和循环系统(血压、脉搏、细胞压积、血凝、尿常规、体温、颅内压)。

　　目的是消除因骨折段运动对周围组织刺激所产生的疼痛。若患者达到"稳态"(血流动力学上稳定、无器官功能障碍、无需用儿茶酚胺类药物、已确诊)，可免受首次骨折内固定术或初级全身护理(PTC)中的风险。然而，首次用外固定器的患者如果有任何不确定因素出现，应避免出现缺氧、低体温、脂肪栓塞、急性呼吸

表21.1 使用骨接合术的方法或者内植物的指征

骨接合术的类型	转子下骨折							
	闭合性骨折				开放性骨折			
	G I	G II	G III	G IV	O I	O II	O III	O IV
外固定法	-/+	-/+	-/+	-/+	-/+	-/+	++	+++
扩髓内锁定法	-/+	-/+	-/+	-/+	-/+	-/+	-/+*	-/+*
不扩髓内锁定法	-	-	-	-	-	-	-	-
长伽马钉(特殊内植物)	+++	+++	+++	+++	+++	+++	+++*	++*
长钢板动力髋螺钉	++	++	++	++*	++	++	+*	+*
近端动力髋螺钉	++	++	++	++*	++	++	+*	+*
近端髁钢板	+	+	+	+	+	+	+*	+*++
转子上加压锁定钢板	+	+	+	+*	+	+	+*	+*

—不适用,—/+单一适用,特殊病例,+适用,++较适用,+++最适用,* 骨和内植物上覆盖有关键的软组织时优先选择

表21.2 使用骨接合术的方法或者内植物的指征

骨接合术的类型	骨干骨折							
	闭合性骨折				开放性骨折			
	G I	G II	G III	G IV	O I	O II	O III	O IV
外固定法	-	-	+	++			++	+++
髓内钉(Küntscher)	+	+	+	+	+	-	-	-
扩髓内锁定法	+++	+++	+++	++	+++	++	+*	-/+*
不扩髓内锁定法	-/+	-/+	++	+++*	-/+	-/+	++*	+++*
长伽马钉(特殊内植物)	+	+	+++	+++	+++	++*	++*	-/+*
长钢板动力髋螺钉	+	+	+*	+*			+*	-/+*
近端动力髋螺钉	+	+	+*	+*			+*	-/+*
锁定接骨板,有限接触动力加压钢板	++	++	++	+*	++	++	+*	-/+*
微创接骨板技术(MIPO)	+	+	+	-/+*	+	+	+*	+*
远端动力加压钢板	-/+	-/+	-/+	-/+*	-/+	-/+	-/+*	-/+*
远端的髁钢板	-/+	-/+	-/+	-/+*	-/+	-/+	-/+*	-/+*
微创内固定系统	-/+	-/+	-/+	-/+*	-/+	-/+	-/+*	-/+*

—不适用,—/+单一适用,特殊病例,+适用,++较适用,+++最适用,* 骨和内植物上覆盖有关键的软组织时优先选择

窘迫综合征、单个器官和多器官衰竭等,并遵循骨科伤害控制的原则(DCOS),患者病情稳定后行骨科缝合术[3,5,8,18](图21.15)(表21.3)。

21.9 病理性股骨骨折

这里提出一个具体问题。对于高度怀疑病理性骨折的患者,了解既往病史及最初检查结果并坚持最初的诊断是非常重要的。若发现内脏转移,须进一步检查以区分单个或多处转移。此外,必须确定原发肿瘤类型及治疗情况,结合患者健康状态,对患者预后进行评估(表21.4)。

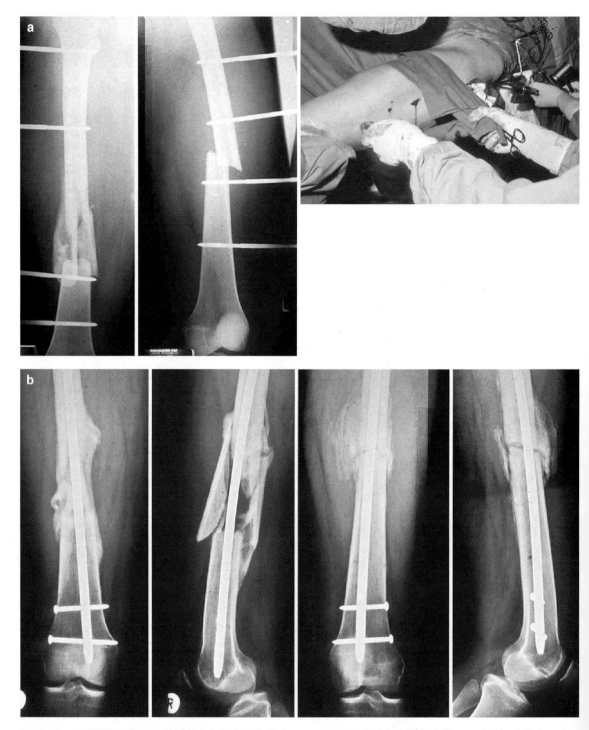

图21.15　双侧股骨干骨折合并腹部出血的多发伤患者：(**a**)双侧股骨外固定术稳定病情，ICU 恢复，于伤后 6 天行髓内钉固定术；(**b**)双侧骨折面愈合良好。(见彩插)

表21.3 多发伤中股骨干骨折的护理原则

心肺功能稳定可完善所需确诊检查	肺功能和循环系统易稳定,确诊检查部分可行					呼吸机维持正常气体交换,循环系统不稳定,延迟确诊检查,急诊手术止血		正常气体交换难以维持,循环系统不稳,危重
体腔无急诊手术指征	无急诊手术介入止血指征		患者需要固定,须行急性体腔修正术		急性腔内手术指征,评估示循环系统不稳定,无疑须知须稳定,临近器官疑衰竭	稳定通气和可行,腔内损伤修复不能,损伤控制手术(DCS)	稳定仅于急救措施可行时,如心包填塞	通气和循环系统改善不能,不可修复的器官衰竭,停止进一步确诊检查
股骨干骨折择期手术	病情稳定-股骨干骨折择期手术	病情不允许时—DCOS—可行外固定(第二种治疗方法)	股骨干骨折择期手术治疗后可稳定病情	病情未明确—DCOS—可行外固定(第二种治疗方法)	DCOS可行外固定进一步稳定病情	进一步完善确诊检查—DCOS外固定以更改治疗方法	延迟确诊检查—DCOS—外固定,待病情发展做进一步治疗	复位,ICU

DCOS:骨科损伤控制

表21.4　病理性股骨干骨折的护理原则

	良性损伤	单一转移	多发转移	病理性骨折合并单一转移	病理性骨折合并多发转移	恶性骨肿瘤
切开术	需	需	不需，特别情况下需要	肿瘤学标准决定	不需	确诊后再决定
填充物	常规不用	有可能	有可能	骨接合术范围内	骨接合术范围内	暂时？特定情况？
放钢板	危险的骨折	危险的骨折	特殊情况下	指定情况下	常规	恢复后
内锁钉	特殊情况下	0	危险的骨折	特殊情况下使用	常规	特殊情况如合并移位
外固定	0	0	0	特殊情况下使用	特殊情况下使用	特殊情况下使用
肿瘤修复	?	由适应证，位置，首发肿瘤类型决定	如果条件允许，仅转移到一个股骨是可考虑股骨置换(？)，前提条件是内脏和骨骼的诊断明确	肿瘤学治疗原则	可能存在例外，若转移部位在一侧股骨且另一侧不可能形成	确诊和化疗后
同种异体移植	有可能	不	不	不	不	有可能
截肢术	不	特殊情况下，不能进行骨接合术，其他方法不能缓解疼痛	特殊情况下，不能进行骨接合术，其他方法不能缓解疼痛	特殊情况下，技术上不支持骨接合术，其他方法不能缓解疼痛	特殊情况下，不能进行骨接合术，其他方法不能缓解疼痛	对化疗不敏感的肿瘤，存在持续性骨折并且不能明确肿瘤类型
个性化治疗	肿瘤学团队，专家	已知的首发肿瘤：常规，对原发肿瘤进行治疗；否则寻找原发肿瘤，否则需病理活检明确肿瘤类型	常规，对原发肿瘤进行治疗	常规，最好联系肿瘤学专家协助治疗	常规	专家，肿瘤学团队

（续表）

项目						
治疗策略	诊断明确，去除肿瘤，自体或者异体移植重建骨骼系统	明确诊断；系统化疗，局部刺激疗法。放疗，预防病理性骨折	针对股骨和或骨骼的其他部分，预防性使用骨连接术	肿瘤是否有可能治愈？切开，局部预防，例如酚类治疗，缺损的重建	通过切除转移部位稳定病理性骨折	使用 CT、MRI、活检、化疗，肿瘤部位包括软组织的整块切除，缺损处替换，肿瘤细胞敏感性的确定
治疗目的	防止再发，肢体长度，轴向的纠正和功能的恢复	只要存在原发肿瘤和可靠的检查结果，根据肿瘤学标准，再次切开和重建	抑制肿瘤生长，消除或减轻疼痛	成功治疗，下肢功能改善	下肢功能满足日常生活需要	成功治疗，下肢功能良好
预后	好	取决于原发肿瘤和最初的治疗	取决于原发肿瘤和最初的治疗	取决于原发肿瘤和最初的治疗及当地手术质量和骨折的治疗情况		取决于组织学的诊断，治疗措施和团队的质量，肿瘤对化疗的敏感性，患者的服从性

参考文献

1. Akhtar S (2009) Fat embolism. Anesthesiol Clin 27 (3): 533–550

2. Asensio JA, Kuncir EJ, Garcia Nunez LM, Petrone P (2006) Femoral vessel injuries: analysis of factors predictive of outcomes. J Am Coll Surg 203 (4):512–520

3. Attal R, Blauth M (2010) Unreamed intramedullary nailing. [GER]. Orthopade 39(2):182–191

4. Bhandari M, Schemitsch EH (2002) Bone formation following intramedullary femoral reaming is decreased by indomethacin and antibodies to insulin–like growth factors. J Orthop Trauma 16(10):717–722

5. Bhandari M, Zlowodzki M, Tornetta P 3rd, Schmidt A, Templeman DC (2005) Intramedullary nailing following external fi xation in femoral and tibial shaft fractures. J Orthop Trauma 19(2):140–144

6. B.hler L (1941) Technik der Knochenbruchbehandlung im Kriege und im Frieden, 7th edn. Maudrich, Wien

7. Boyer ML, Haidukewych GJ, Torchia ME (2003) Intramedullary fi xation of diaphyseal femoral fractures in elderly patients: analysis of outcomes and complications. Am J Orthop (Belle Mead NJ) 32(1):42–45

8. Broos PL, Reynders P (2002) The use of the unreamed AO femoral intramedullary nail with spiral blade in nonpathologic fractures of the femur: experiences with eighty consecutive cases. J Orthop Trauma 16(3):150–154

9. Giannoudis PV, Papakostidis C, Roberts C (2006) A review of the management of open fractures of the tibia and femur. J Bone Joint Surg Br 88(3):281–289

10. Giannoudis PV, Pountos I, Morley J, Perry S, Tarkin HI, Pape HC (2008) Growth factor release following femoral nailing. Bone 42(4):751–757

11. Giannoudis PV, Tzioupis C, Pape HC (2006) Fat embolism: the reaming controversy. Injury 37(Suppl 4):S50–S58

12. Klemm K, Schellmann WD (1976) Die Verriegelungsnagelung. Akt Traumatol 6:377–380

13. Küntscher G (1950) Die Marknagelung. Saenger, Berlin

14. Küntscher G (1965) Intramedullary surgical technique and ist place in orthopaedic surgery. My present concept. J Bone Joint Surg Am 47:809–818

15. Küntscher G (1968) Die Marknagelung des Trümmerbruches. Langenbecks Arch Chir 322:1063–1069

16. Müller ME, Nazarian S, Koch P, Schatzker J (1990) The comprehensive classifi cation of fractures of long bones. Springer, Berlin

17. Stübig T, Mommsen P, Krettek C, Probst C, Frink M, Zeckey C, Andruszkow H, Hildebrand F (2010) Comparison of early total care (ETC) and damage control orthopedics (DCO) in the treatment of multiple trauma with femoral shaft fractures: benefi t and costs. [GER]. Unfallchirurg 113(11):923–930

18. Zalavras C, Velmahos GC, Chan L, Demetriades D, Patzakis MJ (2005) Risk factors for respiratory failure following femoral fractures: the role of multiple intramedullary nailing. Injury 36(6):751–75

第 22 章　股骨远端骨折

Arne Berner and Michael Schütz

22.1　简介

股骨远端骨折是严重的创伤,也是矫形和创伤外科医生的临床挑战。它主要发生于受高能量损伤的年轻患者和有骨质疏松的低能量损伤的老年患者。股骨远端骨折在所有骨折中占的比例为6%~7%,发病率为12/100 000[1]。

在过去的十年里,股骨远端骨折的治疗方法已经有了很大变化。过去手术治疗的主要目的是追求关节和干骺端的高稳定性和解剖复位。该治疗通过扩大手术区域取得了成功,但是也伴随过度剥离骨膜的不利因素。手术用许多方头螺钉来达到高稳定性。后来发现手术显露过多,导致骨折区的血液减少,从而引起愈合延迟或者不愈合。在20世纪90年代中期,干骺端粉碎性骨折和轴向骨折不需要绝对稳定性的理念逐渐被接受,只要解剖对齐、旋转、长度保持正确,内固定构造的灵活性有利于骨折良好愈合就达到目的。运用生物板技术来确保初次复位后的骨折血供不再是必须的[2-3]。软组织的处理和骨折片的血供恢复再次引起重视,促进了一些新的植入物的发展,这些植入物通过微创介入技术来实现对股骨远端骨折的治疗[4-6]。预弯的锁定钢板作为髓腔外夹板或者逆行髓内针作为髓腔夹板技术,避免了干骺端骨折区的直接暴露。实验证明"生物效应"越大,医源性血液循环紊乱就越少[7],从而减少骨骼活性的破坏,更早形成骨折块的组织桥[2,8-11]。

22.2　病因

年轻男性股骨远端骨折多在交通事故相关的多发伤的背景下发生(超过50%的股骨远端骨折发生在这个年龄段)[12-13]。骨折是由膝关节屈曲时直接暴力引起的,伴随躯干和颅骨骨折的也很常见。根据文献报道和观察,一些患者有伴随损伤,例如在所有的病例中,膝盖骨骨折占10%~15%,膝关节韧带不稳定占20%~30%,同侧腿多发骨损伤占20%~25%。

"漂浮膝"是损伤的一种特殊形式。它是股骨远端骨折与胫骨近端骨折的结合,在股骨远端骨折中占5%[12-13]。伴随相关血管或神经损伤虽然很少见,但需要排查。一种常见的发生在汽车事故中的病原学机制就是所谓的"挡泥板损伤",在这种情况下,由于膝关节受到撞击,导致股骨髁状突之间的髌骨被压缩成楔形。这解释了股骨远端关节骨折和膝关节骨折的一致性。当创伤沿纵轴发生且下肢充分外展时,胫骨干将会与髁状突分离,导致股骨髁上骨折。少数高处坠落伤也可导致此类骨折。

第二个发病高峰是在60~75岁之间的老年女性。超过85岁的老年人股骨远端骨折的发生率增加到170/100 000[14]。低能量损伤是这个人群中事故发生的主要原因。骨质疏松是骨折的根本原因。

22.3 诊断

多数股骨远端骨折在临床上都可以诊断出来。系统的临床检查包括血管和感觉运动状态检查。如果下肢血管状态不确定,可以首先用多普勒超生检查获取更多信息。在有明显血管损伤的紧急状况下,可以在手术室行血管造影,不会严重耽误手术进程。在患肢没有紧急危险和血管损伤不明显的情况下,应该行常规的血管造影。为避免不必要的疼痛、骨折错位和血管神经损伤,在最初诊断过程中,膝关节稳定性检查容易被忽略,但骨折复位后应检查膝关节的稳定性。

初步临床检查做完后,放射学诊断包括股骨全长正、侧位X线片和股骨远端的X线片。在骨折两个平面的常规X射线检查,有时仅需要拍股骨远端的X线片。对于关节内骨折,增加膝关节两个方位的X线照射是必要的,尤其在没有计算机断层扫面情况下更有用。

对于关节内骨折,为制定手术方案,通常行两个和三个空间CT重建。MRI检查的指示包括诊断膝关节韧带组织损伤,或者确定关节内骨折(不仅仅是单髁骨折)。

为确定进一步治疗方案,严重的软组织损伤和其他损伤是确定治疗方案的决定因素,包括治疗时间和方法。在开放性骨折伴软组织损伤时,应该考虑开放性骨折处理的原则,通常需要行二期手术。此外,也需要警惕骨筋膜室综合征,必须仔细观察,必要时及时进行处理。

22.4 分型

股骨远端骨折存在各种不同的分型系统,但是在过去几年里AO分型已经被广泛使用,并应用于临床、教育和研究领域。AO分型的优点是能够精确反映骨折类型和对治疗方案及预后的预测[15-16]。五种数字字母代码基于对骨折多方面的评估,包括骨折的位置和类型。骨折分型包括关节外骨折(A型),单髁骨折(B型),双髁骨折(C型)。从A型到C型,预后随着骨折严重程度的增加而越来越差。

22.5 股骨远端骨折治疗方案

22.5.1 非手术治疗

大多数股骨远端骨折进行手术治疗的目的是为追求可靠的临床疗效。股骨远端骨折的保守治疗在成人中较为少见,仅仅用于一些没有发生错位的、有严重骨质疏松或者对常规麻醉反应有高风险的患者。

22.5.2 手术治疗

股骨远端骨折的手术治疗要求很高,并且需要很熟练地理解股骨远端解剖结构。应该仔细考虑手术时机的决定,取决于患者的临床状态和外科医生的能力。对于复杂的病例,在制定明确的手术方案时,外固定器的连接可以很好地提供骨折暂时的稳定性。

在选择手术方案的过程中,外科医生受很多因素的影响,例如骨折类型、伴随损伤、骨骼质量、外科医生的经验和他们团队的力量,以及逻辑思维能力。术前计划必须遵循恰当的选择方案、植入物的选择和骨折特征的理解。

各种植入物对股骨远端骨折的外科治疗是有用的。然而,不管用何种手术技术和植入物,治疗的目标总是相同的,旨在实现关节面的解剖复位和稳定的矫正轴向对线、旋转和股骨干连接块的长度,尽早实现患肢的功能恢复和非石膏治疗。

股骨远端关节外骨折可以用髓外或者髓内植入物治疗。在这两个过程中,骨折通过微创介入技术达到间接复位和稳定。部分关节内骨折通常用螺钉固定,偶尔需要额外的支撑钢板。单纯关节内骨折可以用髓外固定和髓内固定治疗,但是研究证明复杂的C3型骨折更适合髓外装置,尤其是锁定钢板。决定用哪种技术的关键在于植入物可以安全地植入远端骨折块和准确的范围,外科医生的选择取决于他们的手术经验。

22.5.2.1 进入股骨远端的途径

进入股骨远端的途径基于骨折的形式和软组织损害程度。在开放性骨折中,必须适当清除伤口,防止更多软组织损伤和减少组织桥可能成为该途径的一部分。

该途径必须服务于目标的定位,确保关节内骨折可在直视下复位以及应用的植入物稳定固定。

进入股骨远端的侧面途径

对于关节外侧骨折,进入股骨远端的侧面途径通常运用髓外装置,不需要暴露关节。用这种方法,一个大约8~10cm长的外侧皮肤切口开始于胫骨结节。切开阔筋膜,轻轻地拨开骨外侧肌从而到达股骨的外侧。关节外骨折不需要打开关节腔,但是股骨髁状突的前面的充分显露和触诊有助于钢板的放置,切口内的血管必须被结扎。

经髌骨途径

经髌骨途径可以用于所有发生移位的股骨远端骨折,为关节面提供了很好的视野。皮肤切口位于髌骨的侧面,沿着股四头肌肌腱纵轴范围和关节腔切开,为确保关节最佳的视野,髌骨可以向中间脱位。该入路可以把钢板放于股骨的外侧。

逆行途径

在髌骨下极的末端切开大约3cm的纵形皮肤切口,直接到达髌韧带。髌韧带的轻微缩回使导丝插入到股骨远端。必须注意保护一些重要的解剖结构(如后交叉韧带),插入导丝必须谨慎。在X线监视下,导丝应该沿着股骨轴线的腹侧髁间切迹的头端下方插入。

22.5.2.2 患者体位

在很多情况下,在手术期间,患者仰卧位躺在射线可以透过的手术台上,完成髋关节到小腿的射线成像。对侧腿的长度和旋转应检查,从而在手术过程中确保患侧腿的正确长度和旋转。消毒范围要大,铺巾允许自由移动,完成股骨到髋关节的手术区域的暴露,尤其是在用更长的钢板时。膝盖下面也需要铺无菌巾,这样可以允许膝关节弯曲大约(45°),有助于骨折段端的复位(为了消除腓肠肌的紧张,可以把骨折的末端向后弯曲)。

22.5.2.3 股骨远端骨折的固定

外固定

外固定较少在股骨远端骨折应用。在多数情况下,外固定器是严重创伤患者的初级治疗手段,由于患者伴随其他损伤,所以不能实现明确的固定。其他原因包括骨折的复杂性和软组织损伤的严重性。有血管损伤的骨折需要手术治疗,快速安装固定器使血管及时修复,不影响血管再生。外固定的优点是手术创伤比较小,手术时间短并且安装简单,个别情况下可于常规手术室外完成。外固定装置的缺点是可能针孔感染,偶尔也会延迟二期手术。外固定在治疗股骨远端骨折中占主导地位,外固定的连接桥装置取决于末端骨折块的大小。对于单纯的股骨稳定性骨折,两个Schanz螺钉安装在远端骨折段。但是在远端骨折端安装Schanz螺钉需要严格无菌操作,预防针孔感染。此外,股骨远端骨折的常规固定是经过植入胫骨的Schanz螺钉(图22.1)。

螺钉固定

螺钉固定是伴有髁状突骨折(B型骨折)的理想治疗方案。然而,在有骨质疏松的老年人复杂骨折中,单纯螺钉固定是不够的,在这种情况下,增加钢板固定的方法是稳定和支撑髁状突所必须的。

钢板固定

股骨远端骨折的钢板固定法可以用于关节外和关节内骨折。钢板插入的手术途径取决于关节骨折是否需要切开固定。在关节外骨折和伴随关节受累的骨折中,外侧入路可作为首

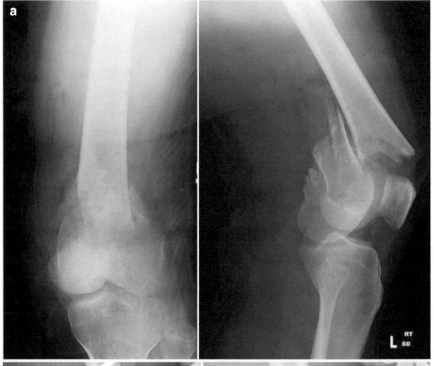

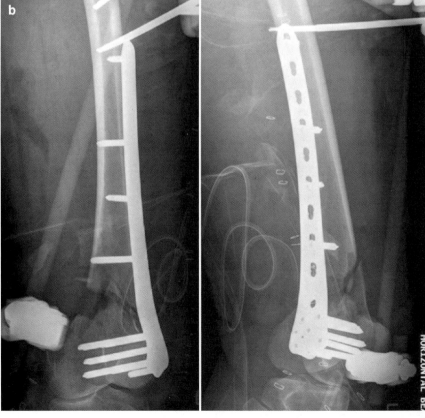

图22.1 （**a**）患者,女性,47岁, 被两辆小汽车撞伤,左侧股骨粉碎性骨折(IIIb开放性骨折,33.A3伴随骨量减少)。第一天,清洗伤口和膝关节外固定。(**b**)第三天,进一步清创,切开复位,侧面锁定钢板内固定(LISS)。中间伤口部分闭合,使用真空闭合引流。Ex-5被用于伤口移植皮肤后的再次愈合的最后。7个月后,患者进行RIA系统移植(从对侧股骨移植)来弥补骨骼的缺陷,联合股四头肌粘连松解术。(**c**)18个月后,X线显示骨质缺陷已经弥补,通过伸展和固定0/0/110°度实现临床功能的恢复。

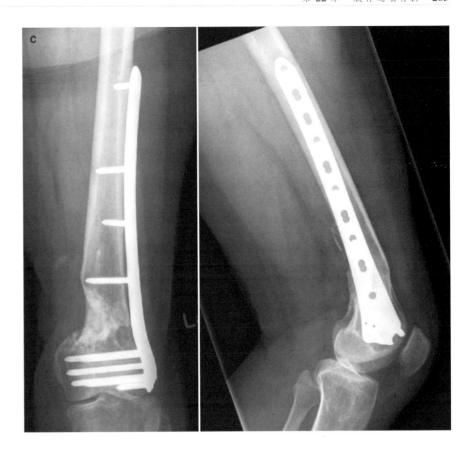

图22.1 （续）

选。直视下复位，大的骨折块可以用Kirxchner导丝复位。尤其有很多骨折块的A3型骨折，暂时使用外固定器，沿轴线矫正错位，控制旋转也是需要的。对于错位的关节内骨折，建议用髌骨途径确保关节的最佳手术视野。

关节重建大多是用独立的3.5mm方头螺钉固定，或简单的关节内骨折偶尔用大空心螺钉。使用较稳定的植入物如髁钢板、动力髁螺钉（DCS），或锁定钢板等可以较好地实现干骺端骨折牵引的稳定性。该项技术要求较高，需要一种侵入性插入技术，并且DCS植入须大量剥除远端骨的骨膜。

锁定钢板较DSC在治疗股骨远端骨折时更容易处理，这些相对优势的板块有多个角度固定螺钉，提供了良好的稳定性，尤其是在更复杂的骨折类型或骨质疏松的结构模式中。大多数的锁定钢板可与插入导管联合应用，允许使用干骺端片段闭合间接复位的微创外科技术。

相较DCS和钢板，锁定钢板的优点是破坏血运较少，有利于股骨远端骨折的愈合。

锁定钢板（内固定器）

锁定钢板有着与传统钢板原理不同的角稳定系统。其优点在于具有永久的角稳定性，低风险的螺钉松动，减少二次复位造成的损失。而且锁定机制促进了微创外科手术和皮质灌注的保存，而在板下不使用压缩荷载。角稳定性是由螺钉头和钢板孔之间精确拟合的螺纹连接所保证的[17-19]。

传统钢板内固定的稳定性是板块摩擦所产生的。摩擦力取决于板压力的摩擦系数，它是由作用在轴向方向的螺旋力引起的。因此，在轴向牵引传统钢板固定时，会产生骨的交叉负载和螺钉上的纵应力。使用锁定钢板时，纵向力通过角螺钉转化为对骨骼的剪切力，而不再需要配合摩擦。结果是，大多数的皮质血流量保持原状。这个概念是骨纵向应力[20]。

专门开发的锁定钢板系统，结合其角稳定性和经皮放置钢板/螺钉的选择，在股骨远端广泛可用。微创内固定系统(LISS)作为第一个可用的系统，由根据股骨远端的解剖结构预制的钢板组成，其最长可达19个孔的范围。使用插入手柄，微创植入LISS钢板，而且它与自钻自攻锁紧螺钉经皮插入套管组合系统相结合。

在术前准备中，种植体长度是确定的，而且根据桥接钢板的生物力学原理，应选择合适长的植入物。长骨干骺端螺钉以及双皮质螺钉的轴向长度是直接测量的。

268个骨折的Meta分析显示，平均感染率3.3%，骨折延迟愈合和不愈合率是2.4%，使用锁定板时植入物的失败率是5.9%[17,21-22](图22.2)。

髓内钉

顺行和逆行髓内钉可用于治疗股骨远端骨折，并取决于骨折远端断片的大小。大多数情况下，股骨远端骨折治疗考虑到使用钉时应首选考虑逆行髓内钉。逆行交锁髓内钉内固定的优点包括微创插入技术，减少失血，术中患者定位方便，远端骨折片的锁定比顺行穿钉更可靠。与髓外设备相比，股骨远端骨折穿钉的优势在于减少对髋关节的刺激。

尽管钉位于骨生物力学轴中心，与髓外角稳定的植入物相比，其生物机械力的缺点在于旋转稳定性低。然而，考虑到股骨干骨折髓内稳定性良好的临床经验[23]，较低的旋转稳定性似乎足以对抗骨折的移位趋势。此外，髓内钉在C3型粉碎性关节内骨折和假体周围股骨远端骨折使用受限[24-25]。

大多数的交锁髓内钉通过引入两个远端锁定螺钉，实现了矢状面上的转动角稳定，或特殊交锁的选择如逆行钉螺旋叶片。然而，远端骨折段较短是在维持稳定性方面相当具有挑战性的特征。

顺行技术

股骨远端骨折是用顺行交锁髓内钉治疗的一种少见适应证。标准植入物的使用以及骨折线接近前生长板至少4~5cm（基本上是股骨远端骨折）[26]是关节外骨折的适应证受限。研发者将顺行髓内针的适应证扩展到股骨远端关节内骨折[27-28]。根据关节表面及方钉的稳定性，按照标准顺行技术放置钉子，关节内骨折可以达到解剖重建。已知的顺行穿钉存在如下问题：引起Trendelenburg跛行和插入位点的异位骨化，骨折远端的对位不良等。在57例顺行交锁髓内钉内固定治疗股骨远端骨折的分析中，感染率为0%，骨折延迟愈合率为3.5%，不愈合率为0%，植入物的失败率为3.5%[27-28]。

逆行技术

髓内钉治疗股骨远端骨折多采用逆行髓内钉技术[29]。现在该技术可使用许多不同材料和设计的植入物(特别是对锁定选择)。

逆行交锁髓内钉置入可行微创，而且与顺行穿钉相比，可实现关节面的直接可视化。逆行髓内钉的适应证是股骨远端关节外骨折(C1、C2)和简单股骨远端关节内骨折，允许远端双锁定。但是远端锁钉保留的力量不足以限制骨质疏松骨的松动。这种松动发生率约8%[23,30]。远端交锁螺钉的把持力可通过改善螺钉的几何构造来提升，如通过引进螺旋叶片和有固定角度的远端夹[31]。逆行髓内钉技术的其他潜在问题包括异位骨化的骨折、锁定销、黏附相关的活动范围受限、膝关节肿胀和症状、远端交锁螺钉突出[4,23,31]。

对344例股骨远端骨折行逆行髓内钉治疗的分析表明，所有病例中，感染率为0.3%，延迟愈合率为4.7%，不愈合率为2%，植入物失败率为8.4%[32-36]。旋转畸形率3.2%，冠状面畸形3.2%(图22.3和图22.4)。

22.5.2.4　术后康复护理

股骨远端骨折的后续治疗需要根据个人骨折情况、手术治疗、植入物的使用、合并伤、患者的配合情况来调整。伤口应该定期检查，术后约12天需要拆除缝合材料。出于证明和法

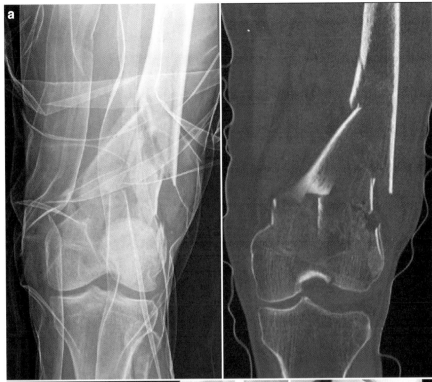

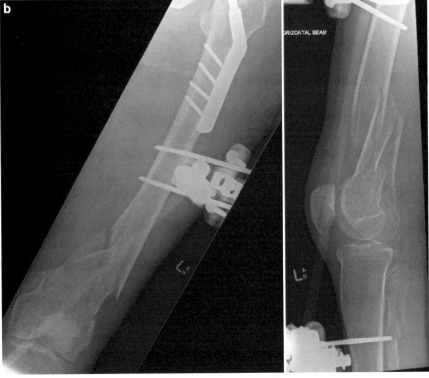

图22.2 患者男,72岁,步行时与MVA发生碰撞。除了胸腔损伤外,还有持续闭合的33.C3股骨远端骨折和胫骨轴向骨折(**a**)。固定的初始治疗(**b**)。胫骨骨折髓内针固定,关节切开复位后,用创伤最小的锁定钢板和3.5mm的螺钉固定。患者之前已经有持续的转子间骨折,髋关节的滑动螺钉必须拔出,获得邻近钢板足够的稳定性(**c**)。为期一年的随访,在没有更多干预的情况下X线显示组织愈合良好。

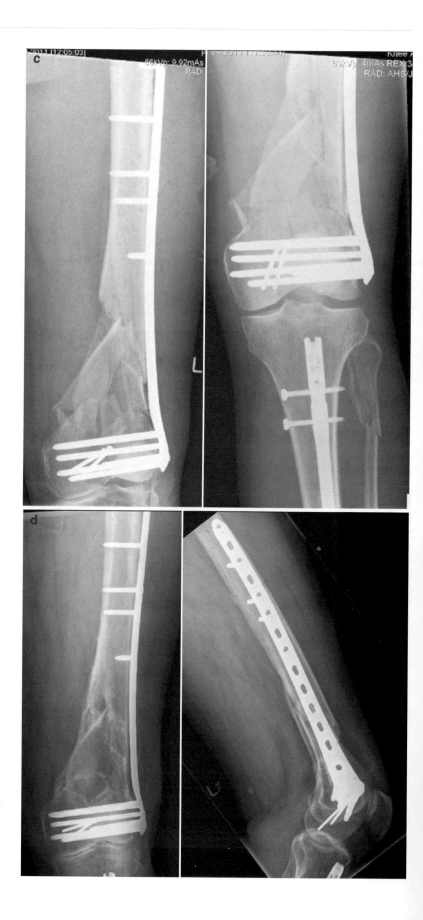

图22.2 （续）

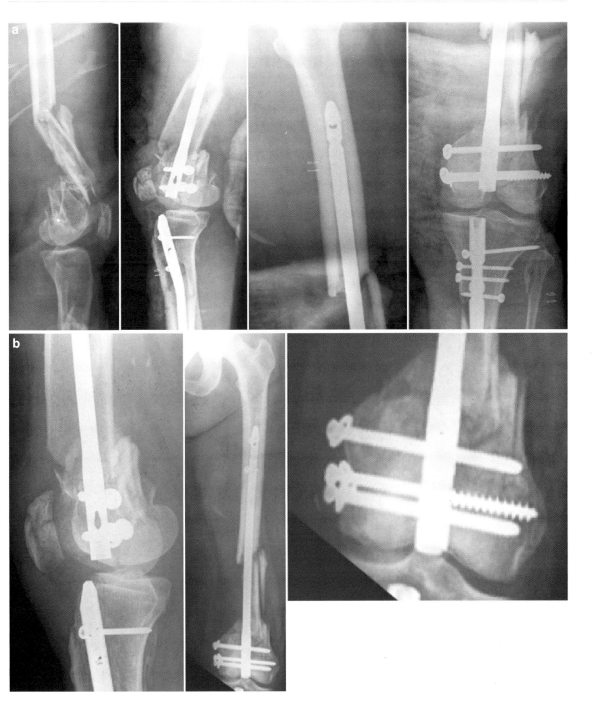

图22.3　患者女，42岁，左侧膝关节受损，（ⅢbC3股骨远端骨折伴骨量丢失，闭合性胫骨骨折42.B2）。经过允许后，在当地医院用钢针初步固定（**a**）。术后6周一直表现为疼痛，远端锁定螺钉丢失（**b**）。拔出钢钉，用锁定钢板重新固定。骨缺损与骨盆部骨皮质的支撑相连接（**c**）。6个月后，再植于最近的（轴）部。术后1年固体强化良好，保持腿部功能；临床两张不同时间的照片（**d**）。

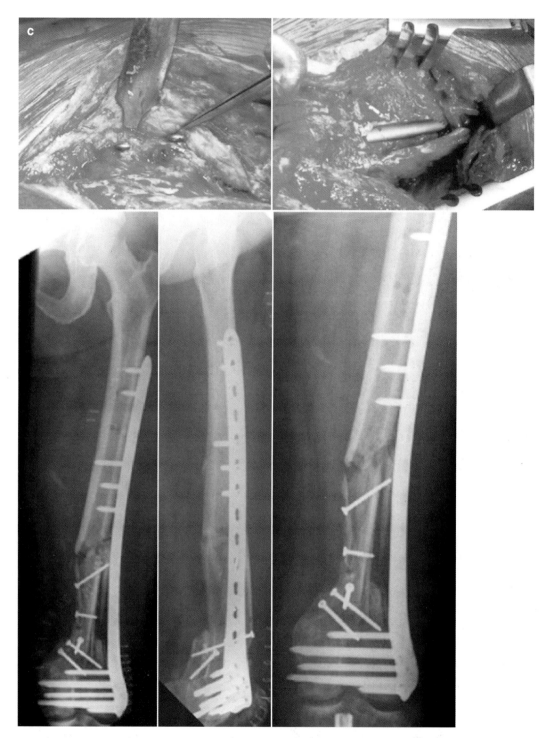

图22.3　（续）（见彩插）

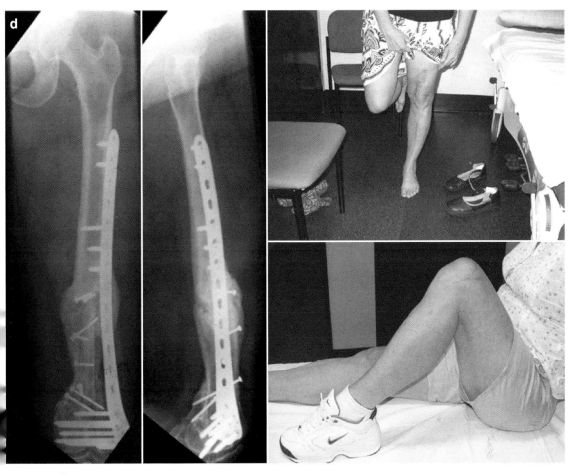

图22.3　（续）

律程序的考虑，每次手术后需要做X线两个平面的检查。外科医生应该记录运动的最大范围、承重程度、额外支撑的需求（例如，矫正法）。应特别注意预防血栓形成和提供充分的疼痛治疗以利于术后康复。手术后当天，应立即开始主动与被动的物理治疗（连续被动运动，CPM），以降低粘连的风险，促进软骨的愈合，并有助于减少肿胀[37]。早期达到全膝关节伸直尤为重要。CPM治疗应频繁使用，直至患者可移动。

根据骨折的类型，患者将部分负重6~12周。关节外骨折需要部分负重6~8周，而复杂的关节内骨折可能需要部分负重长达12周。根据骨愈合的影像学征象，负重量可以逐步增加。一般来说，术后管理应包括个人情况，并必须

向患者解释清楚。

必要的话可以考虑在18~24个月后去除植入物。

22.5.2.5　并发症

非手术治疗的挑战是要保持正确的骨折线，因此，多发畸形是一个相当常见的并发症。尤其是中老年人，骨折愈合不可靠，由于石膏管理不当引起压疮或软组织坏死也不少见。

手术治疗的并发症包括损伤神经血管和感染。外科医生应特别注意膝关节后走行的血管束，尤其是当从前后方向钻入恢复复杂的骨折时。特别注意复位粉碎性骨折时，如果植入物和骨折块位置不当，远端片段就会出现排列不齐。植入物的摆放和术中轴向位的控制和长

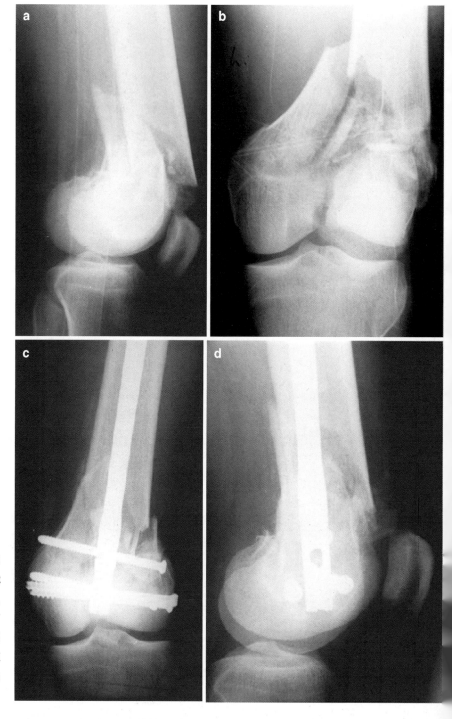

图22.4 事故后股骨远端骨折（AO分型为C2型）。受伤当天的X线（**a，b**）。关节锁定方头螺钉和股骨远端钢针来达到关节重建。术后6周的X线片显示骨骼的起始处复位愈合良好（**c，d**）。

度在微创治疗中更重要。除了一般的术后并发症，股骨远端骨折后可能会发生复位失败和膝关节运动范围减少。手术后股骨远端骨折手术治疗后的感染率约为3.9%，取决于软组织损伤、患者的一般状况、手术技术和植入物的使用[23,30,34]。延迟愈合发生率为5%，骨折不愈合率为2.2%，据报道内固定失败率高达6.4%。关节炎是另一个常见的晚期并发症，多发生在关节内骨折病例中，由于轴向对线不良或软骨损伤所致。因此，不对线骨折的早期识别和治疗是很重要的。股骨远端骨折后不稳定膝关节的发病率高达39%，而且膝关节的活动受限，运动范围限制在10%~40%[38-39]。除了强化物理治疗以达到更好的运动范围外，在某些情况下，应该考虑全身麻醉下的功能锻炼。

结论

股骨远端骨折发生在年轻患者高能量冲击后，往往造成粉碎性、开放性骨折，其次是骨质疏松的老年患者低能量损伤。股骨远端骨折的治疗大多数是使用锁定钢板技术，少数情况下使用逆行髓内钉。两大手术治疗稳定系统都遵循生物学固定的原则。手术治疗的关键因素是关节面重建、股骨正确生物力学轴的恢复。股骨远端骨折的手术管理仍然充满挑战，需要精确的术前计划，如果牵涉骨接合，包括常规的CT扫描。通过适当的规划和处理，可以达到切开复位内固定良好的长期效果。膝关节功能随时间增加，活动范围1年后不再增长。只要股骨轴线恢复良好，复杂的涉及膝关节的股骨远端骨折继发骨关节炎可有效减少[40]。

参考文献

1. Regazzoni P, Leutenegger A, Ruedi T, Staehelin F (1986) Initial experiences with the dynamic condylar screw in distal femoral fractures. Helv Chir Acta 53：61-64

2. Farouk O et al (1999) Minimally invasive plate osteosynthesis：does percutaneous plating disrupt femoral blood supply less than the traditional technique? J Orthop Trauma 13：401-406

3. Bolhofner BR, Carmen B, Clifford P (1996) The results of open reduction and internal fixation of distal femur fractures using a biologic (indirect) reduction technique. J Orthop Trauma 10：372-377

4. Lucas SE, Seligson D, Henry SL (1993) Intramedullary supracondylar nailing of femoral fractures. A preliminary report of the GSH supracondylar nail. Clin Orthop Relat Res 296：200-206

5. Krettek C, Schandelmaier P, Miclau T, Tscherne H (1997) Minimally invasive percutaneous plate osteosynthesis (MIPPO) using the DCS in proximal and distal femoral fractures. Injury 28(Suppl 1)：A20-A30

6. Farouk O et al (1997) Minimally invasive plate osteosynthesis and vascularity：preliminary results of a cadaver injection study. Injury 28(Suppl 1)：A7-A12

7. Krettek C et al (1997) Transarticular joint reconstruction and indirect plate osteosynthesis for complex distal supracondylar femoral fractures. Injury 28 (Suppl 1)：A31-A41

8. Baumgaertel F, Gotzen L (1994) The "biological" plate osteosynthesis in multi-fragment fractures of the paraarticular femur. A prospective study. Unfallchirurg 97：78-84

9. Baumgaertel F, Perren SM, Rahn B (1994) Animal experiment studies of "biological" plate osteosynthesis of multifragment fractures of the femur. Unfallchirurg 97：19-27

10. Kregor PJ, Stannard JA, Zlowodzki M, Cole PA (2004) Treatment of distal femur fractures using the less invasive stabilization system：surgical experience and early clinical results in 103 fractures. J Orthop Trauma 18：509-520, doi：00005131-200409000-00006 [pii]

11. Schutz M et al (2001) Minimally invasive fracture stabilization of distal femoral fractures with the LISS：a prospective multicenter study. Results of a clinical study with special emphasis on diffi cult cases. Injury 32(Suppl 3)：SC48-SC54

12. Funovics PT, Vecsei V, Wozasek GE (2003) Mid- to longterm clinical findings in nailing of distal femoral fractures. J Surg Orthop Adv 12：218-224

13. Jawadi AH, Letts M (2003) Injuries associated with fracture of the femur secondary to motor vehicle accidents in children. Am J Orthop (Belle Mead NJ) 32：459-462; discussion 462

14. Bengner U, Ekbom T, Johnell O, Nilsson BE (1990) Incidence of femoral and tibial shaft fractures. Epidemiology 1950-1983 in Malmo, Sweden. Acta Orthop Scand 61：251-254

15. Siliski JM, Mahring M, Hofer HP (1989) Supracondylarintercondylar fractures of the femur. Treatment by internal fixation. J Bone Joint Surg Am 71：

95-104

16. Sanders R, Regazzoni P, Ruedi TP (1989) Treatment of supracondylar-intracondylar fractures of the femur using the dynamic condylar screw. J Orthop Trauma 3:214-222

17. Khalafi A, Curtiss S, Hazelwood S, Wolinsky P (2006) The effect of plate rotation on the stiffness of femoral LISS: a mechanical study. J Orthop Trauma 20:542-546.doi:10.1097/01.bot.0000244996.45127, ad00005131-200609000- 00004 [pii]

18. Zlowodzki M, Williamson S, Cole PA, Zardiackas LD, Kregor PJ (2004) Biomechanical evaluation of the less invasive stabilization system, angled blade plate, and retrograde intramedullary nail for the internal fixation of distal femur fractures. J Orthop Trauma 18:494-502, doi:00005131-200409000- 00004 [pii]

19. Henderson CE, Kuhl LL, Fitzpatrick DC, Marsh JL (2011) Locking plates for distal femur fractures: is there a problem with fracture healing? J Orthop Trauma 25 (Suppl 1):S8-S14. doi: 10.1097/BOT. 0b013e3182070127, 00005131-201102001- 00003 [pii]

20. Ricci WM, Loftus T, Cox C, Borrelli J (2006) Locked plates combined with minimally invasive insertion technique for the treatment of periprosthetic supracondylar femur fractures above a total knee arthroplasty. J Orthop Trauma 20:190-196, doi: 00005131-200603000-00005 [pii]

21. Hierholzer C, von Ruden C, Potzel T, Woltmann A, Buhren V (2011) Outcome analysis of retrograde nailing and less invasive stabilization system in distal femoral fractures: a retrospective analysis. Indian J Orthop 45:243-250. doi: 10.4103/0019-5413.80043, IJOrtho-45-243 [pii]

22. Kolb W (2008) Fixation of distal femoral fractures with the less invasive stabilization system: a minimally invasive treatment with locked fi xed-angle screws. J Trauma 65:1425-1434. doi: 10.1097/TA. 0b013e318166d24a, 00005373-200812000-00036 [pii]

23. Grass R, Biewener A, Rammelt S, Zwipp H (2002) Retrograde locking nail osteosynthesis of distal femoral fractures with the distal femoral nail (DFN). Unfallchirurg 105:298-314

24. Davison BL (2003) Varus collapse of comminuted distal femur fractures after open reduction and internal fixation with a lateral condylar buttress plate. Am J Orthop (Belle Mead NJ) 32(27-30)

25. Althausen PL, Lee MA, Finkemeier CG, Meehan JP, Rodrigo JJ (2003) Operative stabilization of supracondylar femur fractures above total knee arthroplasty: a comparison of four treatment methods. J Arthroplasty 18:834-839, doi: S0883540303003395 [pii]

26. Kolmert L, Wulff K (1982) Epidemiology and treatment of distal femoral fractures in adults. Acta Orthop Scand 53:957-962

27. Dominguez I, Moro Rodriguez E, De Pedro Moro JA, Cebrian Parra JL, Lopez-Duran Stern L (1998) Antegrade nailing for fractures of the distal femur. Clin Orthop Relat Res 350:74-79

28. Leung KS, Shen WY, So WS, Mui LT, Grosse A (1991) Interlocking intramedullary nailing for supracondylar and intercondylar fractures of the distal part of the femur. J Bone Joint Surg Am 73:332-340

29. Seifert J et al (2003) Retrograde fi xation of distal femoral fractures: results using a new nail system. J Orthop Trauma 17:488-495

30. Watanabe Y et al (2002) Second-generation intramedullary supracondylar nail for distal femoral fractures. Int Orthop 26:85-88

31. Ingman AM (2002) Retrograde intramedullary nailing of supracondylar femoral fractures: design and development of a new implant. Injury 33:707-712, doi:S0020138302000190 [pii]

32. Handolin L, Pajarinen J, Lindahl J, Hirvensalo E (2004) Retrograde intramedullary nailing in distal femoral frac-tures- results in a series of 46 consecutiveoperations Injury 35:517-522. doi: 10.1016/S0020-1383 (03)00191-8, S0020138303001918 [pii]

33. Dunlop DG, Brenkel IJ (1999) The supracondylar intramedullary nail in elderly patients with distal femoral fractures. Injury 30:475-484, doi:S0020-1383(99)00136-9 [pii]

34. Danziger MB, Caucci D, Zecher SB, Segal D, Co-vall DJ （1995） Treatment of intercondylar and supracondylar distal femur fractures using the GSH supracondylar nail. Am J Orthop （Belle Mead NJ） 24（684–690）

35. Gynning JB, Hansen D （1999） Treatment of distal femoral fractures with intramedullary supracondylar nails in elderly patients. Injury 30：43 –46, doi：S0020138398002095［pii］

36. Markmiller M, Konrad G, Sudkamp N （2004） Fe-mur-LISS and distal femoral nail for fixation of distal femoral fractures：are there differences in outcome and complications? Clin Orthop Relat Res 426：252–257, doi：00003086-200409000– 00040［pii］

37. O'Driscoll SW, Keeley FW, Salter RB （1986） The chondrogenic potential of free autogenous periosteal grafts for biological resurfacing of major full-thick-ness defects in joint surfaces under the infl uence of continuous passive motion. An experimental investi-gation in the rabbit. J Bone Joint Surg Am 68：1017–1035

38. Schandelmaier P, Partenheimer A, Koenemann B, Grun OA, Krettek C （2001） Distal femoral fractures and LISS stabilization. Injury 32 （Suppl 3）：SC55–SC63

39. Merchan EC, Maestu PR, Blanco RP （1992） Blade-plating of closed displaced supracondylar fractures of the distal femur with the AO system. J Trauma 32：174–178

40. Rademakers MV, Kerkhoffs GM, Sierevelt IN, Raaymakers EL, Marti RK （2004） Intra-articular fractures of the distal femur：a long-term follow-up study of surgically treated patients. J Orthop Trauma 18（4）：213–219

第 23 章　髌骨骨折

Hans-Jörg Oestern

23.1　解剖学特点

髌骨是人体的一块籽骨,它连接着股四头肌腱和髌韧带。髌骨的中间和侧面由韧带支撑。从生物力学上讲,它缩短了伸膝的杠杆力臂,使股四头肌的效能增加了50%。在下坡行走时,髌股关节的压力从正常的3.3倍增加到7.6倍,因此髌骨骨折尽量追求解剖复位。

23.2　流行病学

髌骨骨折在所有骨折中占了约1%,在20~50岁年龄段最普遍。

23.3　临床诊断

膝关节肿胀、疼痛、关节内积血、主动伸膝减少,这些都属于髌骨骨折的临床表现。由于髂胫束和股内收肌的存在,即使韧带断裂,仍有少许伸膝力量存在。

正、侧位X线片及相关表现有助于做出骨折诊断,如果采取保守治疗,核磁共振检查可诊断出软骨损伤或骨软骨损伤、软组织损伤的程度。

23.4　分类

按骨折线的方向和形态可分为:横断骨折、上极骨折、下极骨折、粉碎骨折、垂直骨折、骨软骨骨折。其中横断骨折最多见,约占所有髌骨骨折的50%~80%;其次是粉碎性骨折,占30%~35%;垂直骨折占12%~17%。而AO分型分为:A型(关节外骨折),B型(部分关节内骨折),C型(完全关节内骨折和粉碎性骨折)。

23.5　治疗

23.5.1　保守治疗

伸肌结构完整性良好的非移位性骨折可以采取保守治疗,伸肌结构保留的功能可通过伸膝活动来验证。纵向骨折比非移位性横断骨折更常见,通常还伴有韧带断裂。有了支具保证,保守治疗非常有效,要求膝关节弯曲限制在30°内,3周后可达到60°,关节外的非移位性骨折进行保守治疗效果明显。

23.5.2　手术治疗

23.5.2.1　适应证

关节面不平整,有较大裂隙的骨折须手术治疗。

23.5.2.2　手术方法

手术采用横行切口或纵行切口均是可行的,但横行切口的皮肤表面更加美观,膝正中纵行切口可以使髌骨邻近部分和远侧端得到充分暴露。如果有必要,关节内复位也是常用的手术方法。另外,经髌骨韧带外侧切口进入可以减少损伤伸肌结构中隐神经的风险。在浅筋膜和裂隙的切口被修补缝合后,伸肌结构的功能就能够证实[1-2]。

23.5.2.3　复位法和张力带钢丝固定

较大的骨折碎片先用复位钳固定。取伸膝或过度伸膝体位,行髌骨复位,手指伸入关节腔内触诊关节面的平整性很有必要。对于张力带钢丝来讲,用两枚直径1.8~2.0mm的克氏针平行钻入固定的骨折碎块,或在复位前,克氏针从骨折面先钻入一个骨折碎块,复位之后再钻入另一个骨折碎块。克氏针应从髌骨中间或前皮质背侧5mm处穿入,1.0~1.2mm的环扎钢丝须放置在弧形管套内从髌骨上穿过韧带结构。"0"字法和"8"字法张力带钢丝固定都是可行的,而"8"字法更稳固,从而有效地对抗旋转力量。当固定好环扎钢丝,通过增强造影和用手触诊来稳定;固定好环扎钢丝后,克氏针须弯曲180°,从股四头肌腱行小切口到达髌骨,暴露在骨头外面的长5~10mm的克氏针针尾需要被剪去,额外的骨折碎块用螺丝钉固定,余下的克氏针用来维持两个主要的骨折碎块(图23.1)[1-2]。

23.5.2.4　螺丝钉固定

在纵向骨折中,选用中空螺丝钉或正常4.0网状螺丝钉固定是可行的方法,暂时固定要用复位钳,螺丝钉通常是由皮肤钉入。

23.5.2.5　膝胫节钢丝环扎术

在下极骨折伴有骨缝线时,须行钢丝环扎术,钢丝须穿过胫骨结节,也可以用中空螺钉或3.5mm螺钉。

23.5.2.6　髌骨部分切除术和全髌骨切除术

行髌骨部分切除术必须保持股四头肌的杠杆力臂完好无损,如果遇到髌骨中部结构联系紧密须行骨切开术,通过缩短螺丝钉和环扎钢丝可以固定好两个骨折碎块,如果该方法不可行,就必须行全髌骨切除术,但要尽可能多保留伸肌结构,然后把这些结构直接缝合。

23.5.3　术后治疗

术后早期应用CPM是很有帮助的,膝关节弯曲可达到90°,4~6周的承重能力可达到20kg,行髌骨部分切除术和全髌骨切除术后,膝关节弯曲应限制在60°内,同时需要石膏托提供额外支撑。

23.5.4　内固定取出

术后平均1~2年需要取出内固定,膝胫节环扎钢丝在12周后须取出来,以保证膝关节的正常屈伸活动。

23.6　并发症

23.6.1　皮肤坏死

通过切开皮下筋膜和伸肌结构之间的部分,可以避免皮肤坏死。在备皮和切开皮下筋膜时容易导致皮肤坏死,另外,也要避免创口拉钩的长期持续牵引。

23.6.2　感染

在早期每48小时须进行伤口清创和灌洗,直到灌洗液标本送检阴性,另外长期应用抗生素预防也是必要的。

23.6.3　金属尖端引起皮肤刺激

缩短金属尖端可以消除皮肤刺激,避免引起穿孔和潜在感染。

23.6.4　低位髌骨

在膝胫节钢丝环扎术后,由于误判髌骨腱的确切长度,常导致该并发症出现,髌骨腱的

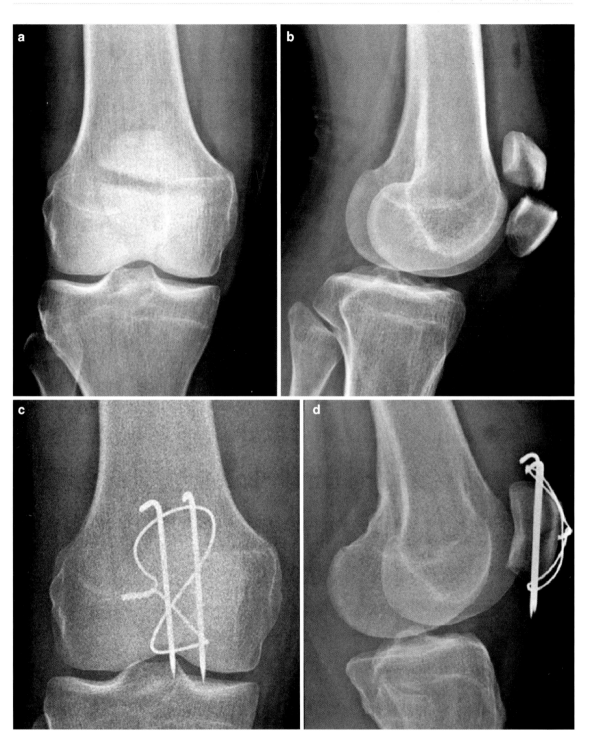

图23.1　44 岁男性,髌骨横断骨折(**a,b**)行张力带钢丝固定,术后 8 周骨折已愈合(**c,d**)。

精确长度须通过侧位X线片检测，如果发生低位髌骨，在6~8周后须取出环扎钢丝。

23.6.5　内固定失败

钢丝的移动导致移位和关节面不平整，内固定时髌骨内嵌入弯曲180°的钢丝，可预防该并发症；如果出现关节面不平整和移位，就必须行切开复位[1]。

23.6.6　膝关节功能丧失

第一步，理疗是必需的，如果没有改善，下一步可通过关节内窥镜行关节松解术，同时要移除骨痂组织。

23.6.7　外伤性骨关节炎

关节面不平整会导致骨关节炎，可通过外科术中触诊关节面，术中X线检查、CT来检测。如果髌韧带附着的位置与原位置相差太远，髌骨的极点就会逆向旋转，这种情况需要及时纠正。

如果髌骨延伸部分在治愈后出现多块骨折碎片，就须行髌骨全切术。

参考文献

1. Nerlich M, Weigel B (2000) Patella. In：Ruedi TP, Murphy WM (eds) AO principles of fracture management. Thieme Verlag, Stuttgart/New York, pp 483–496
2. Rogge D, Oestern HJ, Gossé F (1985) Patella fracture. Therapy and results. Orthopade 14(4):266–280

第 24 章　膝关节韧带损伤

Philipp Forkel and Wolf Petersen

24.1　简介

　　膝关节的稳定由四个主要的韧带维系:前交叉韧带,后交叉韧带,内侧副韧带和外侧副韧带。如今随着愈来愈多的人参与体育锻炼,以至于这些韧带的损伤也愈来愈常见。

　　在许多情况下,膝关节韧带损伤可分为急性损伤和慢性损伤,并且常常可见为合并损害,如膝关节前内侧或后外侧的不稳定(图24.1)。指南建议对膝关节不稳定进行初步分类。根据膝关节不稳定的严重程度可分为四个等级:0级,无膝关节不稳定;Ⅰ级,韧带部分断裂导致膝关节轻度不稳定;Ⅱ级,一条韧带完全断裂导致膝关节中度不稳定;Ⅲ级,累及两个或两个以上的韧带损伤所致膝关节的严重不稳定。

　　近年来,对于膝关节韧带损伤的诊断治疗方法已经有所改变。新的影像检查方法如CT三维重建扫描和MRI薄层和序列扫描,有助于得到更详尽的影像学数据。尽管有这些新的影像检查方法,但是膝关节的临床检查仍然十分重要。手法检查提供了关于膝关节功能及其稳定性的基本数据。

24.2　前交叉韧带(ACL)

　　在膝关节内除了前交叉韧带,没有其他的单一结构能在科学界内产生更大的兴趣。

24.2.1　解剖

　　前交叉韧带由两个功能束构成:前内侧束(AM)和后外侧束(PL)(图24.2)。它们的张力变化取决于膝关节的活动。两个功能束表现为相反的紧张模式。膝关节伸直时,后外侧束产生最大的张力,而膝关节屈曲时,前内侧束则产生最大的张力。这两束能对抗胫骨前移使得膝关节在运动中保持稳定。由于后外侧束在伸膝时产生最大的张力,使它在膝关节旋转稳定中同样起到了重要的作用[21]。

24.2.2　损伤机制

　　据报道在人群中前交叉韧带断裂的发生率为1/3500[9],主要的原因是运动损伤。需要扭转和跳跃的运动如足球、篮球和手球,都是导致前交叉韧带断裂的高风险活动。高山滑雪引起的前交叉韧带损伤也应考虑在内。许多研究表明,在女运动员中发生前交叉韧带断裂的人数比男运动员更多[2,16,22]。

　　运动视频分析为研究韧带断裂机制提供了有效的数据。根据这些分析,前交叉韧带断裂主要发生在和对方运动员没有直接身体接触的情况下,大多数的前交叉韧带断裂发生于所谓的非接触情况下。其中最危险的情况有:

　　1.跳跃之后的落地;

　　2.急停;

　　3.急转移动。

　　受伤时,身体处于直立位而膝关节和髋关

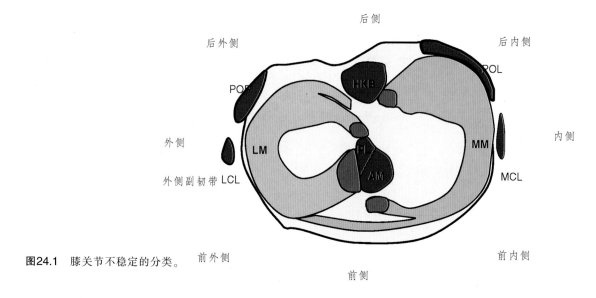

图24.1 膝关节不稳定的分类。

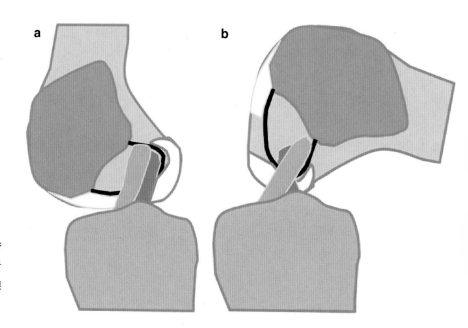

图24.2 前交叉韧带的解剖。(**a**)伸膝时后外侧束紧张,(**b**)屈膝时前内侧束紧张。

节微屈（膝关节屈曲5°~25°），小腿外旋且外翻。上述这些关节姿势使得前交叉韧带承受了最大的张力。大多数运动员的受伤时有一个脚固定不动，因此这个脚无法有足够可能的旋转。大多数情况下,足底完全触地时,身体的重心位于膝关节中心的后方。在此姿势下,股四头肌的力量足以使前交叉韧带断裂。同时,股后群肌没有足够的杠杆力来保护前交叉韧带。

同样,高山滑雪造成前交叉韧带断裂的损伤机制也已明确。大多数滑雪时的前交叉韧带断裂发生在当膝关节极度屈曲,同时身体重心在膝关节的后方且小腿内旋时。在文献中将这种机制称为"幽灵足机制"[8]。

24.2.3 预防

运动分析显示,女性跳跃后落地时身体比

男性站得更直。在跳跃后落地时,女性的膝关节与髋关节处于屈曲度较小且外翻较大的姿势。从这些分析中可以看出,采取差异性的预防措施可减少运动中前交叉韧带断裂的发生率[4,11,16,22,24]。这些预防措施可分为下面几点:

1.损伤机制和危险运动方式矫正的宣教;

2.股后群肌和髋关节旋转肌群的训练;

3.肌肉运动本体感觉的训练;

4.指导下的跳跃训练。

现在的预防措施结合了这四种不同的方法[17,23],包括了一系列与热身阶段相结合的训练。

24.2.4　诊断

大多数前交叉韧带断裂都没有损伤的外部征象[26]。急性前交叉韧带断裂通常出现大量的关节内积血。无论如何,因关节囊的张力导致疼痛时才需要穿刺抽吸。

前抽屉试验是判断膝关节前直向不稳定的经典检查方法。不过在急性前交叉韧带损伤中,因为股后群肌的影响,此检查的敏感性较低。而Lachman试验的敏感性更高(屈曲膝关节20°~30°时做抽屉试验,以减少股后群肌的杠杆力作用)。如果存在严重的前直向不稳定,Lachman试验阳性检出率范围为78%~99%,而前抽屉试验则只有22%~70%[13]。Lachman试验可以用KT-1000关节动度检测仪量化。量化的Lachman试验不仅在科研中有重要作用,而且也可用来诊断韧带的部分断裂(图24.3)。

在日常活动中或体育运动中,伤者主要会在膝关节轻度屈曲(20°~30°)且足部固定在轻度内旋位时感觉膝关节不稳。此机制可用动态的前方半脱位试验来评估,如轴移试验。轴移试验是最常用的动态半脱位试验。检查者握住伤者的腿保持膝关节外翻并使足内旋,产生胫骨平台外髁的前方半脱位。当膝关节屈曲大约到30°左右时,髂胫束会使胫骨平台外髁复位,这种复位会有可见的或可感知的弹响。另外一些常用的半脱位检查方法有Losse试验,Slocum

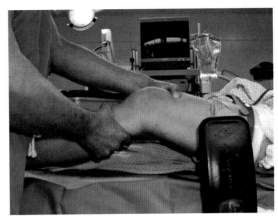

图24.3　屈膝20°时行Lachman试验。

征,或Jerk试验。

临床研究发现,前交叉韧带重建术后的轴移试验阳性可能提示预后较差。

在X线片中不能看到前交叉韧带。而胫骨平台前外侧骨折(Segond骨折)则被认为是前交叉韧带断裂的指征,同样股骨外侧髁前部的压缩骨折也是如此。

MRI是诊断膝关节韧带损伤及其伴随损伤比较敏感的方法。MRI检查明确前交叉韧带病损的敏感度范围在92%~100%,特异性在85°~100%[13,29,31,33]。前交叉韧带断裂的直接征象如韧带信号的断裂或缺失有区别于那些间接征象,如股骨外侧髁或胫骨平台后方的损伤。在MRI中所见的骨挫伤图像可以提示创伤的严重程度和时间等重要数据,这在法律层面显得尤为重要。MRI不能做动态的功能检查,是其最大的缺陷。因此,MRI的影像发现要与临床检查结合起来(图24.4)。

如果考虑有胫骨平台骨折则应该行CT检查。术后CT扫描能提供关于韧带重建的骨隧道位置的重要数据,对于前交叉韧带重建失败后的再次翻修计划有帮助,并且它可以提供关于骨隧道宽度的数据。三维重建CT可以更加精确地识别骨隧道的位置(图24.5)。

24.2.5　部分前交叉韧带断裂

部分前交叉韧带断裂的发病率在很长一

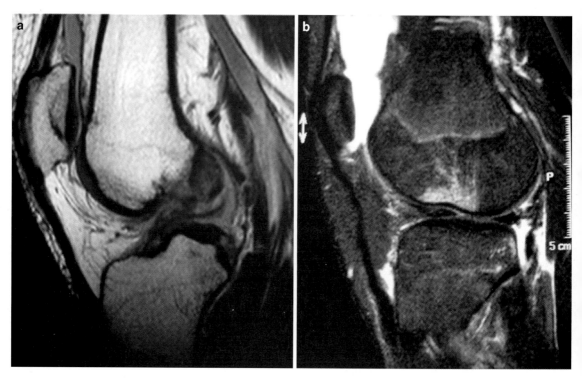

图24.4 （a）MRI示前交叉韧带远端的断裂。（b）前交叉韧带断裂的间接征象：股骨外侧髁的前外侧压缩性骨折以及胫骨平台外侧后方的骨挫伤。

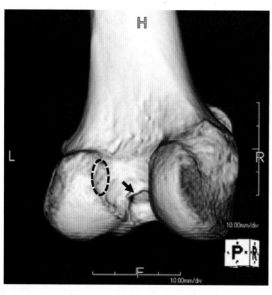

图24.5 CT扫描显示位于髁间窝顶部前交叉韧带前方的骨隧道。虚线的圆圈指示的是前交叉韧带在股骨附着的解剖位置。箭头指示的是在髁间窝顶部错误的前交叉韧带骨隧道。

段时间都是争论的焦点[25]。与此同时，单纯前内侧束或后外侧束的断裂已被报道[25]。一般认为单纯后外侧束的断裂发生于膝关节接近于伸直位时，单纯前内侧束的断裂则发生于膝关节屈曲位。诊断前交叉韧带中的单纯一个束支的断裂是相当困难的，必须结合临床观察、影像学征象和关节镜下的发现来得到最佳的解释。临床检查中，单纯后外侧束断裂可出现轴移试验阳性，而大多数单纯的前内侧束断裂病例中，轴移试验则为阴性。

如果断裂束支的纤维嵌入在髁间凹的前缘，单纯前内侧束断裂则可导致伸直受限。如果受伤后不久即行MRI检查，则可发现受累束支的水肿或连续性中断。关节镜对慢性后外侧束断裂的检查和评估很困难，因为在膝关节屈曲时后外侧束是松弛的。只在有急性创伤征象如可见血肿和后外侧束支不连续时，才能提示单纯后外侧束断裂诊断。

24.2.6 前交叉韧带断裂后的自然病程

前交叉韧带的缺失可以导致前直向和旋转的不稳定[5]。这种不稳定可以直接对患者造成伤害(行走不稳,腿发软)。长远来看,前直向不稳定可以导致膝关节的继发损害。长期的膝关节前方半脱位增加了胫骨平台后部和半月板后角的负载,这种病理性载荷可导致膝关节后内侧骨关节炎。继发性创伤后骨关节炎和前交叉韧带缺陷的患者比那些原发性骨性关节炎的患者年轻15~20岁[28]。此为Daniel等[5]所报道,称作"前交叉韧带损伤级联效应"。而前交叉韧带损伤级联效应模式不能完全解释创伤后膝关节病的发生。最初的损伤(如伴随韧带损伤、软骨和半月板损伤)易被忽视,但是这些结构对前交叉韧带重建术后的效果却有很重要的影响。胫骨平台外侧的前方半脱位可导致外侧半月板损伤如根部撕裂以及关节软骨损伤(图24.6),因此,我们应该用"膝关节创伤级联效应"[27]来替代"前交叉韧带损伤级联效应"进行更深入的讨论(图24.7)。最初的半月板和软骨的损伤可以解释那些在临床研究报告中发现的前交叉韧带重建后的骨关节炎的影像学表现。前交叉韧带重建仅能治疗膝关节前直向不稳定,而不包括半月板和关节软骨损伤。

24.2.7 前交叉韧带重建的指征

一项前瞻性研究发现,对于有膝关节不稳定症状和相关危险因素的患者,前交叉韧带的重建可以防止继发性关节内损伤和退变性关节病损的发生[12]。危险因素包括膝关节极不稳定、在运动中或日常活动中的腿发软现象以及阳性轴移征。一些患者可能已经适应了这种膝关节的不稳定[7]。这种适应能力不取决于于膝关节的活动等级。有不同的标准来确定这些患者:病侧单腿跳试验>80%、不止一次出现腿发软现象、膝关节损伤以及膝关节功能评分<60%的患者有接近80%的人出现日常活动的损

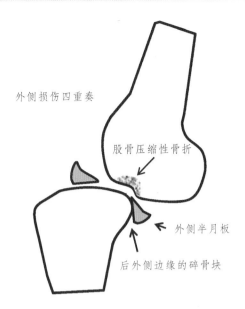

外侧损伤四重奏

股骨压缩性骨折

外侧半月板

后外侧边缘的碎骨块

图24.6 有关膝关节外侧损伤机制的示意图。所谓的"膝关节外侧损伤四重奏":前交叉韧带断裂、股骨外侧髁压缩性骨折、胫骨平台外侧后方的骨挫伤以及外侧半月板的损伤。

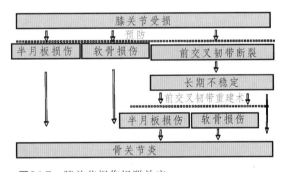

图24.7 膝关节损伤级联效应。

害[7]。

前交叉韧带重建的手术指征仍然因人而异。那些有膝关节不稳定症状且不希望改变其运动水平的患者和运动员,可以考虑行前交叉韧带重建。由于在不稳定膝关节中半月板再次破裂的高发率,半月板的桶柄样撕裂也是前交叉韧带重建的另一个指征。对于长期膝关节不稳定所致的继发性关节内损伤同样也是手术适应证。年龄大于40岁并不是前交叉韧带重建的禁忌证。然而,在一些大于40岁的病人中,继发性骨关节炎的防治是次要的。如果伴有骨关

节炎和膝内翻，则应考虑行高位胫骨截骨术（HTO）。如果存在持续的不稳定，则高位胫骨截骨术联合前交叉韧带重建可同时或分两阶段进行。

在儿童和骨骺未闭的青少年中，前交叉韧带重建的指征依旧有争论。前瞻性研究表明，在前交叉韧带损伤导致有持续的膝关节前直向不稳定的儿童中，继发性创伤后损伤的发病率很高[1]。一个来自斯堪的纳维亚的最新研究表明，一些儿童可能会耐受这种膝关节的前直向不稳定[14]。

如果有前交叉韧带重建手术的指征，采取不用骨块的肌腱移植可以降低破坏骨骺的风险。

24.2.8 前交叉韧带的重建

目前，应用自体肌腱移植替代前交叉韧带是手术治疗的金标准。最常用的移植肌腱是半腱肌肌腱和髌韧带。许多研究对这两种肌腱移植进行了比较，移植后在维持膝关节的长期稳定方面的差异很小[10]。一般认为，供区部位的

发病率在取髌韧带者要比取半腱肌肌腱者高。另外也可采用股四头肌肌腱作为移植肌腱。

前交叉韧带重建术后翻修手术的经验表明，导致肌腱移植失败最主要的原因是骨隧道的位置错误。只有骨隧道与股骨和胫骨的嵌入区相匹配时，才能恢复前交叉韧带的功能。确认前交叉韧带重建解剖标志的技术叫作"解剖层面的前交叉韧带重建"[20-21]。

传统的关节镜前外侧入路很难看到完全的前交叉韧带股骨嵌入区域。而要想完全看到股骨外侧髁内壁只能采用前内侧入路（图24.8和图24.9）。

骨隧道钻孔技术水平影响骨隧道的位置的确定。当采用经胫骨钻孔技术时，股骨隧道的位置则取决于胫骨隧道的位置。有研究表明，经胫骨钻孔更趋向于接近前交叉韧带止点的顶部而不是中心[3]。经由内侧入路钻孔可得到更符合解剖的骨隧道位置。在胫骨部位，骨隧道定位的定位标志是外侧半月板前角（图24.10）。

前交叉韧带的重建既可采用单束重建也

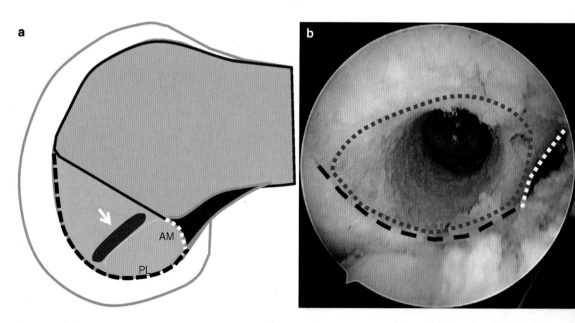

图24.8 前交叉韧带的解剖重建。(**a**)前交叉韧带股骨插入点的示意图(白色虚线：髁间线，黑色虚线：软骨边缘)。白色箭头指示的是固定嵴。(**b**)前交叉韧带重建股骨通道解剖(关节镜下观)白色虚线：髁间线，蓝色虚线：软骨边缘，红色虚线：前交叉韧带插入的解剖区域。

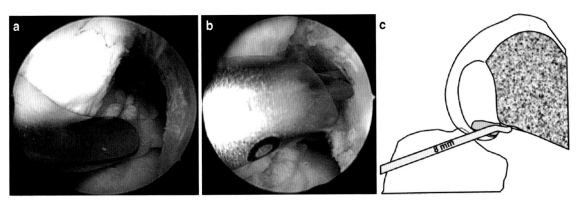

图24.9　内侧入路关节镜下解剖股骨骨隧道的建立。(**a**)通过内侧入路关节镜下校准器的置入(Karl Storz,德国).
(**b**)在股骨胭面后放置辅助导向的钩子。(**c**)辅助导向器位置的示意图。

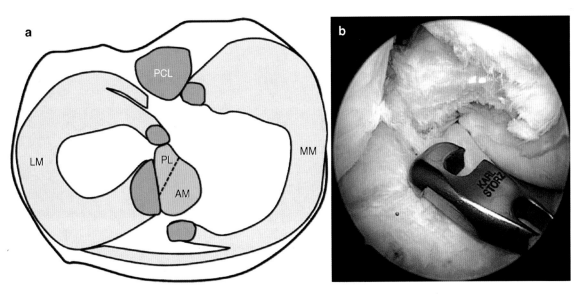

图24.10　(**a**)前交叉韧带胫骨插入区的示意图。(**b**)置入胫骨钻孔导向器(Karl Storz,德国)。PCL:后交叉韧带,
MM:内侧半月板,LM:外侧半月板,PL:前交叉韧带的后外侧束,AM:前交叉韧带的前内侧束。

可采用双束重建技术。生物力学和临床研究(KT-1000,轴移)显示,双束重建技术较单束重建技术能更好地恢复膝关节的稳定性[15,18,32]。但是临床得分则却未能显示出两者之间的任何差异,且目前还没有双束重建技术的长期观测数据。鉴于双束重建技术的高风险,单束重建技术仍然是目前标准的术式。

24.2.9　前交叉韧带术后翻修

　　成功的前交叉韧带术后翻修手术需要恰当的术前诊断程序,这样可以明确引起手术失败的原因(图24.11)。最常导致失败的原因是不正确的骨隧道位置。根据骨隧道位置和可能的隧道宽度,手术医生必须决定是否必要采取一次手术或两次手术。从膝关节X线平片中可以得到关于隧道位置的初始数据。CT扫描及三维重建可以使术者更准确地评估隧道位置(图24.5)。我们要区分辨别解剖隧道位置、部分解剖隧道位置和额外解剖隧道位置。常见的移植位置错误是所谓的"12点位置",这个位置是在股骨髁间窝的顶点陡直地穿入。在胫骨前侧和后侧,位置错误也是常见的。

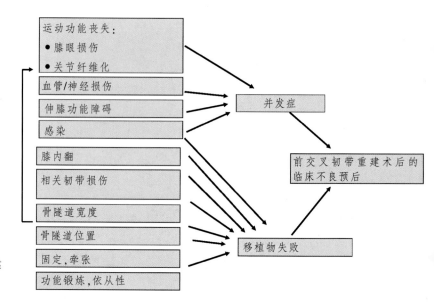

图24.11 前交叉韧带重建术失败的原因。

部分解剖隧道位置造成的膝关节功能丧失和不稳定很难处理。在这些情况下,需要对骨隧道进行两次手术过程来修正,因此骨隧道需要用自体松质骨充填。

CT扫描可以进一步得到关于骨隧道宽度的数据。如果骨隧道过宽,需要用松质骨充填。可以在3~6个月后,待松质骨牢固地长入与骨隧道融为一体,再施行前交叉韧带的重建。

术前行应力X线摄片可以排除易被忽视的后直向不稳定。膝关节内翻不正也必须加以排除。如果存在膝内翻不正和膝内侧的骨关节炎,则可能需要行胫骨高位截骨术(HTO)以减轻膝内侧关节面的负荷。如果必须行胫骨高位截骨术,则应分两步手术。首先,应矫正膝关节的力学轴线。如果主观感觉膝关节不稳定依旧存在,再施行前交叉韧带的重建。可将此两步程序联合施行(即一步完成胫骨高位截骨术和前交叉韧带重建),这对于有膝内侧疼痛及不稳定的年轻患者尤为适用。

24.2.10 前交叉韧带重建术后的康复

前交叉韧带重建术后的康复比较复杂且较为耗时。肌腱移植导致机械强度的下降,可引起一些术后改变(坏死、血管再生、韧带重塑)。术后的韧带重塑需要大约1年时间。

术后康复的早期阶段(术后4~14天)的目标是减轻疼痛和炎症(冷敷,股四头肌等长收缩训练, 部分负重)。应避免使用非甾类抗炎药,因为此类药物影响骨隧道中的韧带愈合。

术后2周,可以适当增加膝关节负重。在此时期,可扩大膝关节的活动范围。如果出现持续的伸腿无力,则须再行关节镜检查。膝眼损伤有可能是伸腿无力的原因。康复计划旨在增强膝关节的力量和活动度(ROM),增强膝关节的本体感觉和神经肌肉的训练也应同时施行。术后6月内应避免有较高风险的体育运动。

24.3 后交叉韧带(PCL)

后交叉韧带损伤较为少见,特别是低能量损伤(运动损伤)所致的后交叉韧带损伤容易被忽视。在多发创伤的患者中由于其他损伤更为显著,以致后交叉韧带损伤可能被忽视。

24.3.1 解剖和生物力学

后交叉韧带由两个功能束构成。前外侧束

(AL)较为粗壮,在膝关节屈曲90°时张力增大。后内侧束(PM)则较为纤细,在膝关节伸直和最大屈曲时张力增大。与后交叉韧带伴行的还有板股前和板股后韧带。

后交叉韧带是防止胫骨后移最强的稳定结构,尤其是在膝关节屈曲时。膝关节接近伸直时,其他的结构如后内侧角和后外侧角对抗胫骨后移而稳定关节。膝关节的后外侧结构是由外侧副韧带(LCL)和腘肌腱复合体构成。外侧副韧带对抗膝内翻应力而稳定关节,腘肌腱复合体则在胫骨相对股骨外旋时稳定关节。膝关节的后内侧结构由浅层和深层的内侧副韧带(MCL)、腘斜韧带和后内侧韧带结构构成。后内侧韧带结构和腘斜韧带主要作用是防止胫骨后移保持膝关节稳定。

24.3.2 流行病学和损伤机制

造成后交叉韧带损伤的通常是高能量损伤(仪表盘伤害,摩托车事故)。在高能量损伤中,附加的合并损伤较为多见。一项流行病学研究显示有40%的后交叉韧带损伤为体育运动意外所导致[30],胫骨结节的受力是共同的受伤机制。

24.3.3 合并损伤

单纯后交叉韧带断裂很少见。由于受伤时膝关节向后半脱位,很容易造成腘窝内的血管和神经损伤以及腓总神经的损伤。伸膝装置也可能会受到影响,股骨骨折合并后交叉韧带断裂在临床上较为常见。

合并膝关节周围其他韧带损伤的发生率很高,尤其是膝关节后外侧及后内侧结构的损伤较为常见。后交叉韧带损伤合并后外侧韧带损伤的发病率达60%~75%,合并后内侧韧带损伤的发病率达50%[6]。

24.3.4 后交叉韧带损伤后的自然病程

单纯的后交叉韧带断裂容易愈合,在此类患者中,采取保守治疗往往就可以治愈。后交叉韧带损伤合并膝关节后内侧结构或后外侧结构损伤则易造成膝关节的长期不稳定。一项关节镜下的研究表明,后交叉韧带断裂后由于膝关节的长期不稳定很容易造成关节软骨的损伤[31]。多数软骨损伤首先发生在膝关节的内侧关节面,继而髌股关节面和外侧关节面的关节软骨也会随之发生损伤。

胫骨后方半脱位增加了髌股关节的压力并可造成退行性软骨损伤。膝内侧关节面的软骨损伤发生率较高,其原因可能有两个:①胫骨后移造成股胫关节产生剪切力;②膝关节后外侧不稳定导致功能性膝内翻。

24.3.5 诊断

体格检查和询问病史可以发现后交叉韧带损伤的初始线索。如果有靠近胫骨结节的挫伤应该考虑有后交叉韧带损伤的可能。腘窝血肿或者靠近膝关节后外侧角的血肿同样提示有可能后交叉韧带损伤。

在膝关节屈曲90°时做后抽屉试验是后交叉韧带功能检查的经典试验。存在后交叉韧带损伤时,膝关节在屈曲90°时胫骨通常会自发向后平移(Sag征)。手法抽屉试验的缺点在于其很难量化。

膝关节向外及向内的旋转抽屉试验可以提示膝关节后外侧和后内侧不稳定(图24.12)。这些不稳定的诊断是比较困难的。上述不稳定可以分为内翻不稳定、外翻不稳定和旋转不稳定(图24.13)。两种或两种以上的不稳定同时发生较为常见。可以使用Dial试验来检查膝关节旋转不稳定(腘肌腱复合体)。检查时,膝关节旋转30°并且90°屈曲。应该同时与对侧膝关节的检查进行对比。为了检查膝关节冠状面上的稳定性(内侧和外侧副韧带),在膝关节0°~30°屈曲时对膝关节加以外翻和内翻的压力,膝关节伸展时一侧关节间隙的增大提示此侧副韧带的高度不稳定。

为了量化胫骨后移,可以使用应力X线摄片法,这种方法是在胫骨结节上施加一定的力

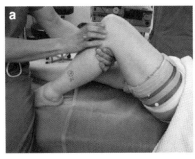
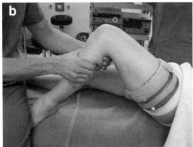
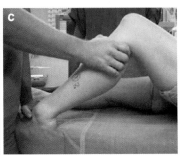

图24.12 后抽屉试验,(**a**)膝关节中立位时,(**b**)膝关节外旋位时,(**c**)膝关节内旋位时。

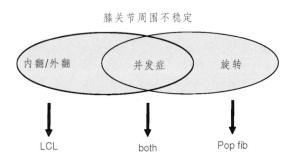

图24.13 膝关节周围不稳定的分类。

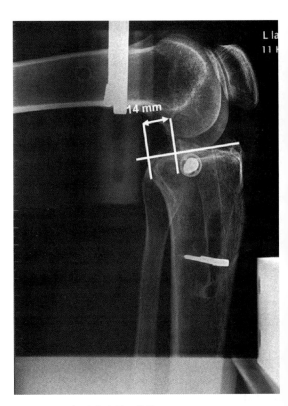

图 24.14 向后应力位X线片。

量进行X线检查(图24.14)。胫骨后移超过5mm就可以怀疑膝关节后方不稳定。如果移位超过12mm,可能合并膝关节后外侧或者后内侧结构的损伤。给胫骨施加向前的力,应力X线摄片也可有助于排除已固定的胫骨后移 (图24.15)。如果施加了向前的力而胫骨后移仍不减少,则可确定胫骨后移已固定。

如果存在长期的膝关节后侧不稳定,则MRI的检查仅作为辅助,因为其不能够提供任何有关膝关节功能的信息。如果是急性损伤,MRI则可以提供关于损伤及合并损伤的线索,尤其是膝关节后内侧和后外侧结构的损伤。

如果临床检查提示有膝内翻的可能,则应该行整个下肢负重的X线检查。膝关节的轴线与膝关节后外侧不稳定的治疗密切相关。

在关节镜下很难看到后交叉韧带。从前方进镜,只有近侧的1/3可以看到。后交叉韧带被滑膜组织包裹。只有切除部分滑膜才能对后交叉韧带进行直观的检查。然而,在大多数膝关节长期不稳定的患者中,可以见到的是连续的却又细长的后交叉韧带。这就是为什么关节镜检所见必须与临床及影像学检查发现相结合。由于胫骨后侧半脱位使得很难观察到前交叉韧带的拉伸(前交叉韧带松弛征)。

关节镜检查有助于诊断膝关节后外侧或者内侧不稳定。如果关节间隙在"4点"的位置变大,则伴有膝关节后外侧结构的损伤。此对于膝关节内侧损伤同样适用。

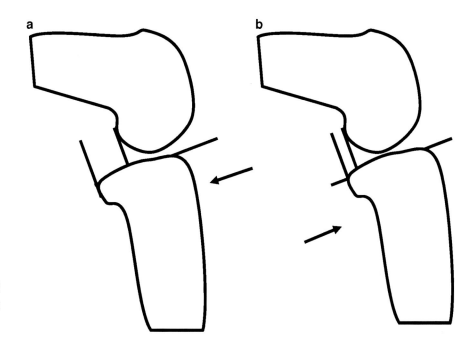

图 24.15 （**a, b**）固定的胫骨后方半脱位的示意图。

24.3.5.1　固定的胫骨后方半脱位

如果对胫骨施加一个向前的力量而后移的胫骨不能恢复到其中立位时,则说明胫骨后方的半脱位是固定的(图24.15)。这种情况可以用应力X线片检查证实。

造成这种情况的原因各不相同。其中一种原因是前交叉韧带松弛后的重建。另一种则是在行伸膝装置(拮抗后交叉韧带)移植的后交叉韧带重建后或受伤与治疗之间的时间过长也可造成固定的胫骨后移。

如果固定的胫骨后方半脱位不是由于前交叉韧带重建造成的, 则需要在夜间佩戴PTS支具(PTS支具,德国迈迪)。这种治疗可能需要花费数月时间,治疗的目的是通过松解胫骨后侧固定的不稳定产生另一不稳定。而关节镜下的关节松解术则不是必需的。

24.3.6　治疗

24.3.6.1　急性损伤

如果发生急性损伤,单纯的后交叉韧带损伤和如果有合并损伤的治疗方案有所不同。单纯后交叉韧带损伤预后较好可以不行手术治疗。患者可用支具(PTS支具,德国迈迪)将膝关节固定在伸直位6周。支具可对腓肠肌有一定支撑作用,这有助于避免因重力因素导致的膝关节后方半脱位。在俯卧位时可行物理疗法(两周20°,两周40°,两周60°)。此后,患者必须佩戴6周的活动支具。即使在夜间,PTS支具也应一直佩戴。

如果发生膝关节后内侧或者后外侧结构的合并损伤,应该对这些受损的结构早期缝合修复。根据有无合并其他的损伤,来决定是否需要行早期的后交叉韧带重建。

24.3.6.2　长期不稳定

如果出现有症状的膝关节长期不稳定,则是关节镜下自体肌腱移植重建后交叉韧带的明确指征(图24.16)。移植物的来源可以是腘绳肌腱、髌韧带或股四头肌肌腱。腘绳肌腱是取材最佳部位,因为这不会损伤到伸膝装置。

胫骨后移超过10mm同样是后交叉韧带重建术的指征, 若未超过10mm则是支具治疗的

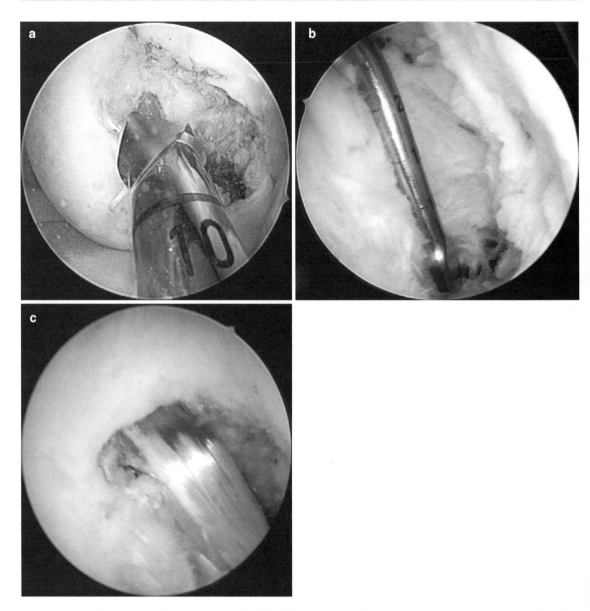

图24.16 关节镜下后交叉韧带重建。(**a**)通过较深的前外侧入路关节镜下钻取股骨隧道。(**b**)胫骨后交叉韧带瞄准器的置入(Karl Storz,德国)。(**c**)后交叉韧带移植物。(见彩插)

指征。如果有膝关节后外侧不稳定,同时应该用对侧半腱肌移植行后外侧重建术（图24.17）。在膝关节内侧,可有以下几种治疗选择：①刺激治疗,②肌腱短缩术,③同种异体移植膝关节后内侧重建术。如果有膝关节后外侧不稳定合并膝内翻,应行高位胫骨内侧楔形截骨术。如果膝关节力学轴线未能矫正,后外侧移植重建就可能会失败。除非是行翻修手术,

故一般不行单纯后倾角矫正术。

24.3.7　康复训练

后交叉韧带重建术后,应该进行适当强度的康复训练。膝关节伸直位的PTS支具应至少佩戴6周。在俯卧位进行6周膝关节的功能锻炼。6周后白天佩带可活动的支具,夜间仍使用PTS支具。

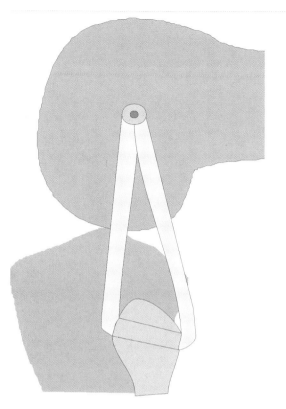

图24.17　膝关节后外侧重建术胫腓骨吊索（Larson法）的示意图。

24.4　副韧带断裂

24.4.1　解剖

　　内侧副韧带复合体包括浅层的内侧副韧带（sMCL），深层的内侧副韧带（dMCL），腘斜韧带（POL）和膝关节后内侧韧带结构。

　　外侧副韧带从股骨外侧髁开始一直延续到腓骨头。腘肌肌腱是膝关节外侧结构中比较重要的一部分，它通过腘腓韧带与腓骨头连接起来。

24.4.2　损伤机制

　　副韧带的损伤都是由于膝关节外翻或者内翻损伤造成的。单纯副韧带完全断裂的情况很少发生。如果发生完全断裂，检查者应该进一步查看是否合并有其他韧带损伤（前交叉韧带及后交叉韧带损伤）。

　　副韧带扭伤及部分断裂相比完全断裂更加常见。上述损伤由运动损伤所致且可单独存在。

24.4.3　诊断

　　可以在膝关节屈曲0°~20°时做内翻或外翻应力试验来诊断是否发生副韧带损伤。若在膝关节伸直位时关节间隙增大且没有固定的止点可以考虑副韧带完全断裂。为排除膝关节的旋转不稳定，可行dial试验及旋转抽屉试验。检查副韧带时应同时检查交叉韧带以排除合并损伤。

　　在应急情况下，MRI有助于损伤的定位（股骨或腓骨的撕脱损伤、韧带内的损伤、内侧副韧带胫骨远端止点的损伤）。

24.4.4　治疗

24.4.4.1　内侧副韧带

　　内侧副韧带损伤预后良好[19]。因此，内侧副韧带的挫伤或部分断裂可行保守治疗。单纯内侧副韧带完全断裂也可行保守治疗。在这些病例中，应该佩戴可活动支具6~8周。若合并其他韧带损伤，则应该考虑手术修复。尤其是韧带远端的损伤，当远侧残端回缩且鹅足可能妨碍其与胫骨的愈合，应考虑行手术治疗。

　　如果出现膝关节长期不稳定，有以下几种治疗选择：①刺激治疗；②肌腱短缩术；③应用同种异体移植物行膝关节后内侧重建术。

24.4.4.2　外侧副韧带

　　在膝关节外侧，保守治疗对于Ⅰ级及Ⅱ级损伤（挫伤或部分断裂）预后良好。若有完全断裂，则应该手术修复，在腓骨平面的外侧副韧带远端撕裂伤预后良好。在上述情形，应使用缝合锚钉进行韧带的再固定。对于Ⅲ级韧带内损伤，手术治疗失败的风险较高。在这些病例中，推荐使用自体或异体肌腱移植来增加韧带的强度。常用的手术方法有股骨腓骨吊索（Larson法）、股骨胫骨搭桥或二头肌肌腱固定术。

参考文献

1. Aichroth PM, Patel DV, Zorrilla P (2002) The natural history and treatment of rupture of the anterior cruciate ligament in children and adolescents. J Bone Joint Surg Br 84:38–41

2. Arendt E, Dick R (1995) Knee injury pattern among men and women in collegiate basketball and soccer: NCAA data and review of literature. Am J Sports Med 23:695–701

3. Bedi A, Musahl V, Steuber V, Kendoff D, Choi D, Allen AA, Pearle AD, Altchek DW (2011) Transtibial versus anteromedial portal reaming in anterior cruciate ligament reconstruction: an anatomic and biomechanical evaluation of surgical technique. Arthroscopy 27(3):380–390

4. Caraffa A, Cerulli G, Projetti M, Aisa G, Rizzo A (1996) Prevention of anterior cruciate ligament injuries in soccer: a prospective controlled study of proprioceptive training. Knee Surg Sports Traumatol Arthrosc 4:19–21

5. Daniel DM, Stone ML, Dobson BE, Fithian DC, Rossman DJ, Kaufman KR (1994) Fate of the ACL-injured patient: a prospective outcome study. Am J Sports Med 22:632–644

6. Fanelli GC, Orcutt DR, Edson CJ (2005) The multipleligament injured knee: evaluation, treatment, and results. Arthroscopy 21(4):471–486

7. Fitzgerald GK, Axe MJ, Snyder-Mackler L (2000) A decision-making scheme for returning patients to high-level activity with nonoperative treatment after anterior cruciate ligament rupture. Knee Surg Sports Traumatol Arthrosc 8(2):76–82

8. Ettlinger CF, Johnson RJ, Shealy JE (1995) A method to help reduce the risk of serious knee sprains incurred in alpine skiing. Am J Sports Med 23(5):531–537

9. Garrick JG, Requa RK (2000) Anterior cruciate ligament injuries in men and women: how common are they? In: Griffin LY (ed) Prevention of noncontact ACL injuries. American Academy of Orthopaedic Surgeons, Rosemont

10. Goldblatt JP, Fitzsimmons SE, Balk E, Richmond JC (2005) Reconstruction of the anterior cruciate ligament: metaanalysis of patellar tendon versus hamstring tendon autograft. Arthroscopy 21(7):791–803

11. Hewett TE, Lindenfeld TN, Riccobene JV, Noyes FR (1999) The effect of neuromuscular training on the incidence of knee injury in female athletes: a prospective study. Am J Sports Med 27:699–706

12. Jomha NM, Borton DC, Clingeleffer AJ, Pinczewski LA (1999) Long-term osteoarthritic changes in anterior cruciate ligament reconstructed knees. Clin Orthop Relat Res 358:188–193

13. Katz JW, Fingeroth RJ (1986) The diagnostic accuracy of ruptures of the anterior cruciate ligament comparing the Lachman test, the anterior drawer sign, and the pivot shift test in acute and chronic knee injuries. Am J Sports Med 14(1):88–91

14. Moksnes H, Engebretsen L, Risberg MA (2008) Performance-based functional outcome for children 12 years or younger following anterior cruciate ligament injury: a two to nine-year follow-up study. Knee Surg Sports Traumatol Arthrosc 16(3):214–223

15. Muneta T, Koga H, Mochizuki T, Ju YJ, Hara K, Nimura A, Yagishita K, Sekiya I (2007) A prospective randomized study of 4-strand semitendinosus tendon anterior cruciate ligament reconstruction comparing single-bundle and double-bundle techniques. Arthroscopy 23(6):618–628

16. Myklebust G, Maehlum S, Holm I, Bahr R (1997) A prospective cohort study of anterior cruciate ligament injuries in elite Norwegian team handball. Scand J Med Sci Sports 8:149–153

17. Myklebust G, Engebretsen L, Braekken IH, Skjolberg A, Olsen OE, Bahr R (2003) Prevention of anterior cruciate ligament injuries in female team handball players: a prospective intervention study over three seasons. Clin J Sport Med 13(2):71–78

18. J.rvel. T, Moisala AS, Sihvonen R, J.rvel. S, Kan-

nus P, J.rvinen M （2008）Double-bundle anterior cruciate ligament reconstruction using hamstring autografts and bioabsorbable interference screw fixation：prospective, randomized clinical study with 2-year results. Am J Sports Med 36（2）：290-297

19. Petersen W, Laprell H （1999）Combined injuries of the medial collateral ligament and the anterior cruciate ligament. Early ACL reconstruction versus late ACL reconstruction. Arch Orthop Trauma Surg 119（5-6）：258-262

20. Petersen W, Zantop T （2007）Anatomische VKB Rekonstruktion. Arthroskopie 2：132-138

21. Petersen W, Zantop T （2007）Anatomy of the anterior cruciate ligament with regard to its two bundles. Clin Orthop Relat Res 454：35-47

22. Petersen W, Rosenbaum D, Raschke M （2005）Rupturen des vorderen Kreuzbandes bei weiblichen Athleten. Teil 1：Epidemiologie. Verletzungsmechanismen und Ursachen. Deutsche Zeitschrift für Sportmedizin 56：151-156

23. Petersen W, Zantop T, Rosenbaum D, Raschke M （2005）Rupturen des vorderen Kreuzbandes bei weiblichen Athleten Teil 2：Pr.ventionsstrategien und Pr.ventionsprogramme. Deutsche Zeitschrift für Sportmedizin 56：157-164

24. Petersen W, Braun C, Bock W, Schmidt K, Weimann A, Drescher W, Eiling E, Stange R, Fuchs T, Hedderich J, Zantop T （2005）A controlled prospective case control study of a prevention training program in female team handball players：the German experience. Arch Orthop Trauma Surg 125（9）：614-621

25. Petersen W, Zantop T （2006）Partial rupture of the anterior cruciate ligament. Arthroscopy 22 （11）：1143-1145

26. Petersen W （2009）Diagnostik. Das vordere Kreuzband：Grundlagen und aktuelle Praxis der operativen Therapie. Deutscher rzteverlag, ISBN 3-769-10562-1

27. Petersen W （2009）Indikation. Das vordere Kreuzband：Grundlagen und aktuelle Praxis der operativen Therapie. Deutscher .rzteverlag, ISBN 3-769-10562-1

28. Roos H, Adalberth T, Dahlberg L, Lohmander LS （1995）Osteoarthritis of the knee after injury to the anterior cruciate ligament or meniscus：the infl uence of time and age. Osteoarthritis Cartilage 3：261-267

29. Sanders TG, Miller MD （2005）A systematic approach to magnetic resonance imaging interpretation of sports medicine injuries of the knee. Am J Sports Med 33（1）：131-148

30. Schulz MS, Russe K, Weiler A, Eichhorn HJ, Strobel MJ （2003）Epidemiology of posterior cruciate ligament injuries. Arch Orthop Trauma Surg 123（4）：186-191

31. Strobel MJ, Weiler A, Schulz MS, Russe K, Eichhorn HJ （2003）Arthroscopic evaluation of articular cartilage lesions in posterior-cruciate-ligament-defi cient knees. Arthroscopy 19（3）：262-268

32. Yasuda K, Kondo E, Ichiyama H, Tanabe Y, Tohyama H （2006）Clinical evaluation of anatomic double-bundle anterior cruciate ligament reconstruction procedure using hamstring tendon grafts：comparisons among 3 different procedures. Arthroscopy 22（3）：240-251

33. Vahey TN, Meyer SF, Shelbourne KD et al （1994）MR imaging of anterior cruciate lig ment injuries. Magn Reson Imaging Clin N Am 2：365-380

第 25 章 胫骨平台骨折

Philipp Kobbe and Hans-Christoph Pape

25.1 简介

胫骨平台骨折影响膝关节的功能和稳定性,损伤的程度取决于骨折类型和相关的韧带或半月板的损伤。目前的诊断手段能够准确地确定受损的结构,并有助于判断是否需要施行手术。

25.2 解剖和生物力学

正常的膝关节解剖构造是膝关节外翻7°,内侧平台负荷占60%,外侧平台负荷占40%。这种负荷分配导致内侧平台较大、较凹且较为坚固,相较下外侧平台则较小、较凸且稍脆弱。由于外侧平台略凸起,外侧关节面比内侧关节面稍高,与胫骨干成3°的内翻角,此对X线下胫骨平台的辨别也许有用。

胫骨平台有10°~15°的后倾角,纤维软骨构成的半月板覆盖在两侧平台以促进股胫关节相适应。冠状韧带有助于半月板与胫骨平台附着,内侧半月板的韧带连接至半月板的前部。此韧带常呈锯齿状隆起,在关节表面可以直接观察到。胫骨髁间棘位于平台中部,是前、后交叉韧带和半月板的附着点。膝关节的稳定性取决于交叉韧带、侧副韧带、关节囊和半月板的完整。

25.3 发病机制

低能量的胫骨平台骨折的损伤机制是沿股骨髁至胫骨平台的轴向冲击。由于下肢的外翻轴和稍脆弱的外侧平台,因此常导致外侧平台骨折。高能量的胫骨平台骨折导致更为复杂的骨折类型(双髁骨折),常伴有严重的软组织损伤。这些骨折一般是由交通事故或运动损伤所引起。一般情况下,伴或不伴韧带损伤的劈裂骨折和楔形骨折发生于骨质较好年轻的患者,而压缩性骨折更主要见于骨质疏松的老年患者。

25.4 诊断

25.4.1 临床体格检查

需要评估软组织损伤。胫骨近端四周包裹的软组织易破损形成开放性骨折,且有可能进一步发展为软组织坏死。骨筋膜室综合征应注意排除。如果有可疑的手术指征,应行膝关节的稳定性检查。在膝关节近完全伸直时的内翻/外翻应力试验下,膝关节松弛度超过10°提示关节不稳定。同时应行神经血管情况的检查。

25.4.2 影像学检查

X线检查包括胫骨平台的正位和侧位X线

平片。因为关节面受压缩损伤的程度以及骨折碎块的数量及位置在平片上常被低估，所以CT是分析评估胫骨平台骨折的标准检查方法，而且CT扫描可进一步帮助术前指导。虽然MRI可以同时评估骨质和软组织损伤，但目前MRI用于评估胫骨平台骨折尚未达成共识。MRI可以用来帮助确定与之相伴的半月板及韧带损伤。

25.5　分型

胫骨平台骨折的分型标准有多个，而大多数分型标准在区分楔形骨折、压缩骨折以及双髁骨折方面都类似(表25.1)。

25.6　合并损伤

23%的患者合并前交叉韧带损伤，50%的患者合并半月板损伤，43%的患者合并侧副韧带的损伤。

25.7　治疗方案

胫骨平台骨折的预后与关节面压缩的程度和膝关节的稳定性密切相关。膝关节的不稳定可能由于骨折本身以及半月板损伤及交叉韧带、侧副韧带断裂等合并损伤引起。

25.7.1　非手术治疗方案

关节面凹陷小于1cm且膝关节稳定是非手术治疗的指征，患者需佩戴铰链式骨折支具下部分负重8~12周。非手术治疗的关键是早期运动加强物理治疗以及股四头肌等长收缩锻炼，防止肌肉挛缩及关节僵硬。

25.7.2　手术治疗方案

25.7.2.1　外科手术的一般状况

开放性胫骨平台骨折，合并神经血管损伤或者骨筋膜室综合征的胫骨平台骨折是急诊

表25.1　胫骨平台骨折的AO分型及Schatzker分型。注意：此表格不包括Schatzker Ⅳ型损伤[内侧平台的劈裂骨折(A型)或者压缩骨折(B型)]

AO分型	Schatzker分型	描述
41-A		关节外骨折
41-B		部分关节内骨折
B1	Ⅰ	外侧平台劈裂骨折
B2	Ⅲ	外侧平台压缩骨折
B3	Ⅱ	外侧平台劈裂骨折合并压缩骨折
41-C		完全关节内骨折
C1	Ⅴ	单纯双髁骨折伴单纯干骺端骨折
C2	Ⅴ	单纯双髁骨折伴粉碎性干骺端骨折
C3	Ⅵ	粉碎性关节内骨折伴干骺端骨折

手术的指征。移位的胫骨平台骨折(关节面压缩>1cm)或由于胫骨平台骨折导致的关节不稳定（超过10°的内翻/外翻不稳定）是手术的指征。手术治疗的关键是切开复位和内固定(ORIF)使骨折解剖复位，这是软骨再生的一个重要方面。胫骨平台骨折手术治疗的微创方法(MIPO技术)受到关注是因为胫骨平台周围的软组织易发生感染和坏死。

伴有严重软组织损伤的高能量损伤所致的骨折，初期的外部固定和延期内固定是非常必要的。非锁定钢板适用于伴有少量碎骨块的单纯骨折类型，而锁定钢板是高能量骨折，严重的粉碎性骨折和骨质疏松骨折的指征。在X光透视下应达到准确的复位。关节镜下辅助复位和内固定可用于单纯性压缩性骨折；而如果有冲洗液的外渗，尤其是关节囊外的骨折时，一定要特别警惕有骨筋膜室综合征的可能。

25.7.2.2　外侧平台骨折(AO-41-B1/B2/B3)

单纯的外侧平台劈裂骨折（AO-41-B1/Schatzker Ⅰ）可经皮钻入2~3枚带垫圈的直径为6.5或7.0mm的部分螺纹的松质骨螺钉固定。在有骨折碎块或骨质疏松的患者，可使用外侧支撑钢板抗滑移(图25.1)。对于外侧平台骨折

的压缩骨折(AO–41–B2//Schatzker Ⅲ),压缩的骨块可通过骨皮质开窗来复位。通常需要植入骨移植物或骨替代物,然后自软骨下钻入2~3枚直径为6.5或7.0mm的松质骨拉力螺钉成排固定即达到骨折稳定(图25.2)。外侧平台劈裂合并压缩骨折 (AO–41–B3//Schatzker Ⅱ),压缩的部位通过劈开骨质来复位,常需要植入骨移植物或骨替代物,用外侧支撑钢板和近端螺钉成排固定骨折以达到稳定效果(图25.3)。

25.7.2.3 平台双髁骨折(AO–41–C1/C2/C3)

高能量损伤所致的胫骨平台骨折常伴有严重的软组织损伤,一般不允许立即行切开复位内固定,需要初步的外固定稳定直到遮盖骨折的软组织恢复。单纯双髁骨折伴单纯性干骺端骨折(AO–41–C1//Schatzker Ⅴ)需要用外侧锁定钢板固定,通常能提供双钢板同样稳固的效果,而又有较少的软组织剥离。单纯性或者粉碎性双髁骨折伴粉碎性干骺端骨折 (AO–41–C2 and AO–41–C3//Schatzker Ⅵ)如果仅用外侧钢板固定不能达到稳定的效果,通常需要额外的固定(双钢板)以防内翻畸形,而不管是否应用锁定技术。

25.7.3 术后护理

术后恢复与患者的年龄,骨的质量,骨折固定的术式以及合并的损伤有关。胫骨近端骨折治疗成功的关键是早期运动,可以防止后期关节僵硬、肌肉萎缩,并可达到完全的关节活动范围:
- 持续90°弯曲达7~10天。
- 推荐4~8周后且根据此后的影像学检查结果逐步负重活动。

25.8 并发症及预后

骨不愈合率达8%。伤口感染事件的发生与骨折类型、软组织损伤、金属内植物和0~32%的通过支撑技术治疗的骨折有关。深静脉血栓发生率在5%~10%之间,肺栓塞的发生率为1%~2%。伴有力学轴线不正和外翻畸形的钢板固定失效发生率不超过12%。一些患者发展为创伤性关节炎。

预后主要根据以下四个因素:
- 膝关节的协调性;
- 半月板的完整性;
- 膝关节的稳定性;
- 正确的力学轴线。

已有报道低能量损伤导致的胫骨平台骨折通过手术治疗达到良好临床效果。大约90%患者有良好的预后,但如果上述四个因素之一没有得到满足,疗效就会大打折扣。如果患者半月板及它的负荷功能得到保护,即便影像学结果差强人意,也能获得较为满意的结果。

结论

胫骨平台骨折可损害关节的功能和稳定。CT能确切分析骨折的类型,指导进一步的手术固定。未移位骨折可以选择非手术治疗,有移位的骨折和粉碎性骨折应选择手术治疗,微创技术的发展改善了临床预后。决定胫骨平台骨折的临床预后主要取决于关节协调性、关节稳定性、半月板完整性和力学轴线的恢复。低能量胫骨平台骨折通常预后良好,高能量胫骨平台骨折预后较难预知。

参考文献

Berkson EM, Virkus WW (2006) High-energy tibial plateau fractures. J Am Acad Orthop Surg 14:20–31

Blokker CP, Rorabeck CH, Bourne RB (1984) Tibial plateau fractures. An analysis of the results of treatment in 60 patients. Clin Orthop Relat Res 182:193–199

DeCoster TA, Nepola JV, el Khoury GY (1988) Cast brace treatment of proximal tibia fractures. A ten-year follow-up study. Clin Orthop Relat Res 231:196–204

Egol KA, Su E, Tejwani NC, Sims SH, Kummer FJ, Koval KJ (2004) Treatment of complex tibial plateau

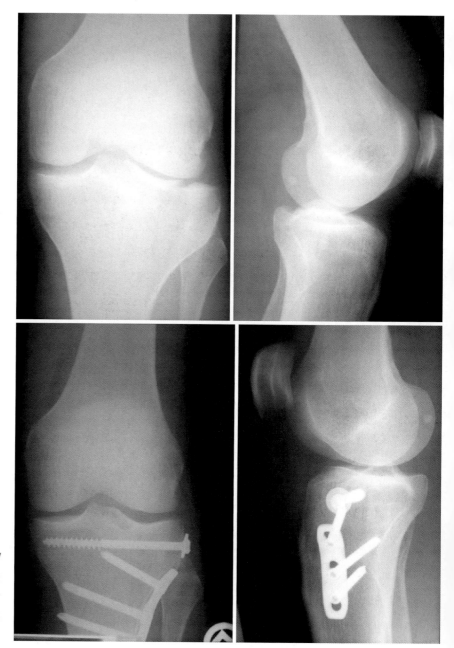

图 25.1　AO -41 -B1// Schatzker I型骨折用带垫圈的6.5mm螺纹松质骨螺钉，外侧支撑钢板抗滑移。

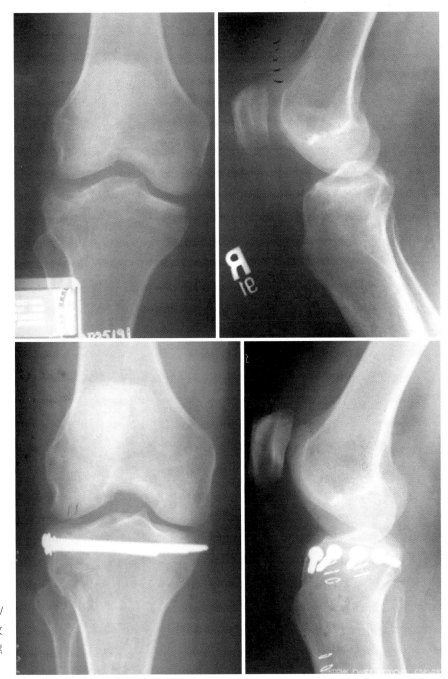

图 25.2 AO -41 -B2// Schatzker Ⅲ 骨折用4枚 6.5mm软骨下松质骨螺 钉成排固定。

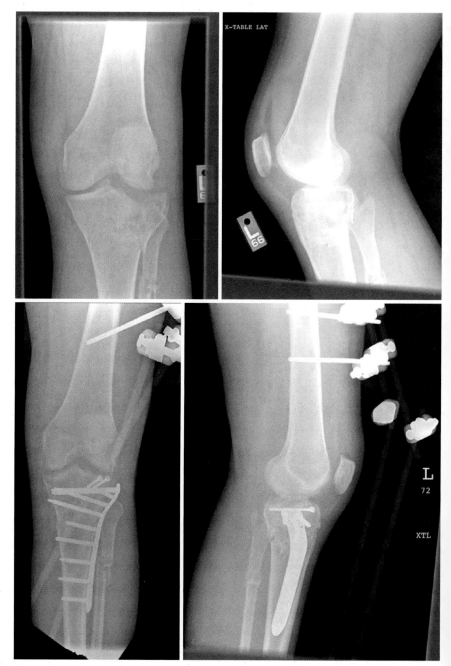

图 25.3　AO –41 –B3//Schatzker Ⅱ骨折行外侧支撑钢板和近端螺钉并排固定。

fractures using the less invasive stabilization system plate: clinical experience and a laboratory comparison with double plating. J Trauma 57:340–346

Gosling T, Schandelmaier P, Muller M, Hankemeier S, Wagner M, Krettek C (2005) Single lateral locked screw plating of bicondylar tibial plateau fractures. Clin Orthop Relat Res 439:207–214

Honkonen SE (1994) Indications for surgical treatment of tibial condyle fractures. Clin Orthop Relat Res 302: 199–205

Honkonen SE (1995) Degenerative arthritis after tibial plateau fractures. J Orthop Trauma 9:273–277

Jiang R, Luo CF, Wang MC, Yang TY, Zeng BF (2008) A comparative study of Less Invasive Stabilization System (LISS) fixation and two-incision double plating for the treatment of bicondylar tibial plateau fractures. Knee 15:139–143

Keogh P, Kelly C, Cashman WF, McGuinness AJ, O'Rourke SK (1992) Percutaneous screw fixation of tibial plateau fractures. Injury 23:387–389

Koval KJ, Helfet DL (1995) Tibial Plateau Fractures: Evaluation and Treatment. J Am Acad Orthop Surg 3: 86–94

Lachiewicz PF, Funcik T (1990) Factors influencing the results of open reduction and internal fixation of tibial plateau fractures. Clin Orthop Relat Res 259:210–215

Liow RY, Birdsall PD, Mucci B, Greiss ME (1999) Spiral computed tomography with two and three-dimensional reconstruction in the management of tibial plateau fractures. Orthopedics 22:929–932

Lobenhoffer P, Schulze M, Gerich T, Lattermann C, Tscherne H (1999) Closed reduction/percutaneous fixation of tibial plateau fractures: arthroscopic versus fluoroscopic control of reduction. J Orthop Trauma 13: 426–431

Musahl V, Tarkin I, Kobbe P, Tzioupis C, Siska PA, Pape HC (2009) New trends and techniques in open reduction and internal fixation of fractures of the tibial plateau. J Bone Joint Surg Br 91:426–433

Phisitkul P, McKinley TO, Nepola JV, Marsh JL (2007) Complications of locking plate fixation in complex proximal tibia injuries. J Orthop Trauma 21:83–91

Rasmussen PS (1973) Tibial condylar fractures. Impairment of knee joint stability as an indication for surgical treatment. J Bone Joint Surg Am 55:1331–1350

Saleh KJ, Sherman P, Katkin P, Windsor R, Haas S, Laskin R, Sculco T (2001) Total knee arthroplasty after open reduction and internal fixation of fractures of the tibial plateau: a minimum five-year follow-up study. J Bone Joint Surg Am 83-A:1144–1148

Schatzker J, McBroom R, Bruce D (1979) The tibial plateau fracture. The Toronto experience 1968–1975. Clin Orthop Relat Res 138:94–104

Stannard JP, Wilson TC, Volgas DA, Alonso JE (2004) The less invasive stabilization system in the treatment of complex fractures of the tibial plateau: short-term results. J Orthop Trauma 18:552–558

Stevens DG, Beharry R, McKee MD, Waddell JP, Schemitsch EH (2001) The long-term functional outcome of operatively treated tibial plateau fractures. J Orthop Trauma 15:312–320

Young MJ, Barrack RL (1994) Complications of internal fixation of tibial plateau fractures. Orthop Rev 23: 149–154

第 26 章　胫骨干骨折

Philipp Lichte and Hans-Christoph Pape

26.1　简介

胫骨干骨折是最常见的长骨骨折。随着髓内钉技术的改进,目前几乎所有的骨折都能用交锁髓内钉治疗。

26.2　解剖和生物力学

胫骨的抗弯承载力能达到1.5吨,并且是人体中最坚硬的骨头。胫骨和腓骨在干体中间的部分是平行的:近端连接胫腓关节,远端是踝关节与下胫腓联合韧带。骨间膜位于胫骨和腓骨之间。它把肌间隔分为前群和后群,稳固了骨性框架。

总体来说,小腿被筋膜层分为四个筋膜室:

- 胫前间室:胫前肌,踇长伸肌,趾长伸肌,胫前动脉,腓深神经
- 外侧间室:腓骨长、短肌,腓浅神经
- 后浅间室:腓肠肌,跖肌,比目鱼肌
- 后深间室:趾长屈肌,踇长屈肌,胫后肌,胫后动脉,胫神经

胫骨前内侧边缘仅被皮下组织覆盖,开放性骨折的风险较大。

26.3　发病机制

胫骨干骨折通常由高能量损伤造成。低能量骨折可因扭转或间接损伤所致,尤其是在中老年人群中。在这种情况下,胫骨和腓骨骨折发生在不同水平,且很少有软组织损伤。高能量胫骨干骨折由直接外伤造成,在骑摩托车者和行人中最常见(“保险杠骨折”)。典型特征有:

- 粉碎性骨折
- 斜形骨折
- 合并同一平面的腓骨骨折
- 伴有严重的软组织损伤的开放性骨折

胫骨干应力性骨折占所有的应力性骨折的比例超过50%,常见于从事舞蹈、跑步和跳高的运动员因过度使用造成的损伤。

26.4　诊断

诊断根据临床表现和影像学检查结果

临床表现:

- 局部疼痛
- 畸形
- 肢体不稳定

对软组织损伤和神经血管状态的评估是必需的。在应力性骨折中,主要症状是运动后骨折部位局部的疼痛。

影像学检查:

- 小腿侧位和正位X线片,需包括邻近关节
- 应力性骨折有时只能通过核磁共振或三维骨扫描检查发现(“聚焦热点”)

26.5 分类

胫骨干骨折依据国际内固定研究学会（AO-ASIF）分类：

- A：简单骨折
  - A1：螺旋
  - A2：斜形（>30°）
  - A3：横形（<30°）
- B：楔形骨折
  - B1：螺旋楔形
  - B2：弯曲楔形
  - B3：粉碎楔形
- C：复杂骨折
  - C1：螺旋
  - C2：分段
  - C3：不规则

软组织损伤依据"Tscherne/Oestern"或"Gustillo/Andersen."进行分类。

26.6 合并损伤

单纯胫骨干骨折较为少见。大多数胫骨干骨折合并腓骨骨折。严重移位的骨折常合并胫前动脉和外周神经损伤。大多数高能骨干骨折合并多种其他损伤。

26.7 治疗

26.7.1 非手术治疗

一般来说，非手术治疗的适应证较为少见，因为手术固定骨折安全且有效的。无移位的稳定骨折（42-A1-42-A3）可以采用非手术治疗，如用长腿石膏或Sarmiento支具固定10~12周。早期功能锻炼可以在2周开始。牵引应只用于对非开放性移位骨折的闭合复位，如有必要可持续牵引直到确定手术治疗方案。应力性骨折应该用石膏固定直到骨折完全愈合。

26.7.2 手术治疗

手术方法的选择取决于骨折的部位，软组织损伤，骨折形态，以及合并损伤。在有严重骨和软组织毁损的病例中，远端的残肢无法存活。治疗的目标是保留功能性肢体；如果不可行，应考虑早期果断截肢。在单纯的骨折中，MES（mangled-extremity severity，损伤严重程度）评分可能有助于决策。在危及生命的多重损伤患者中，截肢指征应遵循"生命重于肢体"的原则。

可用三种不同的骨折固定方法：
- 髓内钉
- 钢板内固定
- 外固定

26.7.2.1 髓内钉

随着交锁髓内钉技术的改进，髓内固定治疗适应证已越来越广泛。现在的髓内钉一般都有远端螺钉孔。交锁髓内钉用于大多数胫骨干骨折治疗的选择已被广泛接受。

图26.1所示为典型的髓内钉影像。

下列情况为髓内钉的适应证：
- 开放性骨折
- 严重软组织损伤
- 分段骨折
- 多发创伤患者及合并同侧肢体骨折者
- 病态肥胖者
- 高能量不稳定性骨折

关于选择扩髓还是非扩髓髓内钉仍有争议。扩髓考虑应用较大直径的髓内钉，可增加粉碎性骨折的初始稳定性。

26.7.2.2 钢板固定术

钢板内固定适应证：
- 邻近干骺端的胫骨干骨折（图26.2）
- 骨干和干骺端的混合型骨折
- 骨干近1/3段的复杂骨折

钢板需要良好的软组织条件以减少感染

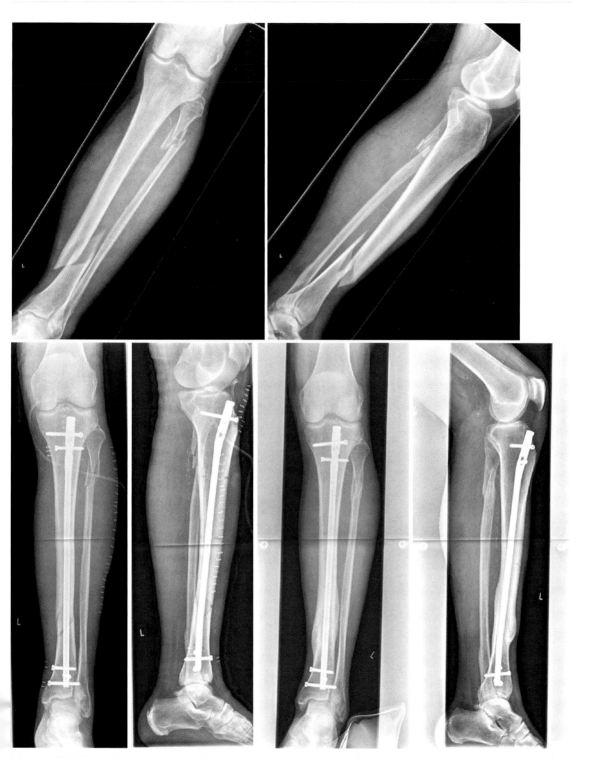

图26.1 胫骨中1/3的闭合性骨折是髓内钉治疗的典型指征,有可能早期负重。

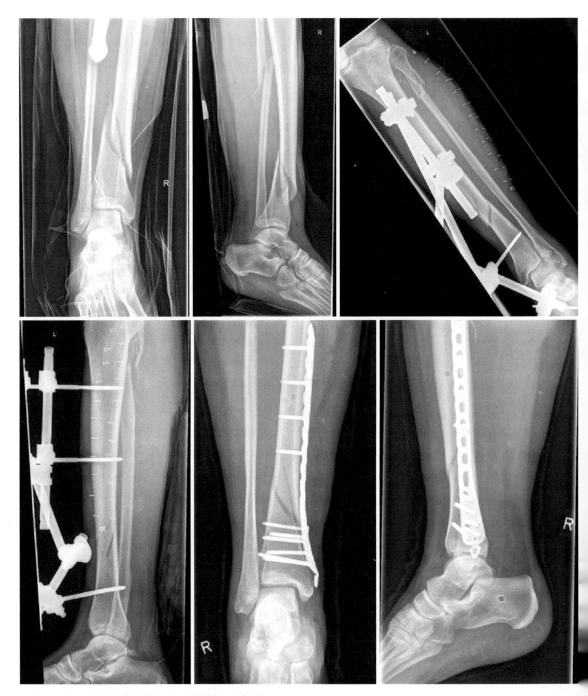

图26.2　加压螺钉结合锁定钢板固定胫骨远端骨折。

和创伤修复问题的风险。钢板的选择应该根据骨折类型。

- 横形骨折：低接触动力加压板（LC-DCP）
- 楔形骨折：骨折间加压螺钉和中位板，LC-DCP
- 螺旋骨折：骨折间加压螺钉和中位板，LC-DCP
- 斜形骨折：骨折间拉力螺钉和中位板，LC-DCP
- 粉碎性骨折：桥接钢板

锁定钢板在骨质疏松骨折中有特殊优势，也可以用于桥接固定有碎骨块和骨缺损的粉碎性骨折。在许多情况下，可选择微创技术以尽量减少软组织损伤。闭合复位后，钢板可通过小切口沿骨干向前滑动。如果有骨缺损，由于软组织损伤不推荐早期植骨。

在钢板内固定后12~16周需限制负重能力。在最初的6周内，活动时20公斤部分负重通常是允许的。根据随访X线检查，负重可以逐步增加。除了单纯横形骨折病例，术后12周以内通常不推荐完全负重。

26.7.2.3　外固定

主要适应证是骨折合并严重的组织损伤。手术目的是临时固定骨折和肌肉减压。在重度骨粉碎的病例中，Ilizaro支具可考虑作为一种替代和常用的确定治疗方法。

应加考虑以下缺点：

- 与髓内钉相比不良反应发生率增加
- 钉道并发症发生率高
- Schanz螺钉松动

外固定改为内固定的指征是：

- 没有确切的稳定性的降低
- 如果在初始治疗阶段根据患者或骨折情况外科医生希望能持久的治疗，我们建议早期转为内固定
- 如果外固定需要桥接关节我们也建议转为内固定以提供持久的关节制动。

26.8　并发症及预后

早期并发症：

- 骨筋膜室综合征
- 软组织感染

晚期并发症：

- 畸形愈合
- 骨折不愈合
- 内固定松动
- 骨髓炎

最常见的严重并发症是早期骨筋膜室综合征的发生（发生率1%~9%）。有人担心，髓内钉会增加这种并发症的发生率。因此，应密切监测围手术期筋膜室内压力。由于长期不全负重和运动范围的制约，深静脉血栓形成的风险也相应增加，应采取一些措施来预防，如弹力袜和抗凝治疗。

任何施行的手术技术意味着一定的风险和副作用：

- 非手术治疗：经过长期制动的踝关节和膝关节僵硬
- 髓内钉：膝前痛
- 钢板：伤口愈合不全，特别是有重要的软组织损伤情况下
- 外固定：钉道感染是一种常见的问题

髓内钉具有超过90%的成功率。总体来说骨折不愈合较为少见。治疗应包括：

- 轴向稳定时用动力锁钉
- 轴向不稳定时用扩髓髓内钉
- 骨缺损的情况下，应进行植骨以防止内固定松动。

髓内钉治疗的单纯胫骨干骨折远期的功能恢复能够同一般人无异。工作能力的丧失和持续性疼痛在髓内钉治疗1年后出现。一般来说，膝下损伤比膝上损伤的预后差。临床疗效较差的病例中胫骨干骨折仅占少数。

参考文献

Busse JW, Morton E, Lacchetti C, Guyatt GH, Bhandari M (2008) Current management of tibial shaft fractures: a survey of 450 Canadian orthopedic trauma surgeons. Acta Orthop 79:689–694

Court-Brown CM (2006) Fractures of the tibial shaft. In: Pape HC, Giannoudis PV (eds) Practical procedures in orthopaedic trauma surgery. Cambridge University Press, Cambridge, pp 222–235

Ferguson M, Brand C, Lowe A, Gabbe B, Dowrick A, Hart M, Richardson M (2008) Outcomes of isolated tibial shaft fractures treated at level 1 trauma centres. Injury 39:187–195

Gustilo RB, Anderson JT (1976) Prevention of infection in the treatment of one thousand and twenty-five open fractures of long bones: retrospective and prospective analyses. J Bone Joint Surg Am 58(4):453–458

Hasenboehler E, Rikli D, Babst R (2007) Locking compression plate with minimally invasive plate osteosynthesis in diaphyseal and distal tibial fracture: a retrospective study of 32 patients. Injury 38:365–370

Lam SW, Teraa M, Leenen LP, van der Heijden GJ (2010) Systematic review shows lowered risk of nonunion after reamed nailing in patients with closed tibial shaft fractures. Injury 41(7):671–675

Lefaivre KA, Guy P, Chan H, Blachut PA (2008) Long-term follow-up of tibial shaft fractures treated with intramedullary nailing. J Orthop Trauma 22:525–529

Tscherne H, Oestern HJ (1982) Die Klassifizierung des Weichteilschadens bei offenen und geschlossenen frakturen. Unfallheilkunde 85:111–115

第 27 章 Pilon骨折

Richard Martin Sellei and Hans-Christoph Pape

27.1 简介

远端胫骨骨折的特点有以下几个方面：

- 关节内损伤常见
- 轴向高能量负荷
- 粉碎性骨折
- 严重的软组织损伤
- 常见伤口愈合困难

此类骨折因常伴有合并症以及较高致残率，是治疗上最具挑战的外伤之一[4,13,19]，治疗效果主要与治疗方法以及手术护理密切相关[26]。

此类骨折预后与软组织损伤的严重程度，血管生成，及外科医生的临床经验息息相关。历史上，Rüedi and Allgöwer最先在1979年以手术方式治疗胫骨pilon骨折[24]，他们采用切开复位和内固定取得了良好疗效，并提倡这种治疗方案，此举意味着非手术方式治疗的方法应该被废止。由于软组织并发症的发生率很高[16,27]，这个阶段性治疗的引进开始了改善并发症的新篇章[7,25]。长期预后是由关节面的复位程度、软骨最初损伤程度、较差的血供、软组织覆盖决定着的[9,11,18]。此外，采用各种方式开始被用来保护软组织包膜，以及采取手术的方式治疗骨折[1,8,11]。植入物的新突破，如角度稳定、与人体解剖相适应、低调便捷的钢板减少了并发症的发生率。

27.2 解剖学和生物力学

踝关节承载全部体重，胫骨末端和腓骨组成一个围绕距骨的框架，其稳定性主要依靠：胫腓连接，内侧韧带的浅层和深层（内侧副韧带），外侧副韧带（前后距腓韧带，跟腓韧带），关节面，关节囊。

远端胫腓连接的韧带由骨间韧带（IOL），下胫腓前韧带（AITFL），由下横韧带（ITL）加强的下胫腓后韧带（PITFL）构成。腓骨被固定在胫骨远端的一个小沟，毗邻较大的前结节，较小的后结节。胫骨后远端被称之为后踝，胫骨pilon骨折时，韧带联合和内侧副韧带通常不受外伤影响[3,23]，前后胫动脉保证小腿远端的血供。

27.3 发病机制

Pilon骨折通常由高能量损伤和轴向负荷引起，绝大多数由于机动车交通事故、高空坠落而发生，小腿下骨折中只有不到10%的概率是胫骨远端骨折，男性高发，年龄段主要集中在35~40岁[15]。一直以来，受伤时踝关节的位置被强调与骨折的类型相关[14,22,24]，跖屈时损伤导致后踝骨折块，背屈时损伤导致前踝骨折块，踝中立位时则导致前、后踝骨折块（图27.1）。尽管踝关节骨折主要由一个旋转剪切引起，pilon骨折与之在发生机制、分型、严重程

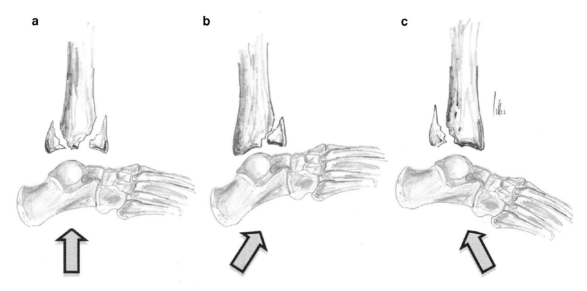

图27.1　轴向冲击时足的位置,(**a**)足中立位,(**b**)足背屈位,(**c**)足跖屈位。(见彩插)

度、治疗方案上截然不同。

27.4　分型

上个世纪60年代，出现了众多分型方式[9,17,21,23,28],pilon骨折不同于胫骨远端的关节内和关节外骨折,他们描述骨折的脱位,涉及更高层次的复杂软组织损伤。

- Rüedi–Allgöwer pilon骨折分类(1968)
- AO/OTA pilon骨折分类(1990)
- Robinson干骺端骨折分类(1995)
- Topliss计算机断层扫描分类(2004)

Rüedi and Allgöwer根据发生机制将pilon骨折分为三种类型:Ⅰ型:低速度无移位骨折。Ⅱ型:低能量轻度移位骨折。Ⅲ:高能量粉碎性骨折[22]。AO/OTA pilon骨折分类是应用最为普遍的(图27.2)。Robinson等通过对远端胫骨干骺端骨折的描述来区分不同的骨折类型,分为弯曲暴力类型(Ⅰ型)和扭转力类型(Ⅱ型)[21]。大多数分类方法与X线片的发展与时俱进,而计算机断层扫描使得分类更为具体。X线片(前后位,踝穴位)对于AO/OTA分型很有必要,还可以在外部固定装置桥连后矫正踝关节的位置[29]。而计算机单层扫描为充分明确骨折的端

口形貌学和术前准备提供了可能[28]。如图27.3示,6个不同的骨碎片清晰可辨。

- 前骨碎片（A）-(*Tubercule de Tillaux-Chaput*)
- 后骨碎片(P)-(后踝或者"Volkman")
- 中间骨碎片(M)
- 前外侧骨碎片(AL)
- 后外侧骨碎片(PL)
- 致命一击骨碎片(DP)

此外，冠状面和矢状面的骨碎片同样可辨。

27.5　诊断

区分低能量骨折和高能量骨折对于确定软组织损伤的程度至关重要。

27.5.1　临床表现

软组织损伤轻至轻微肿胀，重至早期坏死,估计细致软组织的状态需要进行充分的评估和严格的体格检查。软组织坏死的界定通常需要10天,因此pilon骨折早期切开复位内固定仅仅在特定病例。

最重要的临床表现有:疼痛和移位,软组

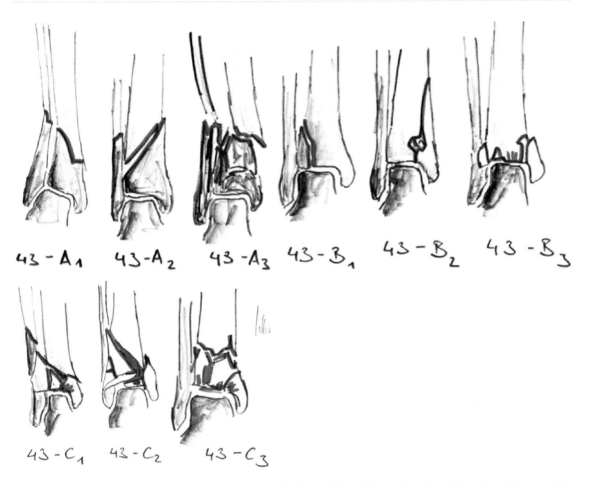

图27.2　远端胫骨被编码为数字43(4胫骨,3远端),具体分类:关节外骨折(A型),部分关节骨折(B型),全关节骨折(C型),在这些骨折分类中又根据骨折脱位及粉碎程度,骨折线位置而分为具体的亚组。(见彩插)

织断裂,骨折张力性水疱,闭合或开放性骨折,急性骨筋膜室综合征。

　　Tscherne和Oestern把与闭合性骨折有关的软组织损伤分为4个类型[30]。而Gustilo和Anderson对与开放性骨折有关的软组织损伤进行了分类[12],他们的分类标准适合所有的开放性骨折。

27.5.2　影像

　　Pilon骨折的手术前准备离不开骨折的影像学检查。X线平片对骨折类型有一个概观,且需要保证有适当的闭合复位。CT对于骨折类型的全面了解很重要[29]。充分的术前准备需要考虑以下几个方面:

1.裂痕延伸:
(a)关节内或关节外
(b)骨干延伸(骨接合术期间)
(c)干骺端嵌入(须骨移植)
2.内侧、外侧、后柱受累
3.关节受损/嵌入的形貌(影响手术入路)
4.劈裂骨折的行径(拉力螺钉的使用方式)
5.腓骨骨折(压缩或旋转)
6.软组织损伤(如:掺和空气)

27.6　合并伤

　　胫骨pilon骨折通常合并有以下损伤:踝骨骨折,对侧肢体伤,神经功能障碍,血管损伤,

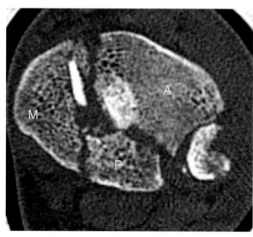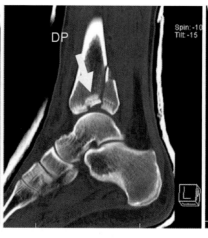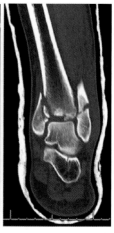

图27.3 在CT扫描图片上可见前、后、中间的骨折片,同样可见关节中央被称为"致命一击"骨折片。

骨骼和软组织缺失,脊柱和骨盆骨折。

27.7 治疗方案

在紧急条件下的踝关节移位可行紧急闭合复位,早期夹板固定可以避免软组织的进一步损伤,紧急手术复位外固定的准备可以依据骨折类型及其严重程度,胫骨pilon骨折初治的主要目的是:

- 闭合复位后达到轴向排列
- 达到关节面解剖复位(韧带整复术和切开复位对比)
- 嵌入型骨折和粉碎性骨折需要行骨移植术
- 避免进一步损伤,保护软组织包膜
- 避免表层和深部感染
- 修复关节稳定性
- 机动无疼痛和功能性

27.7.1 非手术治疗方案

胫骨pilon骨折主要通过手术治疗,如果韧带整复术不能够减少关节碎片,闭合复位失败,开切开复位内固定需要在软组织损伤恢复后进行。无移位的骨折,如A1,B1,或C1 AO型,非手术治疗方案是可行的,可接受的关节移位

的范围很低(裂隙<2mm,偏移距离<1mm),严格随访继发性骨移位,限制负重8~10周,经皮或有限切开复位术与模型固定相结合。然而,如果复位的稳定性不能保证,可由外固定代替模型固定。

27.7.2 手术治疗方案

注意:不要经由抵抗力低下的软组织包膜手术,特别是糖尿病患者充血水疱。

27.7.2.1 切开复位及接骨板固定术

Rüedi和Allgöwer制订了以下指南[24]:
1. 腓骨切开复位内固定
2. 关节面的功能重建
3. 必要时置入骨移植物
4. 钢板接骨术内固定

这些指南遵照AO原则的解剖复位,坚强固定,早期活动。

后外侧入路切开复位内固定腓骨(图27.4)。腓神经一定要严格保护,在粉碎性骨折中,桥接接骨板被用来保证骨的排列(长度、旋转、轴线),若覆盖腓骨的软组织受损,切开复位内固定需要延期进行,采用前内侧路行关节面重建,依靠闭合复位术和韧带整复术不能使关节骨折片达到复位,若选择双切口入路,需

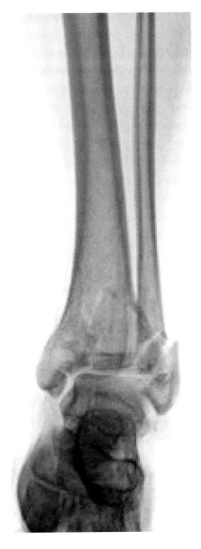
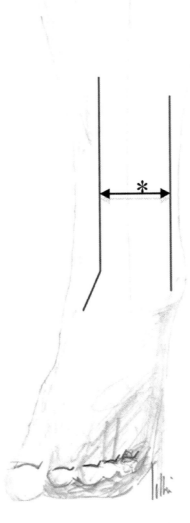

图27.4　经后外侧路和传统内侧路腓侧皮肤切口；(*) 至少保留7cm的骨桥，避免肌皮瓣血运阻断。

要保留一个7cm的皮桥(图27.4)。关节面的切开复位通常需要骨移植。接下来的骨缝术意在达到足够稳定，许多学者研究此流程的结局得出结论：伤口愈合尤其是高能量创伤后的伤口愈合较难，通常需要游离组织移植[7,16,27,31,33]，因此，一个意在改善此种严重创伤的阶段性方案开始发展。

27.7.2.2　延迟切开复位内固定

对于复杂的胫骨pilon骨折，个别学者建议行延迟和阶段性的治疗方案[2,18,26]。

闭合性pilon骨折

软组织包膜完整也可能有严重的组织损伤，基本的闭合复位，外固定，韧带整复或许有效，在创伤后10~14日内再手术行延迟切开复位较为理想，修复的软组织包膜可以承受较广泛的手术治疗，术后恢复的标志是出现皱纹征，水疱愈合。

开放性胫骨pilon骨折

开放性骨折伴有的软组织损伤应该引起重视，推荐多期治疗达到预期效果(图27.5)。

1.初期手术处理

(a)清创术

(b)喷射灌洗

(c)坏死组织切除

(d)外固定

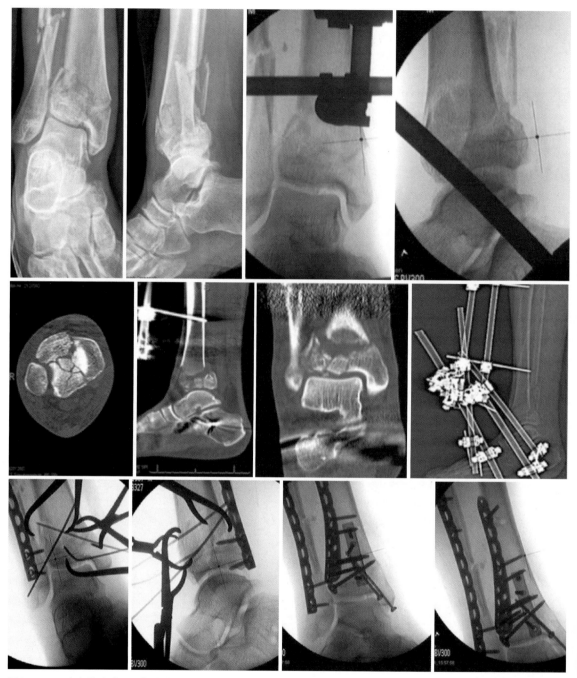

图27.5 44岁女性患者,工作时从两米高空坠落而就医,立即行跨关节外固定,5天后行延迟手术切开复位内固定和软组织加固。复位后,干骺端骨缺失用自体松质骨移植替代,由于软组织包膜脆弱和糖尿病而引起的多次清创术及网孔皮片移植失败,后行游离皮瓣移植。尽管骨折复位和固结良好,6个月后仍被临床确诊创伤性关节炎。

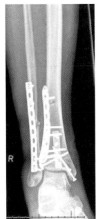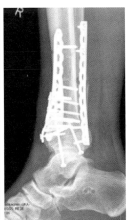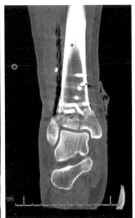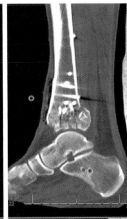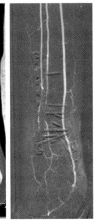

图27.5　（续）

(e)必要时采用克氏针（外固定和有限内固定）

(f)腓骨切开复位内固定（外固定和有限钢板固定）

2.早期紧急二次探查术

(a)建议48小时后进行

(b)进一步清创

(c)关节面初始功能重建

(d)整形外科骨骼裸露区覆盖

3.三次探查术

(a)部分/全部经皮有限切开复位/切开复位的阶段性治疗

(b)关节移植骨片的绝对稳定

(c)粉碎性骨折区桥连

27.7.2.3　微创接骨板固定术（MIPO）

微创技术快速发展，继韧带整复的骨折闭合复位术之后，骨接合术可通过有限切口进行，与开放性手术相比，微创手术减少损害组织血供[6]。Borens等认为二期微创切口行经皮内侧钢板关节复位较少引起伤口愈合并发症[5]。

27.7.2.4　组合式外固定器

组合式外固定器（组合框架）把骨骺碎片里的张力线和骨干半针连接起来。

1.适应证及优点：

(a)AO分型A、C1、C3型骨折

(b)软组织可辨

(c)胫距关节及距下关节无损

2.缺点：

(a)需要有丰富的临床经验

(b)粉碎性骨折不能充分固定

(c)胫距关节不稳的粉碎性骨折不能充分固定

(d)复位程度有限e.关节感染

(f)肌腱、神经、血管损伤（导线放置通路）[32]

27.7.2.5　主要关节固定术

胫骨pilon骨折粉碎较为严重时，可行主要关节固定术。然而，足够的软组织覆盖对于适当的融合至关重要。

27.8　并发症及预后

预后不良被报道见于严重骨折，骨折的长期预后已经被证实与骨折分型的级别相关。关节的复位情况对于预估创伤性关节炎的发生最为重要[10,20]。早期和晚期并发症与创伤引起的软组织损伤、骨碎片的移位程度及关节面的损伤有关。

27.8.1 早期并发症

- 伤口破裂
- 感染
- 骨炎

27.8.2 晚期并发症

- 畸形愈合
- 骨不连合
- 创伤后关节炎
- 力线不良

27.8.3 临床结局和预后

一些学者研究pilon骨折长期临床结局[15,19]，采用了既存的测量结果，如SF-36，他们一致认为，曾经发生pilon骨折的患者在3~5年后，健康评分比正常人群显著偏低，很大比例患者改业，或从此丧失劳动能力，超过50%患者发生骨关节炎。创伤2年后发生关节炎，但临床结局却很少与之相关。

结论

胫骨pilon骨折的特点是常伴有关节面损伤和严重的软组织损伤，阶段性手术方案的发展，植入物的改进，改良的手术路径改善了pilon骨折的结局。决定长期预后的也许仅仅局限在早期软骨损伤和有限的软组织覆盖。

参考文献

1. Assal M, Ray A, Stern R (2007) The extensile approach for the operative treatment of high-energy pilon fractures：surgical technique and soft-tissue healing. J Orthop Trauma 21(3)：198–206

2. Blauth M, Bastian L, Krettek C et al (2001) Surgical options for the treatment of severe tibial pilon fractures：a study of three techniques. J Orthop Trauma 15 (3)：153–160

3. Bonar SK, Marsh JL (1993) Unilateral external fi xation for severe pilon fractures. Foot Ankle 14 (2)：57–64

4. Boraiah S, Kemp TJ, Erwteman A et al (2010) Outcome following open reduction and internal fixation of open pilon fractures. J Bone Joint Surg Am 92 (2)：346–352

5. Borens O, Kloen P, Richmond J et al (2009) Minimally invasive treatment of pilon fractures with a low profi le plate：preliminary results in 17 cases. Arch Orthop Trauma Surg 129(5)：649–659

6. Borrelli J Jr, Prickett W, Song E et al (2002) Extraosseous blood supply of the tibia and the effects of different plating techniques：a human cadaveric study. J Orthop Trauma 16(10)：691–695

7. Bourne RB (1989) Pylon fractures of the distal tibia. Clin Orthop Relat Res 240：42–46

8. Chen L, O'Shea K, Early JS (2007) The use of medial and lateral surgical approaches for the treatment of tibial plafond fractures. J Orthop Trauma 21(3)：207–211

9. Dickson KF, Montgomery S, Field J (2001) High energy plafond fractures treated by a spanning external fixator initially and followed by a second stage open reduction internal fi xation of the articular surface-preliminary report. Injury 32(Suppl 4)：92–98

10. Etter C, Ganz R (2007) Long-term results of tibial plafond fractures treated with open reduction and internal fixation. Arch Orthop Trauma Surg 110(6)：277–283

11. Grose A, Gardner MJ, Hettrich C et al (2007) Open reduction and internal fixation of tibial pilon fractures using a lateral approach. J Orthop Trauma 21(8)：530–537

12. Gustilo RB, Anderson JT (1976) Prevention of infection in the treatment of one thousand and twenty-five open fractures of long bones：retrospective and prospective analyses. J Bone Joint Surg Am 58(4)：453–458

13. Hahn MP, Thies JW (2004) Pilon tibiale fractures. Chirurg 75(2)：211–230

14. Lauge-Hansen N (1953) Fracture of the ankle. V. Pronationdorsi flexion fracture. AMA Arch Surg 67 (6)：813–820

15. Marsh JL, Weigel DP, Dirschl DR (2003) Tibial plafond fractures. How do these ankles function over

time? J Bone Joint Surg Am 85(2):287–295

16. McFerran MA, Smith SW, Boulas HJ et al (1992) Complications encountered in the treatment of pilon fractures. J Orthop Trauma 6(2):195–20

17. Müller ME, Nazarian S, Koch P et al (1990) The comprehensive classifi cation of fractures of long bones. Springer, Berlin/Heidelberg/New York

18. Patterson MJ, Cole JD (1999) Two–staged delayed open reduction and internal fixation of severe pilon fractures. J Orthop Trauma 13:85–91

19. Pollak AN, McCarthy ML, Bess RS et al (2003) Outcomes after treatment of high–energy tibial plafond fractures. J Bone Joint Surg Am 85(10):1893–1900

20. Resch H, Benedetto KP, Pechlaner S (1986) Development of post-traumatic arthrosis following pilon tibial fractures. Unfallchirurg 89(1):8–15

21. Robinson CM, McLauchlan GJ, McLean IP et al (1995) Distal metaphyseal fractures of the tibia with minimal involvement of the ankle. J Bone Joint Surg Br 77:781–787

22. Rüedi TP (1973) Fractures of the lower end of the tibia into the ankle–joint: results 9 years after open reduction and internal fi xation. Injury 5 (2):130–134

23. Rüedi TP, Allg.wer M (1969) Fractures of the lower end of the tibia into the ankle–joint. Injury 1:92–99

24. Rüedi TP, Allg.wer M (1979) The operative treatment of intra-articular fractures of the lower end of the tibia. Clin Orthop Relat Res 138:105–110

25. Saleh M, Shanahan MD, Fern ED (1993) Intra–articular fractures of the distal tibia: surgical management by limited internal fixation and articulated distraction. Injury 24(1):37–40

26. Sirkin M, Sanders R, DiPasquale T et al (2004) A staged protocol for soft tissue man agement in the treatment of complex pilon fractures. J Orthop Trauma 18(2):S32–S38

27. Teeny SM, Wiss DA (1993) Open reduction and internal fixation of tibial plafond fractures. Variables contributing to poor results and complications. Clin Orthop Relat Res 292:108–117

28. Topliss CJ, Jackson M, Atkins RM (2005) Anatomy of pilon fractures of the distal tibia. J Bone Joint Surg Br 87(5):692–697

29. Tornetta P III, Gorup J (1996) Axial computed tomography of pilon fractures. Clin Orthop Relat Res 323:273–276

30. Tscherne H, Oestern HJ (1982) A new classifi cation of softtissue damage in open and closed fractures. Unfallheilkunde 85(3):111–115

31. Watson JT (1996) Tibial pilon fractures. Tech Orthop 11(2):150–159

32. Watson JT, Moed BR, Karges DE et al (2000) Pilon fractures. Treatment protocol based on severity of soft tissue injury. Clin Orthop Relat Res 375:78–90

33. Wyrsch B, McFerran MA, McAndrew M et al (1996) Operative treatment of fractures of the tibial plafond. A randomized, prospective study. J Bone Joint Surg Am 78(11):1646–1657

第28章 足和踝关节损伤

Susanne Rein, Ken Jin Tan, Stefan Rammelt, Hans Zwipp

人的脚都是他自己的,而不同于任何其他脚。这是他作为人类的整个解剖结构中最显著的一部分。

—Wood Jones(1944)[1]

本章旨在进一步讲解足损伤的病理机制、诊断、治疗(包括足重建和骨畸形愈合及骨折不愈合的治疗方法)。如可能需重建关节的正常解剖结构,甚或通过融合关节(是一种避免疼痛同时恢复功能的安全方式)重建足的正常外形。

28.1 足的解剖

人类的足含28块骨,可分为三部分:前足,中足和后足(图28.1)[3-4]。

28.1.1 前足

前足包含5块跖骨和5根趾骨,第1跖骨头下有两块籽骨,第1指节间关节下有一不稳定籽骨。跖趾水平(2块籽骨和4块较小的跖骨头)有6个负重面,正常足的趾骨末端有5个负重面。

跖骨是短管状骨,由底、体、颈、头四部分组成。跖骨头间由跖骨间韧带连接。第5跖骨的底部有一个结节,这是足底腱膜、腓骨短肌和第3腓骨肌肌腱附着处。

拇指有两块趾骨,其余四趾有三块趾骨。第1跖骨比三块中间的跖骨更短、更宽、更灵活,并通过前足承受1/3~1/2的体重,且于步态周期中至关重要。跖趾关节是椭圆型的关节,但只有第1、5趾可以弯曲/伸展和外展/内收。两侧的侧副韧带加固关节囊。

第1跖趾联合的两个籽骨嵌于关节囊韧带复合体内;内侧(胫骨)的籽骨较外侧(腓骨)为大,故在跖骨头部内侧沟的承重方面作用更重要。

籽骨由籽骨间韧带和跖板坚实地连接在一起,跖板牢固地附着在临近跖骨的底部,并通过关节囊松散地附着在跖骨的颈部。籽骨位于两拇短屈肌腱之间。拇展肌腱附着于内侧籽骨,拇收肌腱附着于腓侧籽骨。

强大的侧副韧带和关节囊及伸肌群一起维持着第1跖趾关节的高度稳定性。跖趾关节背侧的关节囊结构上常较薄弱。跖关节囊是一个坚固的特化结构,牢固地附着在近端趾骨(跖板)上,同时又松弛而灵活地连接在第1跖骨头底面。趾间关节是屈成关节,具有很强的侧副韧带。足底筋膜起源于的前承重的跟骨结节,跨越足中部的跖面和纵弓,并附着在脚趾下足底的皮肤和近端的趾骨底部。内侧纵弓的形状是由足的骨轮廓、中足部关节的强下关节囊韧带、跗跖关节、胫后肌腱和足底筋膜维持。

28.1.2 中足

中足由内侧楔骨,中间楔骨,外侧楔骨,足舟骨和骰骨五块骨构成,介于跗趾关节(跖跗关节)和跗骨间关节(跗横关节)之间。内侧柱

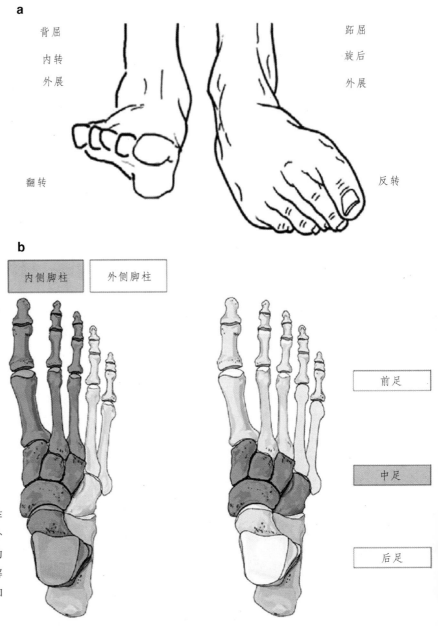

图28.1 (**a**)"夹爪运动"作为踝关节和距下关节为外翻和内翻的三维整体运动的组件。(**b**)足的功能性解剖分类（来自 Rammelt 和 Zwipp[2]）。

的运动主要发生于距舟关节,距舟关节属必要的关节。外侧柱是由跟骰关节和骨性结构支撑。跖跗关节是由近侧的三块楔骨和骰骨和远侧的跖骨底部形成。内侧三块跖骨与相应楔骨连接,外侧两块跖骨与骰骨连接。

第2跖骨底在临近内侧楔骨和外侧楔骨之间,于足横弓至关重要。跖跗关节韧带起源于内侧楔骨并附着于第2跖骨基底部,而第1跖骨底和第2跖骨底间无韧带相连,或为该部位常

出现孤立性脱位的原因。第1足排和第5足排跖跗关节的矢状运动范围为15°~20°,而中间足排是微动关节,仅允许小范围运动。神经血管束,包括足背动脉和腓深神经,经过第1足排和第2足排,故于跖趾关节损伤恢复期有损伤风险。

28.1.3 后足

后足由距骨、跟骨、踝关节、距下关节及一

组复杂的韧带构成。踝关节由由胫距关节、腓距关节及下胫腓联合组成。小腿三头肌附着于跟骨结节,可对后足施加强大跖屈力。与距骨有关的足部旋转受跟骨舟骨韧带及足胫后肌腱的限制。踝关节和距下关节一起作用,在即使仅有一只脚着地时,仍可使足适应不平的地面,而保持稳定的姿势和步态。

28.2 生理

足的骨性结构包括三个主要的弓,分别是内侧纵弓、外侧纵弓与横弓,由跗骨和跖骨组成,并由一系列的韧带和肌腱的维持。足底筋膜也支持纵弓,从跟骨结节到近端趾骨的底部。脚的足底组织在承重方面是高度特化的,并由足底脂肪垫组成。足底脂肪垫是由脂肪组织和纤维组织组成。

足也可分为内侧柱和外侧柱。内侧柱包括舟骨、楔骨及三个跖骨之一。较灵猴的外侧柱包括骰骨,第4跖骨和第5跖骨(图28.1)。

一般来说,足和踝关节是高度相合的关节,任何骨折后的塌陷可以导致负重方面的巨大变化及继发的关节炎。背屈和跖屈被归为踝关节的部分,而旋前和旋后被归为距下关节。背屈和旋前组合导致足外翻,而跖屈和旋后组合导致足内翻(图28.1)。

28.3 临床检查原则

病史应涉及创伤机制。完整的病史应询问疼痛的持续时间、部位和性质(包括加重及缓解因素)。

应检查患者的鞋。检查前足、中足和后足的畸形,并注意踝关节、距下关节及中足关节的运动情况。检查足底的老茧和溃疡。检查足的承重姿势也很重要。应观察患者的步态并在此基础上做步态分析。也应该检查足的神经血管状态。

28.3.1 诊断技术规程

读者可参考各个子章节诊断技术规程的相关信息。

28.3.1.1 器官特异性放射学

踝关节的标准X光片包括前后位并腿20°内旋时的"正位片"和侧位片(图28.2)。足的标准X光片包括正位片(与前足呈20°的跗跖关节X光片和与前足呈30°的跗横关节X光片),切线位片和侧位片[4-6](图28.2)。慢性病患者推荐承重摄片,因许多微小损伤仅在承重状态下才能鉴别[4,6]。任何可疑的后足或中足部的骨折都需行CT扫描。CT扫描可行三维(3D)重建,有助于术前计划[7](图28.3)的制定。磁共振成像(MRI)对亚急性和慢性疾病,尤其对肌腱和韧带的病变、缺血性坏死等有益[6]。超声和锝-99m(Tc)骨扫描也可以对疼痛状况的调查和补充由X射线和CT扫描所提供的信息提供帮助。

28.4 距骨骨折

"距骨"一词来源于罗马士兵,他们用马的距骨体作为骰子,因为距骨有多个面。这块骨连接踝关节和足,在三个层面连接:踝关节,距下关节,距舟关节。因第一次世界大战期间,距骨骨折常见于飞行员,故也被称为"'飞行员距骨'而闻名。

28.4.1 解剖

距骨分为3个部分:体、颈、头。未插入肌肉或肌腱。距骨的约2/3被关节软骨覆盖。50%的情况下距骨的后侧突可作为附属骨(三角骨),且须与后内侧结节[8]骨折鉴别。后突起的后外侧和后内侧为屈长肌腱形成一个凹槽。

外侧突或腓骨凸起是距骨体的一个三角形突起,构成了后距下关节平面的侧面。距舟关节(也称"髋内翻")代表了与中足部的连接。距骨的颈部位于体、头之间,是最容易骨折且

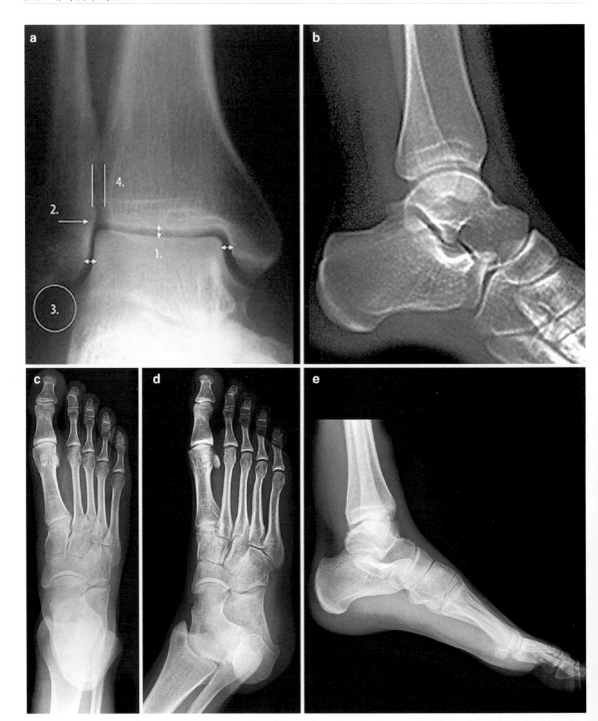

图28.2 评估踝关节正确位置的有20°内旋正位片的放射参数(**a**),所谓的"正位片"和侧位片(**b**)。1对称的关节间隙,2韦伯氏鼻,3韦伯氏球,4按照Chaput(<6厘米)的"清晰线条"。足的标准X光片包括背趾图(**c**),以45°倾斜管的斜视图(**d**)和侧面图(**e**)。第1、2跖骨见于正位片,第3~5跖骨见于斜视图中。第1、2跖骨间超过3mm的距离提示跗跖关节韧带的损伤。侧位片显示了肖帕特关节的S形"司马线"。在侧位片中的距骨任何背侧偏离均提示跗跖关节不稳定可能。

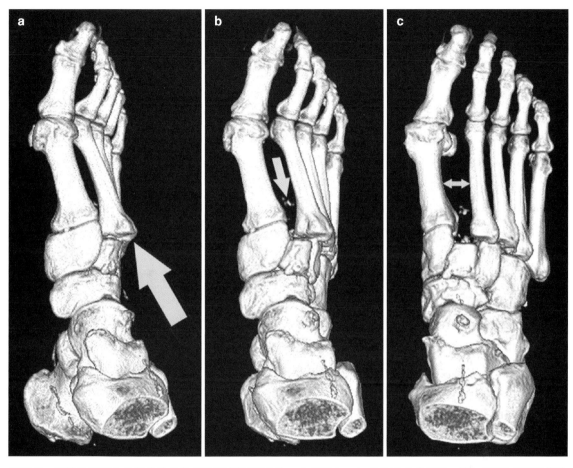

图28.3　跖跗关节脱位骨折作为足的CT扫描后三维重构一个例子(**a–c**),有助于术前规划。第2、3跖骨的背侧偏位清晰可见(**a**中的箭头)。"斑点标志"作为远端跖跗关节韧带附件的骨撕脱可见(**b**中的箭头)。第1、2跖骨之间的距离增加(**c**中的箭头)。(见彩插)

直接通向跗骨窦和跗管。跗骨窦将距下关节和距舟关节分隔开。跗骨窦包含以下韧带:伸肌下支持带及其外侧、中间和内侧根,距跟斜韧带(也称"颈韧带")及跗骨管韧带[9]。

骨膜附件和大面积关节软骨的缺损使距骨易发生缺血性坏死。胫后动脉,足背动脉和腓骨动脉的分支组成了距骨稀薄的血液供应系统[10-11]。胫后动脉分出到跗管的动脉。该分支也发出三角肌分支供应距骨内侧。足背动脉在背侧通过颈部的上表面,并供应距骨头部。此外,穿孔腓动脉发出到跗骨窦的动脉。跗管动脉和窦动脉是下颈部和距骨体的主要供血动脉[10]。

28.4.2　生理/病理

距骨连接三个主要关节——踝关节、距下关节和跗横关节。距骨骨折可以导致任一个或所有三个关节的半脱位或脱位,并可导致继发性关节炎的发生。

28.4.3　器官相关疾病:疾病的定义

中央型骨折是距骨体骨折和距骨颈骨折。外周型骨折包括距骨头的骨折以及外侧突和后突起的骨折。

远端体部骨折和颈部骨折之间的区别在于骨折线(矢状面CT扫描时的位置)。如果骨折线位于外侧突后面是一种体部骨折;否则是颈部骨折[12]。

颈部骨折的分类按霍金斯（Hawkins）分型,这种分型与距骨脱位的程度及缺血性坏死的风险直接相关[13](图28.4):

Ⅰ型:未脱位的距骨颈骨折。

Ⅱ型:距下关节脱位。

Ⅲ型:距下关节和踝关节脱位。

Ⅳ型:距下关节脱位,距舟关节,踝关节脱位(由卡耐尔和凯利(Canale and Kelly)增加[14])。

马蒂和韦伯(Marti and Weber)的分类包括所有的外周型和中央型距骨骨折[15](图28.4):

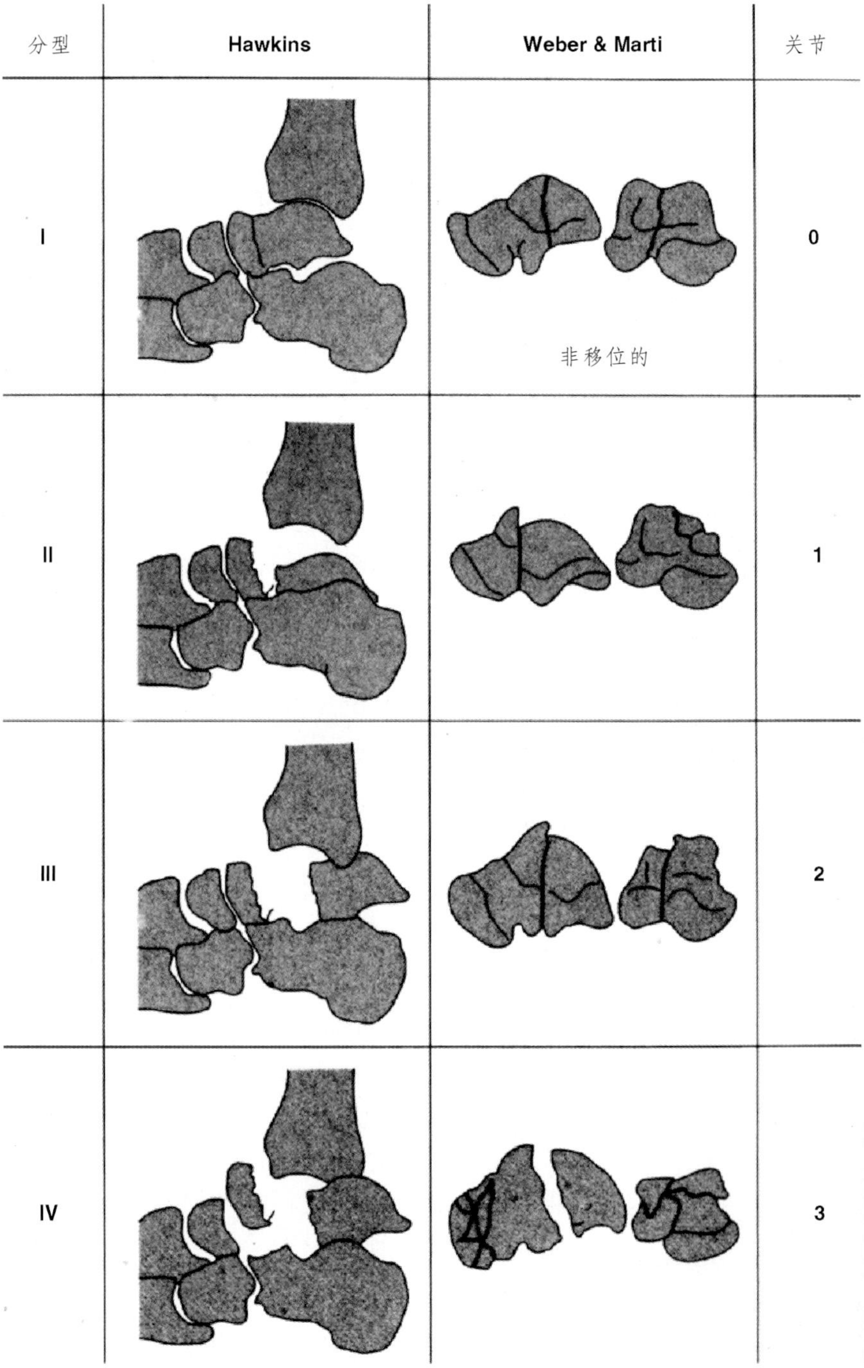

分型	Hawkins	Weber & Marti	关节
Ⅰ		非移位的	0
Ⅱ			1
Ⅲ			2
Ⅳ			3

图28.4 根据Hawkins,Marth和Weber分类的表现。创伤后关节炎或缺血性坏死伴有距骨颈部和距骨体脱位的风险逐渐增加(来自Zwipp[4])。

Ⅰ型:外周和包括骨头部骨折的骨软骨骨折。

Ⅱ型:未脱位的距骨的头部和颈部的中央型骨折。

Ⅲ型:中央型骨折(头部和颈部)与在距下关节或踝关节脱位。

Ⅳ型:中央型骨折(头部和颈部)在距下关节、距舟关节和踝关节脱位,其中包括在粉碎性骨折和距舟关节脱位。

AO/ICI(损伤积分分类)的足的分类[16]分类包括所有的中央型和外周型骨折:

关节外的(A型)

关节内的(B型)

脱位骨折(C型)

单纯脱位形成(D型)

亚组(1-3)定义涉及的关节数目(胫距关节、距下关节及距舟关节)。

距下关节脱位 (Luxatio pedis sub talo)分为内侧型和外侧型。在内侧和外侧副韧带破裂后,罕见的在踝关节距骨完全脱位称为"Luxatio pedis cum talo"[4]。距骨全脱位(Luxatio tali totalis) 描述了三个关节距骨摘除的极端形式[4,17]。

距骨体顶部软骨骨折最早是在1992年由Kappis描述的[18]。Berndt和Harty分类将距骨骨软骨骨折分为四种类型[19](图28.5):

第一阶段:局灶性软骨压缩

第二阶段:骨软骨片段的部分分离

第三阶段:对骨软骨片段完全分离

第四阶段:脱位的骨软骨

随着更新的影像学技术(关节镜检查,CT,MRI)的出现,有大量附加的分类系统被提出[20-24]。

28.4.4　流行病学/病因学

距骨骨折占所有骨损伤的0.09%~0.62%[25],占所有足相关骨折的2%~3%[4]。大多为高处跌落或机动车事故造成的高能量骨折。大多数的距骨骨折为多发伤[4]。15%的距骨骨折是开放性损伤 [14]。距骨颈骨折占全部距骨骨折的50%[26-27]。此类骨折由被迫足背屈和轴向加压一起作用引起[28]。13%~23%的距骨骨折是距

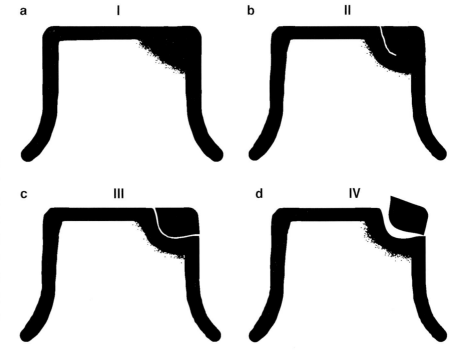

图28.5　根据Berndt和Harty[19]的距骨骨软骨骨折,第一阶段为局灶性软骨压缩(a),第二阶段为骨软骨片段的部分分离(b),第三阶段为对骨软骨片段完全分离(c)和第四阶段为分离的不可再生的错位骨碎片(d)。

骨体骨折,这是由事故当中被迫跖屈合并轴向加压及旋转一起造成的[27,29-30]。距骨头骨折罕见,大多与跗横关节脱位相关,由前足被迫外展或内收和足的同时轴向压缩引起[31]。

周围型骨折常与距下关节脱位相关。强迫背伸合并足的内翻引起外侧突骨折[32],常见于滑雪事故[33-34]。后突骨折是由最大限度的跖屈和胫骨后缘与跟骨之间的冲击引起,例如,多见于足球运动员或演员,必须同三角骨鉴别[35]。骨软骨骨折是由于足反转造成,且大多位于中央内侧面或中央外侧面的距骨圆顶[36]。

28.4.5 症状

主要表现为畸形、肿胀、捻发音及踝部疼痛。有时可在足背触到错位的碎片。脱位的碎片突出可导致皮肤坏死。患者患侧的腿无法承重。周围型骨折疼痛通常在韧带,这也就是为何约50%的案例中这些损伤常易在最初被忽视[37]。骨软骨骨折被误诊为踝关节扭伤者高达75%[38]。这些患者表现为慢性脚踝疼痛和不稳定,合并肿胀、疼痛、踝关节无力。长时间负重或高冲击运动如跑步和跳跃运动可加重症状[39]。

28.4.6 诊断

28.4.6.1 推荐欧洲标准诊断步骤

明确创伤事件发生史、视诊、触诊、运动控制力、感觉和足部血流灌注的调查是临床调查的基本步骤。标准X线片包括正位片和距骨侧位片。与足15°旋前的正位片和从桌顶向头侧斜75°相,即所谓的"Canale相",揭示在距骨颈轻微内翻错位及距舟关节的受累[14]。Broden视图,与腿的内旋45°相和40°相的尾部倾斜相显示了外侧突和距下关节。冠状面和矢状面1mm部分的CT扫描被推荐用于特定诊断、手术计划及额外伤害的确定,例如外周骨折、粉碎及半脱位是不能用传统的X光片检测到的。

28.4.6.2 其他诊断步骤

距下关节脱位或踝外侧韧带损伤后的持续性疼痛需要进一步调查,通过CT扫描排除外围型骨折或磁共振成像检查来排除软骨骨折。由于骨髓水肿,磁共振成像不适用于急性损伤,但对于距骨圆顶骨折后的活力或血管再生的评估是有用的。

28.4.7 治疗

28.4.7.1 非手术治疗:推荐的欧洲标准治疗步骤

距骨体和颈部的罕见错位骨折(A型,Hawkins Ⅰ型,Marti Ⅱ型)可以在非承重情况下,在受伤的腿膝以下打石膏固定治疗6~12周[14]。经皮的螺钉穿刺允许治疗后的早期功能恢复,并避免在这些病例中出现继发性错位。

错位骨折的保守治疗同所有病例中30%的关节炎相关[40],因少量的关节不协调即可导致关节面之间显著负重再分配[41]。保守治疗对Hawkins Ⅱ型骨折有较高的再脱位率且预后较差[14]。外围骨折尤其是外侧突骨折的非手术治疗,常会引起痛性骨折不愈合或骨畸形愈合,而须给予距下关节固定术[37,42]。

对于Ⅰ期和Ⅱ期(Berndt和Harty分类)的骨软骨骨折,可行保守治疗[19,43]。Ⅰ期损伤可对患侧足进行功能治疗,同时限制体育活动以及短时间的不负重。Ⅱ期损伤需要石膏制动或矫正治疗6周。

28.4.8 手术治疗:推荐的欧洲标准手术步骤

距骨错位骨折应尽早进行切开复位、内固定[44]。骨折脱位的紧急复位减少了对碎片对皮肤的压力,避免皮肤坏死[13,14,25,45]。如果患者的身体状态(例如,多损伤)不允许初步内固定,可行简单复位和关节穿刺。在当病情稳定时行二次手术,进行解剖复位固定[25]。闭合复位不可行。距骨骨折脱位需紧急复位以避免软组织和血液供应进一步损害。无证据表明,任何脱位的中央型距骨骨折需在几小时内给予内固定[25]或固定需分期进行(图28.6)。

28.4.9 鉴别诊断

骨软骨骨折应与剥脱性骨软骨炎鉴别,剥脱性骨软骨炎更多发于内侧,可能没有外伤病史,并且预后更差[38]。CT扫描有助于确定相关的骨折,如跟骨骨折。

在肿胀消失后,经前内侧,外侧入路,后外侧入路进行距骨最终的螺钉内固定。骰骨骨折用小板稳定,跟腓韧带的骨撕脱骨折(a中箭头)骨钉固定(h中箭头)。术后X射线(f–i)表示全等关节面。不推荐骨切除。

28.4.10 预后

预后取决于最初的脱位程度、关节受累情况及相关的软组织损伤程度。距骨头骨折比距骨体或股骨颈骨折有较好的预后,因为有较好的血液供应[46-47]。在距骨体骨折后,59%会出现暂时或持续性症状表现[42]。切除、刮除和钻孔、骨和/或软骨自体移植及自体软骨细胞移植在约80%的骨软骨骨折中期结果良好或非常好。距骨颈骨折的预后在好到很好的比率分别是Hawkins Ⅰ型骨折40%~100%,Hawkins Ⅱ型骨折32%~80%,Hawkins Ⅲ骨折15%~55%。原则上,开放性骨折预后差[25,48]。保守治疗外侧突骨折和后侧突骨折与距下关节创伤后关节炎有关。单纯韧带距骨周围脱位预后良好。

不利的预后因素是开放脱位、外侧距下错位、全距骨脱位、伴随外周距骨骨折和在距骨圆顶的软骨损伤以及相关跟骨骨折[49]。

28.4.11 并发症

手术治疗距骨骨折后出现皮肤坏死的有11%[50]。深部软组织感染见于5%~7%的开放性骨折[14,51]。骨髓炎,多伴有化脓性坏死,是复杂的距骨骨折后最严重的并发症,甚至在成功救治后仍出现功能缺损[52]。其他的并发症为骨筋膜室综合征和神经血管损伤。继发性错位可引起创伤后关节炎。在距骨骨折和脱位后,创伤后关节炎的发病率16%和97%之间[53-54],但只有约1/3出现症状[55]。

缺血性坏死是中央型距骨骨折的一种特殊并发症,由于血液供应通过距骨颈。缺血性坏死发病率取决于初始骨折,并在文献中报道为没有脱位且未错位距骨颈部骨折后发生率为0%~12%,对于霍金斯Ⅱ型骨折的发病率为0%~50%,对于霍金斯Ⅲ型骨折和Ⅳ型骨折的发病率为30%~100%[56]。对与非脱位距骨体骨折,缺血性坏死发病率是10%,对于脱位距骨体骨折为25%,而对于距骨骨头骨折为5%[57]。骨折关闭后缺血性坏死发病率是0%~10%,对于开放的内侧突和外侧突脱位缺血性坏死发病率高达50%[58]。缺血性坏死的治疗最初是保守的,与疼痛限制性功能治疗和完全承重治疗至少16周,其可以随后在12~24个月通过自然恢复[51,59]。

坍塌的距骨体需要脚踝和/或距下关节的关节矫正固定术。应保留距骨头以挽救重要的距舟关节的功能。

骨折不愈合的发生率是10%[53,60],由最初忽视的骨折或外周型骨折和距骨颈骨折后早期完全承重造成。治疗包括手术切除不愈合骨,骨移植和接骨或症状性关节炎的关节固定术[47]。

外侧距下关节脱位对胫后神经有高损伤危险性。内侧和外侧距下关节脱位可引起肌腱刺激,伴有外伤后肌腱炎的发展。胫后肌腱的伸长或嵌顿可以导致创伤后平足。

28.4.12 典型的外科手术过程

28.4.12.1 距骨颈和距骨体骨折

为距骨颈和前距骨体骨折并且保障后距骨圆顶的血液供应的前内侧入路是通过三角

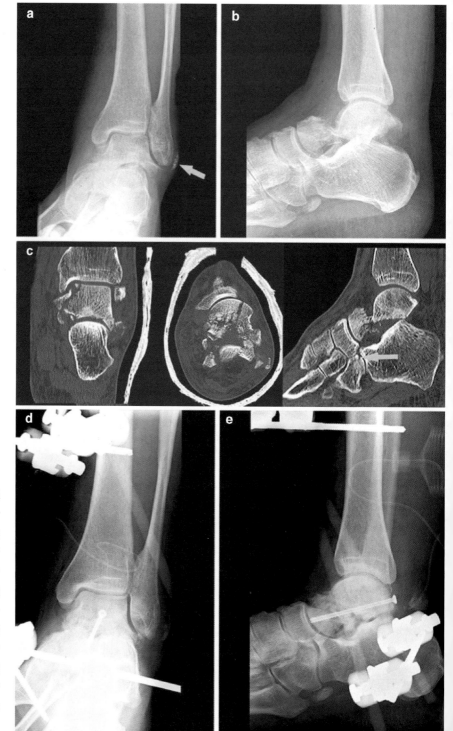

图28.6 一个跳下四级楼梯的患者，遭受距骨颈骨折，根据 Marti 和 Weber 分类为 IV 型，见于正位片（**a**）和侧位片（**b**）。术前 CT 扫描（**c**）发现了严重的粉碎性距骨骨折和脱位的骰骨骨折（**c** 中箭头）。最初的治疗包括切开复位和用一颗螺丝内固定以及用全方位距骨介体备份保护（**d,e**）。

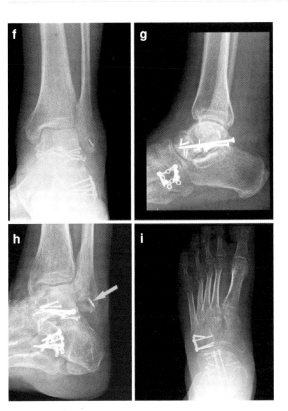

图28.6　（续）

肌韧带。对距骨体的中央型骨折，可予额外的截骨术。对于脱位骨折，包括粉碎性骨折和所有距下关节（外侧突骨折）受累的骨折，需给予双入路。外侧入路在前外侧或呈斜切口[55]。后外侧入路适用于距骨体背部的骨折和后侧突骨折。外侧胫后神经血管束的后内侧入路，很少用于后内侧结节或距骨体骨折。内侧牵引可促进关节面暴露[4]。

距骨轴以及关节面的解剖复位是在直视下进行的。可临时用克氏针来固定。用螺钉骨折固定术有助于各种类型距骨骨折后稳定性的恢复[61]（图28.7）。螺丝头在靠近关节面的部分钻孔。

应避免用拉力螺钉以防止距骨颈的缩短或内翻错位[47]。大范围中央型粉碎性骨折需要微型接骨术和自体松质骨移植[55]。推荐使用钛植入物，以辅助术后的核磁共振检查。严重粉碎性骨折的解剖结构重建有时是不可能的。这

种情况下，治疗目标是重建距骨的解剖形态，以暂时辅助胫距外固定，10天后二次固定高度损伤的关节面[4]。

28.4.12.2　开放性骨折和脱位

一般急诊原则是：
- 清创，冲洗和消毒
- 如果可能的话，用现有的伤口切开复位
- 明确螺钉接骨术，如果需要的话，进行二次处理
- 用克氏针为关节脱位固定
- 胫距外部固定来帮助软组织愈合
- 无张力或二次伤口闭合
- 大面积的软组织缺损用早期皮瓣覆盖

即使在罕见的完全距骨关节脱位（Luxatio tali totalis）的病例，充分灌洗后也需保护距骨。任何软组织嵌入距骨应仔细保护，因为它们为血管再生提供血供[62]。

28.4.12.3　外周型距骨骨折

距骨骨头骨折，可由跗骨骨折脱位（肖帕尔）导致，因此需要排除骰骨，舟骨，或跟骨前突以及韧带不稳定[63]。错位的距骨头骨折是通过前内侧入路解剖复位的。根据片段的大小，这些片段的固定是通过2.7mm或3.5mm皮质骨螺钉连接，这些螺钉是在软骨表面钻孔的。

外侧突的骨折应切开复位（采用奥利入路）及2.0mm~2.7mm的螺丝内部固定治疗。外侧突的粉碎性骨折、小碎片、陈旧性骨折及被忽略的病灶均须切除[37,64]。后侧突骨折复位和用螺钉内部固定是通过后侧入路进行的，以避免畸形愈合或不愈合而影响踝关节和距下关节。

根据Berndt和Harty分类的Ⅲ阶段和Ⅳ阶段的软骨损伤为手术指征[19]。大于7mm的较大的碎片可开放固定或在关节镜下用小片段螺钉、可吸收针或网纤维蛋白胶固定[65-66]（图28.8）。更小者须予切除。

关节镜治疗清创，软骨下骨钻孔，或微创刮除术被推荐用于小于3cm²的小型和中型病

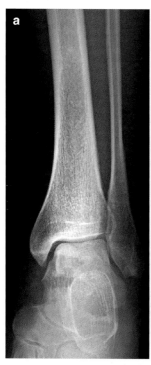
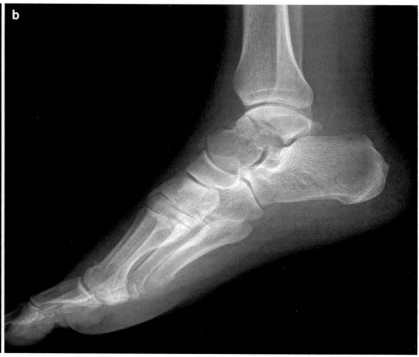

图28.7　一个从6米高的房顶摔下来的患者,遭受根据马蒂和韦伯分类的Ⅲ型距骨骨折,以及距舟关节脱位(**e**中箭头)和距下关节脱位(**d**中箭头),显示在X射线中(**a,b**)和术前CT扫描(**c,d,e**)。闭合复位和全方位距骨外固定在受伤当天进行。在软组织整合之后,最后的用六颗螺丝接骨通过前内侧入路和Ollier入路进行。术后X射线(**f,g,h**)显示出手术后4个月的解剖关节面和一个愈合的骨折。

变[67-68]。具有广泛的病变,高功能性的需求,或关节镜钻孔和刮除失败后的患者可以用骨/软骨自体移植(镶嵌式成形术,OATS=骨软骨自体移植),从患者提取软骨细胞进行治疗,在体外培养之后移植回身体的患处再生(ACT=自体软骨细胞转移;MACT=基质相关的软骨细胞转移),或使用三维多孔材料,来刺激新组织生长(AMIC=自体基质诱导软骨细胞发生)[69-72]。

28.4.12.4　距下关节脱位

距下关节脱位应紧急复位,因持续的位置不正会危害皮肤的灌注以及距骨体。大部分内侧的脱位可在全身麻醉和弯曲的膝盖下进行复位;跖屈的足被拉到远侧,然后会背屈和旋前,并且脱位的距骨头上的直接垂直压力以帮助恢复。内侧关节脱位合并短趾伸肌的嵌顿很少发生,若有则须Ollier入路或前外侧入路。如

果闭合复位后不稳定仍存在,须用克氏线行距跟固定6周。

对于帮助支撑前足和足后跟的外侧距下关节脱位,当外科医生用一只手提着小腿时,会迫使跟骨在他的膝盖上,并且用他的另一只手操纵距骨头[4]。这种脱位是通常与在胫后和屈趾长伸肌肌腱处的嵌入有关,这需要通过Ollier入路切开复位。

28.4.13　术后管理

为了使关节功能实现最佳恢复,如不进行固定,须给予早期功能性术后治疗,如:术后第二天开始即开始主动与被动的一定范围内的运动。对于中央型距骨骨折,负重限制为20kg,持续时间为8~12周,取决于骨折的类型和放射学检查结果。对于骨软骨骨折,负重限制为20kg,持续时间为6周。对于脱位回复和骨折脱

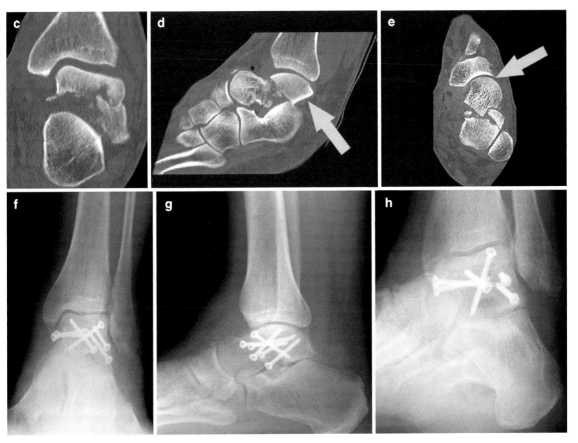

图28.7 （续）

位回复后的遗留的不稳定，需要临时外部或内部固定6周，以确保韧带的稳定愈合[55]。

28.5 距骨畸形愈合，不愈合和缺血性坏死

距骨骨折的畸形愈合及骨不愈合多见于保守治疗后。缺血性坏死和创伤后关节炎的发病率主要取决于骨折部位的数量和最初脱位的程度，但其他因素如距骨的解剖重建程度，用螺钉或小夹板对骨折部分固定的稳定度以期实现早期的功能性术后治疗也有一定影响。

28.5.1 疾病的定义

Zwipp和Rammelt对距骨创伤后畸形愈合分类[73]如下：

- 类型Ⅰ：畸形愈合带有关节不协调

- 类型Ⅱ：骨折畸形愈合与不愈合带有关节不协调

- 类型Ⅲ：类型Ⅰ或Ⅱ合并距骨局部缺血性坏死；

- 类型Ⅳ：类型Ⅰ或Ⅱ合并距骨完全缺血性坏死；

- 类型Ⅴ：类型Ⅰ或Ⅱ合并距骨缺血性坏死组织感染。

28.5.2 流行病学/病因学

在完成Hawkins Ⅱ型骨折的闭合复位和石膏固定术后，在距骨颈部有25%~28%的创伤后内翻畸形愈合的发病率。即使在距骨骨折后有轻度不一致的骨折畸形愈合，也能导致足功能的全局障碍[74]。

剩余的塌陷和经常的轴向偏离一般会导致踝关节和距下关节的创伤后关节炎[74]。痛苦

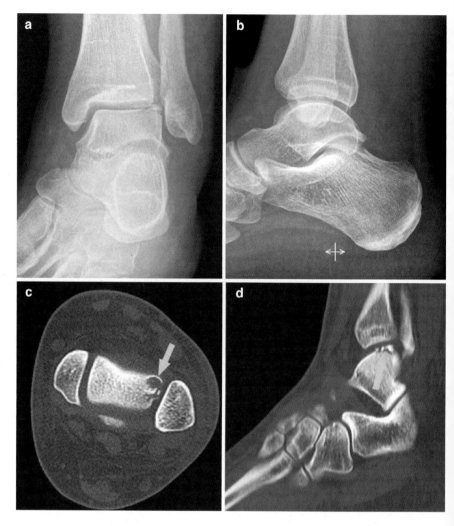

图28.8 患者的左脚于旋后姿势时受到损伤。初始X线检查示(a,b)外侧距骨圆顶罩的骨软骨缺损可能（a中箭头）。术前CT扫描显示根据伯恩特和哈蒂分类的第三阶段剥脱型骨折(c,d)。应力X线片示外侧倾斜12°(e)，术中距腓和跟腓韧带断裂，但保持后距腓韧带完整。发现一个测量为0.5×1cm骨软骨碎片(f,g)，并用两个吸收针再固定(h)。这两个韧带因是韧带内破裂可直接缝合。

的不愈合或者畸形愈合通常发生在外周距骨（外侧突和后侧突）骨折之后。后侧胫骨肌腱的撞击和跗骨管综合征可能是由骨性突起引起的。距骨体发生完全塌陷可能是完全的缺血性坏死的结果[75]。最初未错位的距骨骨折(Hawkins Ⅰ型)的继发性错位已经被报道过[47]。中枢型距骨骨折的延迟愈合或者不愈合的发生率在0~10%之间[40,47,53]。

28.5.3 诊断

28.5.3.1 推荐的欧洲标准调查诊断步骤

踝和足部正位、背趾和侧向承重的X光照片和CT扫描，以便术前分析和计划。

28.5.3.2 其他有用的诊断规程

MRI是评估距骨血管生成的有效工具。

28.5.4 治疗方法

Ⅰ/Ⅱ/Ⅲ型的无关节炎的畸形愈合可用二次解剖重建来治疗。用于创伤后关节炎的关节固定术应该局限于受累的关节，以避免进一步的功能损失。距舟关节应该尽可能地保留。早期矫正能够预防相邻关节的关节炎发生。在发生严重关节炎的情况下，外周型距骨骨折（外侧突和后侧突）痛苦的畸形愈合和不愈合可以通过手术切除或距下融合来治疗。

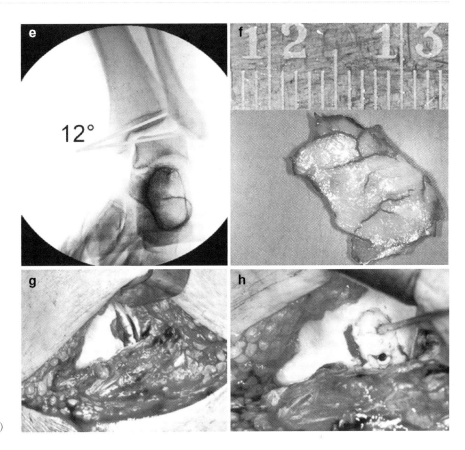

图28.8　(续)(见彩插)

28.5.5　预后

　　Ⅰ～Ⅲ类型畸形愈合的解剖重建在入选的患者中会有良好的结果[76]。在有疼痛关节炎的病例中，踝关节/距下关节的融合可产生可预见的疼痛缓解和功能恢复[77]（图28.9和28.10）。距骨体损伤的预后较差。

28.5.6　典型的外科手术规程

28.5.6.1　畸形愈合/关节错位

　　如果没有发生关节炎、感染或完全缺血性坏死以及距骨圆顶的塌陷，通过矫正截骨术进行解剖重建可以保留所有三个关节[75]。建议使用前内侧入路加上Ollier入路的双侧入路，随后进行软组织无创伤的处理。重建之后，在之前的骨折线的截骨术用螺钉来固定。骨缺损处可以进行骨移植。

28.5.6.2　不愈合与关节错位

　　使用双侧入路。骨折不愈合和畸形愈合应完全切除，并且关节表面必须予以矫正。相邻骨的灌注可以通过钻孔来提高。切除骨不愈合的缺损要用松质骨或皮髓质块移植填充，并且用两个或三个加压螺钉进行接骨。

28.5.6.3　位置不正和缺血性坏死

　　此步骤要先对坏死骨进行清创和轴向偏离的校正，之后用松质骨或皮髓质块移植填充。对于骨坏死和距骨体的塌陷，在对距骨体移植后要额外进行距下关节或踝关节固定术（图28.9）。对于局部缺血性坏死，解剖重建和螺丝固定是可行的。

　　距骨的完全缺血性坏死需要对坏死部分完全切除、尽可能的保留前内侧关节突和距舟关节。用来自前胫骨远端边缘的滑动骨块进行

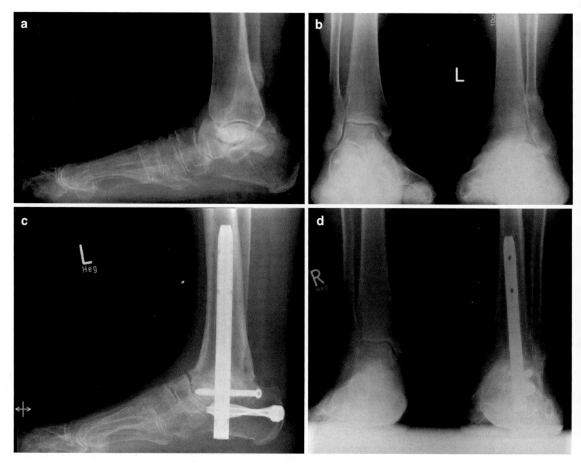

图28.9   一位72岁爱活动的女患者,在距骨骨折6个月后,出现完全缺血性坏死(ANV)与距骨体塌陷(**a**)。身高的降低导致了腓骨应力骨折(**b**)。治疗包括坏死物切除术、骨移植以及用带锁远端股骨钉的逆行髓内钉固定。2年的随访显示固定的后足融合(**c,d**)。患者免除了疼痛。

胫骨跟骨关节固定术,即所谓的布莱尔融合,对于完全失去距骨体是必要的[78]。用逆行钉胫骨跟骨融合[79]具有更好的生物力学稳定性,但会导致胫骨远端的非生理性负荷,增加应力性骨折的风险[80]。

28.5.6.4   位置不正和感染性坏死

治疗包括彻底清创,用抗生素珠灌装缺损处(如庆大霉素),用外固定架对全距骨固定,并制定修改方案以消除感染。消除感染之后,该缺损用移植骨填充。根骨的前内侧转化防止了距骨切除后长度的损失[81]。二次延长过程是可行的。

28.6   跟骨骨折

跟骨(calx=heel)不仅是支持距骨的跗骨的最大的一块骨,特别是与载距突,也是人体最强的肌腱杠杆臂的主要部分,也就是小腿三头肌肌腱,与其连接。这肌腱因勇敢的但受伤的希腊英雄阿喀琉斯的名字广为人知。跟骨骨折发生的几率是距骨骨折的5倍,也总是累及到重要的薄软组织包膜。

28.6.1   解剖

跟骨是足的最大的骨。跟骨组成了足纵弓和足外侧柱的后侧部分。跟骨具有四个骨性突

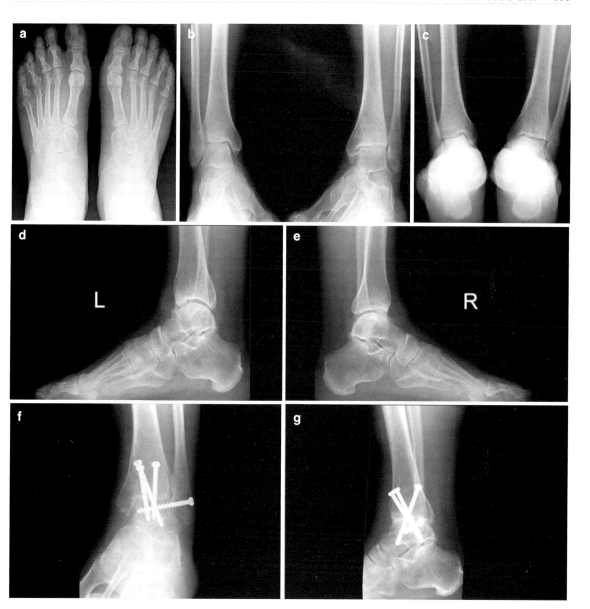

图28.10 术前的背趾相(**a**),正位相(**b**),索兹曼(**c**),和负重的外侧相(**d**)显示出根据Bargon的III期的严重的踝关节关节炎,相比于对侧(**b**,**e**)。通过前侧入路的4颗螺钉的踝关节固定术被进行。2个月之后,术后的正位相(**f**)和外侧相(**g**)显示出踝关节开始骨融合。

起:①载距突,②跟骨粗隆,③前跟骨突,以及④腓骨滑车。血液供应来自起源于胫后动脉的外侧和内侧跟骨动脉。

跟骨在行走,站立,和蹲下起着强杠杆臂的作用。跟腱是人体中最大的肌腱,与根骨连接,将小腿三头肌的力传递到足。跟腱附着在跟骨粗隆的后上部分。

下部分,可以被进一步分为内侧突和外侧突,集合了足底腱膜,在屈肌支持带,和足内在肌群。前侧突起着强大的拱璧的作用,支持舟骨和骰骨,它们通过牢固的分叉韧带和背跟骰韧带与其连接。四个关节面中有三个面位于跟骨的上部分,代表与距骨连接的距下关节复合体的关节面。在距骨的下表面,跟骨在其较宽的外侧部形成跗管内侧和跗骨窦。

28.6.2 生理学/病理生理学

粗隆的下部分是牢固的负重的后支点。跟骨的骨皮质非常薄,尤其是在跟骨的外侧,这导致在大多数跟骨骨折中的外侧拱起和外侧壁爆裂。Gissane的关键角的正常角度为120°~145°(图28.11)。由Böhler描述的粗隆关节角度变化范围在25°和40°之间(图28.11)。

双凹-鞍形跟骰关节面对于肖帕尔氏关节内的运动范围以及足外侧支撑的静态功能是重要的。距下关节复合体使得后足可以有大量

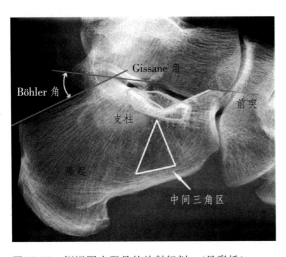

图28.11 侧视图中跟骨的放射解剖。(见彩插)

的内翻/外翻运动,并使足可以适应不平坦的地面。

28.6.3 器官相关的疾病:疾病的定义

一个12点骨折的规模,反映骨折碎片的数量(2-5点),受累的关节面(0-3点)以及软组织损伤的程度及伴随的周围骨骨折 (额外的4点),这是由Zwipp引入的,具有86%的预测价值[4](图28.12)。最广泛使用的分类是桑德斯分类[83],它是基于在冠状CT扫描中所见的后侧面的骨折线数量分类的(图28.13):

- Sanders Ⅰ型:未错位的关节碎片
- Sanders Ⅱ型:一条骨折线和两个关节碎片
- Sanders Ⅲ型:两条骨折线和三关节碎片
- Sanders Ⅳ型:三条以上的骨折线和四个以上的关节碎片

位于外侧的骨折线由字母A编码,中间用B编码,内侧的用字母C编码。

AO/ICI骨折分类是一种足的综合骨折分类,也可用于跟骨骨折。这种分类可以区分关节外骨折(A型)和关节内骨折(B型),以及骨折脱位(C型),并且允许对受累的关节个数和受累组织类型的亚型,损伤的类型和错位或脱位的程度进行编码[16]。

28.6.4 流行病学/病因学

跟骨骨折是后足中最常见的骨折,发病率为1%~2%[4]。发生在男性是在女性的四到五倍。一般易感的年龄组是20岁到30岁之间。许多发生在男性工人。骨折通常由轴向力产生。大多数的是从高处跌落或机动车事故导致。

28.6.5 症状

典型的症状是后足和踝部水肿,踝关节以下的血肿及疼痛,患侧腿难以负重,以及足的向下旋转和向上旋转能力降低。外侧皮质膨胀和后足外翻畸形也很常见。

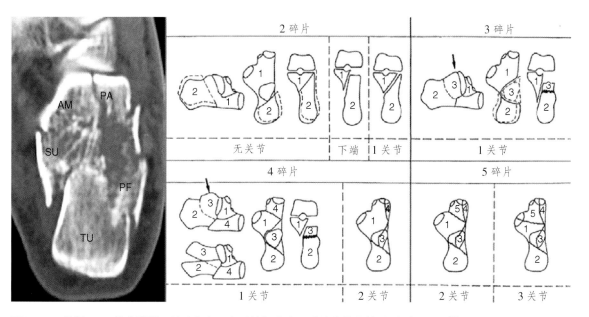

图28.12 根据Zwipp的分类[82]。预后取决于主要骨折碎片和受累关节的数量(来自 Zwipp[4])。(1)SU载距碎片,(2) TU粗隆,(3)PF后侧面,(4)PA前突的碎片,(5)AF前内侧面。

28.6.6 病理学

影响骨折形态的重要因素是撞击力的大小和方向、事故中足的位置、小腿和足底肌的肌张力以及骨矿物质含量。有五个主要碎片,即粗隆,载距,后侧面,前侧突,和前内侧关节面,最多有三个受累及的关节面[4](图28.12)。

典型的原发性骨折线[85]从Gissane角开始,是异常的垂直轴向力、距骨发散的纵向轴和跟骨形成约25°~30°角所导致的结果。该矢状面骨折结果的两个主要碎片是:一个内侧(载距)碎片和后外侧(粗隆和体部)碎片。在碰撞时足的位置决定了初期断裂过程。

当后足外翻时,骨折线位于更外侧的位置,会造成一个大的上内侧碎片。当后足内翻时,骨折线位于更内侧的位置,有时会产生载距的分离碎片。断裂机制一致以外侧壁爆裂("膨胀")为结果,导致腓骨顶和腓骨肌腱的软组织的撞击。

如果碰撞的能量没有完全耗尽,继发性骨折线会发生。这些骨折线从距下关节的后方开始[85]。对于关节凹陷型骨折,继发性骨折线向下到撞击的后关节面。

对于舌状骨折,继发性骨折线纵向延伸到粗隆,很可能是由于跟腱强烈的主动拉伸[4]导致复杂的后足畸形,旋转有时甚至扭转粗隆关节角(图28.14)。额外的继发性骨折线可以向前延伸到载距碎片或跟骰关节,形成前侧突碎片和前内侧面碎片。

特殊的骨折类型是由足被迫的转位导致的前侧突上内侧顶部的叉状韧带撕脱 (图28.15)、由腓肠肌–比目鱼肌复合体的剧烈收缩导致粗隆上方的骨折,以致跟腱插入处的撕脱。比维斯和同事[86]提出了一种描述跟骨粗隆撕脱骨折的分类: I 型是袖套状撕脱骨折, II 喙骨折, II 型是从粗隆中间的囊内撕脱骨折。直接外侧撞击导致粗隆关节外骨折。内侧力可能产生粗隆内侧结节的分离骨折。前侧突的孤立压缩性骨折可能成为跗骨(肖帕尔氏)关节骨折脱位的一个组成部分。

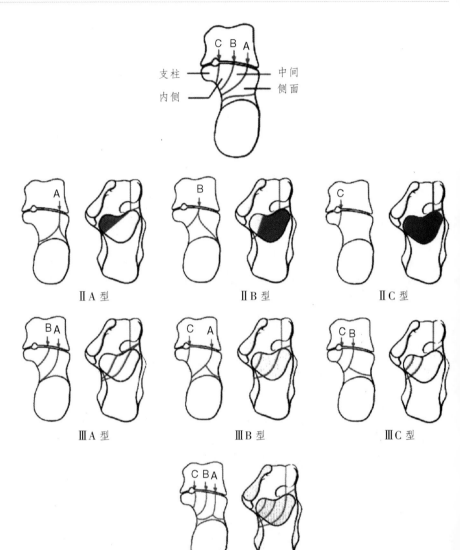

图 28.13 跟骨关节内骨折的桑德斯分类（来自 Sanders等[84]）。

28.6.7 诊断

28.6.7.1 推荐的欧洲标准调查诊断的步骤

- 检验：后足和踝关节区的水肿和血肿
- 触诊：在足后跟的压痛
- 患侧腿承重困难
- 足内翻和外翻能力下降
- 评估软组织的状态

急性骨筋膜室综合征的发病率在 10% 以内，可以用串联临床检查和/或重复的测量室的压力来排除。标准 X 光片包括根骨的轴和外侧图像，辅以足的背趾图像。如果怀疑是在关节内骨折，必须执行轴向和冠状 CT 扫描。这样可以对骨折形态、受累的关节面进行三围分析和制定精密的外科手术计划。跟骨骨折的现代分类系统是基于 CT 扫描的。

28.6.7.2 其他有用的诊断规程

建议给未受伤的对侧进行外侧做 X 光片，如果有手术指征可以给出对恢复更精确的评

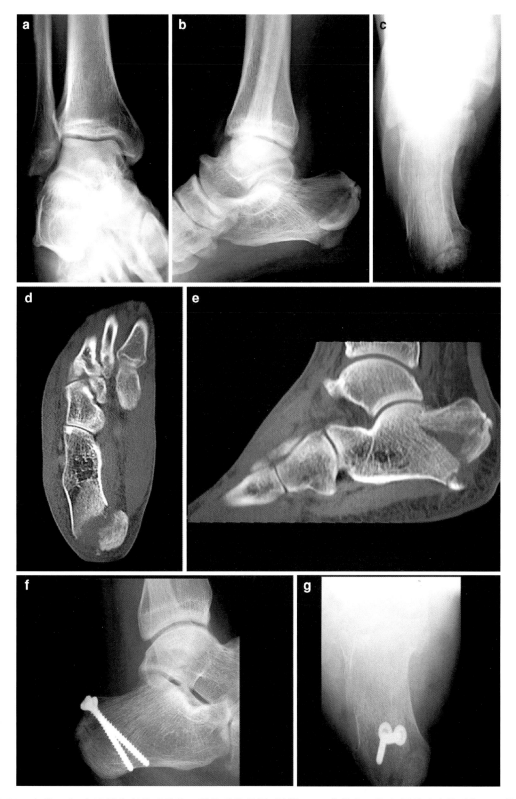

图28.14 患者22岁，在摩托车事故后受伤。根骨舌状骨折，根据Beavis分类为Ⅱ型，如图所示为前后相（**a**），外侧相（**b**），和后足相（**c**）以及在轴向（**d**）和横向（**e**）的CT扫描。对患者进行了闭合复位经皮螺钉内固定（**f,g**）。

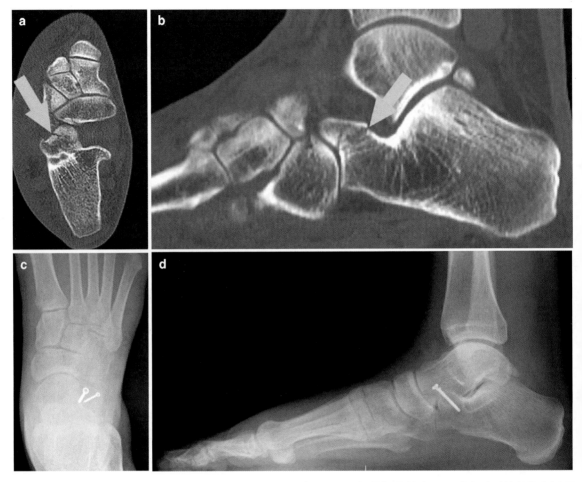

图28.15 根骨前突骨折(**a**和**b**中的箭头)的术前轴侧(**a**)和侧面(**b**)CT扫描如图所示,已经进行了开放复位和用两个螺钉固定(**c,d**)。

估[4],因为在形态上存在个体差异,尤其是Böhler角。从踝关节的正位相中可以看到腓跟连接邻接的数量。距下关节的斜视图,即所谓的 Brodén 视图,可以帮助展示距下关节受累程度。

28.6.8 治疗

28.6.8.1 非手术治疗:推荐的欧洲标准治疗规程

保守治疗的适应证为关节外骨折而没有后足的显著错位(内翻<5°,外翻<10°,另一侧缩短或增大<20%),无错位关节内骨折(桑德斯I型),以及当有手术禁忌证的时候[16]。患者

被限制在床休息3~4天。受伤的腿要抬高并且要对足进行冰敷。为了减少软组织水肿,使用非甾体类抗炎药可能是有帮助的(例如,布洛芬3×600mg每天口服在与潘托拉唑40mg每天口服的组合)。鼓励用静脉泵练习排空静脉丛。必须施用低分子量肝素。

患者患侧腿要进行3~6周的部分承重运动。全部承重需要在6~12周后,这取决于骨质量和骨折解剖位置。目标是在早期动员患者。物理治疗是为了在早期重新获得踝关节、距下关节和跗横关节全部的运动范围。特殊的鞋,例如,一个灵活的关节固定靴子(Variostabil)和全部重量负荷需要在8~10天之后。

一般的手术禁忌证是严重的神经血管功

能不全，控制不良的胰岛素依赖型糖尿病，依从性差，以及严重的全身性疾病与整体的不良预后或免疫缺陷。相对禁忌证包括年龄超过65岁，这取决于患者的总体状况和功能的需求。局部的手术禁忌证是临界的软组织损伤和具有高感染风险，例如显著起泡，皮肤坏死，溃疡，以及晚期的动脉或静脉功能不全。

28.6.9　外科手术

28.6.9.1　推荐的欧洲标准外科手术规程

所有关节内骨折伴有超过1mm的关节错位，关节外骨折伴有大于5°的后足内翻，超过10°后足外翻，或大量的压扁，扩大或后足的缩短，都应手术治疗。软组织条件和相关的损伤是对手术时机至关重要。需要为开放性骨折，闭合性骨折伴有筋膜室综合征或骨折碎片导致软组织严重损伤需要急诊手术。

开放性骨折需要最初对伤口清创，其通常位于内侧，用皮肤代用品临时关闭，用微创骨折复位和克氏线固定，辅以外固定器。48~72小时之后，实行二次检查清创并确定所需的软组织覆盖的类型。软组织整固后进行标准内固定，大部分在10~12天之内。

单创伤伴有室综合征的患者应进行血肿释放，之后进行一个标准的接骨术。多数跟骨骨折都伴随着大量的软组织损伤，代表Tscherne Ⅱ级闭合性软组织损伤[87]。

首选延迟接骨，在水肿明显减少后，一般为10天左右。跟骨关节内骨折的切开复位和内固定的目的是恢复跟骨的解剖学形状，解剖重建所有受累的关节面，并实现无关节固定术的稳定的接骨术，以便容许早期主动和被动运动（图28.16）。

28.6.9.2　其他有用的外科手术

对于多发伤伴有足部骨筋膜室综合征的患者，要实施经典的背中线的皮肤筋膜切开术，释放皮肤，背筋膜，远端伸肌支持带，之后进行外固定[4]。深跟骨筋膜室的释放是由一个单独的后足切口实现的，与用于足底筋膜释放的切口相似[88]。

由于临界的软组织条件，对于选择型骨折形式的微创治疗方法，如荧光检查法和关节镜辅助固定在最近几年得到了越来越多的关注[89-90]。在多发伤患者和在选定的有开放性手术禁忌证患者中，采用限定的方法和经皮固定以及临界软组织条件[91]。

28.6.10　预后

90%保守治疗的Sanders Ⅳ型跟骨骨折患者会出现明显的骨关节炎[92]。治疗时机和相关的软组织损伤的仔细治疗与适当的骨折复位一样重要。对于治疗跟骨的高度开放性骨折，局部和自由的显微外科软组织覆盖是有用的。理想情况下，手术治疗要在受伤前三周内进行，并先于早期的骨折固定，但必须推迟直到相关软组织水肿已经充分消散，指证是阳性的皱纹试验[83,93]。推迟到受伤三周以后的外科手术，尤其是在完全后足塌陷的病例中，会因为萎缩的皮肤和软组织挛缩导致困难的恢复和更高的并发症发生率。

28.6.11　并发症

跟骨骨折在多发伤患者中经常被忽视，尤其是分离性载距骨折。因为水泡的形成可能发生在几个小时内，并且伴随严重的碎片内部压力可能发生皮肤坏死，对软组织状况的连续评估是很重要的。这些因素会延迟手术内固定，并可能引起软组织破裂或感染，进一步恶化了最后的结局。对于严重软组织水肿，需要排除筋膜室综合征。根骨深筋膜室包括足底方肌和足底外侧神经[94]。

表浅无菌伤口边缘坏死的发病率高达25%[93,95-99]。有报道开放手术后深部软组织和骨感染的发病率为1.3%~12%[95,98-100]。

治疗包括彻底清创，去除植入物，插入抗

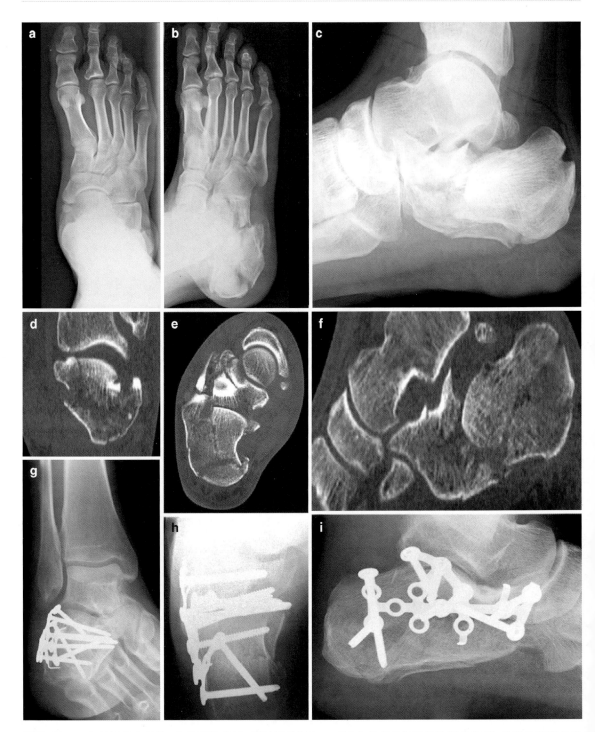

图28.16 一个年轻的患者从3米高度坠落后,遭受了根据Zwipp的3个关节/5个碎片的跟骨骨折,根据桑德斯分类为Ⅳ型。前后视图(**a**),斜视图(**b**),外侧视图(**c**)的X光片和前后视图(**d**),轴向(**e**),和横向(**f**)的术前CT扫描显示粉碎性跟骨骨折,累及距下关节,跟骨舟骨关节和跟骰关节。进行了通过延长的外侧入路切开复位和锁定钢板的内固定治疗(winkelstabile Calcaneusplatte)。术后Broden视图显示重建的距下关节面(**g**),后足的轴对齐(**h**),和一个在侧视图重建的跟骨高度(**i**)。

生素珠,腓骨跖骨外固定和全身抗生素治疗[101]。

28.6.12 典型的外科手术

延伸的外侧入路是错位跟骨关节内骨折的标准方法[102-103]。有许多手术方法,包括外侧入路,内侧入路,和组合的内侧—外侧入路。一种改进的内侧入路,所谓的"载距入路"[4],可用于分离性载距骨折或当有内侧面碎裂时辅助延长的外侧入路。组合的内侧—外侧入路可以用于内侧关节面粉碎性骨折破坏的罕见病例。这是由Stephenson提出的[104]。通过仔细的处理软组织,可以使并发症的发生降到最低。用波状的外侧板和3.5mm皮质骨及松质骨螺钉固定于跟骨的实现。对于更不稳定的骨折形式,推荐解剖不锈钢板和联锁螺钉[103]。两个螺钉要向载距突植入,两个或三个植入粗隆,并且两个植入接近跟骰关节的前侧突。

为了获得在载距突理想的位置或对于严重错位的前侧突,前侧面,或舌状碎片,可以在钢板放外置1~2个额外的螺钉。正确的解剖复位,关节一致性,和螺钉的关节外位置通过标准的影像记录:足的背趾视图,后足的横向和轴向视图,其中包括一个20°Broden视图。

经过仔细止血,皮肤封闭在层内。对于从松质骨大量的出血,胶原海绵可被引入骨膜外。无菌压缩敷料应用于足,术后膝下的分裂石膏应用于受伤的腿。

28.6.12.1 内侧入路

患者以仰卧位躺在手术台上,在受伤的腿的大腿上放止血带。在踝内侧顶部和足底正中间做横切口或与皮肤皱褶线的S切口,约8~10厘米。切开皮下平面和筋膜。下一步是仔细解剖和使神经血管束松动,标记并用彭罗斯引流避开。外展拇长肌被向下收缩,而识别拇长屈肌腱后留在原地。跟骨的载距碎片现在并可以准备至骨膜。

在粗隆的一个刀切口引入一枚松质骨6.5毫米的施万茨螺钉与T型手柄。粗隆碎片现在

可以通过轴向拉力恢复,远离载距碎片和前侧突。如果实现了正确的内侧壁的解剖重建,可以临时用1.6~2mm克氏针固定恢复。关节的临时固定可能是必要的。实现最终的固定是通过一个小的抗滑移的"颈"H板和4枚3.5mm的皮质骨螺钉来实现的,其中一个应该植入前侧突碎片,两枚到粗隆碎片。根据跟骨内侧壁的轮廓来设定H板的轮廓,以防止拧紧螺丝时碎片的滑动。

对于跟骨骨折脱位伴随隆突碎片外侧和近侧转化[103],需要经典的内侧"麦氏"[105]和直接外侧入路。

28.6.12.2 延伸的外侧入路

对于错位的跟骨关节内骨折,并且累及后关节面(在所有病例中后关节面有96%是骨折),这是标准的,是最有用的方法。患者以侧卧位躺在射线可透过的手术台上。或者,患者是俯卧位。止血带(200~300毫米汞柱)放在受伤的腿的大腿上,腿是自由的,并且无菌胶带应用到脚趾上。在没有额外的急性筋膜室综合征的情况下,止血带只用于关节重建。

在足跟外侧皮肤切口是飞镖形状的,分别从外踝和后踝以及足跟的下边界之间穿过。外踝顶部和第五跖骨基底为切口的标志。皮下层是在严格的垂直方式下切开至骨。要注意保护腓肠神经以及在近端切口小隐静脉。当延长的皮下切口至远端以看到跟骰关节,要识别腓骨肌腱并使它们在鞘内松动,以防止术后的粘连。用钝的牵引器轻轻地把它们牵开。跟骨在骨膜外逐渐暴露直到距下关节变得可见。腓骨肌腱的远端韧带和费跟韧带韧带在骨膜下分离。做一个全厚度皮瓣,可暂时用引入距骨外侧突和骰骨的克氏针使其伸缩。或者,可以用缝线。需要避免用锋利的牵引器。

当所有的骨折碎片都被确认后,要用维斯特许斯手法使粗隆碎片松动。一枚松质骨6.5毫米的施万茨螺钉与T型手柄通过一个刀切口被引入粗隆。在距下关节直接可见的情况下,

把手向下移动以使粗隆碎片回到正确的位置上。同时,矫正内翻或外翻畸形。后关节面现在可以以逐步的方式从内侧到外侧复位。如果后关节面的内侧部分向外倾斜,就必须与先于距骨下关节面恢复一致,并从距面到距骨引入2个克氏针固定。后关节面被压迫的侧部被抬高,并用2枚克氏针从载距处固定。如果当时有中间碎片,克氏针钻过内侧壁并拉回到这个碎片的外侧缘。然后外侧碎片复位到中间碎片。克氏针钻回外侧。

克氏针被引入关节面5mm以下,对距骨向上呈10°,与中足向前呈15°。由此产生的然后关节块被固定到最初被活动的粗隆碎片。整个后侧碎片现在可以与前侧突碎片呈直线,以重建关键角。对于极不稳定的骨折,临时固定需要延伸到距骨和骰骨。

如果第五碎片出现,即所谓的前侧面碎片,跟骰关节必须复位一致并且该碎片要用额外的两个克氏针固定。复位要用荧光镜检查确定,包括进入距下关节空间斜视图以及对应的Broden视图。粗隆关节角矫正的数量、内翻/外翻畸形矫正的数量需要经过荧光镜检查确定。对于关键的后关节面复位的质量,克氏针固定后可由开放距下关节造影确定 (2.3mm/30°关节镜),来评价眼睛难以看到的区域。

如果发现一个关节内的步骤,后关节的位置应立即矫正。关节复位后,止血带释放。内固定是通过使用解剖型钢板附着于复位的跟骨外侧壁实现的(图28.16)。

螺钉内固定相较于克氏针固定,一般是分离性跟骨骨折的首选,因为它提供了足够的稳定性,并允许早期活动(图28.16)。确切的螺钉的数目和位置取决于个体的骨折形式。当在多发伤患者,手术持续时间必须保持最少时,克氏针代替螺钉并辅以全距骨固定或三点牵引(跟骨粗隆,距骨头和舟骨或内侧楔骨),并用外固定架固定。如果还没有进行最后的固定,克氏针和外固定装置应在10~12周后去除。

28.6.12.3　载距入路

推荐使用此方法用于分离的载距骨折,和作为复杂关节内骨折伴有内侧面碎裂的扩展的外侧入路的辅助。患者以仰卧位被躺在手术台上。止血带放在受伤的腿的大腿。纵切口长约3cm与足底平行,与内踝的顶端的远端和前方相距1~2cm,直接跨过明显的载距之上。胫后神经血管束是通过附近的肌腱确定并留在原处。也要确认载距。内侧面恢复到相对的距骨面和两个长约(约50~60mm)3.5mm压缩螺钉被引入载距突变并沿其轴植入主要的粗隆碎片。

28.6.12.4　手术过程的可能的并发症

深部软组织感染和骨感染发病率为1.3%~7%[91,95]。在这些病例中,清创和组织必须一直做到伤口拭子是阴性的。如果感染持续存在,跟骨板必须移除,并用螺钉接骨术代替。抗生素珠(例如,庆大霉素)需要暂时插入。

如果上面列出的所有措施都试过,但慢性创伤性骨髓炎仍然发展,不完全全或全跟骨摘除是不可避免的。如果人工皮肤替代物处理或连续抽吸后,软组织覆盖仍不能实现的,必须考虑游离皮瓣以控制感染和避免延长的术后过程[106]。

牢固的内固定后的骨不愈合是非常罕见的,并且可以用骨移植和用6.5mm松质骨螺钉固定治疗。双侧入路与伤口边缘坏死的发病率增加相关。

28.6.13　术后管理

目标是患者的早期活动。物理治疗是针对踝关节,距下关节和跗横关节运动早期的全方位运动的。受伤的足在术后被放在一个分裂的非负重的膝下石膏中8~10天。患者被告知要用受伤的足底压石膏,约每小时10次,以排空的静脉丛和减少水肿。

踝关节和距下关节持续的被动运动在术

后第一天开始。物理治疗在术后第2天开始,在踝关节和距下关节进行主动的和被动的,疼痛限制活动范围的运动。运动最好是通过用大脚趾划圆来实现。足和踝关节的运动要辅以等张和等距患肢的运动,包括本体感觉训练及神经肌肉促进。患者在术后第3~5天要扶着拐杖进行受伤的腿的部分负重练习。

缝合材料8~10天后去掉,患者穿定制鞋运动。负重限制为15~20kp,持续6周,但在粉碎性骨折要持续12周。在整个期间,患者必须进行大量的物理治疗,包括主动的活动范围练习,后足的手动活动和淋巴引流。患者在至少4个月内应避免剧烈运动和的受伤的足的负重。硬件可以约1年后被移除。

28.7　跟骨重建

跟骨骨折的畸形愈合在保守治疗后比手术治疗后更易发生,骨折不愈合和缺血性坏死手术后更容易出现。在距骨骨折畸形愈合和骨折不愈合的病例中,二次解剖修复更不可能;重新排列的截骨术和距下关节融合术是最常见的手术规程[107]。

28.7.1　疾病的定义

跟骨的创伤后畸形愈合的Zwipp和Rammelt分类[73]如下:

1.骨折畸形愈合

(a)关节不协调

(b)额外的内翻/外翻的错位

(c)的外的高度降低

(d)额外的转化

(E)额外的距骨半脱位

2.骨折不愈合

3.缺血性坏死。

28.7.2　流行病学/病因学

根骨骨折痛苦的畸形愈合是由保守治疗错位的关节内骨折或手术治疗过程中不充分

的复位引起的。创伤后距下关节炎常见于粉碎性骨折或关节面不充分的复位[88]。关节1~2毫米的不协调增加距下关节的压力和永久性软骨损伤的风险[108]。畸形愈合是常见的,但不愈合和缺血性坏死是罕见的。分歧韧带撕脱后形成的前侧突不愈合经常被忽视。

28.7.3　症状/特征

普遍的症状包括由外侧爆裂造成的后足加宽,腓骨肌腱的碰撞,后足内翻和/或外翻,距骨的水平倾斜,由于跟骨高度损失造成的后足缩短,以及外踝和跟骨外侧壁的粘连。距骨的背倾斜会导致胫距关节碰撞,和随后的踝关节创伤性关节炎。

28.7.4　诊断

28.7.4.1　推荐的欧洲标准的调查诊断步骤

要执行双足的背趾侧和外侧承重视图和后足的轴向视图,所谓的"Saltzman视图"[109]。双踝的前后承重视图表明了外侧碰撞和距骨半脱位。CT扫描对手术计划和骨折不愈合的诊断非常重要。

28.7.4.2　其他有用的诊断规程。

MRI可以帮助诊断骨坏死或肌腱病。

28.7.5　典型外科手术规程

28.7.5.1　关节失调

距下关节痛苦的关节炎用分离的距下关节固定术治疗[110-111](图28.17)。后外侧入路可以用于去除从距骨和跟骨的后侧面的骨软骨和巩膜硬骨。压缩关节固定术是通过在两个距屈插入6.5mm的松质骨螺丝实现的。如果没有松质骨插入,内侧面的额外清创是必需的,以避免后足外翻[4]。

另可行原位关节镜微创融合术。随后给予

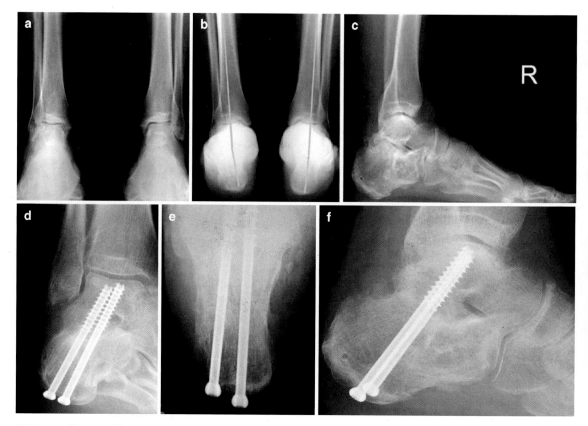

图28.17 据Zwipp研究显示了重度距下关节炎3年后于术前负重视图可见涉及3关节骨折的5片关节碎片(**a–c**)。右足有4°后足外翻和未受伤的对侧脚为2°(**b**)的跟骰关节未被影响。手术方法包括后外侧的距下关节固定术,髂嵴后插入的三面皮质骨移植并用两个多孔螺丝固定。距下关节融合术后X线随访3个月(**d–f**)。

灵活的关节固定术引导或小腿模具,6~12周后可全承重。

28.7.5.2　轴向错位和高度降低

根据Gallie的研究,内翻或外翻位置不正或跟骨两个平面的高度降低要卧姿的后外侧入路[112]。距下关节固定术插入1~2个三面皮质骨移植并切除软骨、血管翳组织和硬化骨,术后移除后部的髂嵴[113]。确保三面皮质骨移植骨头的形状,内翻或外翻的位置正确[4]。术后给予患者非负重膝下石膏固定6周和负重仅限于15~20kp[107]的关节固定引导术。

28.7.5.3　侧向移位

侧向移位须行双入路并修正轴向偏差。推荐自旧骨折线的截骨术和距下关节固定术[114-115]。

28.7.5.4　距骨成角畸形

术前须给予3D准备。采用双入路(中间和侧面)。被动活动与清除距下关节。距骨的正确位置通过额外的前内侧入路控制[4],对于纠正截骨术是必要的。双关节固定术(踝关节和距下关节)主要用于严重的后足僵硬和双关节关节炎时[73]。

28.7.5.5　骨折不愈合

骨折不愈合极少发生。骨折不愈合首先需完全切除,然后纠正错位,随后插入自体松质骨并采用6.5mm多孔螺丝行接骨术,切除关节内的碎片。

28.7.5.6　坏死

多见于糖尿病患者并发溃疡和跟骨骨髓

炎的患者[74]。由于跟骨骨膜的血供,坏死是极少发生的。与不良预后相关,常部分或全部的跟骨切除。保证长期固定和非负重的状态有助于伤口的愈合。功能恢复结果适中。部分病例可结合肋骨肌瓣[116]。

28.8　距下关节的不稳定

与腓骨的韧带弱的力量相比,因为距跟的骨间的韧带力量,慢性距下关节的不稳定比慢性踝关节前外侧不稳定少10倍。

28.8.1　器官相关的疾病:疾病的定义

28.8.1.1　距下关节的前外侧旋转不稳定

这是前向平移,内部旋转,跟骨和距骨的内翻倾斜的组合[117]。

28.8.1.2　足亚踝部的脱臼

这是距骨–跟骨骨间韧带(跗骨韧带)不同部分的一个严重的损伤及talotarsal内外部韧带,距下和距跟舟关节的不稳定相结合[118]。错位的方向包括常见的前内侧和极少发生的后外侧距下脱臼[4]。

28.8.1.3　斜面的全部脱臼

这是一个距骨的完全摘除术,连接胫骨和跗骨全部断裂,且合并外围距骨骨折。例如,侧面或后部的骨折[118]。

28.8.2　流行病学/病因学

病因多为足部石膏的旋后运动姿势的压迫,例如,跳跃或跳开边缘。该脱臼部队继续沿着Hellpap由近端到远端的旋线,从腓骨穿过跟骰关节直到第五跖骨基底[119-120](图28.18)。结合不稳定沿着这条线,而因为发病率低,距下关节部件往往很容易被忽略[4]。距跟骨的骨间韧带断裂(同义词:跗骨管韧带)会引起跟骨的

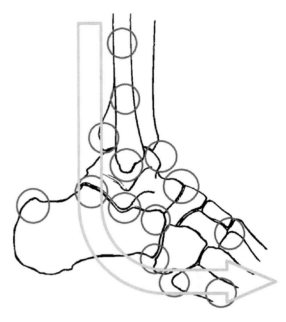

图28.18　旋后线(绿色箭头)是一个假想的线沿着所发生的各种扭伤损伤 (红色圆圈)(来自 Schepers等[120])。(见彩插)

前向移位和内部旋转。跟腓韧带、双叉韧带以及距舟韧带的额外切开会导致在距下关节距骨的横向倾斜。内侧距下关节脱位源于跖屈和脚的旋后运动同时内转产生的压力。错位的杠杆臂是距突,这就解释了支柱的骨折及周边距骨骨折合并出现的情况(例如,后壁和腓骨推移)[4]。外侧脱臼是由脚的内旋和背屈同时进行所产生的压力引起。41%的病例是开放性错位;单纯性前向或后向脱位的病例是极少。

28.8.3　症状

慢性距下关节不稳定患者经常将这种症状描述为活动期间给足"让位",经常出现不稳定和/或疼痛,以及踝的肿胀和僵硬,然而这种症状对于区分距下关节和胫距关节的不稳定往往是模糊的。这些症状也可能包括了跗骨窦的疼痛或距下区域的深部痛。跗骨窦综合征可能是距下关节的不稳定性合并特征性疼痛,以及触诊跗骨窦引起的疼痛,脚反转产生的压力性疼痛的表现[121]。

与健侧比较,体格检查可能发现跟骨的内

旋转有可引起跟骨和与之相关的距骨末梢的过度移位。一旦内翻的压力运用到背屈脚,即可引起距下关节与距骨倾斜在踝关节外侧倾斜。

关节内视镜检查法诊断跗骨窦综合征可能揭示距跟骨间韧带(同义词:跗骨道韧带)的局部病变[122-123]。

28.8.4 诊断

28.8.4.1 推荐的欧洲标准诊断步骤

临床检查显示足背屈。TELOS悬吊式设备的应力性X射线使足部处于30°内旋转压力,跟骨具备15Kp的反转应力,以及X射线管处于45°头尾倾斜[124]。跟骨超过5mm的内侧移位,距骨–跟骨倾斜5°,距骨–跟骨的侧位角约10°角度均显示距下关节的不稳定性[117]。对侧应力X线检查应为进行比较所得到的结果。区别孤立的距下不稳定性与踝关节和距下关节前外侧的联合不稳定性是重要的。

28.8.4.2 其他诊断方法

对于距下关节脱位,推荐使用CT扫描以排除距骨的横向或后突骨折[125]。

28.8.5 治疗

28.8.5.1 非手术治疗:推荐的欧洲标准治疗步骤

急性距下关节不稳定,可先分离膝关节以下3~5天,随后5周给予踝部模具矫形固定(例如,Caligamed)。

28.8.5.2 其他治疗措施

闭合复位后,不稳定可以暂时使用克氏针固定约6周。

28.8.6 手术:推荐欧洲标准的外科手术

28.8.6.1 急性距下关节脱位

急诊情况下应立即复位距下关节,由于皮肤和距骨持续性错位的血液供应会使患者有生命的危险[126]。大多数内侧的错位可以采用短暂的麻醉将膝盖曲折成一个直角而还原。该足底的距面先向远侧拉动,之后背屈和向后转动。

横向距下关节脱位

助手抓住患者的前脚掌和脚跟,而医生用一只手抓住小腿,另一只手操纵距骨的头[4]。

距骨的全部脱位

切开复位术和经背内侧入路的行皮肤筋膜切开减压及额外的横向和内侧切口用于处理嵌顿的肌肉和肌腱;禁止韧带的一期缝合。克氏针交叉复位固定后,股胫骨外部固定3周,膝盖以下术后固定3周。

慢性距下不稳定可行Chrisman-Snook肌腱固定术[127]。解剖重建是指拆分腓骨短肌或游离阔筋膜移植[128]。手术进行时,如有其他供体,腓骨长肌肌腱(如沃森–琼斯肌腱固定)应该于插入腓骨韧带的前壁时通过距骨颈部的垂直的V形管道传递。Pisani会推荐更多的解剖学步骤[129]。

28.8.7 鉴别诊断

常需鉴别者包括踝关节前外侧旋转不稳定、腓骨肌腱炎、距骨骨软骨骨折、距骨的侧面骨折。

28.8.8 预后

单一的和联合距下关节不稳定采用Elmslie手术可以使80%的患者情况得到较好结局[130]。

28.8.9 并发症

外侧脱位常采用胫骨介入和屈趾长肌腱

重建肌腱,并采用切开复位。内侧错位,短趾伸肌嵌顿需要采用切开复位术。术后血肿的发病率为3%,3%存在腓肠神经刺激症状。距下关节脱位后即刻复位预后良好;据报道,预后较差常见于开放性损伤或额外的骨折。距骨关节的完全错位预后取决于软组织初始的损伤程度和还原的程度。从功能受累角度讲包括预后良好到脓毒性坏死[4,131-132]。

28.8.10　外科手术治疗范例

28.8.10.1　Chrisman-Snook 肌腱固定术(Vidal修订)

手术以股外侧切口开始进行非解剖学的重建,而非重现正常的踝关节运动。腓骨短肌腱被用于在通过一个V形管道插入腓跟骨间的韧带和一个外踝尖端从后部到前部的钻孔,然后在第5跖骨处以结节固定[133](图28.19)。这种肌腱固定术是改进的Elmslie手术对于踝关节不稳定性处理,最初仅由阔筋膜完成[135]。

28.8.11　术后护理

膝下行走石膏应当使用6周。依从性高的患者被允许穿戴灵活的关节固定术鞋子(灵活固定支架)。

28.9　跗横关节(Chopart关节)骨折

Chopart关节即跗横关节。连接后足与足中段,同距下关节运动联动于跟骨旋前旋后时负责外翻或反转。此关节使得足对于不平地面有较高额适应性。在跟骨的转位期间,距骨头重叠形成立方形的平面将地面的反作用力减到最少,从而使后足得以稳定。在跟骨外翻的过程中,距骨头部向内旋转将地面的反作用力减到最少,同时将回转和地面反作用力增加到最大。即表示此位置最不稳定,但相对于地面却是最适合的位置[136]。

28.9.1　解剖结构

距舟关节和跟骰关节形成一个跨越整个足部的关节空间,从而为截肢提供了一个技术上相对容易的平面。此观点由François Chopart首次提出(1743年至1795年)[137]。它对应于的后足和足中端解剖之间的界限。

距骨舟骨的关节和跟骰关节有不同的功能。距舟关节属于距跟舟骨的关节,所谓的"髋足",这对于整个足部旋前和旋后是非常有必要的。更刚性的跟骰关节,具备自己的关节腔,使脚的侧柱适应足底的支撑。在位于腓骨的沟,足底的骰骨沿着腓骨肌腱形成一个沟槽。

舟骨是足部纵弓的基石,舟状骨相比长方体且远侧具备三个关节面的楔状骨,所谓的无名关节,更短且分布更为广泛。在舟骨粗隆内侧插入胫后肌腱,这对维持足部纵弓形极为重要。足部纵向弓形通过胫后肌腱的牵拉处于动态稳定。从跟骨前端到舟状和长方体的分叉的韧带是跗横关节(Chopart关节)的枢纽点和稳定器。

稳定跗横关节(Chopart关节)的韧带是距舟骨关节韧带的背侧和足底跟舟的韧带。后者是也被称为跟舟足底韧带。跗横关节(Chopart关节)的运动与距下关节的不一致。

骰骨有第4、5跖骨、楔状骨的侧面、跟骨前面组成。距骨和楔状骨的接合处或者楔状骨关节内只发生很小的运动,因为脚的反转和外翻期间,关节会移动,跟骰关节产生运动。骰骨的长度作为脚的侧柱的长度,腓骨长肌腱内的籽骨的不一致常见于腓骨长肌相邻骰骨。

28.9.2　器官相关的疾病

28.9.2.1　流行病学/病因学

舟状骨常发生两种类型的骨折:撕脱性骨折、应力性骨折的急性发作;通常很少发生,但一旦发生,病情严重且有致残可能。跗横关节(Chopart关节)错位的经典机制是后足固定的

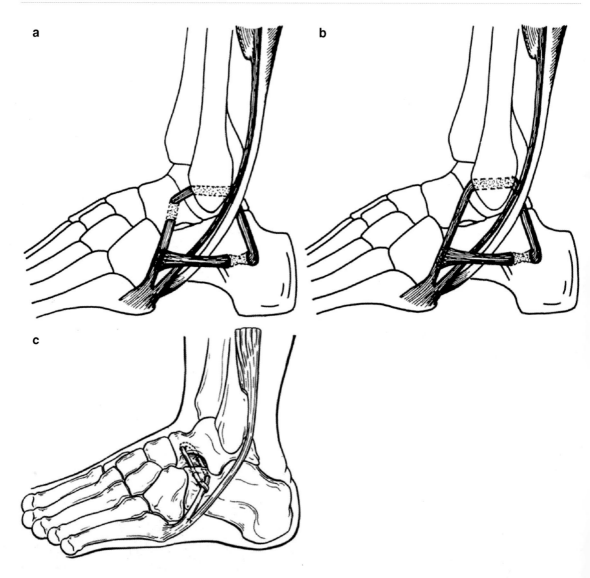

图28.19 Chrisman-Snook肌腱固定术是改进的Elmslie手术,作为防止慢性的踝关节和距下关节的前外侧联合不稳定性复发的补充(**a**),对于孤立的距下关节不稳定性未仔细检查距骨(**b**)中。对于孤立的距下关节不稳定,根据Pisani[134]采用更多的解剖手段,并建议使用一半的腓骨短肌腱建议(**c**)(来自 Zwipp[4])。

同时,前脚的强制性外展或者内收。(图28.20a)。前脚轴向加载第4、5跖骨的外展能产生横向压缩力。骰骨就被陷入到距骨和跟骨之间所形成的"老虎钳"或"胡桃夹子",以致骰骨难以承受压力。

Main和Jowett根据施加力的方向将跗横关节(Chopart关节)受到的损伤分为:轴向(40%),内侧(30%),横向(17%),足底(7%),和挤压(6%)[31]。一个未经分型的伴有少量骨碎片的跗横关节(Chopart关节)半脱位骨折常见于中年女性,这种跗横关节(Chopart关节)半脱位骨折常由低强度创伤如:失足摔倒,从楼梯滑落或坠落造成。

由于距舟关节和跟骰关节存在功能单元,舟状骨或骰骨的压缩性骨折或撕脱性骨折往往造成相反方向的韧带损伤[139](图28.20a)。Eichenholtz和Levine[140]将舟骨骨折划分为结节性骨折,背唇骨折,骨体骨折和应力性骨折。骨

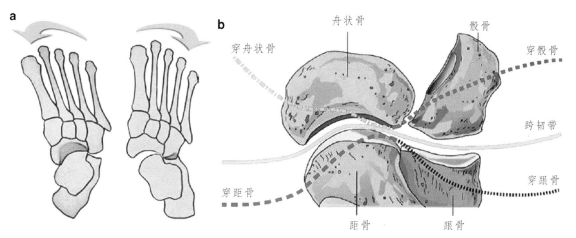

图28.20　跗横关节(Chopart关节)脱臼性骨折的主要损伤机制。足侧面压缩性骨折(例如,内侧)导致对侧脚侧面韧带的隐匿性损伤(例如,外侧)(**a**)。根据脱臼力的类型,对侧跗横关节(Chopart关节)脱臼性骨折(来自 Wirth 和 Zichner[138])(**b**)。(见彩插)

体骨折进一步细分为无移位性骨折和移位性骨折。移位性骨折继而被细分为ⅠⅠ型(两旁是大的背侧碎片的冠状面骨折),Ⅱ型(两旁是大的内侧碎片的斜面背趾性骨折),和Ⅲ型(舟状骨楔形骨中心破碎)。躯体的额外骨折通常与前脚的损伤共同发生[141]。

　　根据引起关节脱臼的力,可以将跗横关节(Chopart关节)脱臼性骨折划分为以下六种典型的形式:(Ⅰ)韧带交叉,(Ⅱ)跟骨交叉,(Ⅲ)骰骨交叉,(Ⅳ)舟状骨交叉,(Ⅴ)距骨交叉,(Ⅵ)以上第2~5类型合并有损伤[4](图28.20b)。跗横关节(Chopart关节)脱臼性骨折常常被忽视或者没有得到很好的治疗。

28.9.3　诊断

28.9.3.1　推荐的欧洲标准诊断步骤

　　应研究足损伤的发病机制。足中段肿胀与相关畸形有关。应注意开放性的伤口。详细记录足部的神经血管状态。间隔室综合征常见,不应忽视。标准的X线摄片包括正位片及切线位片。横贯距骨颈部的距骨舟骨背侧韧带的撕脱性骨折被认为是一种跨韧带跗横关节(Chopart关节)脱臼的间接标志[142]。

28.9.3.2　其他诊断措施

　　CT成像可作为术前参考。

28.9.4　治疗

28.9.4.1　手术:推荐欧洲标准的外科手术规范

　　基本原则是通过直接复原足部的转位来恢复足部的解剖学位置。为避免嵌塞引起排列错乱的发生,须行切开复位以恢复骨的正确排列。手术方法应该为同时可视化处理侧舟状骨和骰骨关节留出余地。优先考虑距骨舟骨关节的解剖重建,这可能会影响到距骨的头部和舟状骨的重建。

28.9.4.2　其他手术规范

　　骨折固定术后,韧带处理后的不稳定性。如果距骨舟骨关节外侧或内侧存在旋转的不稳定性,即所谓的旋转错位[31],则需要在韧带愈合期间,推荐暂时采用克氏针于骨折固定术后交叉固定受影响的关节6周。除跨关节的克氏针固定外,复杂的和粉碎性损伤还须行为期6周的暂时的外部开放性距骨的交叉固定[143]。

28.9.5 预后

早期诊断跗横关节(Chopart关节)脱位性骨折,预后良好[144]。慢性韧带不稳定常由韧带损伤的忽视引起。单纯性韧带损伤采用保守治疗即可获得良好预后。创伤后关节炎常见于受牵连的关节[145]。与关节破坏相关的压缩性损伤往往预后较差,常常致慢性肿胀、疼痛、活动受限[31]。早期解剖复位和内固定可减少长期损伤[146-147]。

28.9.6 并发症

感染、血栓性静脉炎、骨筋膜室综合征、腓总神经的深部损伤和浅表部损伤均可发生[148]。因舟状骨血供特点,老年患者常见舟状骨缺血坏死。而感染则往往常见于治疗延误的患者[143]。

28.9.7 外科手术范例

28.9.7.1 跨舟状骨的跗横关节(Chopart关节)脱臼性骨折(Ⅳ型)

为保持外观完整,采用背侧入路。单纯性骨折和胫骨后部肌腱撕脱性骨折建议于距骨的头部和楔状骨的内侧用一个小牵引器牵开。部分情况下,常发现大量骨缺损。因此,解剖结构复位后须行植骨术及骨折固定术。

28.9.7.2 跨距骨的跗横关节(Chopart关节)脱臼性骨折(Ⅴ型)

如果距骨的头部发生断裂,借助前内侧的方法推荐采用螺钉骨折固定术。头部的螺丝钉可能需要在软骨下钻孔。对于大量的中心缺损,必须进行骨移植术和骨折固定术。

28.9.7.3 跨跟骨和骰骨的跗横关节(Chopart关节)脱位性骨折(Ⅵ型)

推荐采用跟骨骰骨关节直接的股外侧入路,牵引器可用。通常,在跟骨和骰骨的嵌钝区,须行髂峰骨移植术,以提升外侧柱嵌钝和

修复的长度。

骨折断裂的形态和碎片尺寸决定固定需采用用螺钉固定或钢板固定 (图28.21和28.22),对于结合性损伤,须采用可保证足够软组织皮瓣的双入路方式。

28.9.8 术后护理

受伤的脚术后小腿须使用石膏固定制动8~10天。拆除缝线后,将此石膏换为轻质模具,负重<15~20Kp6周。6周后去除克氏针和/或外部固定[143]。随后3~6周依骨折类型,逐步增加负重。物理疗法包括集中的活动锻炼、淋巴引流、步态训练以及手动被动活动。

28.10 跗横关节(Chopart关节)的重建

跗横关节(Chopart关节)的二次重建包括受累关节的圆韧带成形术和解剖重建。部分愈合状况差或关节不愈合不可重建时,则推荐使用切除和介入成形术或距骨舟骨融合术或者跟骨骰骨融合术或者两者跗横关节(Chopart关节)的融合术。

28.10.1 脏器相关性疾病:疾病的定义

跗横关节(Chopart关节)位置异常有以下特点[73]:
- 关节对合偏移
- 水平移位(内收或外展)
- 矢状移位(平的或弓形的)
- 韧带不稳定

28.10.2 流行病学/病因学

跗横关节(Chopart关节)损伤的发病率相对较低,且常被忽视,约1/3的病例未得到恰当的治疗[31,145]。即使是极少的关节对合偏移都可导致关节炎,破坏足部外侧和内侧之间的正常解剖关系,以严重破坏足部的整体结构[149]。

外侧脚柱或内侧脚柱的缩短是由距骨/跟

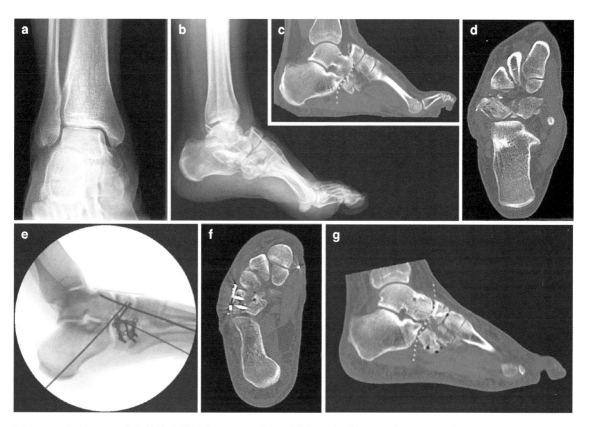

图28.21　根据Zwipp,跨舟骨的跗横关节(Chopart关节)脱位性骨折(Ⅵ型)和跨骰骨的跗横关节(Chopart关节)脱位性骨折(Ⅵ型)见于正位(**a**),侧位(**b,c**)和轴位(**d**)投影图。距舟关节脱位导致Cyma线的断裂(**b,c**)。这名患者接受了紧急切开复位,骰骨骨折板的接骨术,舟骨骨折螺丝钉的接骨术,距舟关节克氏针暂时固定8周(**e**)。术后CT扫描显示跗横关节(Chopart关节)的解剖结构复位(**f,g**)。

骨头部的嵌入区域和/或舟骨前突起或骰骨前突起引起的,从而发展成外翻足或外翻[150]。内侧脚柱的缩短常见于舟骨的缺血性坏死。此外,距骨内旋转会引起纵弓的逐步委陷,导致严重的创伤后扁平足[73]。

28.10.3　症状

临床表现多样,如慢性肿胀和疼痛,由前脚和足部中段生物力学的失衡引起的活动受限,畸形扁平足,慢性疼痛性跟骰关节的不稳定性。

28.10.4　诊断:推荐欧洲标准诊断步骤

推荐使用摄取下列X线片:双足正位片、侧位负重片及后足轴位片(即所谓“Saltzman摄片”[110])及双足切线位片。术前诊断须行CT扫描。

28.10.5　治疗

28.10.5.1　手术:推荐的欧洲标准的外科手术规范

对于无创伤后关节炎或股骨头缺血性坏死者,可选择保留关节的骨切开解剖复位及二级骨折固定术[150]。而对于孤立性跟骰关节炎,应使用股外侧切口行跟骰关节固定术[139]。若有侧柱缩短,有必要行三面皮质骨移植术。使用与侧柱交叉或平行3.5~4.5mm皮质骨螺丝钉固定,应恢复距舟关节的线性关系。内侧柱的缩短和孤立的距舟关节炎需要进行距舟关

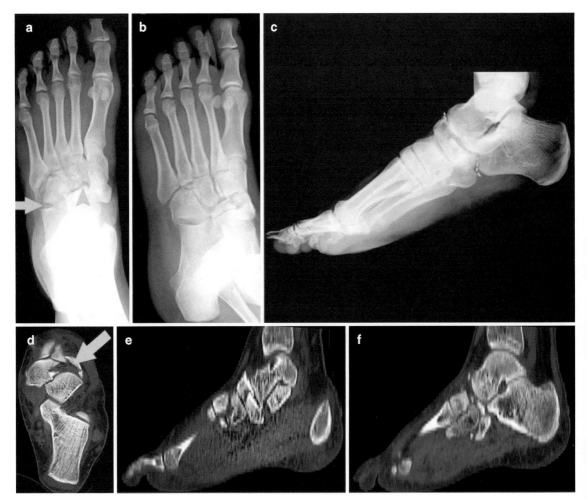

图28.22　根据Zwipp,跨舟骨和跨骰骨的Chopart脱位性骨折(类型VI)的正位片(**a**),侧位片(**b,e,f**),切线位片(**c**)和轴位片(**d**)。跟骨–骰骨关节脱位(箭头**a**)。此外,侧面投影图显示了一条不均一的Cyma线(**c**图中虚线)。足正位片显示由于内收作用损伤的机制(内侧力),距骨跖骨轴线轻微内翻的位置。通过双侧切口的切线复位术和板的内固定术以及距骨舟骨关节和跟骨骰骨关节的临时固定术,6周(**g–i**)。此外,骨骼移植术对于骰骨的重建是有必要的,术后侧位片可见均质的Cyma线(**h**)。距骨跖骨轴线已经得以纠正(**g**)。

固定术(图28.23)。然而,这将导致在距下关节的活动受限以及跖曲的降低[151]。

　　距舟关节融合术和跟骰关节融合术需行双入路方式。双重关节固定术被用于跟骰关节炎和距舟关节炎,以及Chopart关节的矢状位位置异常。重度扁平足是三重关节固定术的指征[14],这是胫后肌腱相关断裂病例的推荐疗法[31]。

28.10.6　并发症

　　包括创伤后关节炎。

28.11　跟骰关节的不稳定

　　Malgaigne在1843年[152]首次提出"跖骨小头脱位"的病例。如果跟骰韧带或者分叉韧带的断裂被忽视或者不能得到有效的治疗,就会发展成慢性的不稳定。

28.11.1　疾病的定义

　　跟骰韧带损伤Andermahr分类[153]如下:

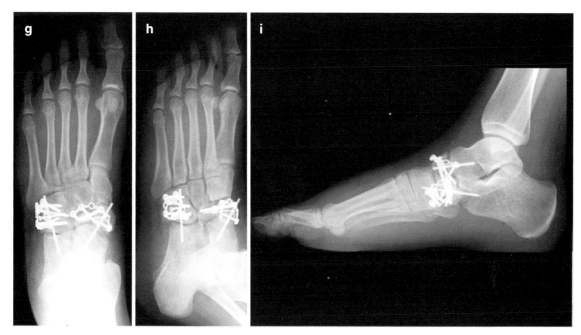

图28.22　（续）

- Ⅰ型:跟骰韧带背侧面的变形或部分断裂
- Ⅱ型:跟骰韧带背侧面的单一断裂
- Ⅲ型:跟骰韧带和分叉韧带的背侧面断裂,骨撕脱
- Ⅳ型:跟骰韧带,分叉韧带和距面韧带的背侧面断裂,骰骨的压迫性骨折

28.11.2　流行病学/病因学

由于存在牢固的韧带连接和恰当的关节连接，跗横关节（Chopart关节）和跖跗关节（Lisfranc关节）完全的错位很少发生[154]。完全的韧带错位与跗横关节（Chopart关节）（Chopart关节）和跖跗关节（Lisfranc关节）的脱位骨折具有相同的损伤机制[5]。沿着Hellpap的旋后运动的线[119]，跟骰关节韧带的损伤源于不同类型的机制,这就表明单一侧面的或两个（距下和跟骰）或三个（腓距关节,距下,和跟骰）平面联合的横向不稳定性[4]。持续性的创伤能够引起分叉韧带的额外损伤或者位于上述旋后运动一侧连线末端的第5跖骨基底部位的骨折。

28.11.3　症状

包括:踝下部疼痛、血肿及跟骰关节侧面压痛。

28.11.4　诊断：推荐的欧洲标准诊断步骤

除Chopart关节足底背面倾斜30°，侧面倾斜45°X光片之外，还需确认跟骰关节的不稳定性：足底背面30°倾斜管的负重摄片，在局麻下,采用TELOS悬吊式机器给予Chopart关节施加15kp的内翻性应力所拍摄的应力性X线摄片。跟骰关节倾斜5°被认为是诊断跟骰关节不稳定的指征。此外,Chopart关节的囊或韧带的撕脱性骨折同样提示了跟骰关节的损伤。Chopart关节内侧不稳定性可以通过使用将后足固定的同时向前脚施加内翻应力的TELOS设备治疗。

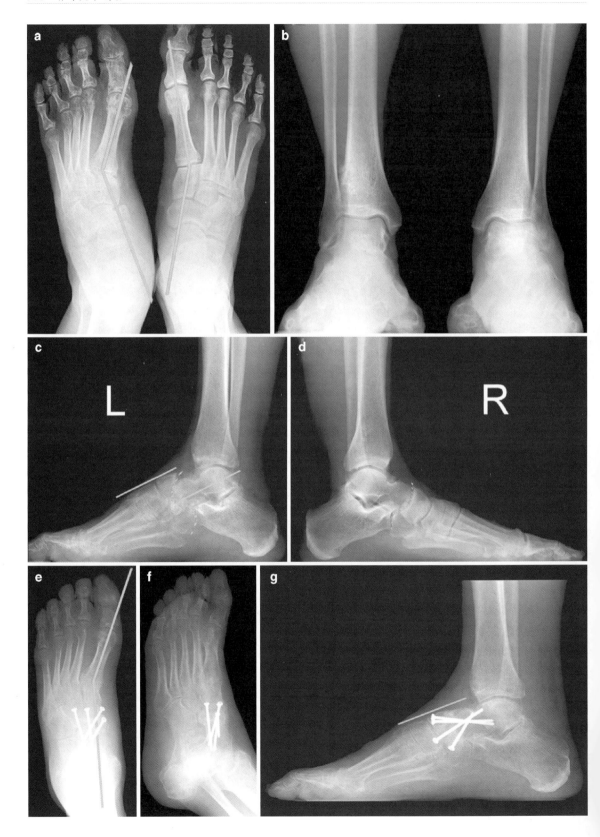

28.11.5　治疗方法

28.11.5.1　非手术治疗:推荐的欧洲标准治疗方法

Andermahr分类的II型患者建议采用非手术治疗方式。单一的跟骰骨不稳定采用小腿石膏模具3~5天后,辅以脚踝矫形器治疗。跟骨前处理过程中双叉韧带或者背中部的跟舟韧带(同义词:忽视韧带)的无移位性撕脱性骨折应给予小腿石膏模具固定,并负重<20KP的石膏6周[124]。以旋前肌为基础的物理疗法及本体感觉训练是固定后治疗的金标准。

28.11.6　手术:推荐欧洲标准的外科手术方法

Andermahr分类中的类型III和类型IV需要采用手术治疗。单一的慢性跟骰关节不稳定合并关节炎需要采用跟骰关节固定术治疗 (图28.24)。单一的慢性跟骰关节不稳定不合并关节炎可以采用稳定跟骰关节侧面的腓骨短肌腱固定术或者稳定跟骰关节侧面的交叉韧带成形术治疗[129-153]。2个或3个平面的联合不稳定性应采用改良的Elmslie方法处理[4](图28.19)。

28.11.7　鉴别诊断

应该与Chopart关节骨折/关节脱位相鉴别。

28.11.8　预后

正确的诊断和治疗合并或者不合并骨撕脱的韧带损伤通常预后良好[139]。持续性的韧带不稳定或者跟舟韧带功能的丧失须采用关节固定术(距舟,Chopart或三关节融合术)进行治疗[31,155]。

28.11.9　并发症

双叉韧带于撕脱骨折可引起痛性畸形愈合或不愈合。长期不稳定可致跟骰关节关节炎。

28.12　跗跖关节脱位和跗跖关节断裂性脱位

跗跖关节用于连接足的前脚掌和足部中段。连接稳定性的关键从机制上来讲是位于第1和第3楔状骨之间的第二跖骨的底部,从功能上来讲是由于 "跗跖关节韧带" 的牢固连接。Malgaigne在1843年首次描述了22位跗跖关节脱位的病例[152]。

28.12.1　疾病的定义

跗跖关节脱位性骨折的Quénu and Küss分类[156]:同侧性损伤,分散性损伤,单一性损伤(图28.25)。68%的患者见同侧脱位性骨折,单一性损伤的患者为27%以及分散的脱位性骨折患者仅占5%[4]。Hardcastle和同事[157]将Quénu and Küss分类法修改ABC分类法:总的侧面或者足底背面的不一致被认为是类型A1或A2,局部内侧面或外侧面的不一致分别被认为是类型B1或B2,分散的部分或全部脱位分别被认为是类型C1或C2,AO分类法包含的单纯性脱位被认为是D型[16]。

28.12.2　流行病学/病因学

跗跖关节的损伤常影响30岁以上男性患者的生活[7,158]。高速创伤是该病最常见的病因,

图28.23　术前足正位负重摄片(**a**),足正位片(**b**)以及足侧位片(**c,d**)显示了由距舟关节萎陷合并距舟关节炎,外翻足(**c**),和足部的严重内收(**a**)引起的舟骨的背侧脱位(**c**图中的线)。术中,校正足部轴位并进行距舟关节固定术后,完成髂嵴骨移植术和螺丝骨折固定术。术后X线片(**e–g**)显示了关节融合术的骨整合,内收畸形的校正(**e**),以及舟骨的复位(**g**图中的线)。

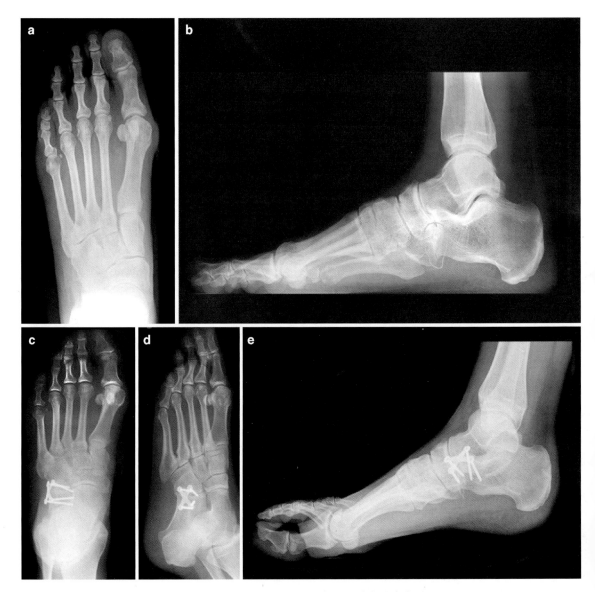

图28.24　先天性跟骰关节炎跖背面观(**a**)外侧面观(**b**)X型固定钢板关节融合术后(**c–e**)。

50%的病例由交通事故引起[4],其中9%~17%属于开放伤[159]。损伤类型包括自单纯性脱位或韧带损伤到粉碎性骨折伴软组织损伤的关节完全破坏。

直接的作用力,如挤压伤,导致足底跖骨的水平错位[160](图28.25)。间接的作用力更为常见,常由轴向力和足跖屈产生,足跖屈常由高处坠落或于足球场上处于跖屈的足跟承受重力所致(图28.25),骑马摔下来时脚被吊在马镫上可能会引起第2跖骨基底部、骰骨和距

骨颈骨折,跳舞时的减速伤或扭伤也可能是原因之一。

根据改良的Hardcastle分型,B2型是最普遍被报道的。因为足背韧带脆弱,跖骨的背侧脱位占所有病例的97%,只有10%是单纯小韧带损伤。一般来说,Lisfranc关节的第2跖骨基底部骨折是造成半脱位的根本原因。

若内侧和中间的楔形骨关节面间的垂直距离缩短,则会成为发生Lisfranc脱位的危险因素。第二跖骨背外侧仅2mm的半脱位,跗跖关

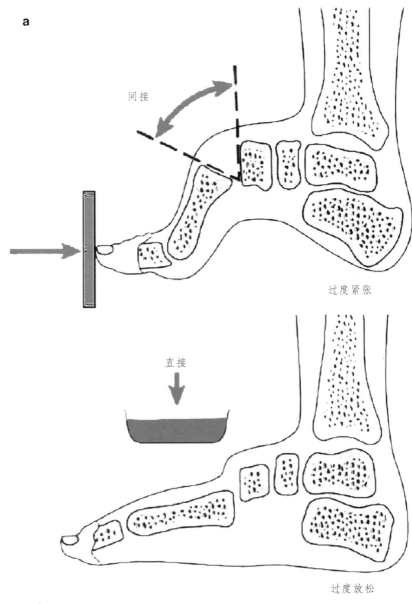

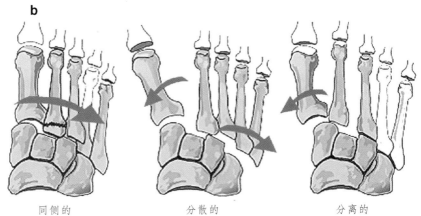

图 28.25　矢状面示 Lisfranc 关节受伤机制(**a**)。此外,在水平面采用一种或多种射线拍摄外展/或内收位X线片。根据 Quénu and Küss 进行 Lisfranc脱位骨折分型[156](**b**)(来自Wirth和Zichner[138])。

节接触面减少的概率就达35.5%。

28.12.3 症状

与非外伤的弥漫性疼痛症状不同，严重脱位伴软组织损伤常与开放性骨折、皮肤坏死、筋膜间室综合征或沿跖跗关节的集中性压痛相关。因为持续的半脱位会导致长期的不稳，同时伴随着持续性疼痛和加剧畸形，所以，中足部的隐形疼痛需要阐释清楚。足底的淤斑的出现说明足底韧带有断裂(图28.26)。跖骨向足底脱位经常造成足趾的对位不良。

28.12.4 诊断

28.12.4.1 放射学

要求拍摄足背位片，X射线管向头尾方向倾斜20°照射全足，45°斜位照射中足部，其正常的解剖结构如下所示：第4跖骨基底部内侧与骰骨内侧相连；第3跖骨基底部外侧与第3楔形骨外侧相连；第2跖骨对应中间的楔形骨，同时第1跖骨与第1楔形骨在内外侧相连。

第1、2跖骨基底部超过3mm的间隔，则表明有Lisfranc韧带损伤，第5跖骨基底部突出涉及骰骨的边缘，没有依据说明有Lisfranc关节脱位，"斑点征"表明在第2跖骨基底部和内侧楔形骨之间，有小范围多个骨碎片，表明Lisfranc韧带近端或远端附件撕脱，与90%的案例中的Lisfranc脱位相匹配[160,163]。

若正常的标准放射线片显示有即使只是轻微的不稳定性，需要在局麻或区域阻滞麻醉下拍摄足外侧和足背位的负重位片，怀疑有水平位的不稳定，则必须在局麻下拍摄被动外展和内收位片。对比双侧足X线片有助于诊断。

28.12.4.2 推荐经调查研究的欧洲标准诊断步骤

怀疑筋膜间室综合征，则必须测量筋膜间室压力，压力超过25mmHg，必须行皮肤筋膜切开。

28.12.4.3 其他有益的诊断规范

术前计划行CT扫描：三维CT图像提供可以对伤情进行全面评估，并制定最合适的治疗方案。MRI对细小韧损伤有高度的敏感性，但对急性损伤通常不能做出诊断。

28.12.5 治疗

28.12.5.1 非手术治疗：推荐欧洲标准治疗疗程

非手术治疗很少，除了少数单纯的韧带紊乱能够在透视下稳定复位。

多发伤患者因为维持生命体征测量的需要或者有禁忌证不能予以手术的，有时需要闭合复位和临时石膏固定或贯穿固定。

予以局麻或全麻，透视下对前足施加一轴向的力量以固定小腿，根据脱位的方向，被动外展或内收足部，同时进行跖屈或背屈，帮助复位。运用直接指压法从外侧压向足跗部恢复跖骨基底部的位置。

将伤足放置在支架上，使用膝以下管形石膏不负重固定8~10天，直到软组织肿胀消除，

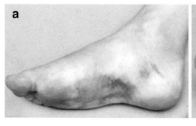
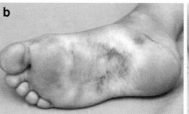
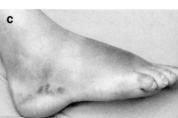

图28.26 Lisfranc骨折脱位患者典型的足底淤斑(**a,b**)，并扩展至足后外侧(**c**)。(见彩插)

接着换可行走的膝以下石膏固定6周，限制负重15~20kp[4,148]。

28.15.5.2 其他有益的治疗选择

皮肤筋膜切开术治疗足筋膜间室综合征，肿胀消退后行二期缝合。如不可行，必须行网状植皮术或筋膜蒂皮瓣移植术，甚至可以运用到重要的开放性骨折中。

28.12.6 手术

28.12.6.1 推荐欧洲标准手术规范

因薄层软组织发生皮肤坏死的危险性和筋膜间室综合征发生率较高，所以Lisfranc骨折脱位应做紧急处理，治疗的选择是进行切开复位内固定[148,159]。

做两足背纵向平行切口，并做一最短5cm的皮桥，经足背内侧入路可以释放足筋膜间室的压力。在90%的病例中，第2跖骨基底部存在Y型或蝴蝶型骨折，先予关节囊和韧带清创，再用小螺钉固定[160]。

接着复位第2跖骨基底部，再用一或两根克氏针做临时的固定，然后换用3.5mm的皮质骨螺钉从跖骨基底部打到中间楔骨，关节间无须加压。螺钉头必须埋进骨质中，避免干扰趾伸肌腱的活动。同样的方式操作第1、3、4和5射线。对于第4和第5跗跖关节不稳定型的骨折脱位，推荐采用经外侧入路固定(图28.27)。使用简易垂直螺钉或克氏针经骰骨穿入。根据不稳定的方位，要求额外在中间楔骨加用螺钉。使用克氏针固定的好处是能缩短手术的时间并减少关节面的损伤(图28.28)。

28.12.6.2 其他有益的手术规范

虽部分专家推荐有韧带的严重损伤也可以采用关节融合术，但除非有关节面的严重破坏，否则主要关节部位须谨慎使用关节融合术[165]。

28.12.7 预后

预后取决于早期的准确的复位和牢固的内固定[166]。Lisfranc骨折在主要部位开放复位内固定和主要部位关节融合术三者具有恢复效果相近。良好复位的要求是跗跖关节在侧位片上成角不超过10°，第1和第2跖骨基底部间的距离不超过2mm[160]。Lisfranc关节经良好的复位后，其发生创伤性关节炎的机会在30%~100%[159,160]。

28.12.8 并发症

关节囊、韧带或肌腱常对闭合复位造成阻碍。克氏针固定可能会造成固定的移位、复位失败和针道感染。两至三成的病例显示并发筋膜间室综合征。锤状足和前足短缩延迟治疗会引起疼痛和行走困难[161]。深部的感染可能会发展为皮肤坏死，推迟治疗和/或复位。第二跖骨头偶见缺血性坏死。复合区域不满意的治疗出现 I 类疼痛。

28.12.9 术后处理

经螺钉内固定后，患者应要求穿定制的硬底鞋。经克氏针张力带固定后，患者应采用可行走的膝关节以下石膏固定，限制负重15~20kp6周，术后8周拆除内固定材料[166]，10~12周内逐渐增加负重。物理治疗包括加强活动锻炼、淋巴引流和步态训练，同时被动活动跗跖关节[148]。

28.13 Lisfranc关节重建

重建的关键是恢复第二跖骨基底部到内外侧楔骨的空间，前提是重塑整个Lisfranc关节。若有保留的可能性，Lisfranc外侧关节（即第四和第五跖骨间的关节和骰骨）不应融合，以保持必要的活动功能。虽然有严重的关节炎，但跟骰关节仍能正常活动，可以进行融合，但假如跟骰关节已经被融合，推荐采用筋膜成

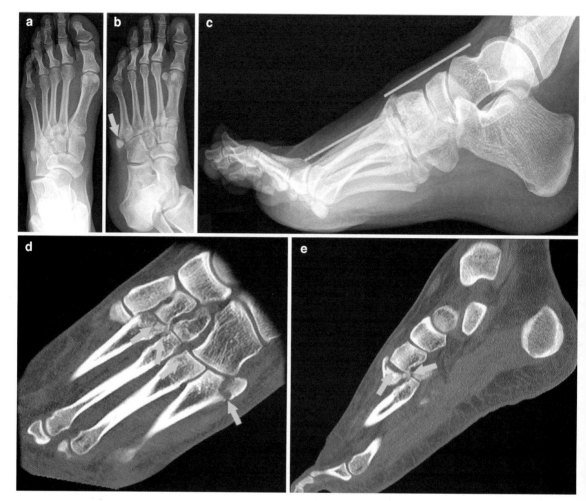

图28.27 这个患者从马上掉下来,导致第2与第5跖骨基底部骨折,伴随同侧的Lisfranc关节脱位(**a-e**),并伴随侧位契型骨折(**e**图箭头所指)。

形介入术。

28.13.1 流行病学/病因学

有30%的病例被忽视,抑或半脱位或脱位不能完全复位。有30%的对位不良发病率,一般出现在闭合复位石膏固定或克氏针固定后[170](图28.29)。前足轴线的偏差,即所谓的足外翻,导致前足的非常规负重和异常步态,如果这种现状持续下去,可能导致距舟关节的半脱位,随后演变为距下关节处足后外翻[166]。

28.13.2 症状

全足存在疼痛畸形,将逐步引起纵弓的塌陷,最终形成疼痛性的外翻平足。

28.13.3 诊断:推荐经调查研究欧洲标准诊断步骤

首先,对两足的足背位、外侧位和45°斜行承重位拍片,而术前计划应增加CT扫描。跗跖骨脱位和经恰当复位后的足背位片的放射

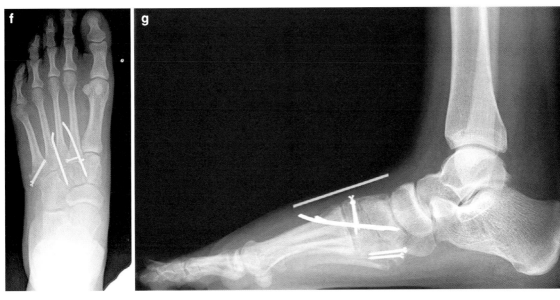

图28.27　(续)通过K线临时固定第2与第3跗跖关节,然后通过背中侧入路行第2与第5跖骨切开复位,螺钉内固定术(**f–g**)。8周之后去除K线。

片,具有最重要的放射学特征。足背位片上舟骨显露距骨头的程度提示半脱位的程度[171]。

手术的目标是恢复足的轴线和长度的正常关系,满足正常生活下,穿着一般鞋子不会出现疼痛步态。可行改良的Lisfranc关节融合术。

28.13.4　治疗

28.13.4.1　手术:推荐欧洲标准手术规范

彻底的Lisfranc关节融合术必须作双平行的纵向平行切口(图28.29),若Lisfranc关节不受影响,可以行Lisfranc关节部分融合术(图28.30)。在许多病例中,当内侧柱被矫正,外侧柱将得到重塑,可能无须再行第1到第3跗跖关节融合,第4和第5跗跖关节的活动功能也可以得到保留[166]。

作双平行纵向切口后,清除跗跖关节处软骨及硬化的软骨下骨组织,同时,第1和第2跖骨基底部的瘢痕组织也需要清除。若有大的骨缺损,则必须采用皮质-松质骨进行移植,尤其当不是所有的射线都被缩短。

从第二种射线开始可以纠正轴向误差,有助于第三和第一种射线的复位,根据受伤的年龄和脱位的程度,其他外侧的射线自发校正,跟踪前三种射线[170]。

采用3.5mm的皮质骨螺钉行关节加压融合术(图28.29)。较差的骨质和超过2cm大骨缺损需要进行骨移植和钢板固定[171]。

术后处理包括穿Lopresti拖鞋全负重6~8周,无症状则无需拆除螺钉。

28.13.5　预后

术后预期疼痛可以得到缓解,患者满意度高。首次损伤可在多年后再行矫正[166,170]。10%的病例会发生骨不连[166,170-171]。患者应被告知可能会发生无症状性螺钉断裂。

28.14　跖骨骨折

五根跖骨的构建,连同邻近的足趾、前足。第5跖骨骨折最常发生在儿童和成人,如发生脱位,它的重建的重要性不亚于第1跖骨。跖骨颈骨折应及早复位固定,防止发生疼痛性骨折畸

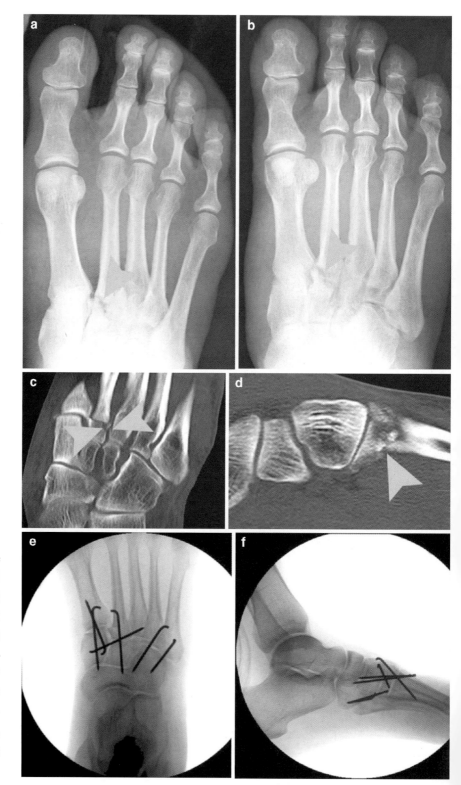

图28.28 同侧Lisfranc骨折。脱位的受伤机制是当摔倒时足部被嵌在索道的固定位置。放射学诊断示跖骨基底部Ⅱ型和Ⅲ型骨折（**a–d**）。跖骨Ⅰ和Ⅴ型骨折经足背内外侧入路开放复位，同时型克氏针张力带固定，Lisfranc关节克氏针临时固定8周（**e,f**）。

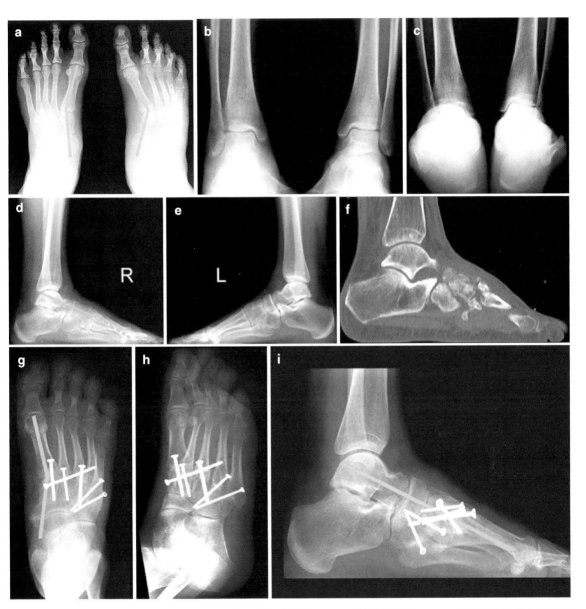

图28.29　关节紊乱导致所致的右Lisfranc关节的严重关节炎(**a,d,f**),首次行同侧Lisfranc骨折脱位及最小损伤的克氏针内固定术后一年,行负重足背位X线片示右足内收畸形(**a**),脱位后的跗跖关节轴位片与对侧正常足的对比(**e**)。Saltzman片示正常双后足(**c**)。相似地,踝关节负重位示无关节紊乱(**b**)。再次行经足背内外侧入路的彻底Lisfranc关节螺钉内固定术纠正内收畸形和跗跖关节轴线(**g**和**i**所示蓝线)。

形愈合。Jones骨折属于特别殊类型的骨折。

28.14.1　疾病的定义

　　跖骨骨折分型:基底型,干型,颈型和头型骨折。第5跖骨骨折分型[172-174]:Ⅰ型:结节撕脱性骨折,Ⅱ型:干骺端骨干连接部骨折,Ⅲ型:近端应力性骨折。Jones骨折的定义为干骺端-骨干连接部的远端到第5跖骨粗隆尖端距离1.5~2.0cm的横断型骨折。

28.14.2　流行病学/病因学

　　长时间的直接作用力而发生的应力性骨折,通常发生在第3跖骨近端和第2、第5跖骨基底部。

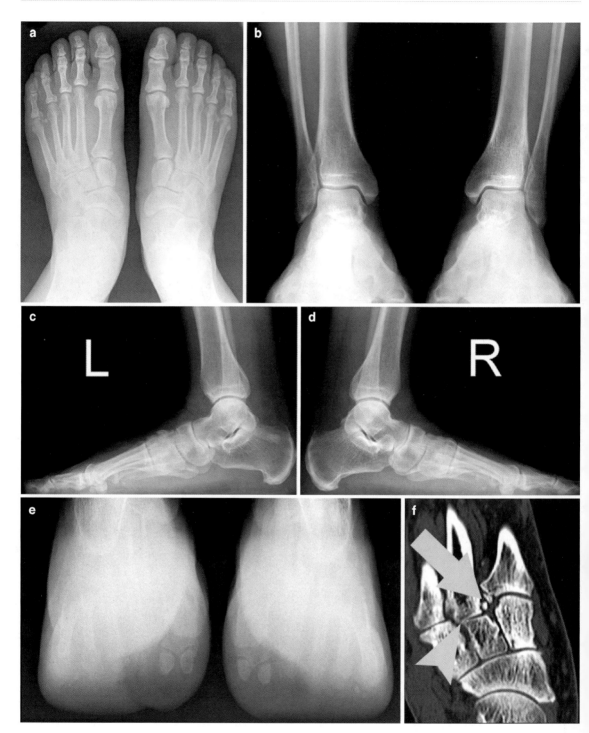

图28.30 某患者因踩脚蹬滑倒导致Lisfranc骨折脱位1年零6个月，图所示为内侧Lisfranc关节创伤性关节炎(**a-f**)，此外，患者抱怨有第3跖骨头的转移性疼痛。在足背位片负重位示左足第1和第2跖骨间的空间有轻微的加大(**a**)，但在外侧位片示跗跖骨轴线是正常的(**c,d**)。从平行位看，前足部未见有第3跖骨头的下降(**e**)。术前CT扫描可见典型的斑点征，中间楔骨和第2跖骨基底部的关节间隙变小(图**f**箭头所指)。Lisfranc关节内侧行部分螺钉内固定术(**g,h**)。

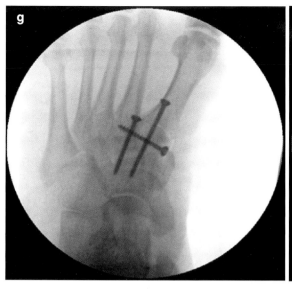
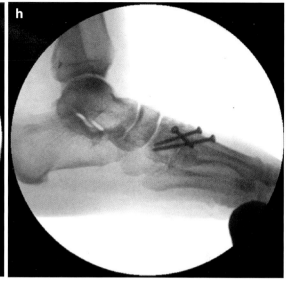

图.28.30 （续）

在所有的跖骨骨折中，大约有45%~70%的骨折涉及第5跖骨[177-178]。运动员沿Hellpap旋后线的反转型损伤是导致第5跖骨骨折的普遍原因,特别是在足球运动员中[119,179]。

28.14.3 症状

症状包括疼痛,肿胀,淤斑,畸形,不能承重,被动运动疼痛和有捻发音。

28.14.4 诊断

放射学评价应包含前后位和外侧斜45°位,负重透视,如果只在外侧和足背位会产生重叠影。放射线的精确调节和曝光很重要,可以帮助看到细小的骨折裂缝。跖骨基底骨折可能伴随Lisfranc关节的不稳,通过区域阻滞麻醉,进行被动外展和内收位投影予以排除。

大部分应力性骨折是在发现足中段出现弥漫性疼痛2周后才被确诊,骨扫描和MRI对诊断应力性骨折具有很好的作用[4]。跖骨骨折必须跟副骨区分开,如韦萨留斯氏籽骨,腓籽骨,跖骨间籽骨,或楔跖籽骨。第5跖骨粗隆骨折应与第5跖骨近端骨突区别,第5跖骨近端骨突出现在9岁(女孩)~11岁(男孩),3年后自行消失。

28.14.5 治疗

28.14.5.1 非手术治疗

原则上,所有的无移位或无成角的跖骨骨折可予保守治疗[178,180]。伤足放置于支架上,膝以下石膏不负重固定3~5天,然后穿着经良好塑形的Lopresti拖鞋2~4周[181]。

如果患者服从性较好,可穿着特制硬底鞋进行早期功能锻炼,伤后1~2周可定期进行全负重放射检查的随访[4]。大部分急性Jones骨折可行短肢石膏不负重固定8~10周,因为其血供差,易发生延迟愈合[174]。

28.14.6 手术:推荐欧洲标准手术规范

超过3~4mm的脱位或超过10°的成角是手术的指征[178]。Jones骨折主要发生在运动员中,早期行髓内钉固定术,与应力性骨折采用的术式一样,可稍微缩短愈合的时间,让运动员及早恢复训练。

第2至第4跖骨骨折:矢状面经颈和干的骨折伴移位应手术治疗[182],可采用经皮钢钉闭合进行闭合复位,固定的方法包括克氏针张力带交叉固定,最初描述是为横断性骨折而做,斜行或螺旋形骨折应使用拉力螺钉[183]。

包括跖趾关节在内的复位可以使用克氏针从前侧(首选)或逆行插入[184](图28.31)。只有跖骨头的移位性骨折应采用小螺钉或钢板进行切开复位内固定[4](图28.32和28.33)。

获得良好的实验结果证明,采用两克氏针纵向插入骨髓管可以提供额外的稳定性。在颌面和矢状面可能发生伴随第1和第5跖骨的脱位。若不能行闭合复位,推荐采用两个克氏针

张力带或钢板型开放复位内固定术[56]。关节旁的撕脱性骨折可用小螺钉固定[182]。若第5跖骨骨折涉及超过30%的关节面或超过2mm的关节移位,则考虑行手术介入,使用张力带、螺钉或小钢板进行开放复位固定[184]。

术后恢复应穿着Lopresti拖鞋、完全负重4~6周,第5跖骨基底部骨折的一个替代治疗是采用Caligamede矫正术,限制足的旋后[185]。

28.14.7　预后

若第5跖骨骨折保守治疗效果不佳,导致

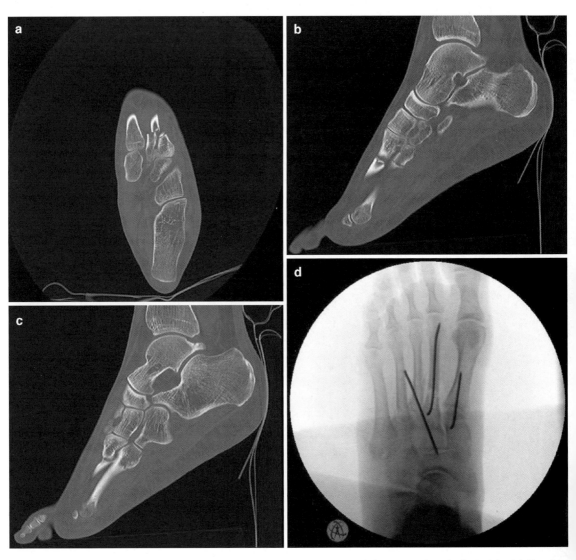

图28.31　第2~4跖骨基部骨折而无跗跖关节脱位及第1跗跖关节韧带不稳定(**a–c**)。切开复位及后向固定第3跗跖关节,前向髓内固定第2跖骨骨折并向后固定第1跗跖关节(**d–f**)。骨及韧带愈合后8周后拆除克氏针(**g**)。

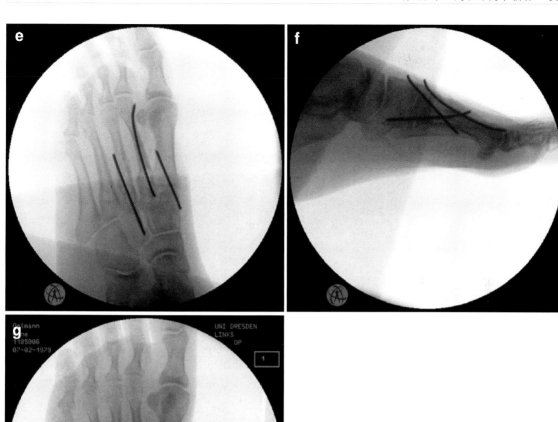

图.28.31　（续）

骨不连，推荐对硬化的骨髓腔进行清理，并使用张力带固定。萎缩性骨不连要求使用骨移植物介入和固定治疗。与非手术的石膏固定对比，髓内钉固定可以缩短骨折愈合的时间，降低并发症的发生率，并及早恢复受伤前的活动状态[186]。

28.14.8　并发症

由于第1和第5跖骨偏移能引起外伤后拇外翻和小趾囊炎的畸形，骨折平行移位程度的加重可能会引起机械性的撞击综合征或趾间神经瘤，结果出现摩擦鞋子的问题，所以要引起特别重视。跖屈会增加远端的骨折程度，可能加重跖骨的负重，导致难治性的足底皮肤角质化，同样在足背顶点会产生疼痛性鸡眼或外生性骨疣。

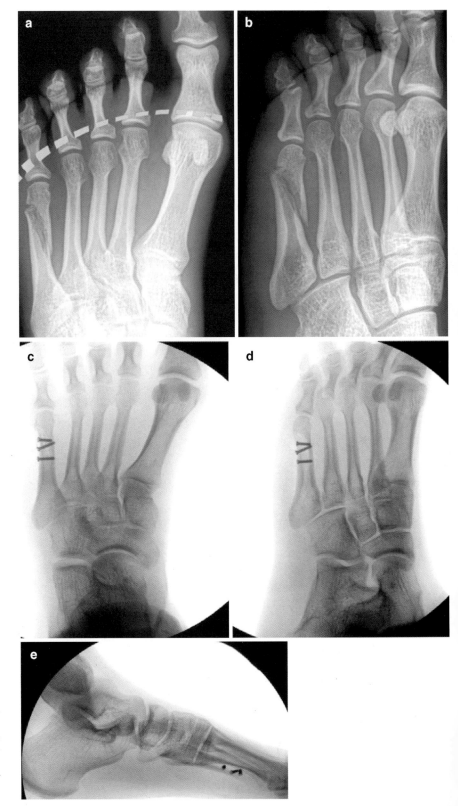

图 28.32　足正位（**a**）及侧位（**b**）片示第 5 跖骨的旋转骨折。因脱位、短缩、旋转骨折而给予切开复位及 mini-screw 骨缝合（**c–e**）。

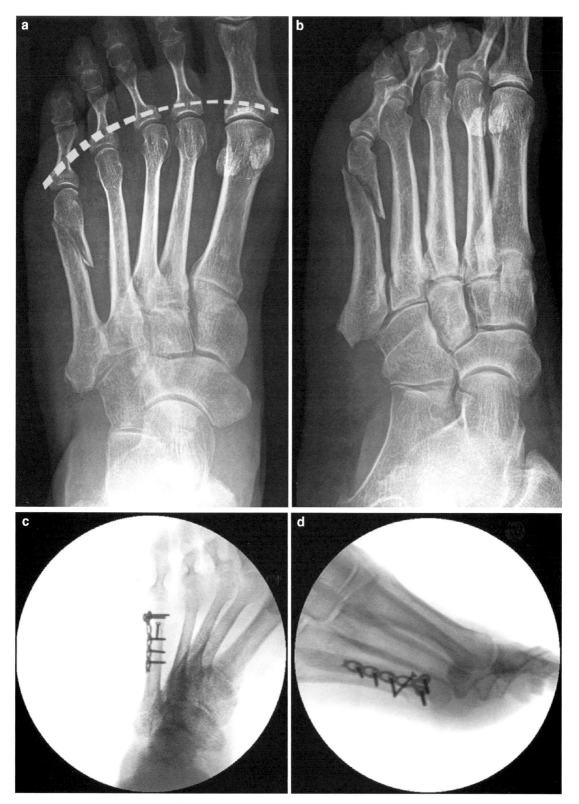

图28.33 跌落楼梯致第5跖骨脱节并轴向骨折(**a,b**)。因其末梢小韧带而须切开复位、加压螺钉及钢板固定韧带(**c,d**)。

28.15 跖趾关节、趾间关节不稳定/脱位

运动员重度的前足创伤可致趾间关节韧带、关节囊及相关跖板急性断裂，尤其是籽骨骨折。应引起足够重视，否则可致严重后果。

28.15.1 器官相关性疾病：以疾病命名

跖趾关节脱位的Jahns分型[187]（以籽骨及籽骨间韧带损伤为基础）：

Ⅰ型：籽骨间韧带移位于跖骨颈背侧卡住跖骨头，但仍保持完整。

Ⅱa型：籽骨间韧带断裂，籽骨内外籽骨位移较大。

Ⅱb型：籽骨骨折。

Ⅱc型：籽骨骨折并籽骨间韧带断裂。

Ⅲ型：系Bousselmame及其同事添加[188]：

Ⅱa型：跖板复合体软组织自近端趾骨的彻底破坏。

Ⅲb型：包含籽骨在内的跖板完全破坏。

Miki及其同事描述了两种不可复位的拇指趾间关节脱位[189]。在I型中破裂的掌板及籽骨嵌入跖骨间隙。在II型中，纤维软组织及籽骨复合体像纽扣花畸形一样后向移位至第一跖骨颈上方。

28.15.2 流行病学/病因学

跖趾关节扭伤多见于第1跖趾关节，常由运动或车祸时外力作用于背屈拇指所致（如：趾过伸）[190]或跖趾关节囊的无脱位性损伤（如：芭蕾舞者的点立位）[191]因关节囊背部强度减弱致，节囊稳定性破坏而致趾骨背向脱位。第2、3、4、5跖趾关节不稳定致蚓状肌间跖骨头脱位，增加了闭合复位难度。趾间关节脱位常伴随内侧副韧带向内折叠，跖面及侧向半脱位罕见[192]。

28.15.3 临床症状

趾骨背向错位伴局部软组织张力增加。趾部皮肤苍白并向背侧挛缩。籽骨进入关节间隙时可见拇指延长[189]。

28.15.4 诊断：推荐欧洲标准检查诊断步骤

行正位、侧位或45°切线位摄片。侧位片主要观察半脱位，但难以诊断罕见的跖骨脱位。

28.15.5 治疗

28.15.5.1 非手术治疗：推荐欧洲标准治疗步骤

跖趾关节及趾间关节背向脱位应立即复位（图28.34）。闭合复位，轴向牵引的同时挤压脱位跖骨近端背侧[180]。早期功能性治疗包括磁疗及穿带硬底鞋3周[180]。

28.15.6 手术治疗：推荐欧洲标准手术步骤

籽骨（Ⅰ型）或跖板（Ⅱ型）嵌入关节间隙会增加闭合复位难度。因跖面入路有损伤神经血管束及致瘢痕回缩风险而推荐背侧入路。检查籽骨间韧带并复位骨折籽骨。籽骨切除术因易致生物力学不稳定而不推荐。再复位后的绝对不稳定罕见，若有则为克氏针固定3~4周指征。

28.15.7 并发症

第2~5趾半脱位常因被忽视而表现为持续性跖骨头疼痛、爪状趾[193]。同保守的模具固定相比髓内固定耗时短、并发症少、恢复快[186]。拇指僵或籽骨炎也可引起跖趾关节活动度的降低。

28.16 跖骨及脚趾再造

再造重点在保持同一平面内第1~5跖骨的长度、轴向及头端准确定位。跖骨头错误的排列及跖面倾斜可引起负重时剧痛。前足复合性

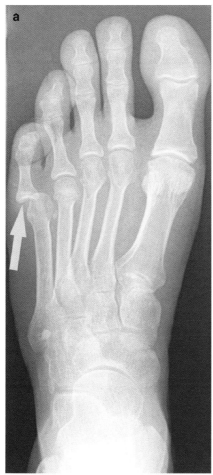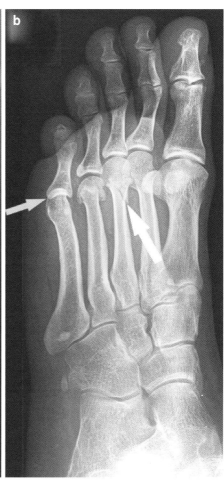

图 28.34　第 5 跖趾关节的脱位及第 3 跖骨头的错位骨折（蓝色箭头所示 **a**,**b**）。错位已经闭合复位固定。因跖骨头骨折（白色箭头所示 **b**）无位移，额外应用了 Lopresti-Slipper（**c**,**d**）。

损伤时,保留拇指对于平衡与延迟步态至关重要。

28.16.1　器官相关性疾病：以疾病命名

Torg 及其同事[194] 以第 5 跖骨近端轴向骨折的康复能力定义了以下 3 种骨折类型：

1 型：急性骨折

2 型：延迟愈合伴骨折线增宽及髓内硬化的证据

3 型：不愈合伴骨髓为髓内硬化组织完全替代

28.16.2　流行病学/病因学

跖骨及趾骨创伤后易发轻度无症状性轴向偏位。水平面内的错位尚可忍受,但矢状面内的错位(尤其是在跖骨头部位)可引起机械性跖痛[56]。

28.16.3　临床症状

X 线片表现为第 2、3、4 趾下降及第 1、5 趾上升。

28.16.4　放射学

放射学检查应该包括前足的正视、侧视、斜视以及跖骨头的负重视图。足印技术可显示跖部压力。X 线表现中第 2、3、4 趾下降及第 1、5 趾上升。跛行下摄片。

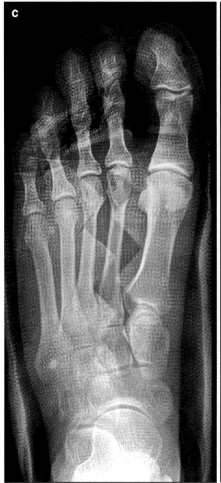
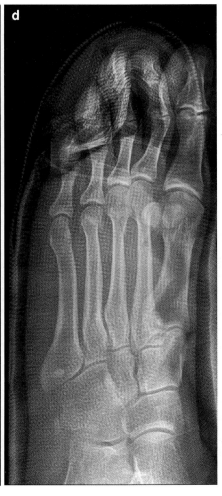

图28.34 （续）

28.16.5 治疗

28.16.5.1 手术治疗：推荐欧洲标准手术步骤

跖骨头下降常行跖骨头下斜行截骨术（Reikeras截骨术）纠正[195]（图28.35）。术后功能性管理允许合脚鞋子状态下的全负重。截骨术后用跖屈楔以抬高跖骨头。跖骨的水平错位仅于生物力学受到影响时才须纠正（如：拇内翻，跖趾关节半脱位时跖骨头的轴向偏位，拇外翻，第5趾内翻，爪状趾，槌状指）[56]。爪状趾、槌状指常为筋膜室综合征后遗症。

28.17 趾骨骨折

主要为关节内骨折，尤其是足趾末端或拇指的近端趾间关节骨折，须像其他低位腿部骨折一样行切开复位固定以避免发生疼痛性创伤后关节炎。

28.17.1 流行病学/病因学

趾骨骨折是最常见的前足损伤，其损伤机制涵盖间接的低能量至高能量的创伤以及下坠力的直接作用。其中"夜行者"骨折，涉及第5趾的远节趾骨[196]（图28.35）。拇指的近节趾骨

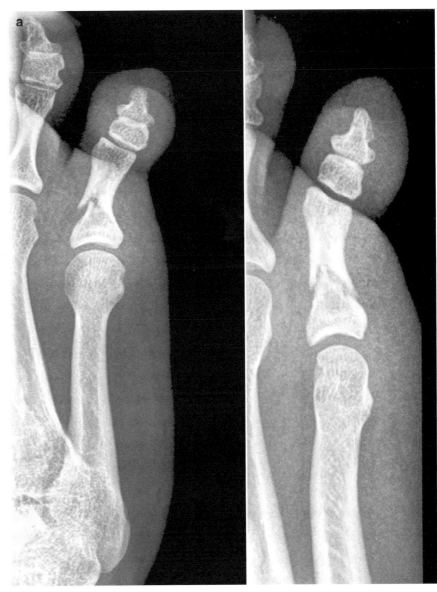

图28.35　第5趾近节趾骨骨折(**a**)可行闭合复位固定(**b**)。

骨折常见[197]。趾骨的连续性或移位性骨折常发生于作为最长趾骨的近节趾骨。小趾骨折常漏诊或误诊扭伤。因伸肌群及内附肌的作用，趾骨骨折常导致平面内的成角畸形。

拇趾应力性骨折已有记载。拇外翻使增加了拇趾近节趾骨应力性骨折发生率[198]。AO/ICI分类系统也适用于趾骨骨折[16]。籽骨可因直接损伤、过度使用的应力作用及第1跖趾关节骨折错位的作用而发生骨折(图28.42)。第1跖趾关节的进行性创伤性过伸会导致跖骨颈处关节囊的损害，使此处的连接较近端趾骨变弱。

28.17.2　临床症状

前足疼痛、肿胀、血肿及相关足趾的压痛，骨折处附近淤斑较常见。

28.17.3　诊断

28.17.3.1　推荐欧洲标准的检查诊断方法

足趾运动疼痛、捻发音、局部压痛、肿胀。甲下血肿是远节趾骨骨折的特征性标志。部分

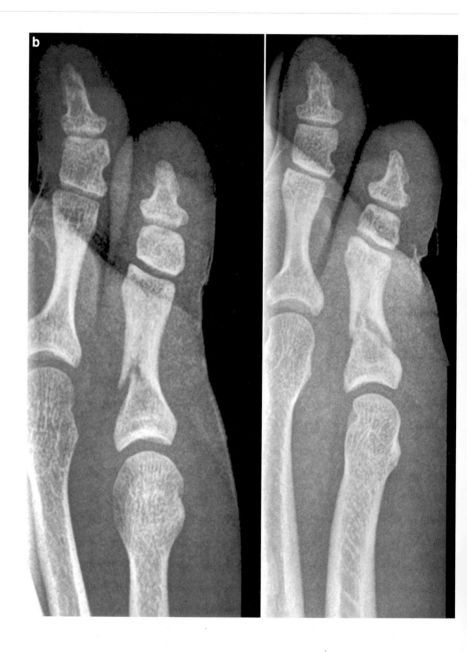

图28.35 （续）

损伤继发于直接损伤或挤压伤,应仔细检查软组织及神经血管的状态。足正位及45°切线位是前足摄片的标准。正位片包含很大的信息。侧位片因为其重叠性常无重要意义,但可用于观察错位方向。

28.17.3.2 其他可行的诊断方法

双侧位摄片有益与鉴别创伤性和非创伤性损伤。聚焦摄影于确定性损伤及后继的其他原因是有指示意义的。当怀疑存在籽骨的病理性损伤时应行籽骨的轴向及水平面摄影。荧光摄影对于诊断单纯性的韧带损伤是有帮助的,因其可以在压力测试时显示出在常规X线摄影时所不能显示出来的韧带损伤后关节囊不稳定的程度。加压摄影时可以在拇趾背屈时显示出籽骨复合体的错位,如果籽骨于背屈时没有发生远端移位则间接提示跖板断裂可能。在慢性病变时, 双足承重X线摄影通常可以清晰地显示双足畸形及不稳定的位置。

28.17.4 治疗

28.17.4.1 非手术治疗:推荐欧洲标准治疗方法

非错位性骨折可于早期行功能性治疗,包括将骨折骨与其临近骨固定包扎在一起2~3周以及穿带趾套的单支硬板鞋以减少其活动性(图28.35)。趾套内应给及填充物以防止趾部皮肤为含水等浸渍。大多数的籽骨骨折可以通过保护、休息、冷敷、压迫、抬高(PRICE)等非手术方式治愈。

28.17.5 其他可选的治疗方法

28.17.5.1 推荐欧洲标准的手术方法

甲下血肿可于无菌下行环锯术。伴甲床损伤者应视作开放性骨折给予清创、灌洗及暂时性克氏针贯穿固定。错位性骨折需在麻醉状态下给予闭合复位固定。若复位稳定性较差应考虑经皮外固定。拇趾骨折时,若骨折状态不适闭合复位或关节严重面塌陷应选择切开复位及两枚交叉克氏针或微螺钉内固定 (图.28.36)。拇趾双髁骨折需要用最小碎片板固定

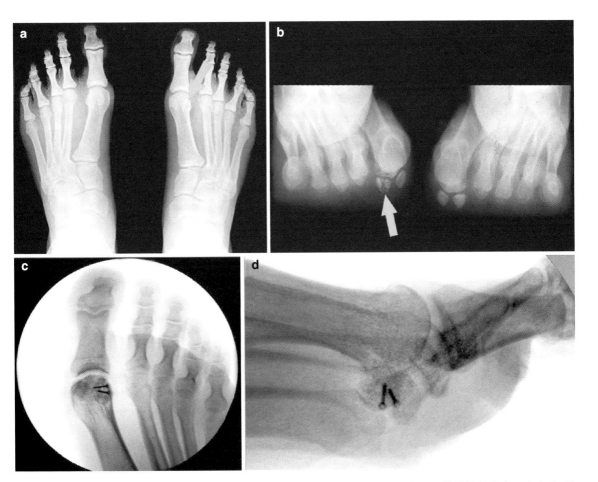

图28.36 此患者因排球赛剧烈跳动后致腓骨籽骨侧方骨折。初次X线并未示骨折。因持续性的疼痛,4个月后X线正位(**a**片箭头所示)及侧位(**b**片箭头所示)片示延迟愈合的籽骨侧方骨折。切除不愈合骨,插入取至内踝的松质骨并用两枚微螺钉行骨缝合术(**c,d**)。

[199]，并推荐术后将拇趾伸展固定在Lopresti拖鞋上并制动10天，允许患者全负重[4]。籽骨应力性骨折多见于胫骨籽骨。若籽骨应力性骨折后出现持续性的疼痛推荐跖面中间入路切除胫骨籽骨[181]。小心保护中间的神经血管束移除籽骨并且不损伤短屈肌肌腱或拇长屈肌可以避免拇外翻的发生[200]。任何情况下都应避免双侧籽骨的切除[201]。

28.17.5.2　其他可行的手术方法

横断性损伤时，保留近端趾骨残肢可为相邻足趾提供支撑以避免增加水平不稳定性或继发畸形。

28.17.6　鉴别诊断

籽骨应力性骨折可引起部分鉴别诊断的困难，如同籽骨炎、剥脱性骨软骨炎、缺血性坏死、偶发性滑囊炎、拇长屈肌腱鞘炎、软骨软化、骨软骨炎、局部跖角化病及跖内侧趾神经损伤的鉴别诊断。依据进行性活动性疼痛及第1跖骨头下肿胀可做出准确诊断。

28.17.7　预后

足趾骨折常诊断明确[181]。

28.17.8　并发症

患系统性疾病（如：糖尿病）或者神经系统疾病而伴外周感觉运动功能缺失者易忽视创伤。若初始表现仅为儿童远节趾骨的轻度生长受损则诊断将更加困难。甲下出血可为开放性损伤的唯一表现，可继发骨髓炎及生长抑制等后遗症。甲床损伤后不适当处理可致甲变形、甲不齐、甲分裂及慢性感染。由趾间鸡眼所致足趾骨折的畸形愈合可导致残疾。关节内骨折可引起严重的创伤后关节炎及活动限制，X线表现为拇僵症。

28.18　跟腱断裂

Hippokrates（公元前460—375年）是第一个描述如果跟腱（Neura megala）感染会诱发致命性发热的人。Avicenna（公元980—1037年）将之命名为"Chorda magna Hippocratis"，Vesalius（公元1514—1564年）称之为"Tendo latus"。而Heister（公元1683—1758年）第一个将之称为"跟腱"。有趣的是直到1929年全世界范围内的所有文献中却只有68例跟腱断裂的病例报道。

28.18.1　解剖学

跟腱是人体最长和最强大的肌腱之一，它受到腓肠肌与比目鱼肌的牵拉作用。腓肠肌由分别起源于同侧的股骨髁内外侧头组成。比目鱼肌起源于胫骨斜线及腓骨的中1/3和上1/3。两肌的腱膜组成了长约10~15cm止于跟骨结节后面中点的跟腱。跟腱周围有两个黏液囊，一个位于跟腱与跟骨间隙的上部，另一个位于跟腱连接于跟骨处的皮下。腱旁组织环绕跟腱并为之提供血供。跟腱下降过程中，肌纤维的沿跟腱长轴进行了90°旋转。

28.18.3　流行病学/病因学

退行性变是闭合性跟腱断裂主要病因之一。久坐后运动具有危险性。局部或系统性应用糖皮质激素、风湿性疾病是其危险因素。约20%的患者跟腱炎等跟腱断裂前炎症性改变。男女发病比例5:1[202]。90%的跟腱断裂发生在跟腱中1/3。多为间接损伤，且可为闭合性亦或开放性。处于轻度张力状态下的跟腱遭受到一个直接力的打击时易导致断裂的发生（如：跳跃或后蹬）。开放性损伤多为急裂撕裂伤或重度开放性粉碎性损伤所致。

28.18.4　临床症状

患者主诉跳跃、后蹬亦或跳起落地时偶或

闻及"砰"或"咯嗒"的一声,随后突发小腿后侧至脚踝的剧烈疼痛。主要表现为疼痛、虚弱、淤斑、肿胀或不能行走。若跟腱原已有严重退行性变,则可仅有轻微疼痛。足尖站立时跖屈对抗重力不能。

28.18.5　器官特异性影像学

行超声检查以明确手术或保守治疗方法的选择。超声检查快捷、廉价、动态性且可辨别慢性退行性或炎症性病变。肌腱断裂的标志为腱纤维连续性中断、肌腱残端活动无阻力、肌腱端较之正常侧增粗且肌纤维纹理回声的松散。跟骨侧位片可鉴别是骨撕裂伤或钙化肌腱。MRI主要用于诊断慢性断裂,可显示部分撕裂伤的损伤程度并鉴别触诊所不能发现的退行性变。

28.18.6　诊断:推荐欧洲标准的检查诊断方法

视诊见伤侧小腿水肿和淤斑。触诊示肌腱缺损(hatchet strike defect)。Thompson试验为跟腱断裂确诊试验。患者仰卧,双足垂于检查床缘或屈曲90°,腓肠肌远端因受挤压处于最粗大的状态。跖屈不可见为阳性结果,示跟腱断裂。超声检查示断端横断面直径增加<30%,应手术治疗;30%~70%,治疗方式决定于患者的本身因素,即患病或病前状态。禁忌证:局部及系统性因素(如:失代偿性糖尿病)、免疫缺陷,会致深部组织感染、坏死。

28.18.7　治疗

28.18.7.1　非手术治疗:推荐欧洲标准治疗方法

于模具中保持踝部跖屈20°~30°(马蹄足)制动8周,随后4周因其仍有5%~25%再断裂的风险[202]可选择性应用跟高2.5cm的高跟鞋矫形。膝下石膏固定制动3天后,推荐在于特制的鞋中进行全承重功能性康复治疗,此鞋跟高3cm

可制动踝关节并防止扭曲,应日夜穿戴维持6~8周,随后2周可仅白天穿戴。定期超声评估病情是功能性保守治疗中很重要的一环,并将决定特制鞋的穿戴时长及鞋跟下降的速度。跟腱断裂可早期诊治。3~4周后开始等距力量训练、等速测力训练、本体感觉神经肌肉震颤及电疗和冷冻疗法等物理治疗。第6周开始逐步降低鞋跟,特制鞋治疗结束后应继续物理治疗。初次断裂后13~16周可从事体育活动[202],并推荐穿戴鞋跟厚约1cm的鞋子6个月以上。

28.18.8　手术治疗:推荐欧洲标准手术方法

手术最好在断裂1周内进行。文献中记载了很多开放性手术方法,包括单纯性端端缝合、跖肌组织增强、腓骨短肌增强、筋膜增强及可拆线技术(如:聚乙烯纤维)[203],最经典者为手外科的Bunnell-Kessler缝合法。经皮缝合技术可以减少创缘坏死、保护腱鞘[204]。深部感染需彻底清创并部分或全部切除跟腱。皮肤缺损可选用局部或游离皮瓣。跟腱较长缺损可通过带蒂移植(如:拇长屈肌、胫后肌或腓骨短肌肌腱)、扩大腓肠肌筋膜及人工合成材料(如:聚乙烯纤维、敌克松聚乙交酯纤维)修补。

28.18.9　预后

保守制动治疗有5%~25%的再发率。

28.18.10　并发症

12%出现创缘坏死;经皮缝合致腓肠神经损伤;手术治疗断裂再发率1.4%~1.8%,保守制动治疗断裂再发率5%~25%,保守性功能治疗断裂再发率2%~3%[130,205];深部感染发生率为2%[206]。

28.18.11　标准外科手术方法

28.18.11.1　经皮缝合技术

跟腱缝合需要Dresdner仪,于断裂处近端开放2~3cm的切口,而无须开放腱鞘及断裂部位。跟腱附近的缝合层次处于小腿筋膜与腱鞘之间,缝线从髌韧带旁入路[207](图28.37)。若缝合范围不充分可稍更改传统缝合技术。术后给予功能性管理,日常足部护理时可去掉特制鞋,并行为期1周的物理治疗。

再断裂

保持肌腱残端清洁及足够的肌腱长度以利再次缝合。肌腱短缺可以用腓肠肌筋膜、延长的趾长肌腱及人工合成材料重建,或用拇长屈肌肌腱或阔筋膜替代治疗[208-209]。推荐性拇长屈肌肌腱动态替代治疗。

28.19　足复合性创伤与截肢

足复合性创伤的治疗本身是对创伤手术技巧的很大挑战。足部复合性创伤常合并多发伤。对车祸中的老年患者来说,它就像是整体的"僵化"一样。

28.19.1　解剖学

足跖面分3部分:外侧部包括小趾展肌、短屈肌及其余小趾对抗肌;内侧部包括拇展肌、拇长屈肌及腓骨肌;中部浅部包括趾短屈肌,更深的中部包括足底方肌及近端的趾长屈肌。这些部分通过跟骨室相交通并通向踝管及小腿后面。

28.19.2　器官相关性疾病:以疾病命名

足复合性创伤的定义基于损伤范围(足损伤平面中的各点)及软组织损伤程度(Tscherne-Oestern分类法,0~4级[87]),以下为足损伤平面:

平面1:皮隆与踝关节

平面2:距骨

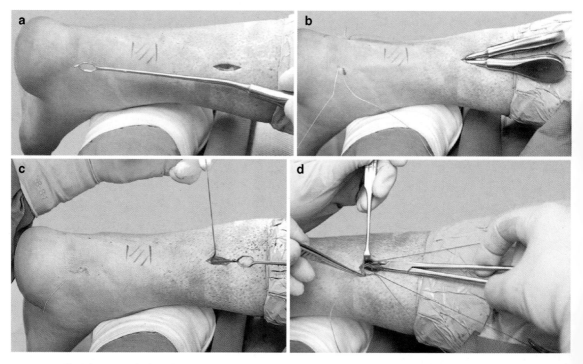

图28.37　将设备置入预先计划位置后标出肌腱断裂及皮肤切口的位置。在距断端至少2cm的位置的背侧中线开一个长约3cm的切口(**a**)。备好小腿筋膜,将设备上的小孔准确的放置在距跟腱于跟骨附着点近端1cm处,用直针横贯皮肤、仪器的小孔以及跟腱(**b**)。将缝合端自切口牵出(**c**)。助手将足保持在最大程度的跖屈状态并将缝线打结拉紧,于中心腱的两侧及中间分别缝针固定以辅助近端缝合入路(**d**)。(见彩插)

平面3:跟骨

平面4:跗横关节

平面5:跖跗关节(图28.38)

5分及其以上被定义为足复合性创伤[4]。

28.19.3 流行病学/病因学

重建还是截肢取决于伴随损伤的严重程度。Tscherne推荐1级多发伤首先考虑重建,3和4级本着生命高于肢体的原则首先考虑截肢[210]。其他评价足部损伤严重程度的评分系统还有MESS评分(Mangled Extremity Severity Score)、NISSSA评分(Nerve injury, Ischemia, Soft tissue injury, Skeletal injury, Shock and Age of patients)、PS指数(Predictive Salvage Index)及LS指数(Leg Symptom Index)。跖面软组织的大面积缺失因不易被同型组织重建而较背面软组织缺失更为严重。主干血管的损伤会影响足远端的生命力以及自由皮瓣的成活。胫神经创伤性损伤致足保护性感觉缺失与继发性跖面软组织并发症发生危险性增加相关。由重度骨破碎及不可挽回性关节所致原发性关节融合可导致僵硬性踝足畸形,这会引起受累软组织非生理性压力的增加。距骨或其关节面缺失致全距关节融合也可致僵硬性踝足畸形。

28.19.4 诊断

为实现最佳功能而实施部分足截肢术(图28.39)时,必须满足以下标准:

(1)承重区必须覆盖有健康的皮肤以尽可能的适应负重。(2)在不影响功能的前提下尽可能的保留足的长度;(3)截肢后前足变短时,背屈及跖屈肌群必须被再平衡以代偿性的作为短臂杠杆对抗小腿三头肌。(4)截肢平面在跖跗关节及以上时,应重建及再平衡被破坏了的旋内及外翻肌群。

28.19.5 治疗

28.19.5.1 非手术治疗:推荐欧洲标准治疗方法

患者教育、适应性训练可降低发病率并在问题不可挽救前将其发现。足与甲的局部护理可避免感染及组织分解。对于有危险因素的患者可预防性或治疗性的给予具有相当深度及张力的鞋子以驱散剪切力实现矫形治疗。生物截肢平面为最远的功能性截肢平面利于创伤的愈合。而最远的功能性截肢平面由临床检查确定,可行如下检查:多普勒超声评价血管灌

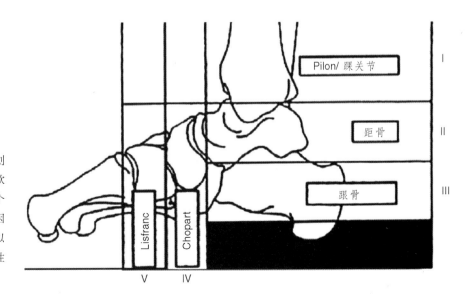

图28.38 足复合性创伤的Zwipp评分[4]。同软组织评分一样,每一个影响功能性解剖区的因素算作1分,5分及其以上者被定义为足复合性创伤。

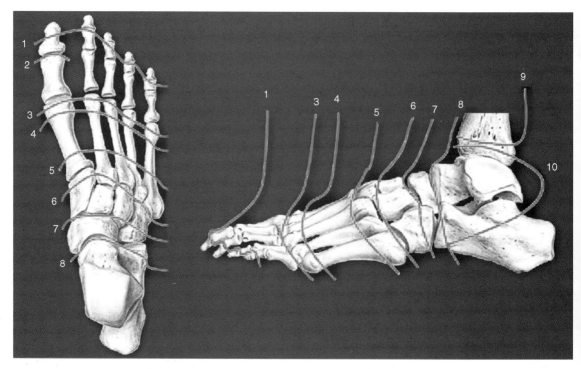

图28.39 截肢线：1.远节趾骨截肢，2.拇趾部分截肢，3.跖趾关节关节离断，4.跖趾关节远端扩大性关节离断，5.跖趾关节近端离断，6.跖跗关节离断Lisfranc amputation，7.Bona-Joger截肢，8.跗中关节离断，9.Syme截肢，10.Pirogoff/Spitzy截肢。（见彩插）

注，血清白蛋白评价组织营养，全淋巴细胞计数评价免疫能力。

28.19.6　手术治疗：推荐欧洲标准手术治疗方法

足复合性创伤是手术急症。因止血带应用的减少，皮肤、肌肉及骨的生命力得到了很好的提升。清创、灌洗及切除无活性结构是有必要的。肌肉活性的标志包括颜色、出血、收缩力及稳定性，而这决定了是截肢还是重建。推荐术后48~72小时后重新审视评价手术效果[4]。基础重建需要开放性或闭合性的复位和在用克氏针及螺钉联合微创外固定胫跗骨。开放性骨折需要预防性使用二代头孢菌素[211]。72小时内闭合创口可以降低感染率[106]。创口的关闭及覆盖类型取决于缺损的大小、位置及暴露的结构。

28.19.7　预后

若血管灌注、组织营养及免疫能力这三项

创口愈合参数适宜，截肢创口的愈合率有望超过90%。

28.19.8　并发症

主要有术后残肢水肿、皮肤活性降低或皮肤与其下骨相粘连、幻肢症（感觉截除的肢体的部分或全部还存在）。

28.19.9　经典手术方法

28.19.9.1　足筋膜室综合征

跖跗关节骨折/脱位常引起足固有肌破坏，致足中段间隔室病理性压力上升。跟骨折致筋膜室综合征的发生率为40%。小腿出现筋膜室综合征时应检查是否伴随足筋膜室综合征。当绝对压力达到25mmHg时因足部水疱的发生、足固有肌及神经血管的缺血阈值均低于小腿推荐行筋膜切开术。筋膜切开术包括中间单切口及双切口两种手术方式。所有的足筋膜室综合征均应保持开放减压。

28.19.9.2　趾及跖趾关节截肢

第2、3、4趾截肢会导致小部分足功能的丧失。拇指在步态中的作用重大，应降低其重建指证。拇趾在步态的终末阶段起稳定作用。远节趾骨完全脱节以避免屈曲挛缩。中节趾骨以其在关节端缺失大小或基部离断。近节指骨应在伸肌腱膜重建下尽量长的保留。肌腱及神经在轻度牵引下离断，残余骨节算作一个完整骨节。轻拉神经并剪断以保证其可回缩性，然后烧断血管。当趾完全离断后，跖骨关节软骨构成了一个预防细菌感染的屏障。第1、5趾离断后，暴露出跖骨头斜面。若必须截断第1趾骨，应将其截断暴露其远端及下方关节软骨并应用腱固定术将伸、屈肌肌腱再连接至关节囊。应考虑将籽骨固定于正确位置。无论何时如果可能的话均应保留部分易存活皮瓣以覆盖前足背部短缺的皮肤[4]。

28.19.9.3　经跖骨截肢术

截断水平应尽可能远以尽量保留足良好的功能。跖面皮瓣应足够长。跖骨的跖面斜面应保持光滑，第1趾应短于第2趾，其余各趾长度依次递减至第5趾。跖屈和背屈肌长度的再平衡是最重要的功能性考虑。这需要至少腓肠肌功能正常。胫后肌是否需要延长取决于个人情况。趾长伸肌肌腱应该连入第三腓骨肌或背部外侧筋膜，而检查后发现第3腓骨肌缺失时应连入相应对面肌肉。小指伸肌应用腱固定术连于第5跖骨基部筋膜。

28.19.9.4　跗跖关节截肢术和经跗中部截肢术

这些经典的截肢术常用于前足紧急情况下的重度破坏。但存在屈曲挛缩的高风险性，因此手术必须结合肌腱再平衡。在跗跖关节离断过程中伸肌肌腱应于足背屈时剪断并固定于楔状骨和骰骨[212]。经跗中部截肢术时[137]，距

骨前斜面和腓骨长肌肌腱应呈马镫状固定在一起以保证距骨的活动程度[213]。踝或后足需给予正确的关节固定术以避免马蹄足挛缩的发生[4]。另一种方式即Bona-Jöger跗横截肢术——于舟骨、楔状骨间离断，保留近端骰骨。

28.19.9.5　经跟骨截肢术[214]

经跟骨截肢术[214]预示足部的重度破坏及神经病理性Charcot足。推荐术后使用可承重鞋垫以为避免上行性感染提供屏障。此术式的优点为低活性肌肉及肌腱的根治性切除，可致双下肢近1cm的长度差异。经跗横关节截肢术后肌腱和肌肉都被缩短，距骨被离断，踝部关节软骨被彻底清除。跟骨前段骨切除术是在近跗横关节1cm处包括截除跟距关节面在内[4]。跟骨保持70°~80°的倾角以适应踝穴。用两枚长约6.5mm的螺钉由远及近行接骨术。皮肤缺损可以经植皮得到修补。术后需要穿一只装有层压塑料的塑料假体的底面隆突的鞋子。改进Pirogoff技术仅会导致下肢缩短约2.5cm。

28.19.9.6　踝关节离断术[215]

据Syme[215]知最初的截肢术仅为单纯性的保留足跟皮肤的踝关节离断。这种术式作为伴随血管疾病或重度足破坏的老年患者小腿截肢术的替代治疗方法。

参考文献

1. Wood-Jones F　(1944) Structure and function as seen in the foot. Williams&Wilkins, Baltimore

2. Rammelt S, Zwipp H　(2006) Foot fractures. Orthop Unfall Up2date 1:549-578

3. Sarrafi an S　(1993) Anatomy of the foot and ankle. Lippincott, Philadelphia

4. Zwipp H　(1994) Chirurgie des Fues, 1st edn. Springer, Wien

5. Suren EG, Zwipp H　(1986) Akute ligament.re Verletzungen der Chopart-und Lisfranc-Gelenklinie. Orthop.de 15(6):479-486

6. Mittlmeier T, Beck M　(2011) Injuries of the foot.

Chirurg 82:169–188

7. Kalia V, Fishman EK, Carrino JA, Fayad LM (2012) Epidemiology, imaging, and treatment of Lisfranc fracturedislocations revisited. Skeletal Radiol 41: 129–136

8. Giuffrida AY, Lin SS, Abidi N, Berberian W, Berkman A, Behrens FF (2003) Pseudo os trigonum sign: missed posteromedial talar facet fracture. Foot Ankle Int 24:642–649

9. Schmidt HM (1978) Gestalt und Befestigung der Bandsysteme im Sinus und Canalis tarsi des Menschen. Acta Anat (Basel) 102:184–194

10. Cronier P, Talha A, Massin P (2004) Central talar fracturestherapeutic considerations. Injury 35 (Suppl 2):SB10–SB22

11. Mulfi nger GL, Trueta J (1970) The blood supply of the talus. J Bone Joint Surg Br 52:160–167

12. Inokuchi S, Ogawa K, Usami N (1996) Classifi cation of fractures of the talus: clear differentiation between neck and body fractures. Foot Ankle Int 17: 748–750

13. Hawkins LG (1970) Fractures of the neck of the talus. J Bone Joint Surg Am 52:991–1002

14. Canale ST, Kelly FB Jr (1978) Fractures of the neck of the talus. Long-term evaluation of seventy-one cases. J Bone Joint Surg Am 60(2):143–156

15. Marti R (1974) Talus und Calcaneusfrakturen. Springer, Berlin/Heidelberg/New York

16. Zwipp H, Baumgart F, Cronier P, Jorda E, Klaue K, Sands AK et al (2004) Integral classifi cation of injuries (ICI) to the bones, joints, and ligaments-applica tion to injuries of the foot. Injury 35 (Suppl 2):SB3–SB9

17. Vaienti L, Maggi F, Gazzola R, Lanzani E (2011) Therapeutic management of complicated talar extrusion: literature review and case report. J Orthop Traumatol 12:61–64

18. Kappis M (1922) Weitere Beitr.ge zur traumatisch-mecha-nischen Entstehung der "spontanen" Knorpelabl.sungen. Dtsch Z Chir 171:13

19. Berndt AL, Harty M (1959) Transchondral fractures (osteochondritis dissecans) of the talus. J Bone Joint Surg Am 41:988–1020

20. Dipaola JD, Nelson DW, Colville MR (1991) Characterizing osteochondral lesions by magnetic resonance imaging. Arthroscopy 7:101–104

21. Ferkel R, Sgaglione NA (1994) Arthroscopic treatment of osteochondral lesions of the talus: long term results. Orthop Trans 17:1011

22. Taranow WS, Bisignani GA, Towers JD, Conti SF (1999) Retrograde drilling of osteochondral lesions of the medial talar dome. Foot Ankle Int 20:474–480

23. Hepple S, Winson IG, Glew D (1999) Osteochondral lesions of the talus: a revised classifi cation. Foot Ankle Int 20:789–793

24. Mintz DN, Tashjian GS, Connell DA, Deland JT, O'Malley M, Potter HG (2003) Osteochondral lesions of the talus: a new magnetic resonance grading system with arthroscopic correlation. Arthroscopy 19: 353–359

25. Vallier HA, Nork SE, Benirschke SK, Sangeorzan BJ (2003) Surgical treatment of talar body fractures. J Bone Joint Surg Am 85:1716–1724

26. Lin S, Hak DJ (2011) Management of talar neck fractures. Orthopedics 34:715–721

27. Summers JN, Murdoch MM (2012) Fractures of the talus: a comprehensive review. Clin Podiatr Med Surg 29:187–203

28. Peterson L, Romanus B, Dahlberg E (1976) Fracture of the collum tali-an experimental study. J Biomech 9:277–279

29. Early JS (2004) Management of the fractures of the talus: body and head regions. Foot Ankle Clin 9: 709–722

30. Ebraheim NA, Patil V (2008) Clinical outcome of fractures of the talar body. Int Orthop 32:773–777

31. Main BJ, Jowett RL (1975) Injuries of the midtarsal joint. J Bone Joint Surg Br 57(1):89–97

32. Hawkins LG (1965) Fracture of the lateral process of the talus. J Bone Joint Surg Am 47:1170–1175

33. Kirkpatrick DP, Hunter RE, Janes PC, Mastrangelo J, Nicholas RA (1998) The snowboarder's foot and ankle. Am J Sports Med 26:271–277

34. Chan GM, Yoshida D (2003) Fracture of the lateral process of the talus associated with snowboarding. Ann Emerg Med 41:854–858

35. Hedrick MR, McBryde AM （1994） Posterior ankle impingement. Foot Ankle Int 15：2–8

36. Elias I, Zoga AC, Morrison WB, Besser MP, Schweitzer ME, Raikin SM （2007） Osteochondral lesions of the talus：localization and morphologic data from 424 patients using a novel anatomical grid scheme. Foot Ankle Int 28：154–161

37. Heckman JD, McLean MR （1985） Fractures of the lateral process of the talus. Clin Orthop Relat Res 199：108–113

38. Flick AB, Gould N （1985） Osteochondritis dissecans of the talus （transchondral fractures of the talus）：review of the literature and new surgical approach for medial dome lesions. Foot Ankle 5：165–185

39. O'Loughlin PF, Heyworth BE, Kennedy JG （2010） Current concepts in the diagnosis and treatment of osteochondral lesions of the ankle. Am J Sports Med 38：392–404

40. Lorentzen JE, Christensen SB, Krogsoe O, Sneppen O （1977） Fractures of the neck of the talus. Acta Orthop Scand 48：115–120

41. Sangeorzan BJ, Wagner UA, Harrington RM, Tencer AF （1992） Contact characteristics of the subtalar joint：the effect of talar neck misalignment. J Orthop Res 10（4）：544–551

42. Sneppen O, Christensen SB, Krogsoe O, Lorentzen J （1977） Fracture of the body of the talus. Acta Orthop Scand 48：317–324

43. Canale ST, Belding RH （1980） Osteochondral lesions of the talus. J Bone Joint Surg Am 62 （1）：97–102

44. Szyszkowitz R, Reschauer R, Seggl W （1985） Eighty-five talus fractures treated by ORIF with five to eight years of follow-up study of 69 patients. Clin Orthop Relat Res 97–107

45. Schulze W, Richter J, Russe O, Ingelfi nger P, Muhr G （2002） Surgical treatment of talus fractures：a retrospective study of 80 cases followed for 1 –15 years. Acta Orthop Scand 73：344–351

46. Kuner EH, Lindenmaier HL （1983） Zur Behandlung der Talusfraktur. Kontrollstudie von 262 Behandlungsf.llen. Unfallchirurgie 9：35–40

47. Baumhauer JF, Alvarez RG （1995） Controversies in treating talus fractures. Orthop Clin North Am 26：335–351

48. Vallier HA, Nork SE, Benirschke SK, Sangeorzan BJ （2004） Surgical treatment of talar body fractures. J Bone Joint Surg Am 86（Suppl 1）：180–192

49. Goldner JL, Poletti SC, Gates HS 3rd, Richardson WJ （1995） Severe open subtalar dislocations. Long-term results. J Bone Joint Surg Am 77：1075–1079

50. Schuind F, Andrianne Y, Burny F, Donkerwolcke M, Saric O, Body J, Copin G, De Clerq D, Opdecam P, de Marneffe R （1983） Fractures et luxations de l'astragale. Revue de 359 cas. Acta Orthop Belg 49：652–689

51. Kundel K, Braun W, Scherer A （1995） Sp.tergebnisse nach zentralen Talusfrakturen. Unfallchirurg 98：124–129

52. Thoradson DB （2011） Fractures of the talus. Unfallchirurg 114：861–868

53. Peterson L, Goldie IF, Irstam L （1977） Fracture of the neck of the talus. A clinical study. Acta Orthop Scand 48（6）：696–706

54. Schulze W, Richter J, Klapperich T, Muhr G （1998） Funktionsergebnisse nach operativer Therapie von Talusfrakturen. Chirurg 69（11）：1207–1213

55. Rammelt S, Zwipp H （2009） Talar neck and body fractures. Injury 40：120–135

54. Zwipp H, Rammelt S （2002） Frakturen und Luxationen. In：Wirth CJ, Zichner L （eds） Orthop.die und Orthop.dische Chirurgie. Thieme, Stuttgart/New York, pp S531–S618

57. Kuner EH, Lindenmaier HL, Münst P （1992） Talus fractures. In：Schatzker J, Tscherne H （eds） Major fractures of the pilon, the talus and the calcaneus. Springer, Berlin/Heidelberg/New York/Tokyo, pp 72–85

58. Zimmer TJ, Johnson KA （1989） Subtalar dislocations. Clin Orthop Relat Res 238：190–194

59. Grob D, Simpson LA, Weber BG, Bray T （1985） Operative treatment of displaced talus fractures. Clin Orthop Relat Res 199：88–96

60. Schuind FA, Schoutens A, Noorbergen M, Burny F （1993） Is early bone scintigraphy a reliable method

to assess the viability of vascularized bone transplants? J Reconstr Microsurg 9(6):399–403

61. Swanson TV, Bray TJ, Holmes GB Jr (1992) Fractures of the talar neck. A mechanical study of fi xation. J Bone Joint Surg Am 74(4):544–551

62. Sanders TG, Ptaszek AJ, Morrison WB (1999) Fracture of the lateral process of the talus: appearance at MR imaging and clinical signifi cance. Skeletal Radiol 28:236–239

63. Klaue K (2004) Chopart fractures. S–B 35:64–70

64. Fehnel DJ, Baumhauer JF, Huber B. (1994) Fractures of the lateral process of the talus: a functional outcome study. In: AOFAS summer meeting 1994: The American Orthopaedic Foot and Ankle Society, Rosemont, 1994

65. Shea MP, Manoli A 2nd (1993) Osteochondral lesions of the talar dome. Foot Ankle 14:48–55

66. Schuman L, Struijs PA, van Dijk CN (2002) Arthroscopic treatment for osteochondral defects of the talus. Results at follow-up at 2 to 11 years. J Bone Joint Surg Br 84:364–368

67. Kelberine F, Frank A (1999) Arthroscopic treatment of osteochondral lesions of the talar dome: a retrospective study of 48 cases. Arthroscopy 15:77–84

68. Tol JL, Struijs PA, Bossuyt PM, Verhagen RA, van Dijk CN (2000) Treatment strategies in osteochondral defects of the talar dome: a systematic review. Foot Ankle Int 21:119–126

69. Hangody L, Feczko P, Bartha L, Bodo G, Kish G (2001) Mosaicplasty for the treatment of articular defects of the knee and ankle. Clin Orthop Relat Res 391(Suppl):S328–S336

70. Giannini S, Buda R, Grigolo B, Vannini F (2001) Autologous chondrocyte transplantation in osteochondral lesions of the ankle joint. Foot Ankle Int 22:513–517

71. Sch.fer DB (2003) Cartilage repair of the talus. Foot Ankle Clin 8:739–753

72. Wiewiorski M, Leumann A, Buettner O, Pagenstert G, Horisberger M, Valderrabano V (2010) Autologous matrixinduced chondrogenesis aided reconstruction of a large focal osteochondral lesion of the talus.

Arch Orthop Trauma Surg 131:293–296

73. Zwipp H, Rammelt S (2003) Korrekturoperationen am Fu. Zentralbl Chir 128(3):218–226

74. Sangeorzan BJ, Hansen ST Jr (1989) Early and late posttraumatic foot reconstruction. Clin Orthop Relat Res 243:86–91

75. Zwipp H, Gavlik JM, Rammelt S, Dahlen C (1998) Rekonstruktion nach fehlverheilter Talusfraktur. Hauptverband der gewerblichen Berufsgenossenschaften, Sankt Augustin

76. Rammelt S, Winkler J, Heineck J, Zwipp H (2005) Anatomical reconstruction of malunited talus fractures: a prospective study of 10 patients followed for 4 years. Acta Orthop 76(4):588–596

77. Zwipp H, Rammelt S, Endres T, Heineck J (2010) High union rates and function scores at midterm followup with ankle arthrodesis using a four screw technique. Clin Orthop Relat Res 468:958–968

78. Blair HC (1943) Comminuted fractures and fracture-dislo-cations of the body of the astragalus. Am J Surg 59:37–43

79. Kile TA, Donnelly RE, Gehrke JC, Werner ME, Johnson KA (1994) Tibiotalocalcaneal arthrodesis with an intramedullary device. Foot Ankle Int 15:669–673

80. Thordarson DB, Chang D (1999) Stress fractures and tibial cortical hypertrophy after tibiotalocalcaneal arthrodesis with an intramedullary nail. Foot Ankle Int 20:497–500

81. Günal I, Atilla S, Arac S, Gursoy Y, Karagozlu H (1993) A new technique of talectomy for severe fracture–dislocation of the talus. J Bone Joint Surg Br 75:69–71

82. Zwipp H, Tscherne H, Wülker N, Grote R (1989) Der intraartikul.re Fersebeinbruch. Klassifi kation, Bewertung und Operationstaktik. Unfallchirurg 92:117–129

83. Sanders R (1992) Intra –articular fractures of the calcaneus: present state of the art. J Orthop Trauma 6(2):252–265

84. Sanders R, Fortin P, DiPasquale T, Walling A (1993) Operative treatment in 120 displaced intraarticular calcaneal fractures. Results using a prog-

nostic computed tomography scan classifi cation. Clin Orthop Relat Res 290:87–95

85. Essex–Lopresti P (1952) The mechanism, reduction technique, and results in fractures of the os calcis. Br J Surg 39:395–419

86. Beavis RC, Rourke K, Court –Brown C (2008) Avulsion fracture of the calcaneal tuberosity: a case report and literature review. Foot Ankle Int 29:863–866

87. Tscherne H, Oestern HJ (1982) Die Klassifi zierung des Weichteilschadens bei offenen und geschlossenen Frakturen. Unfallheilkunde 85(3):111–115

88. Sanders R (2000) Displaced intra–articular fractures of the calcaneus. J Bone Joint Surg Am 82(2):225–250

89. Tornetta P 3rd (1998) The Essex–Lopresti reduction for calcaneal fractures revisited. J Orthop Trauma 12:469–473

90. Gavlik JM, Rammelt S, Zwipp H (2002) Percutaneous, arthroscopically –assisted osteosynthesis of calcaneus fractures. Arch Orthop Trauma Surg 122:424–428

91. Zwipp H, Tscherne H, Thermann H, Weber T (1993) Osteosynthesis of displaced intraarticular fractures of the calcaneus. Results in 123 cases. Clin Orthop Relat Res 290:76–86

92. Gurkan V, Dursun M, Orhun H, Sari F, Bulbul M, Aydogan M (2011) Long–term results of conservative treatment of Sanders type 4 fractures of the calcaneum: a series of 64 cases. J Bone Joint Surg Br 93:975–979

93. Clare MP, Sanders RW (2011) Calcaneus fractures. Unfallchirurg 114:869–876

94. Manoli A 2nd, Weber TG (1990) Fasciotomy of the foot: an anatomical study with special reference to release of the calcaneal compartment. Foot Ankle 10:267–275

95. Benirschke SK, Sangeorzan BJ (1993) Extensive intraarticular fractures of the foot. Surgical management of calcaneal fractures. Clin Orthop Relat Res 292:128–134

96. Benirschke SK, Kramer PA (2004) Wound healing complications in closed and open calcaneal fractures.

J Orthop Trauma 18:1–6

97. Folk JW, Starr AJ, Early JS (1999) Early wound complications of operative treatment of calcaneus fractures: analysis of 190 fractures. J Orthop Trauma 13:369–372

98. Howard JL, Buckley R, McCormack R, Pate G, Leighton R, Petrie D, Galpin R (2003) Complications following management of displaced intra–articular calcaneal fractures: a prospective randomized trial comparing open reduction internal fi xation with nonoperative management. J Orthop Trauma 17:241–249

99. Wiersema B, Brokaw D, Weber T, Psaradellis T, Panero C, Weber C, Musapatika D (2011) Complications associated with open calcaneus fractures. Foot Ankle Int 32:1052–1057

100. Lim EV, Leung JP (2001) Complications of intraarticular calcaneal fractures. Clin Orthop Relat Res 391:7–16

101. Fukuda T, Reddy V, Ptaszek AJ (2010) The infected calcaneus. Foot Ankle Clin 15:477–486

102. Zwipp H, Tscherne H, Wülker N (1988) Osteosynthese disrozierter intraartikul.rer Calcaneusfrakturen. Unfallchirurg 91:507–515

103. Zwipp H, Rammelt S, Barthel S (2004) Open reduction and internal fi xation (ORIF) of calcaneal fractures. Injury 35(2 Suppl):46–54

104. Stephenson JR (1987) Treatment of displaced intra-articular fractures of the calcaneus using medial and lateral approaches, internal fi xation, and early motion. J Bone Joint Surg Am 69:115–130

105. McReynolds JS (1982) Trauma to the os calcis and the heel cord. In: Jahss MH (ed) Disorders of the foot. WB Saunders, Phiadelphia, p 1497

106. Brenner P, Rammelt S, Gavlik JM, Zwipp H (2001) Early soft tissue coverage after complex foot trauma. World J Surg 25:603–609

107. Rammelt S, Zwipp H (2009) Arthrodesis with realignment. In: Coetzee JC, Hurwitz SR (eds) Arthritis and arthroplasty: the foot and ankle. Elsevier, Philadelphia, pp 238–248

108. Rammelt S, Gavlik JM, Barthel S, Zwipp H (2002) Value of subtalar arthroscopy in the man-

agement of intra articular calcaneus fractures. Foot Ankle Int 23:609–619

109. Saltzman CL, el-Khoury GY （1995） The hindfoot alignment view. Foot Ankle Int 16(9):572–576

110. Kalamchi A, Evans JG （1977） Posterior subtalar fusion. A preliminary report on a modifi ed Gallie's procedure. J Bone Joint Surg Br 59(3):287–289

111. Epstein N, Chandran S, Chou L （2012） Current concepts review: intra –articular fractures of the calcaneus. Foot Ankle Int 33:79–86

112. Gallie WE （1943） Subastragalar arthrodesis in fractures of the os calcis. J Bone Joint Surg 25: 731–736

113. Carr JB, Hansen ST, Benirschke SK （1988） Subtalar distraction bone block fusion for late complications of os calcis fractures. Foot Ankle 9(2):81–86

114. Romash MM （1993） Reconstructive osteotomy of the calcaneus with subtalar arthrodesis for malunited calcaneal fractures. Clin Orthop Relat Res 290: 157–167

115. Zwipp H, Rammelt S （2006） Subtalar–Arthrodese mit Calcaneus–Osteotomie. Orthopade 35:387–404

116. Brenner P, Zwipp H, Rammelt S （2000） Vascularized double barrel ribs combined with free serratus anterior muscle transfer for homologous restoration of the hindfoot after calcanectomy. J Trauma 49(2):331–335

117. Zwipp H, Krettek C （1986） Diagnostik und Therapie der akuten und chronischen Bandinstabilit.t des unteren Sprunggelenkes. Orthopade 15 (6):472–478

118. Leitner B （1952） Behandlung und Behandlungsergebnisse von 42 frischen F.llen von Luxatio pedis sub talo im Unfallkrankenhaus Wien. Ergebnisse Chir Orthop 37:501–577

119. Hellpap W （1963） Das vernachl.ssigte untere Sprunggelenk. Die "Frakturlinie der Supination". Arch Orthop Unfallchir 55:289–300

120. Schepers T, van Schie-van der Weert EM, de Vries MR, van der Elst M （2011） Foot and ankle fractures at the supination line. Foot (Edinb) 21:124–128

121. Zwipp H, Swoboda B, Holch M, Maschek HJ, Reichelt S （1991） Das Sinus- und Canalis-tarsi-Syn drom. Eine posttraumatische Entit.t. Unfallchirurg 94:608–613

122. Frey C, Feder KS, DiGiovanni C （1999） Arthroscopic evaluation of the subtalar joint: does sinus tarsi syndrome exist? Foot Ankle Int 20 （3）:185–191

123. Lee KB, Bai LB, Song EK, Jung ST, Kong IK （2008） Subtalar arthroscopy for sinus tarsi syndrome: arthroscopic fi ndings and clinical outcomes of 33 consecutive cases. Arthroscopy 24:1130–1134

124. Zwipp H, Rammelt S, Grass R （2002） Ligamentous injuries about the ankle and subtalar joints. Clin Podiatr Med Surg 19(2):195–229

125. Bibbo C, Anderson RB, Davis WH （2003） Injury characteristics and the clinical outcome of subtalar dislocations: a clinical and radiographic analysis of 25 cases. Foot Ankle Int 24(2):158–163

126. Merchan EC （1992） Subtalar dislocations: long-term fol-low-up of 39 cases. Injury 23(2):97–100

127. Chrisman OD, Snook GA （1969） Reconstruction of lateral ligament tears of the ankle. An experimental study and clinical evaluation of seven patients treated by a new modifi cation of the Elmslie procedure. J Bone Joint Surg Am 51(5):904–912

128. Vidal J, Allieu Y, Fassio B, Buscayret C, Ewscare P, Durand J （1982） Les laxites externes de la cheville （tibio-tarsiennesous-astragalienne）. Diffi culté du diagnostic radiologique. Traitement chirurgical: Resultats. Masson, Paris

129. Pisani G （1998） Fu.chirurgie. Thieme, Stuttgart New York

130. Thermann H, Zwipp H, Tscherne H （1995） Funktionelles Behandlungskonzept der frischen Achillessehnenruptur. 2 –Jahresergebnisse einer prospektiv-randomisierten Studie. Unfallchirurg 98 （1）:21–32

131. Detenbeck LC, Kelly PJ （1969） Total dislocation of the talus. J Bone Joint Surg Am 51:283–288

132. Pestessy J, Rado S, Feczko J, Balvanyossy P, Bacs P （1975） Total luxation of the ankle bone,

without fracture. Magy Traum Orthop 18：67–75

133. Vidal J, Fassio B, Buscayret C, Escare P, Allier Y (1974) Instabilité externe de la cheville. Importance de l'articulation sous –astragalienne：Nouvelle technique de reparation. Rev Chir Orthop Reparatrice Appar Mot 60：635–642

134. Pisani G (1983) Biomeccanica clinica del piede. Collana monografi ca "Chirurgia del Piede". Edizioni Minerva Medica, Torino

135. Elmslie RC (1934) Recurrent subluxation of the ankle joint. Ann Surg 100：364–367

136. Root ML, Orien WP, Weed JH (1977) Normal and abnormal function of the foot, vol II. Clinical Biomechanics Publishers, Los Angeles

137. Lafi teau M (1792) Observation sur une amputation partielle du pied. In：Fourcroy AF (ed) La Médecine éclairée par les sciences physiques ou Journal des découvertes：relatives aux différentes parties de l'art de guérir, vol 4. Buisson, Paris, pp 85–88

138. Wirth CJ, Zichner L (2002) Orthop.die und Orthop.dische Chirurgie. Band：Fu.. Georg Thieme Verlag, Stuttgart

139. Dewar FP, Evans DC (1968) Occult fracture-subluxation of the midtarsal joint. J Bone Joint Surg Br 50(2)：386–388

140. Eichenholtz SN, Levine DB (1964) Fractures of the tarsal navicular bone. Clin Orthop Relat Res 34：142–157

141. Sangeorzan BJ, Benirschke SK, Mosca V, Mayo KA, Hansen ST Jr (1989) Displaced intra–articular fractures of the tarsal navicular. J Bone Joint Surg Am 71(10)：1504–1510

142. Schmitt JW, Werner CM, Ossendorf C, Wanner GA, Simmen HP (2011) Avulsion fracture of the dorsal talonavicular ligament：a subtle radiographic sign of possible Chopart joint dislocation. Foot Ankle Int 32：722–726

143. Rammelt S, Grass R, Schikore H, Zwipp H (2002) Verletzungen des Chopart –Gelenks. Unfallchirurg 105：371–385

144. Swords MP, Schramski M, Switzer K, Nemec S (2008) Chopart fractures and dislocations. Foot

Ankle Clin 13：679–693, viii

145. Kotter A, Wieberneit J, Braun W, Ruter A (1997) Die Chopart-Luxation. Eine h.ufi g untersch.tzte Verletzung und ihre Folgen. Eine klinische Studie. Unfallchirurg 100(9)：737–741

146. Richter M, Wippermann B, Krettek C, Schratt HE, Hufner T, Therman H (2001) Fractures and fracture dislocations of the midfoot：occurrence, causes and long–term results. Foot Ankle Int 22：392–398

147. Richter M, Thermann H, Huefner T, Schmidt U, Goesling T, Krettek C (2004) Chopart joint fracture–dislocation：initial open reduction provides better outcome than closed reduction. Foot Ankle Int 25：340–348

148. Randt T, Dahlen C, Schikore H, Zwipp H (1998) Luxationsfrakturen im Mittelfu.bereich-Verletzungen des Chopart-und Lisfranc–Gelenkes. Zentralbl Chir 123(11)：1257–1266

149. Mittlmeier T, Krowiorsch R, Sachser K, Hoffmann R (1997) Determinanten der Funktion nach Verletzungen des Chopart-und/oder Lisfranc-Gelenkes. Hefte Unfallchirurgie 268：117–118

150. Rammelt S, Zwipp H, Schneiders W, Heineck J (2010) Anatomical reconstruction after malunited Chopart joint injuries. Eur J Trauma Emerg Med 36：196–205

151. Fogel GR, Katoh Y, Rand JA, Chao EY (1982) Talonavicular arthrodesis for isolated arthrosis：9.5 –year results and gait analysis. Foot Ankle 3(2)：105–113

152. Malgaigne JF (1843) Memoire sur la fracture par ecrasement du calcaneum. J Chir (Paris) 1：2

153. Andermahr J, Helling HJ, Maintz D, Monig S, Koebke J, Rehm KE (2000) The injury of the calcaneocuboid ligaments. Foot Ankle Int 21(5)：379–384

154. Faciszewski T, Burks RT, Manaster BJ (1990) Subtle injuries of the Lisfranc joint. J Bone Joint Surg Am 72(10)：1519–1522

155. Barmada M, Shapiro HS, Boc SF (2012) Calcaneocuboid arthrodesis. Clin Podiatr Med Surg 29：77–89

156. Quénu E, Küss G (1909) Etudes sur le luxations du metatarse. Rev Chir 39:281

157. Hardcastle PH, Reschauer R, Kutscha–Lissberg E, Schoffmann W (1982) Injuries to the tarsometatarsal joint. Incidence, classifi cation and treatment. J Bone Joint Surg Br 64(3):349–356

158. Scolaro J, Ahn J, Mehta S (2011) Lisfranc fracture dislocations. Clin Orthop Relat Res 469:2078–2080

159. Arntz CT, Veith RG, Hansen ST Jr (1988) Fractures and fracture –dislocations of the tarsometatarsal joint. J Bone Joint Surg Am 70(2):173–181

160. Myerson MS, Fisher RT, Burgess AR, Kenzora JE (1986) Fracture dislocations of the tarsometatarsal joints: end results correlated with pathology and treatment. Foot Ankle 6(5):225–242

161. Nithyananth M, Boopalan PR, Titus VT, Sundararaj GD, Lee VN (2011) Long– term outcome of high–energy open Lisfranc injuries: a retrospective study. J Trauma 70:710–716

162. Ross G, Cronin R, Hauzenblas J, Juliano P (1996) Plantar ecchymosis sign: a clinical aid to diagnosis of occult Lisfranc tarsometatarsal injuries. J Orthop Trauma 10(2):119–122

163. Jeffreys TE (1963) Lisfranc's fracture–dislocation: a clinical and experimental study of tarso-metatarsal dislocations and fracture-dislocations. J Bone Joint Surg Br 45:546–551

164. Peicha G, Preidler KW, Lajtai G, Seibert FJ, Grechenig W (2001) Diagnostische Wertigkeit von Na tivr.ntgen, Computer-und Magnetresonanztomographie beim akuten Hyperfl exionstrauma des Fusses. Eine prospektive klinische Studie. Unfallchirurg 104:1134–1139

165. Kuo RS, Tejwani NC, Digiovanni CW, Holt SK, Benirschke SK, Hansen ST Jr et al (2000) Outcome after open reduction and internal fi xation of Lisfranc joint injuries. J Bone Joint Surg Am 82(11):1609–1618

166. Rammelt S, Schneiders W, Schikore H, Holch M, Heineck J, Zwipp H (2008) Primary open reduction and fi xation compared with delayed corrective arthrodesis in the treatment of tarsometatarsal (Lisfranc) fracture-dislo cation. J Bone Joint Surg Br 90:1499–1506

167. Henning JA, Jones CB, Sietsema DL, Bohay DR, Anderson JG (2009) Open reduction internal fi xation versus primary arthrodesis for Lisfranc injuries: a prospective randomized study. Foot Ankle Int 30:913–922

168. Karaindros K, Arealis G, Papanikolaou A, Mouratidou A, Siakandaris P (2010) Irreducible Lisfranc dislocation due to the interposition of the tibialis anterior tendon: case report and literature review. Foot Ankle Surg 16:e68–e71

169. Myerson MS (1999) The diagnosis and treatment of injury to the tarsometatarsal joint complex. J Bone Joint Surg Br 81(5):756–763

170. Zwipp H, Rammelt S, Holch M, Dahlen C (1999) Die Lisfranc-Arthrodese nach Fehlverheilung. Unfallchirurg 102(12):918–923

171. Mann RA, Prieskorn D, Sobel M (1996) Mid–tarsal and tarsometatarsal arthrodesis for primary degenerative osteoarthrosis or osteoarthrosis after trauma. J Bone Joint Surg Am 78(9):1376–1385

172. Dameron TB Jr (1995) Fractures of the proximal fi fth metatarsal: selecting the best treatment option. J Am Acad Orthop Surg 3:110–114

173. Lawrence SJ, Botte MJ (1993) Jones' fractures and related fractures of the proximal fi fth metatarsal. Foot Ankle 14:358–365

174. Quill GE (1995) Fractures of the proximal fi fth metatarsal. Orthop Clin North Am 26:353–361

175. Jones R (1902) Fracture of the base of the fi fth metatarsal bone by indirect violence. Ann Surg 35:697–700

176. Sammarco G (1993) The Jones fracture. Instr Course Lect 42:201–205

177. Petrisor BA, Ekrol I, Court–Brown C (2006) The epidemiology of metatarsal fractures. Foot Ankle Int 27:172–174

178. Zwitser EW, Breederveld RS (2010) Fractures of the fi fth metatarsal: diagnosis and treatment. Injury 41(6):555–562

179. Shuen WM, Boulton C, Batt ME, Moran C (2009)

Metatarsal fractures and sports. Surgeon 7：86–88

180. Sanders R （1999） Fractures of the midfoot and forefoot. Mosby，St Louis

181. Giannestras N，Sammarco GJ （1975） Fractures and dislocations of the foot. Lippincott，Philadelphia

182. Heckman JD （1996） Fractures and dislocations of the foot. Lippincott，Philadelphia

183. Rammelt S，Heineck J，Zwipp H （2004） Metatarsal fractures. Injury 35（2 Suppl）：77–86

184. Heim U，Pfeiffer KM （1988） Periphere osteosynthesen. Springer，Berlin/Heidelberg/New York/Tokyo

185. Heineck J，Liebscher T，Zwipp H （2001） Abrissfraktur der Basis des Os metatarsale V. Operat Orthop Traumatol 13：151–158

186. Smith TO，Clark A，Hing CB （2011） Interventions for treating proximal fi fth metatarsal fractures in adults：a meta-analysis of the current evidence–base. Foot Ankle Surg 17：300–307

187. Jahss MH （1981） Stubbing injuries to the hallux. Foot Ankle 1（6）：327–332

188. Bousselmame N，Rachid K，Lazrak K，Galuia F，Taobane H，Moulay I （2001） Nouvelles varietes de luxations metatarso –phalangiennes du gros orteil：les luxations laterales. Rev Chir Orthop Reparatrice Appar Mot 87：162–169

189. Miki T，Yamamuro T，Kitai T （1988） An irreducible dislocation of the great toe. Report of two cases and review of the literature. Clin Orthop Relat Res 230：200–206

190. Bowers KD Jr，Martin RB （1976） Turf –toe：a shoe-surface related football injury. Med Sci Sports 8（2）：81–83

191. Sammarco GJ （1993） Turf toe. Instr Course Lect 42：207–212

192. Stephenson KA，Beck TL，Richardson EG （1994） Plantar dislocation of the metatarsophalangeal joint：case report. Foot Ankle Int 15（8）：446–449

193. Leung WY，Wong SH，Lam JJ，Ip FK，Ko PS （2001） Presentation of a missed injury of a metatarsophalangeal joint dislocation in the lesser toes. J Trauma 50（6）：1150–1152

194. Torg JS，Balduini FC，Zelko RR，Pavlov H，Peff

TC，Das M （1984） Fractures of the base of the fi fth metatarsal distal to the tuberosity. Classifi cation and guidelines for non-surgical and surgical management. J Bone Joint Surg Am 66（2）：209–214

195. Reikeras O （1983） Metatarsal osteotomy for relief of metatarsalgia. Arch Orthop Trauma Surg 101（3）：177–178

196. Myerson MS （1991） Injuries to the forefoot and toes. WB Saunders，Philadelphia

197. Sanders R，Papp S （2007） Fractures of the midfoot and forefoot. In：Coughlin MJ，Mann RA，Saltzman CL （eds） Surgery of the foot and ankle. Mosby，St Louis，pp 2199–2235

198. Yokoe K，Kameyama Y （2004） Relationship between stress fractures of the proximal phalanx of the great toe and hallux valgus. Am J Sports Med 32：1032–1034

199. Mittlmeier T，Haar P （2004） Sesamoid and toe fractures. Injury 35（2 Suppl）：87–96

200. Pfeffi nger LL，Mann R （1986） Sesamoid and accessory bones. Mosby，St Louis

201. Richardson EG （1999） Hallucal sesamoid pain：causes and surgical treatment. J Am Acad Orthop Surg 7（4）：270–278

202. Thermann H （1998） Die Behandlung der Achillessehnenruptur. Unfallchirurg 101（4）：299–314

203. Maffulli N （1999） Rupture of the Achilles tendon. J Bone Joint Surg Am 81：1019–1036

204. Buchgr.ber A，P.ssler HH （1997） Percutaneous repair of Achilles tendon rupture. Immobilization versus functional postoperative treatment. Clin Orthop Relat Res 341：113–122

205. Pajala A，Kangas J，Ohtonen P，Leppilahti J （2002） Rerupture and deep infection following treatment of total Achilles tendon rupture. J Bone Joint Surg Am 84（11）：2016–2021

206. Cetti R，Christensen SE，Ejsted R，Jensen NM，Jorgensen U （1993） Operative versus nonoperative treatment of Achilles tendon rupture. A prospective randomized study and review of the literature. Am J Sports Med 21（6）：791–799

207. Amlang M，Christiani P，Heinz P，Zwipp H （2006） The percutaneous suture of the Achilles

tendon with the Dresden instrument. Oper Orthop Traumatol 18:287–299

208. Amlang M, Heinz P, Zwipp H (2002) Die perkutane, peritenineumerhaltende Achillessehnennaht-Indikations-stellung, Operationstechnik und erste klinische Ergebnisse. In: Siewert JR, Hartel W (eds) Kongress der Deutschen Gesellschaft für Chirurgie, vol 119. Springer, Berlin/Heidelberg/New York, pp 550–551

209. Amlang M, Rosenow MC, Friedrich A, Zwipp H, Rammelt S (2012) Direct plantar approach to Henry's knot for flexor hallucis longus transfer. Foot Ankle Int 33(1):7–13

210. Tscherne H (1986) Management der Verletzungen am distalen Unterschenkel und Fu.. Langenbecks Arch Chir 369:539–542

211. Myerson MS (1999) Soft tissue trauma: acute and chronic management. In: Mann RA, Coughlin MJ (eds) Surgery of the foot and ankle, vol II. Mosby, St Louis, pp 1330–1372

212. Lisfranc J (1815) Nouvelle méthode opératoire pour l'amputation partielle du pied dans son articulation tarsométatarsienne. Gabon, Paris

213. Rammelt S, Olbrich A, Zwipp H (2011) Hindfoot amputations. Oper Orthop Traumatol 23:265–279

214. Pirogoff NJ (1854) Kostno-plasticheskoe udlineie kostei goleni pri velushtshenii stopi. Vojenno-Med J St Petersburg 63:83–100

215. Syme J (1843) Amputation at the ankle-joint. Lond Edinb Month J Med Sci 3:93–96

第 29 章 儿童骨折/脱位

Christoph Nau, Dorien Schneidmü ller, and Ingo Marzi

29.1 前言

较之成人,儿童骨折类型及诊疗管理中的问题与其解剖、生理、生物力学特点相关。本章旨在概述不成熟骨骼创伤中的基本诊疗原则及常见并发症,并将常见复合损伤作以详细讲述。

29.2 儿童骨折的流行病学

儿童创伤占创伤总量的13%~32%,而其中骨折占10%~25%。骨折发生率随着活动度的增加而升高或多与运动相关。90%的骨折见于四肢,而躯干仅有10%,本章节将不再赘述。13岁以后骨折风险逐渐增加, 年发生率约为21~25,男:女比例1.2~1.6:1,但低年龄组男女发生率一样,8岁以后因男孩更易受伤等原因而逐渐打破平衡。上下肢长骨发生比例2~3:1.干骺端骨折(65%)最多,其次为骨干骨折(25%),骨骺骨折(10%)较罕见。前臂远端骨折最常见,约占总量的25%,其次是手骨折。长骨骨折最常见于桡骨远端 (40%), 其次为肱骨远端(16%)、胫骨干 (10%)、胫骨远端 (9%)(图29.1)。数据显示小儿骨折主要见于以下三种情况:第一,儿童肱骨远端骨折通常见于操场或家庭事故;第二,大龄儿童及青少年的下肢骨折与交通事故发生率升高有关。第三,所有年龄组中前臂远端骨折多与运动伤有关。

29.3 创伤后生长障碍与重塑

机体可以在一定程度上通过骨骺及骨膜的修复作用代偿创伤后畸形,而修复能力的大小取决于儿童的年龄、骺板储备、错位部位和方向以及需要修复的方向。骨膜主要修复侧方移位。骨膜也可以修复骨干的轴向转位,因为凹面压力可以刺激骨的再生,对侧凸面骨的吸收(图29.4),同时伴随骨的横向生长以调整其应力轴。骨折愈合中,牵引力的具有一定的刺激生长的作用可以在一定程度上起到一定的代偿作用。仅在成对骨(如前臂)才须对长度做以调整。旋转脱位及创后延长几乎不能被代偿。因重塑作用需求所产生的生长刺激作用,主要见于四肢延长时。在制定上肢骨折治疗策略时应将此类自我修复作用考虑在内。较严重的下肢脱位不应任其自我修复以避免产生双腿长度的不平衡,影响整体的解剖学结构,因此应给予解剖学复位。

29.3.1 生长障碍

分辨刺激性/抑制性生长障碍。长骨骨折均会引起骨的增殖,增值的程度取决于儿童的年龄、骨折的部位和数量、复位的时间以及重塑的需求程度,而这将导致下肢的延长,引起生物力学及脊柱解剖学结构异常,因此应伤后随访2年。局限性生长刺激少见,仅见于胫骨近端骨折,可导致足外翻;髁突线状骨折可致足

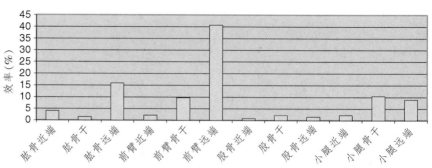

图29.1　儿童长骨骨折频率分布（n=678）（来源于：Kindertraumatologie Marzi；Publisher：Steinkopff）。

内翻。直接/间接血管损伤继发骺板损伤可引起骺板早闭。骺板完全性闭合将导致对应肢体的短缩。骺板不完全性闭合将导致轴向生长畸形等，而其严重程度取决于年龄、儿童的发育程度、骨骼的定位、距骨骺的距离及脱位严重程度。生长障碍发生不可避免，最佳状态就是正确的解剖复位及避免医源性骨骺损伤继发生长障碍的发生。除临床上关于骨长度及比例的随访外，X线片上的Harris线（一条与骺板平行的高密度线）也可暗示局部生长障碍。

29.4　不成熟骨的损伤特点

29.4.1　骨折类型

儿童带骨骺骨的特点（强壮的韧带、厚厚的骨膜以及骨骼的高弹性）决定了它不同于成年人刻板的骨折类型，而有其特有类型：隆起破坏：常发生在多孔性干骺端，多见于幼儿，是一种不复杂的稳定骨折，给予暂时性制动就可缓解疼痛；弯曲骨折：因儿童骨的高弹性特点，常于未见骨折的情况下发生畸形；青枝骨折：为一种弯曲结果，因作用力不足以完全折断整根骨而仅发生骨皮质边缘骨折，以受力侧的完全骨折而对侧完好为特征，因其快速的骨折愈合及对面骨痂的形成，当骨折线尚未愈合时骨干有再发骨折的危险；应力性骨折：学步初期，未承受过的重力作用会引起儿童骨骼的过度反应（toddler's fracture），常见于胫骨、腓骨、跗骨，仅X线下可见骨痂形成而未见骨折。

29.5　Salter–Harris骨折分型（图29.2至图29.17）

Salter-Harris Ⅰ型：骨骺分离，常由撕裂伤引起。若骨膜保持完整，这些骨折大多定位不明确且几乎影像学也不能发现。临床上可能仅见相关生长关节的局限性疼痛和肿胀。

Salter-Harris Ⅱ型：骨骺分离伴干骺端骨折，如果扭转力作用于干骺端将导致骨骺松解（Thurston-Holland碎片）时，受损骨膜需给予开放性复位。

Salter-Harris Ⅲ型：骨骺骨折，骨折线横穿骨骺至关节面。

Salter-Harris Ⅳ型：骨骺和干骺端骨折，骨折线呈斜形贯穿骨骺、骺板及干骺端。

Salter-Harris Ⅴ型：骺板挤压性损伤，是一种因轴向压力引起的生长关节的损伤，而没有影像学可见的原发性损伤。它初始表现为扭擦伤或持续性的生长障碍。青春期，骨骺缓慢闭合将改变骨折进程。

这些骨折统称为"过渡性骨折"，最常见于胫骨远端（以下将举例说明），也见于其他部位（图29.3）。骨骺已骨化部分使得作用力移至关节，因此多少会因骨化韧带联合破裂而产生较大的腹外侧骺碎片，基于骨骺闭合的程度称之为"双面骨折"。额外扭转力可产生背侧碎片，根据Volkman三角称之为"三面骨折"。干骺端

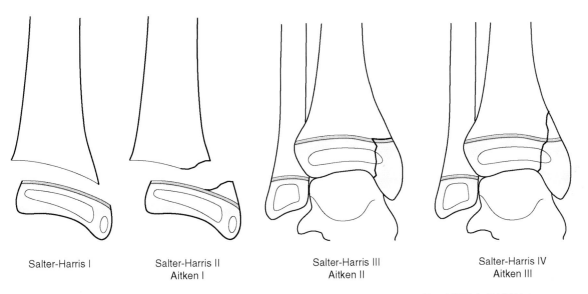

| Salter-Harris I | Salter-Harris II
Aitken I | Salter-Harris III
Aitken II | Salter-Harris IV
Aitken III |

图29.2　Salter–Harris生长板骨折分型。Salter–Harris Ⅰ:生长板松解;Salter–Harris Ⅱ:干骺端生长板松解。

骨折线终止于关节时为"三面骨折Ⅰ型"。骨折线穿过骨骺中部至表面为"三面骨折Ⅱ型"。相比骨骺广泛性开放骨折而言，骨折线常呈斜行。Salter损伤常垂直于骨骺，且大多处于关节主要承重区。Salter损伤的骨折线呈离心性自承重区向外周延伸。儿童生长潜能较低，且相关生长障碍发生率低，主要通过关节面重建处理此类损伤。

29.6　诊断

29.6.1　临床检查

首先考虑既往史以确认损伤区域、创伤的能量、创伤与虐待儿童是否有关以及病理性骨折。其次为触诊,告知年轻患者检查必要性及相关检查步骤。在所有检查项目中应包括外周血液循环、运动功能及敏感性检测。当处于急性期或有隐痛的儿童检查未果时应扩大功能测试的范围。

29.6.2　影像诊断

儿童X线摄片本身就是一个特殊挑战,摄片时应尽可能将放射暴露降到最低,因大多数的X线可穿过关节软骨组织、骨骼正在生长的特点(如:骨化中心的出现)且检查者需对年龄相关性诊断结果有良好的认知。通常推荐的对侧比照摄片在新伤的诊断中并不能取代以上所述检查且可能是无效或无必要的。第1张图像已有手术指证时,不再摄取第2张图片。摄片可于麻醉下完成。其他情况下,应摄取正侧位两张包括相邻关节的标准片。确诊时应以伤侧的图像为主而避免粗略观察两个平面内的图像。在一些特殊病例中(如:过渡性骨折),额外的诊断图像也是有帮助的。因软骨组织的可为X线穿透,一些损伤只有在关节牵引或相邻骨错位时才能发现。超声检查是一种可行的评估可穿透X线组织(如:韧带、肌腱、非骨化骨骼等)的保守性手段。骨膜下血肿或伴随的关节腔积血可以直接/间接的提示骨折的存在。CT(主要指多层CT)可在尽可能小的放射剂量下应用于儿童多发伤及脊柱、骨盆、足跟等复合骨折的诊断。MRI用途也很广,如:非骨化骨骼部分、软组织、韧带及肌肉组织,常用于隐秘性骨折、脊柱损伤、关节及骨骺创伤后并发症(如:生长失衡检测、骨坏死、软骨裂)等的诊

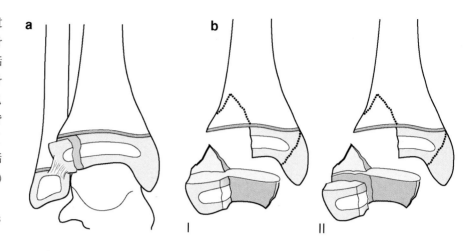

图29.3　胫骨远端过渡性骨折：(**a**)双面骨折/Tilleaux骨折：骨骺融合开始的骺上骨折；(**b**)三面骨折：已开始融合骨骺及其背侧干骺端的骨折（Ⅰ型）或骨折线穿骨骺中部至表面（Ⅱ型）(Taken From：Kinder-traumatologie Marzi；Publisher：Steinkopff)

断，但它成本较高、耗时较长且于幼儿常需在镇静或麻醉下进行。其他影像方法如：闪烁扫描、血管造影、关节造影仅适用于特殊适应证时而非常规诊断。

29.7　治疗方法

治疗应在避免并发症的前提下促进骨折的快速愈合，同时兼顾患者的社会经济条件。特殊需求应在了解相关预后及并发症可能后再考虑。骨干骨折时，骨折越接近关节、程度越重，治疗越应以骨折为主。初治时应给予足够的疼痛治疗。因此，诊断前必要时可给予夹板固定制动和/或药物疼痛治疗。

29.7.1　非手术治疗

大多数的儿童损伤病例可通过保守方法治疗。一般仅需制动(如：使用模具)即可。部分情况下，幼儿制动可使用一些特制绷带(如：用于肱骨近端骨折的Desault's绷带、用于锁骨骨折的双肩背式绷带及指骨骨折时的拳套绷带)。另外，复位绷带(如：铸型、牵引治疗、Cuff'n颈圈)可在避免继发性脱位同时纠正简单错位。

29.7.1.1　铸型

额状面及矢状面的骨干轴向偏位可以通过环形铸型矫正，主要用于前臂远端及胫骨干骨折伴骨干轴向偏位时，常制动8天，此后原发性肿胀应已减退，不会发生继发错位。骨痂具有一定的稳定性，且有助于减轻疼痛，但为实现最终矫正错位可塑性畸形依旧存在。

29.7.1.2　牵引

绳索牵引治疗仅用于婴幼儿股骨干的骨折。弊端在于治疗期间须保持长期静卧及丧失控制骨折部位的能力。其他在治疗肱骨骨折时的牵引方法(如：悬挂铸型)不在作为常规治疗法。

29.7.1.3　Cuff'n颈圈（Blount吊索）

为肱骨骨折提供了一种轻度牵引下的动态矫正，通过吊带的调整逐渐使肘进入肿胀状态下的最大锐角位置，以逐渐实现错位的矫正。

29.7.2　手术治疗

所有的完全性或不稳定性脱位(即闭合复位不能转入稳定状态者)都是手术的指证。手术治疗的目的在于稳定状态的实现及避免治疗中需再次复位等其他改变。如可能实现运动及电荷的稳定性。如工作量(如：需拆板)、费用、可利用资源及个人经验等因素均会影响接骨术方式的选择。

29.7.2.1 复位

应减少自发复位时发生脱位。为避免不必要的疼痛及恐慌,复位应在全麻且手术备好的前提下进行,以应对切开复位中可能遇到的困难并避免发生再错位,以实现接骨术的平稳进行。任何关节的错位,>2mm以上的骨折、缺失性骨折及部分开放性骨折均应切开复位。复位应保证一次成功。趾骨骨折伴随严重错位时可在局麻下进行复位。

29.7.3 手术治疗理论

29.7.3.1 克氏针接骨术

适用于干骺端骨折,如长骨长骨骨骺分离及手、足骨折。在幼儿或骨折碎片较小时也可用于骨骺骨折。可经皮微创置入并在非麻醉状态下动态取出。但需要额外的铸型制动以保证其稳定性。

29.7.3.2 螺钉接骨术

尤其适用于关节骨折(因压力作用而产生骨缝)、骨骺脱离以及干骺端骨折。原则上具有运动稳定性,但还是需要额外的铸型制动。可于闭合复位时微创置入或是切开复位是置入。因此,管状松质骨螺钉是很适用的。

29.7.3.3 张力带接骨术

适用于强壮肌肉或肌腱起源处的骨折。仅在开放复位时使用,例如:髌骨横行骨折、鹰嘴骨折、锁骨外侧骨折。

29.7.3.4 弹性髓内钉固定术(ESIN)

是一种适用于骨干及干骺端骨折的微创、运动及具有承重稳定性的治疗方法。其基础是一个三脚架结构,由两预绞丝及一枚插入骨管中相反方向的钛钉组成。最佳适应证是骨干横行骨折,但依据基础生物力学原理也可用于成

角骨折及旋转骨折。

29.7.3.5 外固定

继弹性髓内钉固定术之后,外固定时是第二种最常用的治疗骨干骨折的方法。主要适用于长骨不稳定性骨折或儿童多发骨折伴大范围组织损伤的快速救治。

29.7.3.6 髓内钉接骨术

适用于所有伴随关节已经闭合或开始闭合的管状骨及肥胖儿童的骨折。有损伤供血血管(股骨近端)而直接/间接破坏骺板(若骺板尚未闭合时)的风险。适用于成人创伤救治。

29.7.3.7 钢板接骨术

钢板接骨术已被ESIN等骨干骨折的治疗方式所取代。常导致组织的大量破坏及皮肤瘢痕组织的形成,且受到特殊骨折适应证的限制而仅适用于手足指/趾骨、跟骨骨折以及股骨、胫骨的再发骨折。

29.8 特殊骨折类型,解剖差异

29.8.1 锁骨

锁骨骨折占全部儿童及成人骨折的5%~15%,是婴幼儿最常见的骨折,多发生于10岁以下。常为产伤或直接外力作用引起。因骨膜管较厚而愈合迅速。多发于锁骨中1/3。保守治疗常采用棉绷带或双肩背带。临床常采用无痛压迫骨折处骨痂以完成处于生长状态关节的巩固治疗,并于3周后开始正规化功能性康复治疗。这种病例不需要特殊的摄片体位。短缩或错位常于1年内复位。在青少年,自我矫正的程度不足以实现彻底重塑。应避免明显短缩或错位的发生。骨折断端刺破皮肤的病例应给予切开复位、接骨术治疗。除钢板接骨术外,还可行ESIN弹性髓内钉固定术。

29.8.2 上肢

29.8.2.1 肱骨

肱骨近端

大多数病例中,肱骨近端骨折为肱骨头下骨折伴随骨骺分离和/或干骺端骨折碎片嵌入(图29.4)。骨骺损伤罕见。发病高峰为11~12岁。因近端骨骺较大的生长潜能,多数错位骨折可给予姑息治疗待其自行矫正。10岁以内的内翻足、子宫前倾、子宫后屈50°、足外翻10°是可姑息的阈值,10岁以上者分别为20°、10°。主要用Gilchrist或Desault绷带制动3~4周治疗。如果骨折超过正常阈值需闭合复位,首选具运动稳定性后向ESIN弹性髓内钉固定术,亦可经皮行克氏针接骨术,但须额外制动且手术难度较大。

肱骨干

常见于产伤或青少年,其重塑潜能明显小于肱骨近端骨折。相邻肩关节强大的功能性代偿潜能可使错位得到矫正。但轴向错位超过10°以上常可致上臂畸形需立即治疗。断端错位很容易矫正,短缩达2cm时应姑息治疗。所有阈值以内的骨折均应通过Gilchrist或a Desault绷带保守治疗, 如需要可加用Sarmiento支架。其余所有骨折均应闭合复位后行前向或后向ESIN弹性髓内钉接骨术,外固定是多发骨折或大面积的组织损伤时的一种备选方案。产伤相关性骨折即使有很大程度的错位也可完全重塑,且这种患者须给予个体化绷带疼痛治疗若干天。

29.8.3 肘关节骨折

肱骨远端骨折不同于肘关节内前臂近端骨折。此外,常伴随韧带损伤、脱位及合并伤。

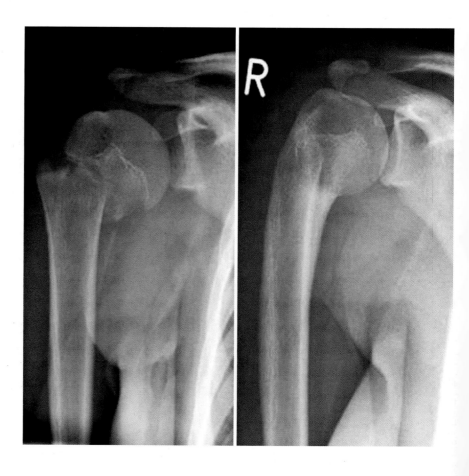

图29.4 肱骨头下骨折3月后自发愈合。

影像学诊断于肘关节创伤诊断尤为重要,但因不同时期骨化中心的多样性变化而极具难度,因此熟知年龄相关性损伤的类型及肘关节生长中的生理解剖在诊治过程中至关重要。

29.8.3.1　肱骨髁上骨折

为青少年最常见的肘关节损伤（图29.5,图29.6）。完全错位诊断并不难,但轻度错位或骨折线反常时容易被忽略,此时Rogers线可有助于诊断,它是肱骨腹侧皮质的延长线,常因肱骨小头的生理性扭转而终止于沟谷小头的中后1/3。常见骨折此线大多位于腹侧,在罕见的屈曲骨折时则多位于背侧。自我矫正的可能性因肱骨远端关节较低的生长潜能而很小。完全重塑最多耗时7年。因矢状面持续错位可继发活动受限,所以前弧线骨折后的完全愈合可以恢复肘关节活动。此外肱骨近远端在旋转刺激以及口径飞跃技术摄片时应留意旋转畸形。旋转畸形是不稳定性的标志,因此创伤后肘内翻常由不稳定且倾斜的左旋畸形引起。骨折分类应充分考虑这些重要的治疗条件,如以损伤平面为基础的Laer分型就很有用。

29.8.3.2　肱骨上髁骨折

主要以肘关节脱位的伴随伤出现,因此影像诊断同时应留意且同时应保证骨的侧方稳定性。骨折伴随最大脱位在0.5cm以内的时可以选择保守治疗,否则需手术治疗。常用管状螺钉接骨再固定。伴随骨突损伤时常无生长失衡。假关节形成作为保守治疗的特殊并发症因其低程度症状性应与留意。

29.8.3.3　经髁骨折

桡骨髁突骨折较之尺骨髁突骨折占所有骨折中的90%以上,发病高峰为4~5岁,较之青少年尺骨骨折及Y型骨折罕见。桡骨髁突骨折因软骨质的肱骨滑车影响而难于评价脱位病情。完全脱位性骨折的诊断通常并不困难,非脱位性骨折需与可继发脱位的不完全稳定性(软骨链完整)及完全不稳定性(关节面破坏)骨折相鉴别。如超声、MRI等鉴别方式相对安全。非脱位性骨折可于4~6天后去模具行X线检查以排除继发性脱位。若未发现脱位可于评估稳定性损伤后给予上臂模具制动保守治疗。所有的脱位性骨折均须切开复位、重建关节面。如可能可行管状螺钉加压接骨术(图29.7,图29.8)。刺激性生长失衡是仅次于关节内形成的主要并发症,它们的程度主要取决于骨折稳定性的维护。可刺激桡骨髁骨折或Y型骨折处桡骨生长致轴向肘内翻畸形,尺骨髁骨折时

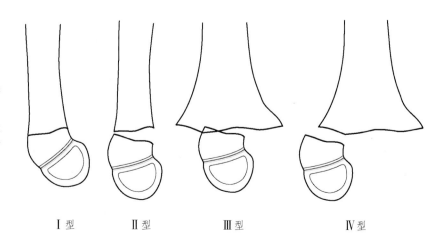

图29.5　Lutz–Laer肱骨髁上骨折分型：Ⅰ型:无错位;Ⅱ型：同一平面内的错位(矢状面);Ⅲ型:两个平面内的错位;Ⅳ型:三个平面内的错位;（来源：Kindertraumatologie Marzi;Publisher:Steinkopff）。

Ⅰ型　　Ⅱ型　　Ⅲ型　　Ⅳ型

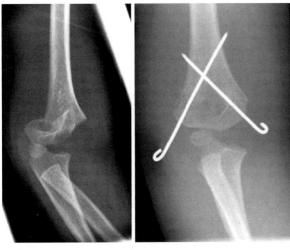
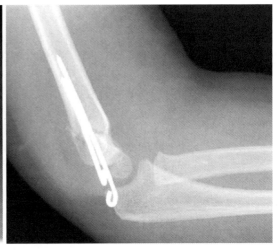

图29.6 肱骨髁上骨折（Laer Ⅳ型），克氏针接骨术后。

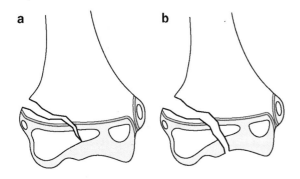

图29.7 髁突桡骨骨折：因肱骨小头关节软骨部分的作用X线片中骨折常不能被完全显示。必须鉴别不完全稳定（**a**）和完全不稳定（**b**）骨折（来源于：Kinder-traumatologie Marzi；Publisher：Steinkopff）。

可刺激持尺骨生长并继发肘内翻畸形。

29.8.4　前臂近端

29.8.4.1　桡骨颈骨折

　　婴幼儿桡骨头骨骺骨折罕见。桡骨颈骨折最多见，其次是干骺端骨折（占2/3），骨骺解体（占1/3）。常见于前臂伸展时跌落损伤、肘关节脱位伴发伤及Monteggia骨折的一部分。因其较大的矫正潜能，大多错位被忽视。10岁以下儿童，提携角最大不超过45°，10岁以上者为20°。尽早给予早期功能性治疗并尽量缩短疼痛治疗的制动时间（约1~2周）。创伤后桡骨骨骺仅有干骺端血供供血，因此有创伤后血液循环不平衡继发桡骨头坏死的风险。非脱位性骨折应闭合复位固定以避免损伤绕骨头血供，若骨折不稳定可行ESIN。

29.8.4.2　尺骨近端骨折

　　鉴别鹰嘴关节内与关节外骨折。常以像桡骨头骨折、Monteggia骨折中绕骨头脱位、肱骨远端骨折等的合并伤出现。非脱位性骨折可给予上臂模具保守性治疗3~4周。肱三头肌的牵引易致脱位，故应予切开复位、螺钉接骨、张力带固定。关节外骨折常表现为不可自我矫正并致旋转失衡的内翻畸形。

29.8.4.3　桡骨头脱位（Monteggia骨折）

　　孤立性桡骨头脱位罕见。通常Monteggia损伤中尺骨弯曲性病理性损伤易被忽视。经典Monteggia骨折为尺骨干骨折并绕骨头脱位。作为类Monteggia损伤，尺骨近鹰嘴近端骨折具有同样的功能性损害。此外，桡骨头脱位性骨折可见于意外事故，因此在影像学诊断过程中应予以考虑。若可见孤立性桡骨头脱位，需行全前臂的X线检查以排除尺骨骨干骨折（尤其是弓形损伤）。同样，前臂摄片示孤立性尺骨骨

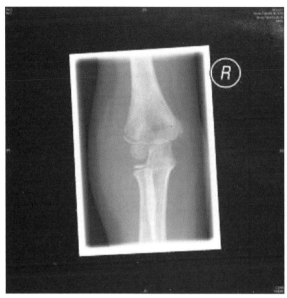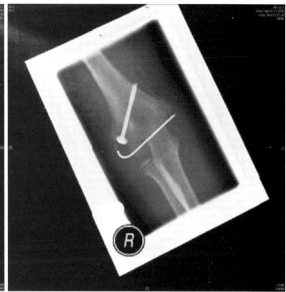

图29.8　桡骨髁骨折时螺钉和克氏针加压接骨术。

折时，应行肘关节X线检查以排除绕骨头脱位。桡骨近段轴向延长应在个平面内投射在肱骨小头的中心(图29.9,图29.10)。早期诊断预后较好。先复位尺骨骨折，后复位桡骨头。无论是ESIN还是近端骨折时的钢板接骨术都应保留尺骨。诊断越晚预后越差。桡骨头延长或短缩均会严重影响功能。常须经一个复杂的转化及尺骨的延长方可将桡骨头恢复至其初始位置。

29.8.4.4　保姆肘/Chassiagnac Luxation/桡骨头半脱位/Pronation Doloreuse

牵拉肘综合征最常见于1~4岁婴幼儿。5岁以后，桡骨颈部的环状韧带连接强度增加可以阻止桡骨头的错位与脱位。常由突然牵拉上臂病史，事故中扭转或跌落肘部亦有记载。儿童上肢保持旋前时易损伤。既往史不典型或复位不成功时应行正侧位X线检查以排除骨质损伤。复位时，轴向牵引并轻压桡骨头或旋前或旋后或旋后扩展活动。桡骨头复位时可于指下常感弹跳感。复位初期应使用一个上臂模具制动3天以避免复位失败。上臂功能于制动后常无影响，而重新复位后有影响。

29.8.5　前臂

前臂骨折的治疗主要取决于骨折的类型及骨折的位置。前臂远1/3为骨折多发部位常采用保守治疗，自我矫正能力自此至骨干中心显著下降。约2/3的前臂骨折为青枝骨折。在骨干区骨折存在延迟愈合的风险及因左侧轴偏离限制旋转所致的再发骨折的高发生率。因此,应注意骨干区可没有轴偏移的可能,青枝骨折应像完全骨折一样予以固定治疗。髓内钉行ESIN是目前骨干区骨折的主要手术方式(图29.11)。

29.8.5.1　前臂远端

前臂远端骨折

相比于骨干，前臂远端干骺端可矫正最大30°的轴向偏斜。小的错位仅需单个夹板固定即可。12岁以上的儿童,错位不应被姑息,应全麻下手术复位。若干骺端不稳定性骨折且伴显著骨骺分离须行经皮克氏针接骨术（图29.12）。远端至中部骨干过渡区的骨折常不适用克氏针接骨术或髓内钉固定而应予以外固定。婴幼儿串珠样或青枝骨折常被认为是没有严重问

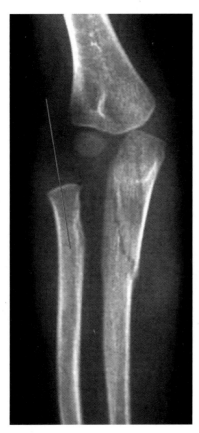

图29.9 Monteggia骨折；桡骨近端轴向延长且不可投射至肱骨小头的中心。

题的稳定性骨折。前臂模具暂时性制动2~3周至应力性无痛性骨痂形成。发育障碍罕见。

29.8.5.2　Galeazzi病变

远端桡尺关节（DRUG）的桡骨干骨折合并尺骨头脱位称为典型Galeazzi骨折，这种损伤于婴幼儿罕见。DRUG的完全脱位时，必须排除三角纤维软骨复合体的损伤。不稳定骨折及脱位（除外不稳定骨折）成角>10°时需手术复位固定桡骨骨折。

29.8.6　下肢

29.8.6.1　股骨近端

婴幼儿股骨近端损伤罕见，常于严重创伤及并发伤有关。因股骨头及股骨颈的血供特

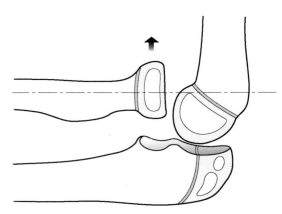

图29.10　桡骨头脱位：桡骨近端轴向延长且需在各平面内投射至肱骨小头的中心（来源：Kindertrauma-tologie Marzi；Publisher：Steinkopff）。

点，所有损伤均有股骨头坏死及发育障碍伴随股骨颈短缩的风险。因此，所有的错位性骨折均应被当作急诊指证，并尽快复位。如必要可行囊内血肿减压术而避免损伤股骨近端血液循环。除特殊情况外治疗以保守治疗为主，于新生儿和婴幼儿予以骨盆腿模具固定。否者，给予闭合或切开复位固定，Ⅲ型骨折时最好选用管状螺钉，其次为钢板或ESIN。骨骺骨折罕见。创伤性骨骺脱离罕见，多见于产伤。这种罕见损伤应与青少年非创伤性骨骺分离相鉴别。分类依据小儿AO综合分型（图29.13）。创伤性髋关节脱位常见于青少年高能量创伤，也可见于婴幼儿的轻微创伤，应尽快全麻下复位，>6h以后的复位预后较差。行CT检查以排除伴随骨盆或股骨头的损伤。若怀疑股骨头坏死可能可行MRI检查。

29.8.6.2　股骨干

股骨干骨折常由高能量创伤引起。因此，应注意伴随损伤的存在。在X线检查时，单平面摄片适用于所有错误性骨折，但包括相邻关节以排除进一步骨折或伴随髋关节脱位可能。骨干骨折的部位越远，错位自我矫正的可能性越大。因重塑需要的刺激作用可使相关腿延长，应予以解剖复位以避免创伤后双下肢不等长。治疗方式的选择主要取决于儿童的年龄。3岁

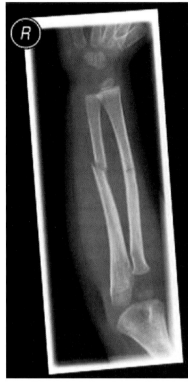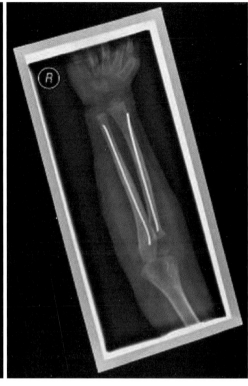

图29.11 前臂骨干完全骨折ESIN术前、术后。

以内者可以选着头端牵引和/或骨盆腿模具固定的保守治疗，余者行手术治疗，可最大限度的使儿童安心、加快可活动进程以及缩短住院周期。单纯性骨干横贯骨折需行ESIN固定(图29.14)，成角骨折也可应用生物力学三角支架固定。因节流阀端盖(Synthes©)的引入纵向不稳定骨干骨折也可以被固定而无须二次压缩。外固定适用于所有不稳定性骨折。钢板接骨术常用于一些特殊病例。在较大且较重的青少年患者如果ESIN不可行可考虑髓内钉接骨术，这种病例存在髓内钉入口处血管损伤而继发股骨头坏死的危险。

29.8.6.3 股骨远端

　　干骺端膨胀性骨折可与此区内完全性骨折相鉴别。膨胀性骨折时大腿模具(幼儿为骨盆腿模具)固定加压治疗有效，需同时纠正轻度前弧线畸形。完全性骨折时8天后性X线检查以排除继发性错位。不稳定性或非脱位性骨折须闭合复位并行经皮交叉克氏针接骨术，这些

患者须额外的大腿模具制动。骨折越接近骨骺，越易发生生长障碍。持续性前屈位常易致骨骺背侧部分闭合。应依据年龄及需重塑程度评估刺激性生长对腿长的影响。

29.8.7　膝关节骨折

　　常见于运动损伤。因其反常的骨化中心而诊断困难。在诊断不明确的病例，MRI可以有助于排除膝关节内部损伤。全麻下手术复位以确保绝对稳定以避免继发脱位引起的进一步的并发症。须与以下膝关节骨折相鉴别：关节外骨折、股骨远端及胫骨近端骨骺脱离、干骺端侧副韧带撕裂、包含关节结节的撕裂、关节内骨折、股骨远端及胫骨近端骨骺骨折、髌骨骨折、髁间隆起撕裂、关节内关节结节的撕裂。

29.8.7.1　股骨远端骨骺脱离

　　骨骺脱离是最常见的股骨远端损伤。常见于生长性的松解及干骺端嵌入。主要为产伤或婴幼儿挤压伤所致。因背向脱位可致神经血管

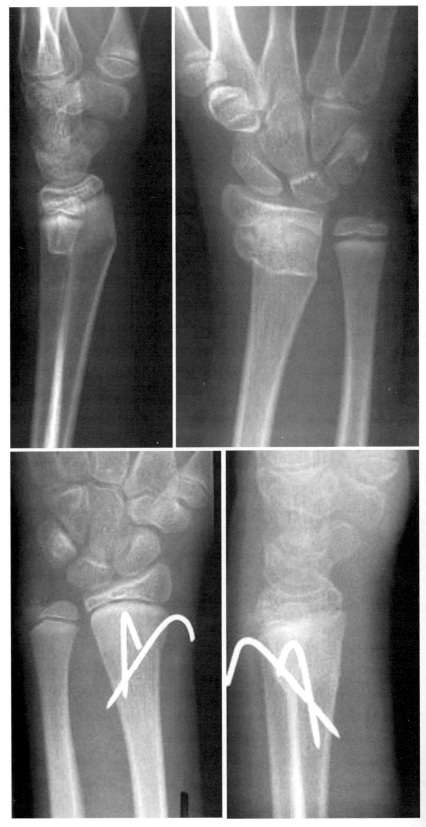

图29.12 桡骨远端骨折及克氏针固定术后。

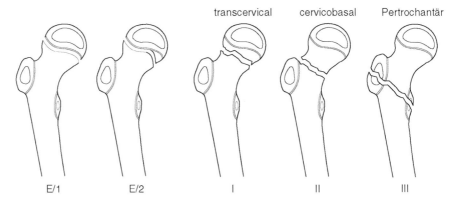

transcervical　cervicobasal　Pertrochantär

图 29.13　股骨近端骨折：小儿骨折AO分型（来源于：Kindertraumatologie Marzi；Publisher：Steinkopff）。

E/1　　E/2　　I　　II　　III

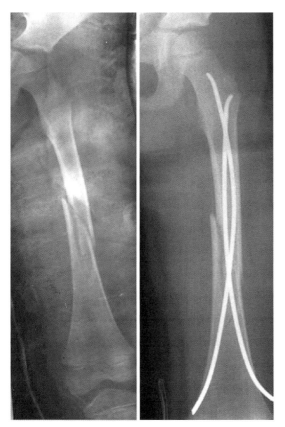

图29.14　一位6岁儿童股骨干骨折并行ESIN固定。

束损伤，诊断不明确者可行血管造影明确诊断。非脱位性骨折可用大腿模具保守性治疗5周。1/5以上的伴随轴向扭转及端端错位干骺端骨折因其自我矫正能力有限而应全麻下复位。如果手术不成功（如：骨缝嵌入软组织）需再次切开复位固定治疗。为保证复位成功可行经皮交叉克氏针接骨术（图29.15）。若干骺端

楔形骨折较大可行螺钉接骨术。部分闭塞性生长障碍常见，因此儿童需要随诊期限应持续至生长结束（创伤后2年）。

29.8.7.2　股骨远端骨骺骨折

骨骺骨折时损伤骺板，Salter Ⅲ型骨骺骨折和Salter Ⅳ型干骺端骨折可以通过已经开始闭合的骺板与青少年的过渡区骨折相鉴别。意外事故常可致重度创伤，须排除临近血管神经束的损伤。若怀疑有膝关节内部损伤或影像学检查结果不确定可行MRI检查。治疗目的在于重建关节面。因此，应给予解剖复位而不将自发性矫正考虑在治疗计划以内。所有伴关节面下坠或骨折裂开超过>2mm者均应性手术治疗。非脱位性骨折可用大腿模具保守固定治疗4~5周，并于1周后行放射学检查以排除继发性脱位。脱位性骨折须切开复位、骨裂处螺钉加压接骨，及临床随访以发现创伤后生长障碍。

29.8.7.3　胫骨近端骨骺骨折

伴随骺板松解Salter Ⅱ型或不伴的Salter Ⅰ型骨折罕见。因近端血管神经束的分布特点，成人膝关节脱位可致血管损伤而可引起血液循环障碍。若怀疑有血管损伤，需行血管造影予以排除。轴向脱位，尤其是前额面轴向脱位，治疗不充分可引起膝内翻和膝外翻，因此应保证正确的轴向复位。阻塞性生长障碍可因骺板早闭导致轴向错位。非错位骨折可应用大腿模具保守治疗。错位骨折多需闭合复位，稳

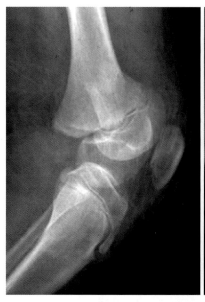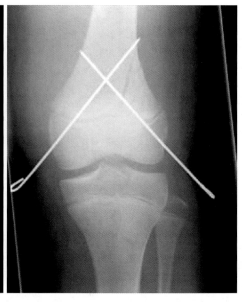

图29.15　13岁儿童股骨远端Salter Ⅱ型骨折克氏针固定术后。

定时可予大腿模具固定,为预防不稳定性可行经皮克氏针接骨术。

29.8.7.4　髌骨骨折

儿童因髌骨多为软骨且韧带松弛而较成人发生骨折罕见。骨软骨骨折常为髌骨脱位的并发伤。横行骨折需与纵行骨折、骨软骨撕裂性骨折及中央性骨软骨缺失相鉴别。治疗目标在于重建肌肉张力及韧带以及重建关节面。非脱位性骨折(主要为纵行骨折)可通过大腿支具保守性治疗。脱位性骨折需切开复位或关节镜修复并用张力带或螺钉固定接骨。近远端撕裂性骨折可经骨缝合修复,骨软骨碎片可用可吸收针固定。风险主要在于关节面的连续性破坏可致髌骨关节病。假性关节常导致接骨不充分。

29.8.7.5　胫骨近端

非病理性压缩骨折必须同小腿弯曲骨折相鉴别。压缩性骨折常可无并发症愈合,弯曲骨折因部分生长刺激而更倾向于外翻错位。非错位性骨折可以姑息治疗,但须于骨折线内侧加压复位以降低外翻生长障碍的风险。轻度错位(<10°)或非错位性骨折可予大腿模具保守

治疗。于第8天给予模具固定以实现内侧加压。错位骨折须闭合复位并行加压接骨术(如:钢板接骨术、外固定)。

29.8.7.6　小腿骨骨干

小腿骨折是下肢最常见的骨折。其中2/3仅胫骨受累,1/3为完全性骨折。因重塑的需要,腿长可在生长刺激作用下延长近0.5~1cm,因此无严重错位者应待其自行愈合。内翻5°、前屈10°和无外翻或旋转脱位是10岁以下儿童需治疗的界限。孤立性胫骨骨折为稳定性骨折可予以大腿模具保守治疗。因肌肉张力作用及腓骨阻塞效应多倾向于内翻错位,因此8天后应开始姿势矫正。模具可对抗内翻错位。完全性小腿骨折多为不稳定性,因此推荐ESIN或外固定手术复位固定(图29.16)。稳定性非脱位性骨折可用大腿模具保守治疗,因肌肉张力作用及腓骨作用而倾向于内翻错位,因此8天也后应开始姿势矫正。应力性骨折是一种特殊的骨折类型。胫骨是最常见的应力反应部位,如:应力性骨折,常发生于儿童体育活动中且发病率呈上升趋势。"toddler骨折"是一种特殊类型的骨折,见于刚开始学步的婴幼儿非寻常应力作用于小腿时,与创伤无关,可因X线片上相应

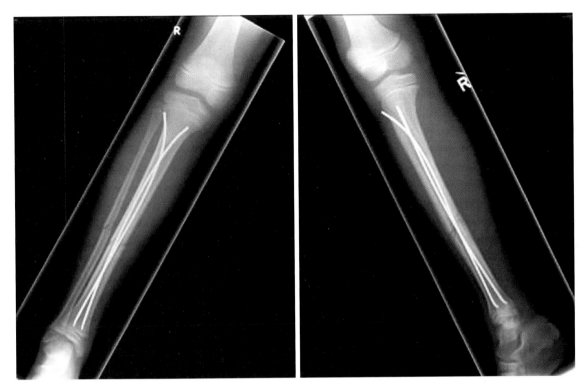

图29.16　不稳定小腿骨干骨折ESIN接骨术后。

骨痂形成而发现。

29.8.7.7　胫腓骨远端

　　干骺端骨折时,必须鉴别非病理性膨胀性骨折和弯曲骨折,后者因相邻骺板的部分刺激作用而表现为逐渐加重的轴向错位。因其自愈潜能,10岁以下儿童10°以内的轴向错位可以姑息处理。若ESIN接骨术不可行,尤其是在干骺端过渡区可选择外固定。从是否伴干骺端楔形骨折的骺板脱位和骨骺骨折间鉴别出胫骨远端骨骺骨折 (Salter Ⅲ骨折或过渡区骨折)。因其自愈潜能,10岁以下儿童20°以内的轴向脱位可姑息治疗。错位骨折常须闭合复位。弹性阻力不足以阻止骨骺滑落,此时复位后须经皮置入克氏针固定,部分特殊病例或须切开复位。除2mm以内的骨缝可姑息外,关节骨折常须行解剖复位(图29.17),而不可任之自愈,且须钉入平行于关节面及骨骺的螺钉加压接骨固定。所有骨折后几乎均会发生生长障碍,并

随轴向错位程度增加部分生长抑制逐渐加重。但过渡性骨折因儿童已处于骺板开始闭合时期并无骨折相关性的生长障碍。腓骨远端骨折常并发胫骨远端骨骺松解。治疗方面,单纯性胫骨复位固定足以,而不必行腓骨接骨术。若韧带联合保持完整,弹性形变会在以后生长发育过程中自行矫正。孤立性腓骨远端骨折罕见且错位很小,常给予小腿模具保守固定治疗即可。

29.9　儿童长骨骨折AO综合分型

　　此分型系统已经AO项目数据管理方法临床研究指导中儿童骨折AO分型合作组下的儿童骨折AO分型专家组修改校正。骨折分型共分6条(图29.18):

　　骨骼:根据Muller长骨骨折分类系统,第1个数字代表受损上肢或下肢(图29.19):

　　1=肱骨

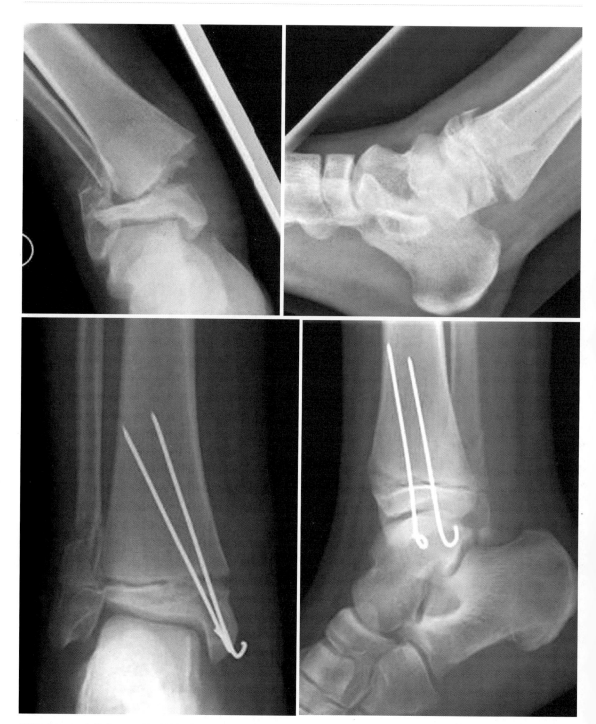

图29.17 13岁儿童Salter Ⅱ型骨折克氏针固定术前后。

2=尺桡骨

3=股骨

4=胫腓骨

2.骨骼节段：干骺端为骺板最宽处等长的

正方形区域。对于成对骨，两者均须被包括在方形区域内。干骺端骨折时骨折中线必须落入方形区域(图29.20)。在股骨近端，干骺端在股骨头骺板与转子间嵴之间。

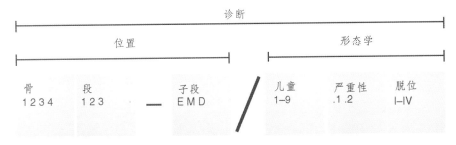

图29.18　儿童骨折分型整体结构(来源于:AO Foundation/Education)。

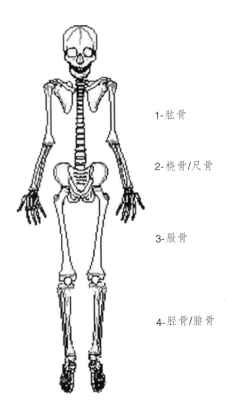

图29.19　定位(来源于:AO Foundation/Education)。

1=近端:包括亚节骨骺(E)及干骺端(M)

2=骨干(D)

3=远端:包括亚节骨骺(E)及干骺端(M)

3.亚节(图29.20):

E=骨骺

M=干骺端

D=骨干

4.子码:所有相关儿童骨折均转化为一个可对应骨折亚节定位的子码(图29.21)。

骨骺

- E/1=Salter-Harris Ⅰ 型
- E/2=Salter-Harris Ⅱ 型
- E/3=Salter-Harris Ⅲ 型
- E/4=Salter-Harris Ⅳ 型
- E/5=双面骨折
- E/6=三面骨折
- E/7=韧带撕裂
- E/8=假关节
- E/9=其他骨折

干骺端

- M/2=不完全性骨折(环形骨折,弯曲骨折,青枝骨折)
- M/3=完全骨折
- M/7=韧带撕裂
- M/9=其他骨折

骨干

- D/1=弯曲骨折
- D/2=青枝骨折
- D/4=完全横贯型骨折≤30°
- D/5=完全斜形骨折>30°
- D/6=Monteggia骨折
- D7=Galeazzi骨折
- D/9=其他骨折

5. 严重程度:骨折严重程度分级 (图29.22)。

- 1=单纯性;两个主要骨折碎片
- 2=楔形或复杂性;两个主要骨折碎片和至少一个中间碎片

6.特殊骨折移位:据髁上骨折、桡骨颈骨折及股骨颈骨折分级额外编码:

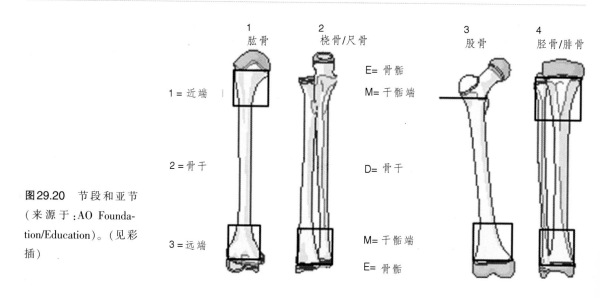

图29.20 节段和亚节（来源于：AO Foundation/Education）。（见彩插）

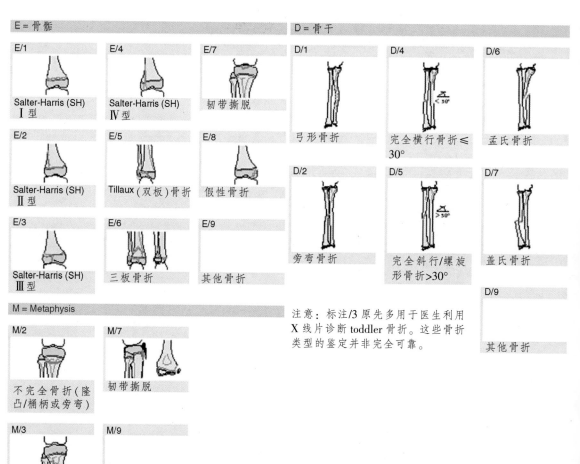

图29.21 子码（来源于：AO Foundation/Education）。（见彩插）

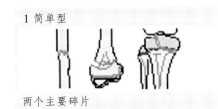
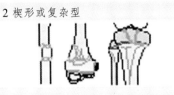

1 简单型　　两个主要碎片

2 楔形或复杂型　　两个主要碎片和至少一个中间碎片

图29.22　严重程度(来源于:AO Foundation/E-ducation)。(见彩插)

- 髁上骨折:

Ⅰ=稳定型；不完全骨折。正位片上Rogers线仍与肱骨小头相交,外翻或内翻线不足2mm

Ⅱ=稳定型；不完全骨折。正位片上Rogers线不与肱骨小头相交,外翻或内翻线不足2mm

Ⅲ=不稳定型;完全骨折。骨连续性中断但骨折平面内断端仍部分相连

Ⅳ=不稳定型;完全骨折。骨连续性中断但骨折平面内断端不相连

- 桡骨头骨折:

Ⅰ=无成角畸形、无错位

Ⅱ=成交及错位畸形小于骨直径的一半

Ⅲ=成交及错位畸形超过骨直径的一半以上

- 股骨颈骨折:骨骺脱离,有或无干骺端楔形骨折编码为E,骨骺骨折(E/1或E/2)。股骨颈骨折为M,干骺端骨折为Ⅰ–Ⅲ。转子间嵴可限制干骺端骨折:

Ⅰ=颈中部

Ⅱ=颈根部

Ⅲ=横贯股骨转子

进一步的规则为:

- 成对骨骨折:除Monteggia及Galeazzi骨折外,儿童发生成对骨双侧骨折应给予严重程度码以显示双侧骨骨折的严重程度。若单根骨骨折时:r代表桡骨,u代表尺骨,t代表胫骨,f代表腓骨,此种编码应加于节段码后面(如单侧尺骨骨折="22u")。若骨折骨分属人体不同部分则应以相应的字母(r,u,t,f)分别编码。

- 骨隆突骨折视为干骺端骨折。

- 伴或不伴干骺端楔形骨折的过渡性骨折等同于骨骺骨折。

- 韧带损伤依其在关节内或在关节外分别等同于骨骺或干骺端骨折。韧带损伤的方位可以小写字母表示:肱骨:u代表尺侧/内侧,r代表桡侧/外侧；股骨:t代表胫侧/内侧,f代表腓侧/外侧。

索 引

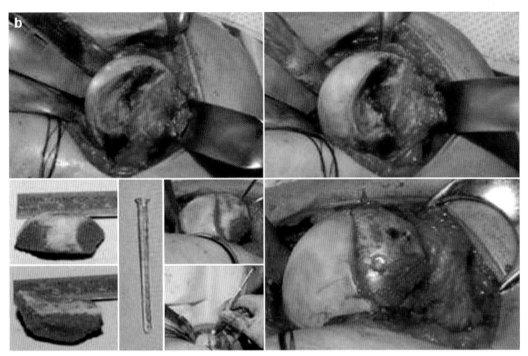

图 2.7(b)

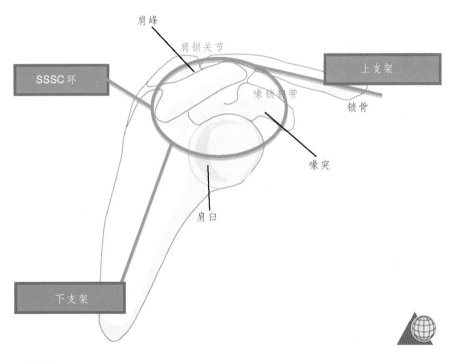

图 6.1

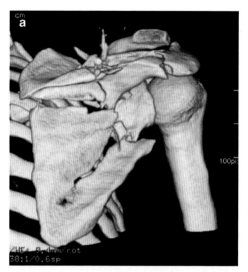

图 6.2(a)

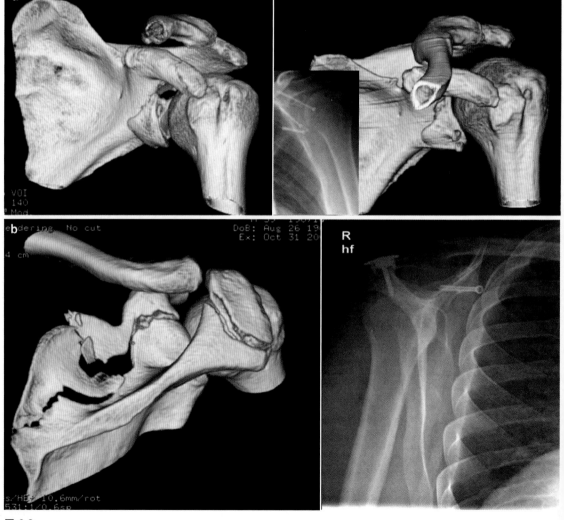

图 6.3

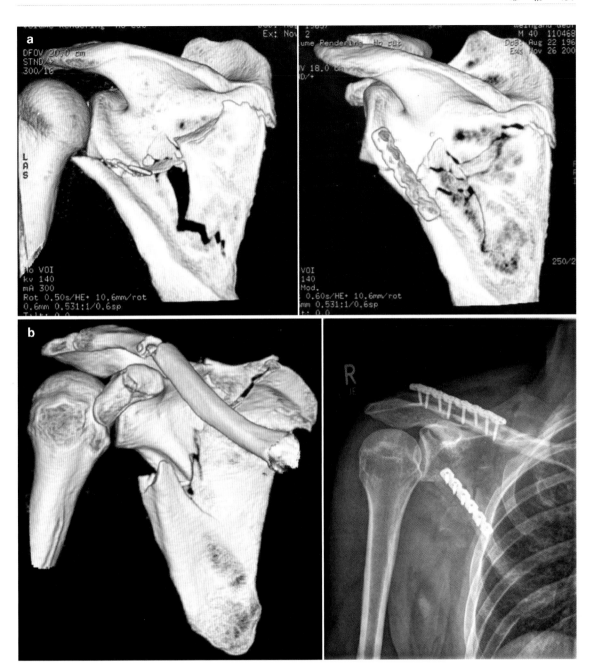

图 6.4

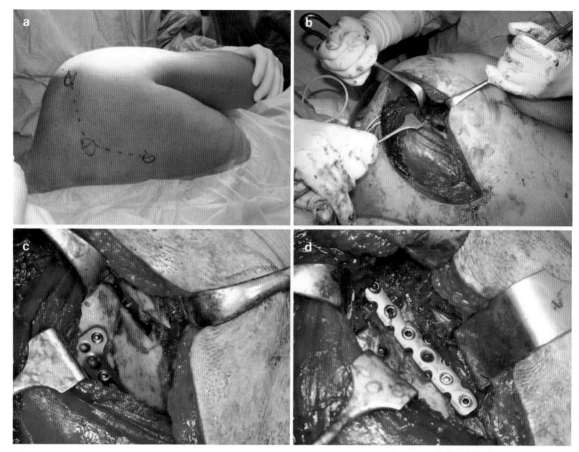

图 6.5

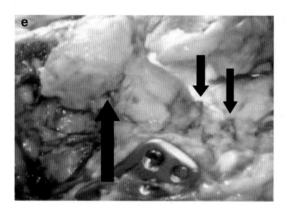

案例 3(e)(80 页)

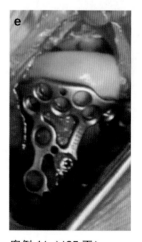

案例 1(e)(95 页)

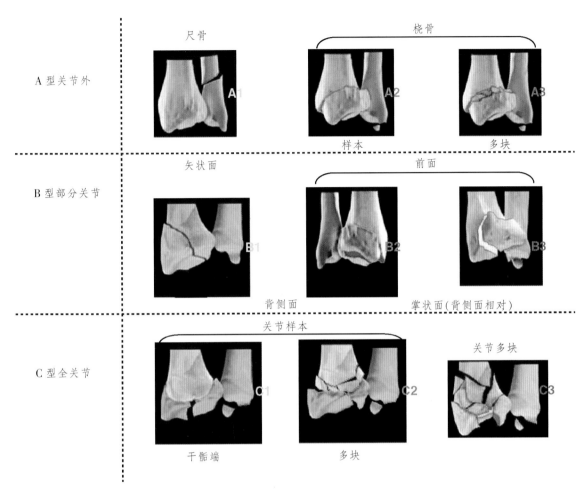

图 13.2

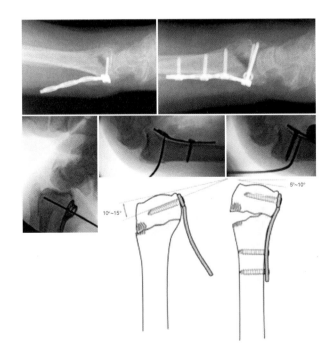

图 13.9

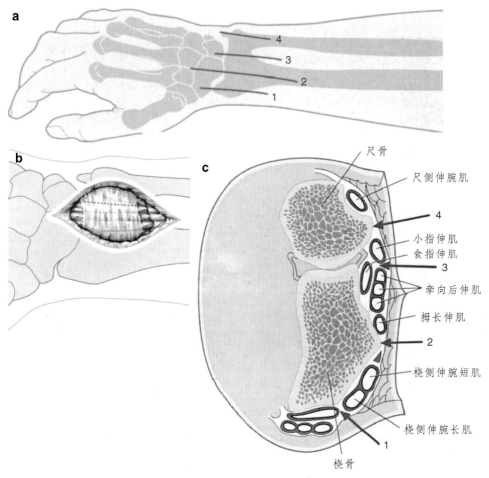

a

b

c

尺骨

尺侧伸腕肌

4

小指伸肌
食指伸肌

3

牵向后伸肌

拇长伸肌

2

桡侧伸腕短肌

桡侧伸腕长肌

1

桡骨

图 13.12

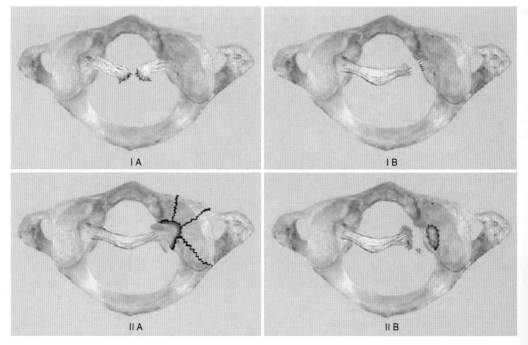

I A

I B

II A

II B

图 15.11

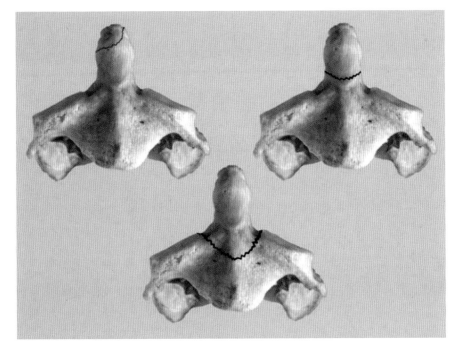

图 15.15

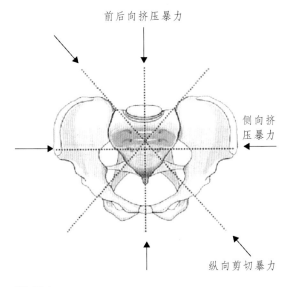

图 17.1

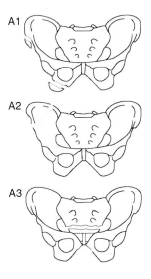

图 17.2

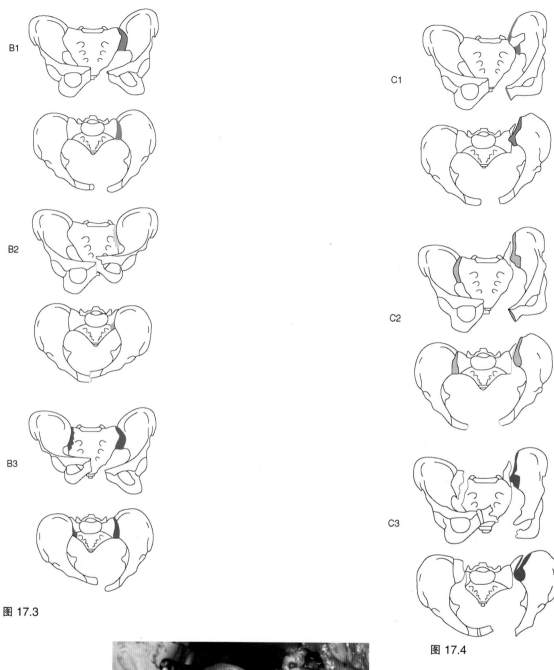

B1

B2

B3

图 17.3

C1

C2

C3

图 17.4

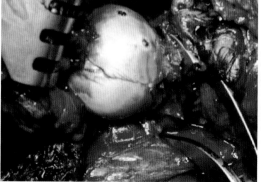

图 18.1(b)

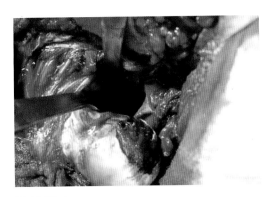

图 18.2(a)

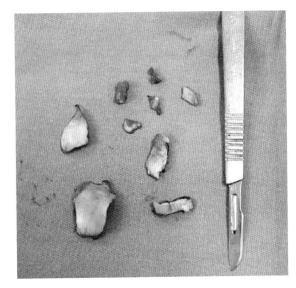

图 18.2(b)

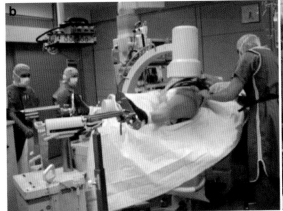

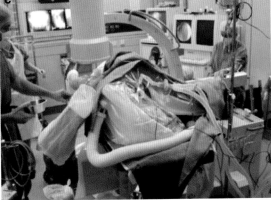

图 19.5(b)

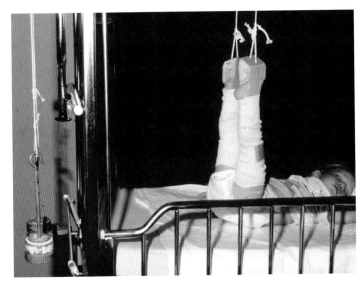

图 21.1

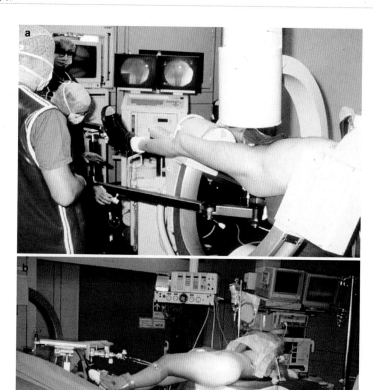

图 21.3

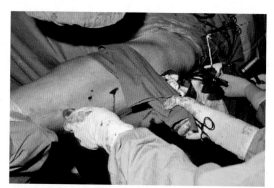

图 21.15

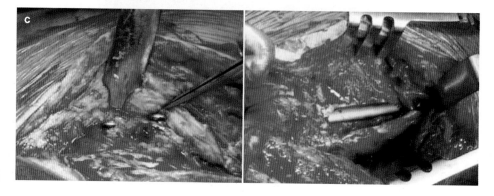

图 22.3(c)

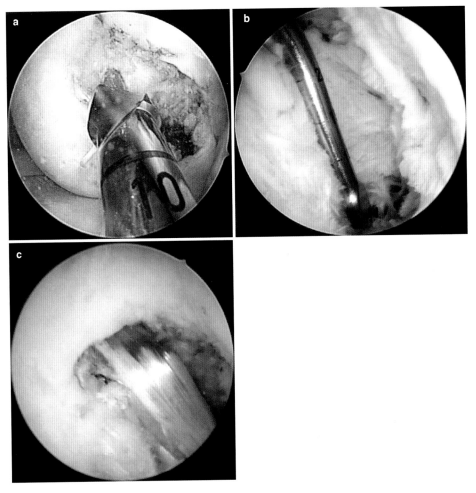

图 24.16

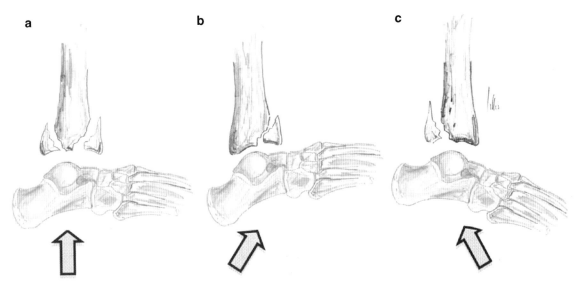

图 27.1

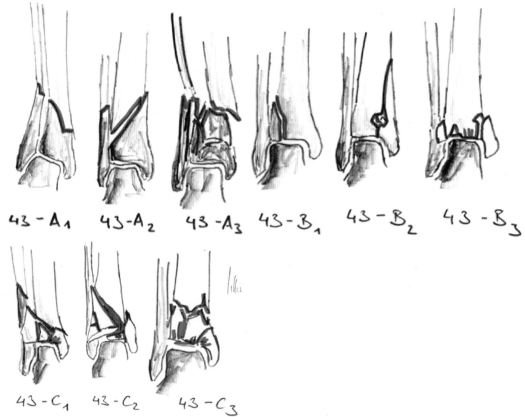

图 27.2

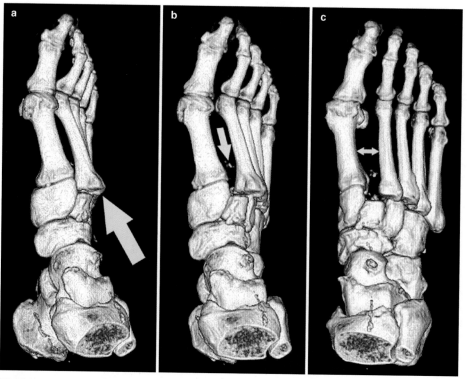

图 28.3

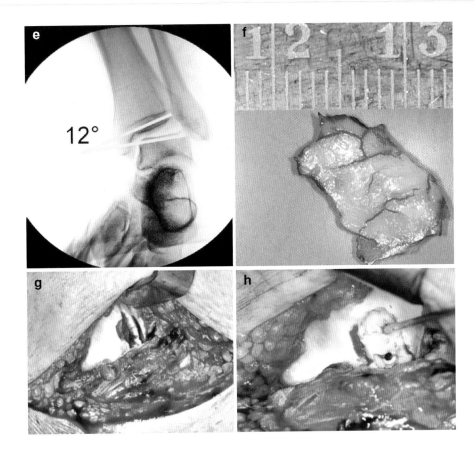

图 28.8(续)

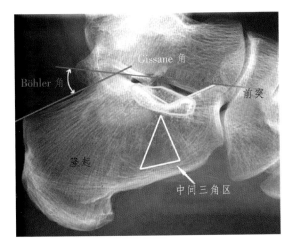

图 28.11

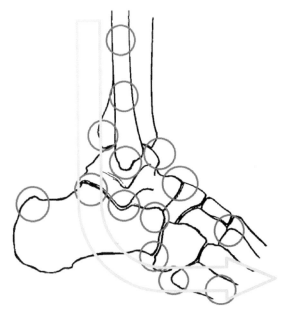

图 28.18

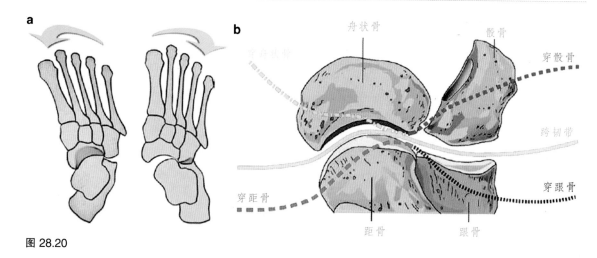

图 28.20

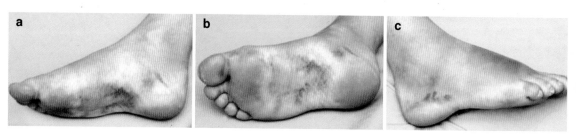

图 28.26

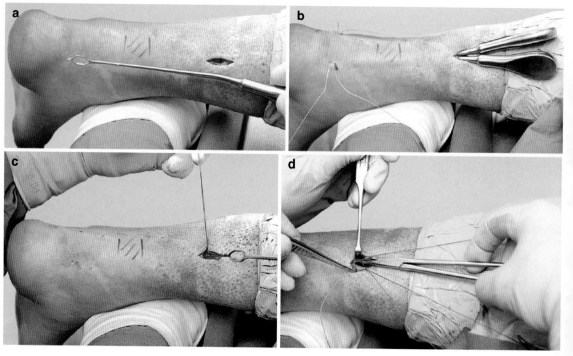

图 28.37

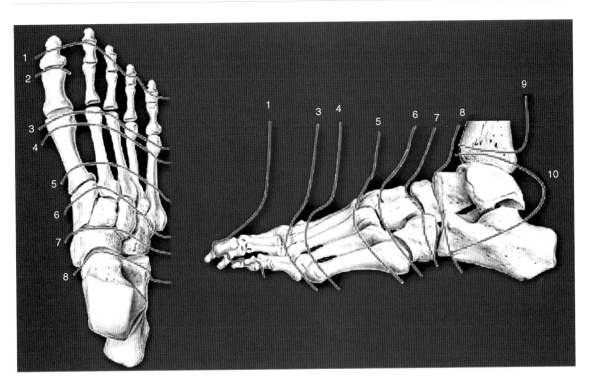

图 28.39

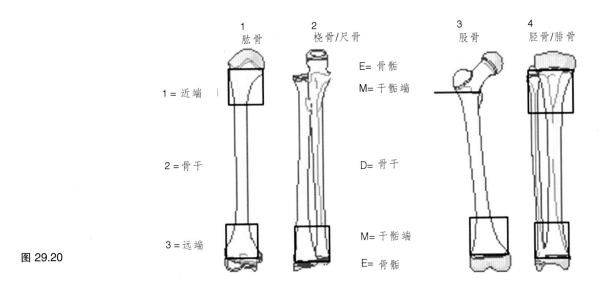

图 29.20

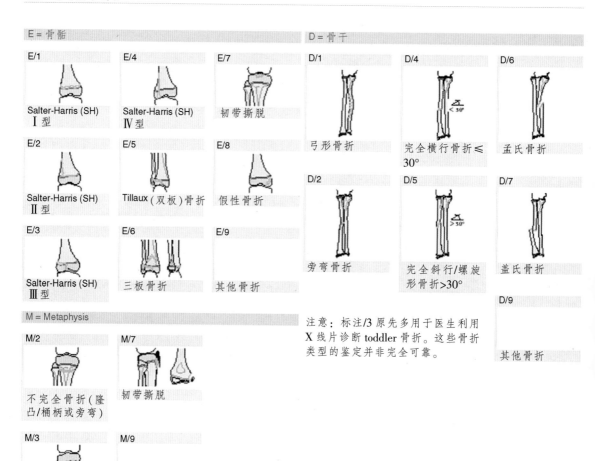

E = 骨骺

E/1 Salter-Harris (SH) Ⅰ型

E/4 Salter-Harris (SH) Ⅳ型

E/7 韧带撕脱

E/2 Salter-Harris (SH) Ⅱ型

E/5 Tillaux (双板) 骨折

E/8 假性骨折

E/3 Salter-Harris (SH) Ⅲ型

E/6 三板骨折

E/9 其他骨折

M = Metaphysis

M/2 不完全骨折 (隆凸/桶柄或旁弯)

M/7 韧带撕脱

M/3 完全骨折

M/9 其他骨折

D = 骨干

D/1 弓形骨折

D/4 完全横行骨折≤30°

D/6 孟氏骨折

D/2 旁弯骨折

D/5 完全斜行/螺旋形骨折>30°

D/7 盖氏骨折

D/9 其他骨折

注意：标注/3 原先多用于医生利用 X 线片诊断 toddler 骨折。这些骨折类型的鉴定并非完全可靠。

图 29.21

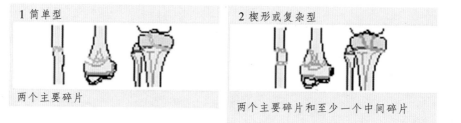

1 简单型 两个主要碎片

2 楔形或复杂型 两个主要碎片和至少一个中间碎片

图 29.22